B. Herrmann

R. Dettmeyer

S. Banaschak

U. Thyen

Kindesmisshandlung

Medizinische Diagnostik, Intervention, rechtliche Grundlagen

B. Herrmann R. Dettmeyer
S. Banaschak U. Thyen

Kindes-misshandlung

Medizinische Diagnostik, Intervention, rechtliche Grundlagen

Mit 177 Abbildungen und 60 Tabellen

Springer

Dr. med. Bernd Herrmann
Ärztliche Kinderschutzambulanz
Kinderklinik des Klinikum Kassel
Mönchebergstr. 43
34125 Kassel

Prof. Dr. med. Dr. jur. R. Dettmeyer
Institut für Rechtsmedizin
Justus-Liebig-Universität Gießen
Marburg GmbH
Frankfurter Str. 58
35392 Gießen

Dr. med. Sibylle Banaschak
Institut für Rechtsmedizin
Uniklinik Köln
Melatengürtel 60-62
50823 Köln

Prof. Dr. med. Ute Thyen
Klinik für Kinder- und Jugendmedizin
Universität zu Lübeck
Ratzeburger Allee 160
23538 Lübeck

ISBN 978-3-540-77445-7 Springer Medizin Verlag Heidelberg

Bibliografische Information der Deutschen Nationalbibliothek
Die Deutsche Nationalbibliothek verzeichnet diese Publikation in der Deutschen Nationalbibliografie; detaillierte bibliografische Daten sind im Internet über http://dnb.d-nb.de abrufbar.

Springer Medizin Verlag
springer.de

Printed in Germany

Planung: Hinrich Küster, Heidelberg
Projektmanagement: Gisela Zech, Heidelberg
Lektorat: Michaela Mallwitz, Tairnbach / Kirsten Pfeiffer, Felmersham, UK
Titelbild rechts: Brigitte Herrmann, Wiesbaden
Layout und Umschlaggestaltung: deblik Berlin
Satz: TypoStudio Tobias Schaedla, Heidelberg

SPIN 12099092

Gedruckt auf säurefreiem Papier 2126 – 5 4 3 2 1 0

Geleitwort

des Präsidenten der Deutschen Gesellschaft für Kinder- und Jugendmedizin (DGKJ)

Einzelne spektakuläre Fälle tragischer Kindermisshandlungen mit Todesfolge haben in der jüngsten Vergangenheit die öffentliche Wahrnehmung stark sensibilisiert. Dagegen besteht in der täglichen kinderärztlichen Praxis auch heute noch eine große Unsicherheit, wenn es gilt, Kindesmisshandlungen als solche zu erkennen, d.h. zu erkennen, welche objektiven klinischen Zeichen das Vorliegen einer Kindesmisshandlung wahrscheinlich machen. In diesem Zusammenhang ist eine Publikation von Markenson et al. 2007 in *Pediatrics* bezeichnend; sie untersucht die Fähigkeit von 2863 Krankenhauseinweisern, einen Kindesmissbrauch zu erkennen. Bei etwa der Hälfte der ausgewerteten Ärzte mussten erhebliche Kenntnisdefizite festgestellt werden.

Bisher konnte der praktizierende Kinderarzt bei dieser Differenzialdiagnostik auf kein systematisch erworbenes Wissen zurückgreifen; er war nahezu ausschließlich auf seine Intuition und ein berufsbedingtes Misstrauen angewiesen.

Das vorliegende Buch schließt nun endlich diese gravierende Lücke für den deutschsprachigen Bereich. Und es ist ein besonders glücklicher Umstand, dass dieses Werk von Anfang an interdisziplinär zwischen Rechtsmedizin und Pädiatrie angelegt ist und somit für ein Höchstmaß an ausgewogener Professionalität steht.

Es ist mir eine besondere Freude, darauf hinzuweisen, dass dieses erste deutsche Fachbuch zur medizinischen Diagnostik und Intervention bei Kindesmisshandlungen genau 40 Jahre nach Erscheinen des weltweit ersten medizinischen Fachbuchs zu diesem Thema erscheint, das der deutschstämmige Pädiater Henry Kempe 1968 in Denver veröffentlicht hatte.

Die Deutsche Gesellschaft für Kinder- und Jugendmedizin (DGKJ) begrüßt dieses Buch als wertvollen Beitrag zur Organisation von Maßnahmen zum Schutze von Kindern.

Prof. Dr. med. Hansjosef Böhles
Präsident der Deutschen Gesellschaft für
Kinder- und Jugendmedizin (DGKJ)

Frankfurt/Main, im Juni 2008

Geleitwort

des Präsidenten der Deutschen Gesellschaft für Rechtsmedizin (DGRM)

Die Beurteilung von erwiesenen und fraglichen Kindesmisshandlungen gehört seit langem zu den Kernaufgaben der klinischen Rechtsmedizin. Schon 1928 hatte der Kieler Fachvertreter Ernst Ziemke auf der 17. Tagung der Deutschen Gesellschaft für Gerichtliche und Soziale Medizin ein Grundsatzreferat über Kindesmisshandlungen in ihrer rechtlichen und sozialen Bedeutung gehalten. 1932 beschrieb der Münchner Gerichtsmediziner Kurt Walcher als Erster die doppelstreifige Konfiguration von Hämatomen nach Stockschlägen. Sei den 60er-Jahren des vorigen Jahrhunderts hat Elisabeth Trube-Becker aus Düsseldorf in zahlreichen Vorträgen und Publikationen die rechtsmedizinischen Aspekte von Kindesmisshandlung und Kindesmissbrauch thematisiert. Bei der 86. Jahrestagung der DGRM hat sich neben dem bereits bestehenden »Arbeitskreis forensisch-pädiatrische Diagnostik« innerhalb der Fachgesellschaft die Arbeitsgemeinschaft »Klinische Rechtsmedizin« konstituiert.

Im Mittelpunkt der rechtsmedizinischen Beurteilung steht – neben der sorgfältigen Befunderhebung, Dokumentation und Beweissicherung – die rekonstruktive Abklärung der Entstehungsweise und deren Vereinbarkeit mit einem berichteten Verletzungshergang. Ein Beispiel dafür ist die differenzialdiagnostische Abgrenzung von misshandlungs- und unfallbedingten Verletzungen anhand von klinischen und morphologischen Kriterien, aber auch die Erkennung spezieller Schädigungsformen, wie sie uns etwa in Fällen von Schütteltraumen, beim erweiterten Münchhausen-Syndrom oder bei nichtakzidentellen Verbrennungen begegnen. Die Weitergabe des Erfahrungswissens aus der forensischen Untersuchungspraxis bildet auch einen wesentlichen Bestandteil des Unterrichts im Fach Rechtsmedizin. Ebenso wichtig für die Ausbildung der Studierenden ist die Vermittlung ausreichender Kenntnisse über die Rechtsgrundlagen ärztlichen Handelns sowie über die sachkundige Sicherung und Auswertung biologischer Spuren.

Zu den emotional besonders belastenden Aufgaben eines Rechtsmediziners zählt die Untersuchung von bedenklichen Sterbefällen im Kindesalter. Die autoptisch erhobenen Befunde dienen einerseits der Aufklärung des individuellen Sachverhaltes, andererseits erlauben sie allgemeine Rückschlüsse auf die Traumatomechanik, so dass der Rechtsmediziner auch bei der Begutachtung überlebender Misshandlungsopfer aus dem Reservoir seiner Obduktionskenntnisse schöpfen kann. Ähnliches gilt mutatis mutandis für Kindesvernachlässigungen und den sexuellen Missbrauch.

Abweichend vom klischeeartigen Bild der »Kriminalmedizin«, das in den Medien propagiert wird, versteht sich die moderne Rechtsmedizin als Anwalt einer humanen Gesellschaft. Zu diesem Selbstverständnis gehört die Mitwirkung bei der frühzeitigen Erkennung von Misshandlung, Vernachlässigung und sexuellem Missbrauch im Kindesalter. Erst auf der Basis einer gesicherten Diagnose sind zielgerichtete Interventionen und prophylaktische Maßnahmen zur Abwendung künftiger Kindeswohlgefährdungen möglich. In diesem Sinn handelt die Rechtsmedizin nicht nur als *Medicina publica* (»Staats-Arzneikunde«), sondern in Wahrnehmung ihrer sozialen Verantwortung für die Schwachen in der Gesellschaft.

Namens der DGRM begrüße ich das vorliegende Fachbuch als einen wichtigen Beitrag zur Professionalisierung des Umgangs mit Kindesmisshandlung und -vernachlässigung. Der interdisziplinäre Ansatz ist Garant für eine gleichermaßen umfassende, ausgewogene und evidenzbasierte Darstellung des komplexen und vielschichtigen Themas. Obwohl sich das

Werk in erster Linie an Praktiker wendet, findet auch der wissenschaftlich interessierte Leser wertvolle Anregungen und Hinweise auf weiterführende Literatur. Die gleichrangige Berücksichtigung der diagnostischen, therapeutischen, sozialpädagogischen und rechtlichen Aspekte vermittelt eine ganzheitliche Sicht des Problems als wesentliche Voraussetzung für den angestrebten multiprofessionellen Kinderschutz.

Im Interesse der Opfer und der gefährdeten Kinder, die uns anvertraut sind, wünsche ich dem Buch weite Verbreitung und noch viele Auflagen.

Prof. Dr. med. Drs. h.c. Stefan Pollak
Präsident der Deutschen Gesellschaft
für Rechtsmedizin (DGRM)

Freiburg, im Juni 2008

Vorwort

Mit dem vorliegenden Werk zur medizinischen Diagnostik und Intervention bei Kindesmisshandlung und -vernachlässigung möchten wir ärztlichen Kollegen die **Grundlagen für professionelles Handeln in einem multiprofessionellen Kinderschutzsystem** vermitteln. Gleichzeitig trägt die so gewonnene fachliche Sicherheit dazu bei, nicht nur sicherer und professioneller, sondern auch emotional gelassener mit dem auch für Fachleute belastenden und schwierigen Thema umzugehen. Es gilt, den Opfern von Gewalt und Vernachlässigung effektiv zu helfen; aber auch den Helfern muss geholfen werden.

Auch für **nichtärztliche Fachleute** im Kinderschutz (Richter, Staatsanwälte, Kriminalpolizei, Jugendamt u.a.) kann es von Belang sein, den Hintergrund eines medizinischen Befundes nachzuvollziehen. Noch bedeutsamer ist es, gerade in Fällen sexuellen Kindesmissbrauchs zu verstehen, warum es bei vielen Kindern und Jugendlichen keine auffälligen körperlichen Befunde gibt und sie dennoch Opfer eines sexuellen Übergriffs geworden sind.

In den Kapiteln zur **somatischen Diagnostik** und zu den jeweiligen Befunden haben wir uns um ein Höchstmaß an Evidenz und Aktualität bemüht. Berücksichtigt wurden, neben den gängigen englischsprachigen medizinischen Standardwerken und Handbüchern sowie der eigenen umfangreichen Literaturanalyse, etwa 1800 Reviews aus den letzten 10 Jahren des Child Abuse Quarterley Update (www.quarterlyupdate.org) – einer vierteljährlich erscheinenden kommentierten Analyse der internationalen medizinischen Literatur zu Kindesmisshandlung und -vernachlässigung – um die 700 von der Welsh Child Protection Systematic Review Group systematisch ausgewertete Studien (www.core-info.cardiff.ac.uk/index.html) sowie über 20 aktuell gültige medizinische Leitlinien verschiedener internationaler Fachgesellschaften.

Damit liegt erstmals für den deutschen Sprachraum eine fundierte und umfassende Zusammenfassung des aktuellen Standes der »Misshandlungsmedizin« vor.

Neben Vernachlässigung und psychischen Folgen von Misshandlungen liegt ein weiterer Schwerpunkt auf der **Darstellung der forensischen Beweismittelsicherung**. Hierzu ist die Kooperation mit einem Rechtsmediziner immer anzustreben. Da Rechtsmediziner leider in vielen Regionen nicht vertreten sind, muss auch der pädiatrische Kliniker über die Grundsätze der forensisch orientierten Befunderhebung und -sicherung Bescheid wissen.

Für viele Fachleute im Kinderschutz sind die **rechtlichen Rahmenbedingungen**, in denen sie sich im Kinderschutz in Deutschland bewegen, wenig transparent. Ausführliche Kapitel zu den juristischen Aspekten, Strafrechtsnormen und Möglichkeiten des gesetzlichen Opferschutzes erleichtern hier die Orientierung und ermöglichen es, Rechtsnormen gezielt nachzuschlagen.

Das Kapitel zu **Intervention und Prophylaxe** soll den durch die bisherigen Kapitel fachlich gerüsteten Arzt in die Lage versetzen, seine Kenntnisse in aktiven Kinderschutz umzusetzen und seine Position in einem multiprofessionellen Kinderschutzkonzept zu finden. Verbunden ist dies mit praktischen Hilfen, Tipps, Hinweisen auf Fallstricke und vermeidbare Fehler sowie praktischem Arbeitsmaterial im Anhang: Dokumentationsbögen, Befundvordrucke, Checklisten, Literatur und Internet-Links.

Zu guter Letzt sei noch eine persönliche, vielleicht idealistische Schlussbemerkung gestattet. Die aus Kindesmisshandlungen und Vernachlässigungen resultierenden »verbogenen«, gekränkten, gestörten und persönlichkeitsveränderten erwachsenen Menschen haben unseres Erachtens einen erheblichen Anteil am globalen Ausmaß verschiedenster Formen von zwischenmenschlicher Gewalt. Diese Menschen erleiden und bewirken gleichzeitig einen wesentlichen Teil des menschlichen emotionalen Elends und Leides. Je mehr Bemühungen wir in einen adäquaten Kinderschutz investieren, umso eher können wir zur Verringerung dieses Leides beitragen und unsere Welt etwas freundlicher gestalten.

B. Herrmann, R. Dettmeyer
S. Banaschak, U. Thyen

Kassel, Gießen,
Köln und Lübeck,
im Juni 2008

Danksagungen

Mein Dank gilt:
Den Menschen, die mich an das Thema herangeführt, begleitet, geprägt und bestärkt haben, in erster Linie John McCann und Francesca Navratil; dann Ute Zielinski, Tilman Fürniß, Mary Ritter, David Kerns, Martin Finkel, Larry Ricci, Stephan Veith und Mechthild Neises.
Meinen Mitarbeitern und Vertreten vor Ort: Erika Reh, Claudia Wojte, Juliane Hellwig und Frank Blume.
Für fotografische Hilfe: Kees van Velzen.
Im Namen der Autoren: Gisela Zech, Springer Verlag, für ihre engagierte und unermüdliche Hilfe beim Entstehen dieses Buches.
Für stete Unterstützung: Thomas Hilgenberg und der Techniker Kasse.
Den untersuchten Kindern für ihren Mut, ihre Stärke und Fröhlichkeit.
Und last but far not least: meiner Frau und meiner Tochter, die ich für die Arbeit über Misshandlung und Vernachlässigung oft genug vernachlässigt habe, für Geduld, Zuspruch, Liebe und Freude.
Bernd Herrmann, Kassel

Vielen Kolleginnen und Kollegen – nicht nur aus der Rechtsmedizin und der Pädiatrie – möchte ich für die zahlreichen anregenden Diskussionen und Hinweise zu den Themen dieses Buches danken.

Mein ganz besonderer Dank aber gilt meiner Familie, die mit Geduld, großem Verständnis und Rücksichtnahme die Arbeit an den Manuskripten toleriert und den notwendigen Rückhalt gegeben hat.
Reinhard Dettmeyer; Gießen

Ich danke meiner Familie und insbesondere Peter & Georg für die geduldig ertragene Abwesenheit.
Sibylle Banaschak, Köln

Ich danke Reinhard Wolff, Pieter Hutz und Irene Johns stellvertretend für viele aus dem Kreis der Kinderschutz-Zentren in Deutschland, die mein Interesse am Thema Gewalt gegen Kinder aus interdisziplinärer Sicht unterstützt und vertieft haben.

In Lübeck danke ich besonders Josef Althaus und Jürgen Brenner, die mit mir gemeinsam die Arbeit des Kinderschutz-Zentrums begründet haben und seit 20 Jahren begleiten. Dem hiesigen Institut für Rechtsmedizin, insbesondere Ivana Gerling, besonderer Dank für die fachlich so wertvolle, aber unaufgeregte Kooperation über lange Jahre, ebenso den Kolleginnen und Kollegen der Klinik für Kinderchirurgie und der Kinder- und Jugendmedizin für das anhaltende Interesse und die Bereitschaft zum gemeinsamen Lernen.
Ute Thyen, Lübeck

Kassel, Gießen, Köln, Lübeck, im Juni 2008

Die Autoren

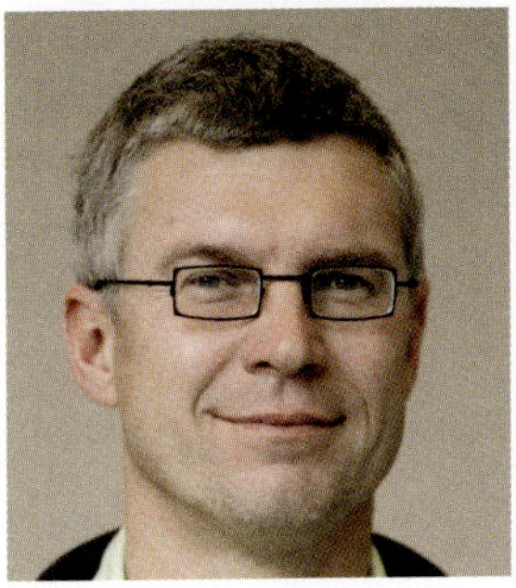

Dr. med. Bernd Herrmann, Kassel

Arzt für Kinder- und Jugendmedizin, Neonatologe, Kinder- und Jugendgynäkologe, DEGUM-Tutor Pädiatrie. Oberarzt der Kinderklinik des Klinikums Kassel.

Seit 1992 Schwerpunktthema medizinische Diagnostik bei Kindesmisshandlung. Seit 1998 ärztliche Kinderschutz- und Kindergynäkologieambulanz, 2004 interdisziplinäre Kinderschutzgruppe. 1998 Vorstandsmitglied der Deutschen Gesellschaft gegen Kindesmisshandlung und -vernachlässigung, Mitherausgeber der interdisziplinären Fachzeitschrift *Kindesmisshandlung und -vernachlässigung*. Mitglied der Expertenfakultät der International Society for Prevention of Child Abuse and Neglect. Seit 2003 jährliche Ausrichtung der Kasseler Intensivfortbildung zu medizinischer Diagnostik bei Kindesmisshandlung und -vernachlässigung. 2005 Preis Prävention im Kindesalter des Berufsverbandes der Kinder- und Jugendärzte Deutschlands. 2006–2008 bundesweite ESPED-Studie zum Schütteltrauma. 2007 Mitverfasser der revidierten AWMF-Leitlinien Kindesmisshandlung der Deutschen Gesellschaft für Sozialpädiatrie und Jugendmedizin.

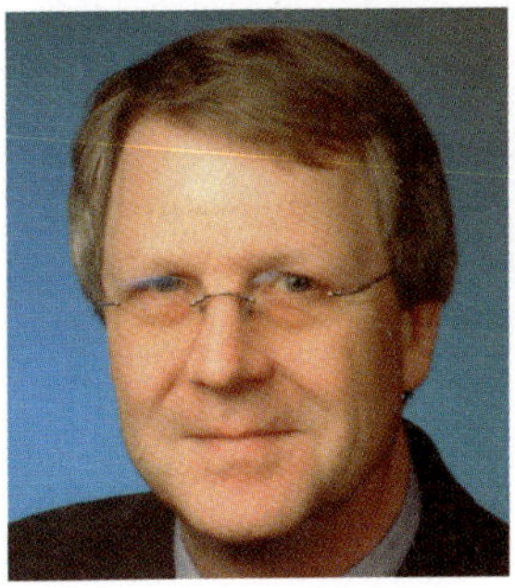

Prof. Dr. med. Dr. jur. Reinhard Dettmeyer, Gießen

Studium an der Heinrich-Heine-Universität Düsseldorf und an der Ruhr-Universität Bochum. Arzt für Rechtsmedizin und Pathologie. Seit Oktober 2007 Direktor des Instituts für Rechtsmedizin der Justus-Liebig-Universität Gießen. Als Rechtsmediziner seit 1996 befasst mit der gutachterlichen Beurteilung von Kindesmisshandlung und Fällen von Kindestötung, sowohl für die Justizbehörden bzw. vor Gericht als auch konsiliarisch. Publikationen u.a. zu Fragen des Medizinrechts, insbesondere zur Rolle des medizinischen Sachverständigen und zur strafprozessualen Beweissicherung. Vorträge zum Thema »Gewalt gegen Kinder« und insbesondere zur ärztlichen Schweigepflicht sowie weiteren Rechtsfragen bei Kindesmisshandlung und Kindesmissbrauch bzw. Häuslicher Gewalt.

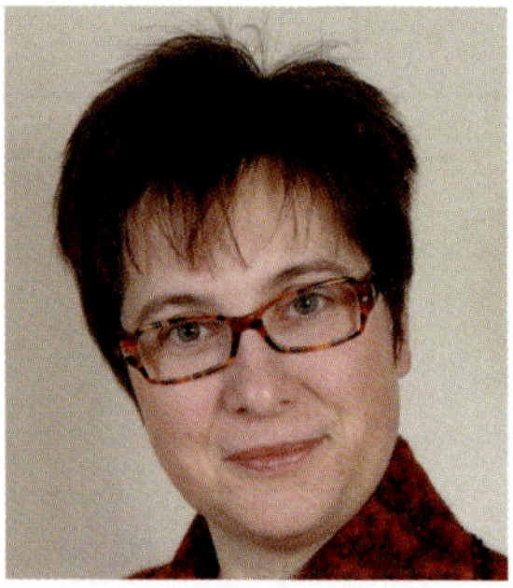

Dr. med. Sibylle Banaschak, Köln

Ärztin für Rechtsmedizin, seit Ende 2006 leitende Oberärztin am Institut für Rechtsmedizin der Uniklinik Köln. Seit mehr als 10 Jahren Beschäftigung mit dem Thema Kindesmisshandlung, Schwerpunkte sexueller Missbrauch und körperliche Kindesmisshandlung. Autorin von Fachartikeln und Buchbeiträgen zu diesem Thema. Zahlreiche (Fortbildungs-)Vorträge zum Thema Kindesmisshandlung/Häusliche Gewalt und anderen rechtsmedizinischen Themen.

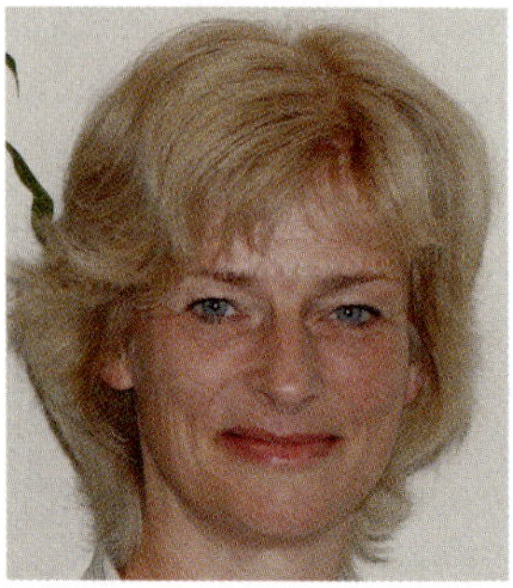

Prof. Dr.med. Ute Thyen, Lübeck

Ärztin für Kinder- und Jugendmedizin, Neuropädiatrie, Public Health und Epidemiologie. Leiterin des Sozialpädiatrischen Zentrums, Stellvertretende Klinikdirektorin der Klinik für Kinder- und Jugendmedizin, Universität zu Lübeck.

Studium in Aachen, Edinburgh und Lübeck. 1987 Promotion zum Thema Kindesmisshandlung und -vernachlässigung – Prävention und therapeutische Intervention. Aufbau des Kinderschutz-Zentrums Lübeck 1990 und seitdem Vorsitzende des Kuratoriums. Mitglied des Vorstandes der Deutschen Gesellschaft für Sozialpädiatrie und Jugendmedizin und Preisträgerin des Stefan-Engel-Wissenschaftspreises. Vorsitzende der Wissenschaftlichen Beiräte des Kinder- und Jugendgesundheitssurveys (KiGGS) 2001–2008 und des Nationalen Zentrums Frühe Hilfen seit 2008. 2007 Mitverfasserin der revidierten AWMF-Leitlinien Kindesmisshandlung, Autorin zahlreicher Publikationen zum Thema Gewalt gegen Kinder, familienorientierte Versorgung von Kindern und Jugendlichen, Frühprävention und -förderung, Lebensqualität bei chronischer Erkrankung und Behinderung und Ethik in der Medizin.

Inhaltsverzeichnis

B Sexueller Kindesmissbrauch

C Vernachlässigung und emotionale Misshandlung

D Kindstötung

E Beweissicherung und gerichtliche Verfahren

F Intervention und Prophylaxe

Anhang

Einleitung

Gewalt gegen Kinder und Jugendliche – ein medizinisches Thema? Ist Misshandlung eine Krankheit, eine Diagnose, etwas Behandelbares? Oder eine Interaktionsstörung mit oft zerstörerischer Wirkung auf Seele und Körper der unglücklichen Opfer? Nur ein soziales oder psychologisches Problem? Ein Gendefekt (Krugmann 1997)? Welche Rolle spielen Ärzte in diesem Zusammenhang: Diagnostiker, Benenner, Behandler, Helfer, Kinderschützer, Zuschauer? Warum leider so oft nur Letzteres? Wo haben Kinder- und Jugendärzte und andere medizinische Fachleute ihren Platz in der notwendigerweise multiprofessionellen Auseinandersetzung mit Misshandlungen?

Gewalt gegen Kinder und Jugendliche – dass sie schadet, bestreitet niemand. Die WHO erkennt und benennt den Zusammenhang zwischen einer Vielzahl chronischer Leiden bei Erwachsenen und Misshandlungen in der Kindheit und rückt Kindesmisshandlung als wichtiges Thema auf ihre gesundheitspolitische Agenda (WHO 2002). Neuere neurobiologische Forschungen zeigen, dass chronische Misshandlungen zu bleibenden Beeinträchtigungen der kognitiven und emotionsregulierenden Funktionen, zu EEG-Veränderungen und zu messbaren Verringerungen des Hirnvolumens führen können.

Zahlreiche, wenngleich oft wenig sachliche Berichte der Medien reflektieren ein hohes Maß an öffentlichem Interesse. Sie reichen vom Hervorzerren eines Tabuthemas ans Licht der Öffentlichkeit bis zu Debatten über den »Missbrauch mit dem Missbrauch«, einem hysterischen Übermaß an professioneller Hexenjagd auf zu Unrecht verdächtigte Eltern, insbesondere auf Väter. In der letzten Zeit finden tragische Todesfälle von Kindern eine starke mediale Aufmerksamkeit. Sie bestimmen die öffentliche Debatte über Kinderschutz erheblich, obgleich sie nicht repräsentativ für das breite Spektrum der Kindesmisshandlungen und Vernachlässigungen sind. Daher sind die aktuellen Bemühungen, diesen Todesfällen zu begegnen, zwar lobenswert und notwendig, in ihrer Effizienz bezüglich des allgemeinen Kinderschutzes jedoch wenig erfolgversprechend.

Kindesmisshandlung ist keine eigene Erkrankung im engeren Sinne. Neben den rein körperlichen, behandelbaren und in der Regel abheilenden Verletzungsfolgen und Folgen einer Mangelversorgung kommen jedoch regelmäßig eine Vielzahl psychischer Störungen und Verhaltensauffälligkeiten bei betroffenen Kindern und Jugendlichen dazu. Sie sind mit erheblichem seelischen Leiden, Kränkungen und belasteten individuellen Lebensläufen verbunden. Hinsichtlich der psychischen Gesundheit sind sie mit einer ungünstigen Prognose verknüpft. Kindesmisshandlung und -vernachlässigung ist daher ein epidemiologisch bedeutsames und gesellschaftlich äußerst relevantes Thema und zudem mit hohen gesellschaftlichen und ökonomischen Folgekosten behaftet.

1.1 Die Rolle der Ärzte im Kinderschutz

Nicht nur für Mitarbeiter und Mitarbeiterinnen im Gesundheitswesen ist die Konfrontation mit Gewalt ein belastendes und oft mit Unsicherheiten behaftetes Thema. Die WHO sieht jedoch gerade Fachleute des Gesundheitswesens besonders in der Pflicht, von Misshandlung betroffene Kinder und Jugendliche zu diagnostizieren und ihren Schutz sowie eine geeignete Therapie durch multiprofessionelle Kooperation zu sichern (WHO 2002).

Im krassen Gegensatz dazu stehen – bis auf wenige Ausnahmen – das im medizinischen und gerade im kinder- und jugendärztlichen Bereich geringe Ausmaß an Forschung, Publikationen, Vorträgen auf Kinderärztekongressen und das Fehlen eines adäquaten deutschsprachigen medizinischen Fach- und Handbuches zum Umgang mit Kindesmisshandlungen und Vernachlässigungen.

Während die *Monatsschrift Kinderheilkunde* als offizielles Organ der deutschen Pädiater in den letzten 20 Jahren 5 Artikel zu sexuellem Missbrauch und knapp 20 zu körperlicher Misshandlung publiziert hat, sind es in der US-amerikanischen Entsprechung *Pediatrics* mehr als 150 bzw. 200 Artikel im gleichen Zeitraum. Die American Academy of Pediatrics hat 14 aktuell gültige Leitlinien zu körperlicher Misshandlung und Vernachlässigung und 6 zu sexuellem Missbrauch von Kindern und Jugendlichen veröffentlicht. In Deutschland gab es 2008 jeweils eine Leitlinie der Gesellschaften für Kinderradiologie, Kinderchirurgie, Sozialpädiatrie und der Kinder- und Jugendpsychiatrie mit begrenzten somatisch-diagnostischen Hinweisen. Der klinischen Auseinandersetzung mit dem Thema haftet nicht selten der Ruch des »Exotischen«, eines medizinisch wenig relevanten Randgebietes an. Epidemiologische Daten zeigen jedoch, dass es sich um ein bedeutendes Problem handelt: während beispielsweise die pädiatrische Onkologie mit enormem und lobenswertem Engagement Krankheiten mit einer Prävalenz von 0,2% versorgt, deuten zahlreiche internationale und wenige nationale Prävalenzstudien Zahlen zumindest im einstelligen, wahrscheinlich sogar eher im 2-stelligen Prozentbereich an.

Ärzte spielen gerade bei der Diagnose einer körperlichen Kindesmisshandlung eine herausragende Rolle. Insbesondere im Säuglings- und Kleinkindalter, dem Hauptrisikoalter für Misshandlungen, sind Kinder- und Jugendärzte oft die einzigen Fachleute, die regelmäßig Kinder dieser Altersgruppe sehen. Im ambulanten niedergelassenen Bereich liegt der Schwerpunkt oft noch vor der manifesten Misshandlung im Erkennen von und Intervenieren bei gestörten Eltern-Kind-Beziehungen und Risiken für die Kinder. Dazu kommen die genaue Verlaufsbeobachtung unklarer oder verdächtiger Konstellationen und schließlich die Überleitung in den stationären Bereich bei konkreten Verdachtsfällen. In der Klinik müssen Befunde, die auf eine Misshandlung oder Vernachlässigung hinweisen, durch eine gezielte und rationale Diagnostik und Beobachtung geklärt und gegen eine Reihe von Differenzialdiagnosen abgegrenzt werden. Dies erfordert die Zusammenarbeit von forensisch erfahrenen Kinder- und Jugendärzten, Kinder- oder Unfallchirurgen, Rechtsmedizinern, Radiologen, Augenärzten, Gynäkologen, Kinder- und Jugendpsychiatern, aber auch Mitarbeiterinnen aus der Pflege, Psychologen und dem Sozialdienst.

Die im Gegensatz zum angloamerikanischen Sprachraum in Deutschland von der klinischen Pädiatrie bislang weitgehend ausgeklammerte wissenschaftliche Forschung und Lehre einer »Misshandlungs-Medizin« wird derzeit vorwiegend von engagierten Rechtsmedizinern betrieben. Zu wenig geläufig ist vielen Kollegen die Möglichkeit, sich von Rechtsmedizinern konsiliarisch beraten zu lassen, denen gerade auch prämortal eine wichtige Rolle bei der fachlichen Beurteilung von Gewaltopfern zukommt. Sie können aber erst – soweit regional verfügbar – involviert werden, wenn zumindest ein Verdacht entstanden ist und diesem nachgegangen wird. Eine flächendeckende Versorgung mit rechtsmedizinischen Instituten ist jedoch immer weniger gegeben. Zudem sind Kinder- und Jugendärzte, Allgemeinmediziner und Chirurgen ungleich häufiger mit verletzten Kindern konfrontiert. Deshalb ist es dringend notwendig, dass sich diese Fachgruppen mit den Grundlagen einer klinischen Misshandlungsmedizin beschäftigen. Für den kinderärztlichen Bereich wäre der klinisch-diagnostische Anteil am Umgang mit Kindesmisshandlung und -vernachlässigung mit dem Begriff **forensische Pädiatrie** am besten umschrieben.

Abgesehen von fachlicher Unsicherheit über die Wertigkeit klinischer Befunde und von mangelnder Erfahrung in der Kooperation mit dem psychosozialen Interventionssystem verhindert bei den Ärzten v.a. die Furcht vor einer falsch-positiven Diagnose eine fachlichen Auseinandersetzung. Dem sind jedoch die vermutlich weitaus häufigeren Fehler im Sinne übersehener Diagnosen bei Misshandlung gegenüberzustellen. Da körperliche und sexuelle Misshandlungen und Vernachlässigungen häufig chronisch-rezidivierend und eskalierend verlaufen, können sie bei tatsächlich misshandelten Kindern zu schwereren Verletzungen, Behinderungen oder gar Todesfällen bzw. zu tiefgreifenden seelischen Traumatisierungen führen.

! Für ärztliche Kolleginnen und Kollegen ist eine deutlich intensivere und fachlich fundierte Auseinandersetzung im Umgang mit Kindesmisshandlung und -vernachlässigung zu fordern.

Da fachlich adäquates Handeln einerseits fachliches Hintergrundwissen und andererseits diagnostisches Handwerkzeug erfordert, lassen sich bei Kindesmisshandlungen die augenscheinliche Zurückhaltung und Unsicherheit der Kinder- und Jugendmedizin mit fehlender Ausbildung, Fortbildung und Literatur über genuin medizinisch-diagnostische Aspekte erklären. Erst fachliches Grundwissen ermöglicht Ärzten, die **Kardinalfrage der »Misshandlungsmedizin«** zu beantworten, nämlich ob eine vorgefundene Verletzung mit dem angegebenen (oder nicht angegebenen) Entstehungsmechanismus vereinbar ist. Weitere Fragen wirft die Genese einer Gedeihstörung durch Vernachlässigung oder einer auffälligen sozial-emotionalen Entwicklung durch emotionale Misshandlung auf. Kindern und Jugendlichen kann nur dann geholfen werden, wenn Kindesmisshandlung und -vernachlässigung und damit eine Kindeswohlgefährdung erkannt und sicher diagnostiziert werden.

Kein Missverständnis darf hinsichtlich der **Rechtslage** bestehen. Eine gesetzliche Meldepflicht besteht nicht; der Arzt hat ein Zeugnisverweigerungsrecht. Dem Rechtsgebot der ärztlichen Schweigepflicht nach § 203 StGB ist im Sinne einer sorgfältigen Güterabwägung jedoch das gefährdete Kindeswohl gegenüberzustellen. Kann das Kindeswohl nicht anders geschützt werden, darf die Schweigepflicht gebrochen werden (§ 34 StGB – rechtfertigender Notstand). Das gefährdete Kindeswohl ist in dieser Abwägung das höhere Rechtsgut. Zudem steht der Arzt zu seinem Patienten, dem gefährdeten Kind, in einer Garanten-(»Beschützer«-)Stellung. Das bedeutet, er hat durch seine berufliche Qualifikation und das Arzt-Patient-Verhältnis eine höhere Verpflichtung, aktiv einer Rechtsgutverletzung entgegenzutreten, als ein Laie. Eine Verpflichtung zur Anzeige einer Kindesmisshandlung besteht jedoch nicht. Welches Mittel am besten geeignet ist, das Kind zu schützen, sollte bei allen Überlegungen den Ausschlag geben.

Der Verzicht auf eine gesetzliche Meldepflicht von Verdachtsfällen ermöglicht, das in Deutschland weitgehend akzeptierte Konzept »Hilfe statt Strafe« zu praktizieren, wenn dies nach einer gründlichen Bewertung der Situation des Kindes als sinnvoll und Erfolg versprechend erachtet wird. Da Hilfe, einschließlich Prävention, nicht selten auch die Mitteilung von Misshandlungs-, Missbrauchs- und Vernachlässigungsfällen an staatliche Stellen bedeutet (Jugendamt, Polizei, Staatsanwaltschaft), gehört zu einem umfassenden Konzept des Umgangs mit »Gewalt gegen Kinder« auch die Kenntnis einschlägiger gesetzlicher Normen und ihrer Konsequenzen für die Opfer.

1.2 Epidemiologie und Gesellschaft

Das amerikanische Pflichtmeldesystem mit 2,5–3 Millionen Meldungen im Jahr und knapp 1 Millionen bestätigten Fällen jährlich beschreibt einen Anteil von etwa 60% Vernachlässigungen, 20% körperlichen und 10% sexuellen Misshandlungen. Für Deutschland liegen kaum valide Daten zur Häufigkeit von Kindesmisshandlung und Vernachlässigung vor. Sind deutsche Eltern bessere Menschen? Gibt es kulturelle ethnische Unterschiede beim Ausmaß der Gewalt gegen Kinder? Trotz methodischer Einschränkungen zeigen die vorliegenden Prävalenzstudien ein hohes Maß an internationaler Übereinstimmung.

Konservative Prävalenz-Schätzungen in den USA, die ausschließlich auf angezeigten und bestätigten Misshandlungsfällen beruhen, belaufen sich auf 1–2%. Es ist jedoch davon auszugehen, dass die Dunkelziffer weit höher anzusetzen ist.

Aus einer Vielzahl von Prävalenzstudien lassen sich weltweit die Prävalenzraten sexuellen Missbrauchs in der Kindheit bei Frauen konservativ zwischen 10–15% und bei Männern zwischen 5–10% schätzen. Daten aus den USA weisen darauf hin, dass für Kinder unter 4 Jahren das höchste Risiko für tödliche Folgen von Kindesmisshandlungen besteht. Von den 1.500 bis 2.000 gesicherten misshandlungsbedingten Todesfällen pro Jahr in den USA sind mehr auf Vernachlässigung als auf aktive Misshandlung zurückzuführen. Davon entfallen 76% auf Kinder unter 4 Jahren. Kinder unter einem Jahr sind dabei mit 41% besonders stark betroffen. Zugleich weisen aktuelle Studien darauf hin, dass vermutlich 50–60% der Todesfälle aufgrund von Misshandlung oder Vernachlässigung in den offiziellen Statistiken nicht erfasst werden. Die überlebenden Kinder, die Misshandlung oder Vernachlässigung erfahren, weisen zusätzlich zu den körperlichen Folgen von Verletzungen häufig schwerwiegende psychische, emotionale, kognitive und Verhaltensstörungen auf.

Die in ▶ Kap. 13 skizzierten psychischen Folgen und das durch Kindesmisshandlung und -vernachlässigung entstehende Leid sollten ein hinreichendes und starkes Argument für eine massive Anstrengung der Gesellschaft zu Prävention und Intervention sein; aber selbst eine nüchterne Kosten-Nutzen-Rechnung würde ausreichen, um erhebliche Bemühungen zur Verbesserung der beschriebenen Zustände zu initiieren.

! Konfrontiert mit dem erheblichen und kaum messbaren Ausmaß individuellen Leids und seelischer Schädigungen sowie in hohem Maße belasteter individueller Lebensläufe, muss sich die Gesellschaft auch die Frage nach den ökonomischen Folgekosten von Kindesmisshandlung und -vernachlässigung stellen.

Die WHO gibt für das Jahr 1996 Gesamtkosten von 12,4 Milliarden Dollar in den USA und 1,2 Milliarden Dollar nur für akute Jugendhilfeinterventionen in Großbritannien an (WHO 2002). In einer ausführlichen Kostenkalkulation von »Prevent Child Abuse America« (www.preventchildabuse.org) wurden die Kosten für die direkten Folgen (medizinische Behandlung, psychiatrische Erkrankungen, Jugendhilfe, Rechtssystem) auf mehr als 24 Milliarden Dollar für das Jahr 2001 geschätzt, die indirekten Kosten (Betreuung behinderter Misshandlungsopfer, Kriminalität, verlorene Produktivität und Steuerausfälle der Gesellschaft) auf knapp 70 Milliarden Dollar, zusammen also etwa 94 Milliarden Dollar jährlich. Die fiktive Umrechnung auf die Bevölkerungszahl Deutschlands ergäbe einen Betrag von knapp 30 Milliarden Euro jährlich. Die »Investition« von finanziellen Ressourcen zur Verhinderung individuellen Leids in ein effektives Kinderschutzsystem würde somit nicht nur dem moralischen Anspruch einer entwickelten Gesellschaft entsprechen und die Entwicklungschancen von Kindern und Jugendlichen und ihre spätere Teilhabe am gesellschaftlichen Leben verbessern, sondern sich auch langfristig ökonomisch rechnen.

1.3 Gewalt gegen Kinder in der Geschichte und die Rolle der Medizin im Kinderschutz

Gewalt gegen Kinder ist kein neues Phänomen. Neu ist die Bewertung dieses Verhaltens. Das, was wir heute Misshandlung oder Vernachlässigung nennen, zu verpönen, ist historisch eine relativ neue Entwicklung. Die Verwendung des Begriffs »Misshandlung« entspricht unserer heutigen Vorstellung und lässt sich nicht auf die Vergangenheit übertragen. Genauer gesagt, Kindesmisshandlung existierte früher weder als Begriff, noch als Konzept. Das Verhältnis zu Kindern unterlag im Lauf der Zeit einem erheblichen Wandel und war nicht nur zwischen den verschiedenen Kulturen unterschiedlich, sondern auch den gesellschaftlichen Klassen. Bis in die Zeit der Aufklärung hinein galten Kinder als Besitz der Eltern und nicht als eigenständige Subjekte. Gilt heute das Paradigma der Kinder- und Jugendmedizin »Kinder sind keine kleinen Erwachsenen«, so traf damals das genaue Gegenteil zu: Kinder *waren* kleine Erwachsene. Und sie mussten selbstverständlich zum Familienunterhalt beitragen, jedoch ohne eine eigene Rechtsposition inne zu haben. Die Einstellung Kindern gegenüber war u.a. aufgrund der hohen Kindersterblichkeit eher fatalistisch und sehr viel weniger von gefühlsmäßigen Bindungen geprägt als heute. Seit der Aufklärung und der Entwicklung des Konzeptes allgemeiner Menschenrechte können zum einen eine zunehmende Wertschätzung und Schutz zwischenmenschlicher Beziehungen beobachtet werden, zum andern auch die Entwicklung einer innigen Gefühlsbindung zu Kindern, wie sie heute üblich sind. Die Entwicklung und Umsetzung der **Rechte** von Kindern hinkt jedoch bis heute den allgemeinen Menschenrechten hinterher.

Je weiter man in die Geschichte zurückgeht, umso geringer waren der Stellenwert und die Rechte von Kindern. Aus über 5.000 Jahre alten Tontafeln der Sumerer und vielen Zeugnissen der antiken Hochkulturen geht hervor, dass Infantizid nicht erwünschter oder behinderter Kinder üblich war, in Rom zu Zeiten gar gefordert wurde. Vielfach wurden Kinder aus religiösen Gründen geopfert, z.B. in Zentralamerika. Im antiken Griechenland und in Rom war die »Benutzung« von Kindern für sexuelle Zwecke legitim, Pädophilie wurde z.T. idealisiert. Im Alten Testament galt Vergewaltigung als Diebstahlsdelikt, der Talmud vermerkte, dass Geschlechtsverkehr mit Kindern unter 3 Jahren »ungültig« sei. In der Bibel gibt es zahllose Zitate, die die Züchtigung von Kindern mit Stock und Rute empfehlen.

Der Begriff »Kindheit« als eigenständiges Konzept ist ebenfalls eine relativ neue Erscheinung. Mit der Etablierung der Pädagogik im 18. Jahrhundert, insbesondere mit dem Namen Rousseau verknüpft, begann man erstmals, Kinder als vernunftbegabte, förderungs- und schutzwürdige Wesen wahrzunehmen. Dies fiel im Kontext zunehmender humanistischer und christlicher Moralvorstellungen im Bürgertum auf fruchtbaren Boden. Aufgrund der sozial harten Realität veränderte sich die Einstellung in den unteren Schichten dagegen erst, als sich auch die allgemeinen Lebensverhältnisse besserten. Nachdem Kinderarbeit schon immer eher die Regel als die Ausnahme gewesen war, verschärfte sich dies im 19. Jahrhundert dramatisch im Rahmen der Industrialisierung. Es zeigte sich jedoch, dass es langfristig weder ökonomisch noch militärisch sinnvoll war, durch die inhumanen Arbeitsbedingungen kranke und verkrüppelte Menschen zu produzieren und eine hohe Kindersterblichkeit in Kauf zu nehmen. Somit trugen gerade auch wirtschaftliche Interessen dazu bei, die Arbeits- und Lebensbedingungen und letztlich auch den Schutz von Kindern zu verbessern. Parallel wuchs das Interesse am Kinderschutz auch, um die Gesellschaft vor den Folgen, nämlich Kriminalität und sozialer Verwahrlosung, zu bewahren.

Die Kindersterblichkeit in den ersten 3 Lebensjahren betrug im 18. Jahrhundert über 30%, in Waisenhäusern und Kinderheimen lag sie noch erheblich darüber. Im 18. und bis weit ins 19. Jahrhundert betrug die Arbeitszeit von Kindern 14–16 Stunden pro Tag unter heute unvorstellbaren Bedingungen. Im 19. Jahrhundert waren Geschlechtskrankheiten bei Kindern weit verbreitet. Körperliche Züchtigung zuhause und in der Schule wurden als normales, geradezu notwendiges Korrektiv und probates Erziehungsmittel angesehen (◘ Abb. 1.1). Noch Anfang der 60er Jahre billigten etwa 80% der Eltern in Deutschland das Schlagen und 35% die Züchtigung mit dem Rohrstock. In der Bundesrepublik Deutschland wurde das Züchtigungsrecht für Lehrkräfte an Schulen (»Prügelstrafe«) erst 1973 abgeschafft, nur im »Freistaat Bayern [bestehe] ein gewohnheitsrechtliches Züchtigungsrecht«, so das Bayerische Oberste Landesgericht noch 1979. 1980 fiel jedoch auch diese »letzte Bastion«, und seit November 2000 gilt das Recht

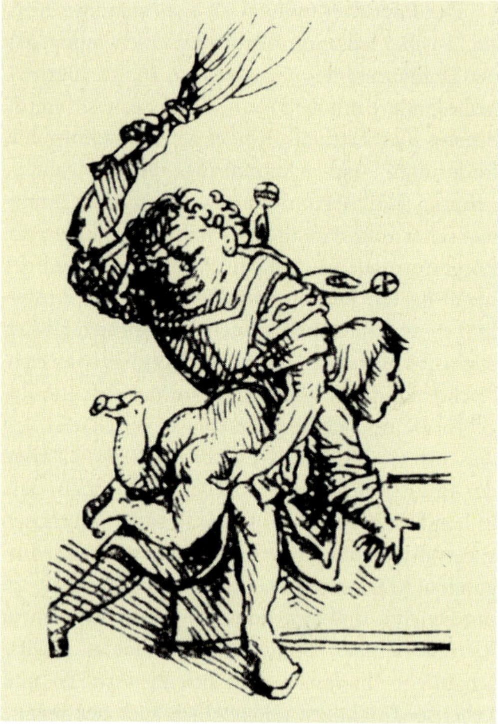

Abb. 1.1. Gewalt gegen Kinder – ein allgegenwärtiges Phänomen. (Aus: Erasmo Roterodami Encomium moriae [Ausg. Basel 1515]; mit Randzeichungen von H. Holbein d.J. Dtsch. Erasmus von Rotterdam, Das Lob der Torheit; hier Ausg. Birkhäuser Verlag, Basel, 1966, Randzeichnung S.104)

auf gewaltfreie Erziehung in Deutschland auch in Familien (§ 1631 BGB; ► Kap. 20).

1.4 Entwicklung des allgemeinen Kinderschutzes

Nach der Wahrnehmung der Kindheit als besondere Lebensphase begann sich erstmals im 19. Jahrhundert die Erkenntnis zu entwickeln, dass es erforderlich ist, Kinder vor Gewalt und Ausbeutung zu schützen.

19. Jahrhundert

In den frühen Jahren des Kapitalismus im 19. Jahrhundert kam es in der sich rasch ausbreitenden Industriegesellschaft zu einem massiven Anstieg der Ausbeutung von Kindern und zu einer um sich greifenden Vernachlässigung von Kindern aufgrund von Armut und auseinanderbrechenden Familien. Als Reaktion darauf entwickelten sich Anfang des Jahrhunderts in Deutschland die ersten Kinderschutzinitiativen. 1829 wurde die Gesellschaft zum Schutz sittlich vernachlässigter Kinder gegründet – ein religiös motivierter Ansatz zum Schutz deprivierter Kinder –, die als Vorläufer des Kinderschutzbundes gilt. Politische Organisationen interessierten sich für die Auswirkungen der Fabrikarbeit auf Kinder u.a auf ihr Betreiben hin wurde 1839 das erste Arbeitsschutzgesetz für Kinder erlassen, das 1853 überarbeitet und geändert wurde. Das Phänomen der Gewalt an Kindern wurde einer größeren Öffentlichkeit 1874 durch den Fall der Mary Ellen (Abb. 1.2) in New York bewusst.

Das Schicksal des offensichtlich schwerst misshandelten, damals 10-jährige Mädchens konnte von der Gemeindeschwester Etta Wheeler erst mit Hilfe des angesehenen Gründers und Präsidenten der American Society for the Prevention of Cruelty to Animals, Henry Bergh, vor Gericht gebracht werden. Aufgrund der erheblichen öffentlichen Resonanz wurde 1875 die New York Society for Prevention of Cruelty to Children als Abspaltung der o.g. Tierschutzgesellschaft gegründet. Sie war somit die weltweit erste Kinderschutzvereinigung und untersuchte gleich im 1. Jahr ihres Bestehens 300 Fälle von Kindesmisshandlung.

Ab 1882 entstanden nach New Yorker Vorbild ähnliche Organisationen in Liverpool und London, denen 1889 die National Society for the Prevention of Cruelty to Children folgte. Im selben Jahr noch verabschiedete das Parlament einen »Prevention of Cruelty to Children Act«. 1898 wurde in Berlin der Verein zum Schutze der Kinder gegen Ausbeutung und Misshandlung gegründet.

In Deutschland begann die allgemeine Schulpflicht in den 1880er Jahren. Ende des Jahrhunderts wurden staatliche Kinderschutzinitiativen und Verbände freiwilliger Helfer in einem breit angelegten Kinderfürsorgesystem vereint. Dieses System schloss regionale und staatliche Gesundheits- und Sozialämter ebenso ein wie eine wachsende Anzahl gemeinnütziger Kinderhilfsorganisationen, die in begrenztem Umfang Tagesbetreuungen, Gruppenprogramme oder institutionelle

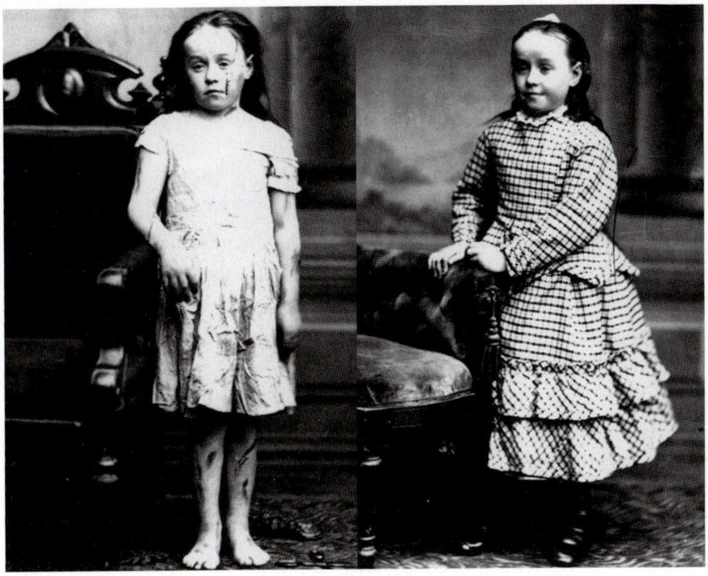

Abb. 1.2. Mary Ellen 1874 bei ihrer Inobhutnahme und danach in ihrer Pflegefamilie. (Abbildung freundlicherweise überlassen von den George Sim Johnston Archives of The New York Society for the Prevention of Cruelty to Children)

Programme zur Verfügung stellten und soziale Beratungen zur Familienbildung anboten.

20. Jahrhundert

Die Wende in der öffentlichen Wahrnehmung in Deutschland, wurde von juristischen Reformen begleitet: das Bürgerliche Gesetzbuch vom 1. Januar 1900 führte Strafen für Eltern ein, die ihre Kinder misshandelten oder vernachlässigten. Ein Zusatz im Strafrecht setzte 1912 Kindesmisshandlung mit schwerer Körperverletzung gleich. Auch die Weimarer Verfassung von 1919 forderte für »… jedes deutsche Kind [das] Recht auf Erziehung zur leiblichen, seelischen und gesellschaftlichen Tüchtigkeit…«.

Das **Nationalsozialistische Regime** (1933–1945) zentralisierte das Kinderschutzsystem und verstaatlichte den Bereich der gemeinnützigen Sozialarbeit. Der Vorläufer des Kinderschutzbundes beschloss freiwillig seine Auflösung und Integration in die Nationalsozialistische Volkswohlfahrt. Die Nationalsozialisten nutzten deviantes Verhalten und Kindesmissbrauch zur Propaganda (»Volksschädlinge«) und implementierten einen stärker bestrafenden Ansatz im Umgang mit Kindesmisshandlung. Dieser war mit einem schnelleren Eingreifen in die Rechte und die Privatsphäre der Familien verbunden. Dies diente weniger der Verwirklichung der Rechte des Kindes als der Sicherung totalitärer sozialer Kontrolle. Im Gegenteil, dasselbe Regime war für die körperliche und seelische Misshandlung von Kindern und Jugendlichen in den Erziehungseinrichtungen des Regimes, massenhafte Fremdunterbringung von Kindern lediger Mütter sowie die massenhafte Ausbeutung und Ermordung von Millionen nichtarischer oder behinderter Kinder und Erwachsener verantwortlich.

1924 veröffentlichte der Völkerbund in der sog. **Genfer Erklärung** die »Children's Charta«, in der grundlegende Rechte für Kinder formuliert waren. Diese wurde nach mehrjährigen Vorarbeiten durch die Generalversammlung der Vereinten Nationen 1959 in eine **Erklärung der Rechte des Kindes** überführt. 1989 legte die UN-Generalversammlung eine **Konvention über die Rechte des Kindes** vor, die inzwischen alle Staaten der Welt – mit Ausnahme von Somalia und den USA – unterzeichnet haben. In den letzten 20 Jahren haben sich neben der WHO (u.a. mit dem Weltgesundheitsbericht zu Gewalt 2002) zahlreiche weitere, weltweit agierende Nicht-Regierungs-Organisationen (NGO), wie Terres des Hommes, Save the Children und ECPAT (**E**nd **C**hild **P**rostitution, Pornography **a**nd **T**rafficking of Children for Sexual Purposes, eine internationale Kinderrechtsorganisation mit Sitz in

Bangkok/Thailand), verstärkt dem Thema gewidmet. In Deutschland bemühen sich verschiedene Verbände, beispielsweise die Deutsche Liga für das Kind und die National Coalition on Children's Rights für eine Aufnahme von speziellen Kinderrechten in das Grundgesetz, nachdem einige Bundesländer bereits Kinderrechte in ihre Landesverfassung aufgenommen haben.

1953 wurde in Hamburg der **Deutsche Kinderschutzbund** gegründet, der heute mit rund 50.000 Mitgliedern und über 400 Ortsverbänden der größte Verband seiner Art in Deutschland ist.

Im Gegensatz zur Bundesrepublik wurde in der ehemaligen **Deutschen Demokratischen Republik** (DDR) ein obligatorisches Meldesystem von Kindesmisshandlungen an die öffentlichen Gesundheitsbehörden oder die Polizei eingeführt. Verglichen mit westlichen Staaten verbrachten Kinder und Jugendliche erheblich mehr Zeit in Kindertagesstätten, da über 90% der Mütter berufstätig waren. Dieses umfassende Betreuungssystem für Kinder mit enger Überwachung und früher Versorgung könnte tatsächlich die Ausweitung von Kindesmisshandlung und Vernachlässigung begrenzt haben. Die Inzidenzrate von Kindesmisshandlung und Vernachlässigung lag deutlich unter der westlicher Staaten, auch wenn heute die Meinung vertreten wird, dass dieses Problem während des sozialistischen Regimes unterschätzt wurde.

Das weltweit **erste moderne Kinderschutzteam** wurde 1958 von der Sozialarbeiterin Elizabeth Elmer am Kinderkrankenhaus in Pittsburgh in den USA gegründet. Der Durchbruch zu einer weitergehenden professionellen Wahrnehmung und Auseinandersetzung gelang Anfang der 60er Jahre mit der epochemachenden Veröffentlichung des »Battered Child Syndroms« durch **C. Henry Kempe** in Denver. Kempe wurde dadurch zum Begründer des modernen weltweiten Kinderschutzes, zum Pionier der klinisch-medizinischen und wissenschaftlichen Beschäftigung mit dem Thema und Protagonist eines grundlegend multiprofessionellen Verständnisses von Kindesmisshandlung und -vernachlässigung. Kempe war daneben unermüdlicher Verfechter einer kind- und familienorientierten therapeutischen Intervention (s. unten).

Die zunehmende professionelle und gesellschaftliche Wahrnehmung des Themas führte 1974 in allen amerikanischen Bundesstaaten zur bis heute fortbestehenden Einführung eines gesetzlichen **Pflichtmeldesystems** (»Mandatory Reporting«; Übersicht unter www.childwelfare.gov/systemwide/laws_policies/state/). Diese Meldepflicht gilt für alle Formen von Misshandlung und Vernachlässigung. Sie verpflichtet alle Berufsgruppen, die mit Kindern arbeiten, einen entsprechenden Verdacht an die Kinderschutzbehörden zu melden.

Unter der Leitung Kempes fand 1976 der erste internationale Kindesmisshandlungs-Kongress in Genf statt. Am 7.7.1977 wurde in Denver die International Society for Prevention of Child Abuse and Neglect, **ISPCAN**, gegründet, kurz darauf folgte die Zeitschrift *Child Abuse & Neglect – The International Journal*. Wiederum Kempe gab 1978 mit seinem Vortrag »Child sexual abuse – another hidden pediatric problem« den Anstoß, sich auch im medizinischen Bereich mit sexueller Gewalt gegen Kinder und Jugendliche auseinanderzusetzen.

Außerhalb der USA wurden die Arbeiten Kempes zunächst in englischsprachigen Ländern aufgenommen. In Großbritannien entstanden in den 70er Jahren durch die National Society for Prevention of Cruelty to Children und engagierte Fachleute erste multiprofessionelle Interventionsmodelle und wissenschaftliche Untersuchungen. Die Niederlande waren das erste nicht englischsprachige Land, in dem die Gedanken multiprofessionellen Kinderschutzes 1971 mit der Einführung des Vertrauensarztsystems ihren Niederschlag fanden. Die Vertraulichkeit galt dabei allerdings nicht Kindern und Eltern, sondern den Meldern. Der Kinderarzt Arend Koers wurde 1972 erster Vertrauensarzt von Amsterdam, und 1977 wurde Jaap Doek weltweit erster Professor für Kinderrechte an der Freien Universität Amsterdam.

In Deutschland entstand 1976 im Anschluss an ein Seminar der Freien Universität Berlin zu Gewalt in der Familie, unter Leitung des Soziologen Reinhard Wolff, das erste **Kinderschutzzentrum**. Es wurzelte in der Familiensoziologie, der praktischen Arbeit des Berliner Kinderschutzbundes und der Anregung durch die kinderärztliche Arbeit in den USA, Großbritannien und den Niederlanden. Dies begründete die moderne, hilfeorientierte und familiengerichtete multiprofessionelle Misshandlungsarbeit in Deutschland.

1982 wurde durch Alice Miller in der Zeitschrift *Brigitte* mit dem Titel: »Die Töchter schweigen nicht mehr« und 1984 durch Barbara Kavemann und Ingrid Lohstöter mit dem Buch »Väter als Täter«, der **sexuelle Missbrauch** erstmals öffentlich thematisiert. Es bildeten sich im Rahmen der Frauenbewegung Initiativen zur Bearbeitung des »Tabuthemas«, wie 1983 »Wildwasser« in Berlin und 1986/87 »Zartbitter« in Münster und Köln. Doch erst in den 90er Jahren beherrschte das Thema die fachliche Diskussion deutlicher und ließ andere Bereiche wie körperliche und seelische Gewalt zurücktreten. Die Diskussion wurde von »Kinderschänder«-Skandalen, Sexualmorden, Sex-Tourismus und Internetpornographie beherrscht. Gleichzeitig kam es zu einer kritischen Gegenbewegung, die den »Missbrauch des Missbrauchs« postulierte.

1991 löste das nun relativ stark die Elternrechte betonende **Kinder- und Jugendhilfegesetz (KJHG)** das seit 1922 bestehende Jugendwohlfahrtsgesetz (JWG in der Fassung von 1963) ab. Die wesentlichen Bestimmungen finden sich im 1. Artikel des Gesetzes; sie bilden das Achte Sozialgesetzbuch (SGB VIII). Es zielt u.a. darauf, sich von der Kontroll- und Eingriffsorientierung des JWG weg zu orientieren und ein Leistungsgesetz für Kinder, Jugendliche und ihre Familien zu schaffen, das auf Unterstützung und Hilfsangebote setzt. Das Inkrafttreten des KJHGs wird daher auch als Paradigmenwechsel in der Kinder- und Jugendhilfe angesehen.

1994 erfolgte als nationales Forum zur Professionalisierung und verstärkten multiprofessionellen Ausrichtung der Kinderschutz-Diskussion in Deutschland die Gründung der **Deutschen Gesellschaft gegen Kindesmisshandlung und -vernachlässigung** (DGgKV) in Hannover. Als multiprofessionelle Mitgliederorganisation umfasst sie bis heute Berufsgruppen und Trägerinstitutionen aller Fachgruppen des Kinderschutzes und ist internationale Partnerorganisation der ISPCAN.

Im heutigen Deutschland existiert kein **Meldesystem** für Kindesmisshandlung und Vernachlässigung. Deutschlands relativ kurz zurückliegende Erfahrungen mit zwei totalitären Regimen machen die Ablehnung von Meldesystemen und das Anliegen verständlich, zentrale Registrierungen und Denunzierungen zu vermeiden. Weiterhin sollte der Kinderschutz vorzugsweise präventiv gestaltet werden, d.h. es war ein Anliegen, Familien dahingehend zu motivieren, frühzeitig selbst Hilfe zu suchen. Dieses Ziel schien besser mit einem nicht-strafenden, auf der sozialen Gemeinschaft basierenden familienzentrierten Ansatz erreichbar zu sein. Weiterhin befürchteten Kritiker eine große Zahl unbegründeter Verdachtsfälle, verbunden mit uneffektiven Interventionen und stigmatisierenden Eingriffen in die elterlichen Rechte. Zudem zeigen Erfahrungen aus Ländern mit Meldesystemen, dass es für das Kind auch nachteilig sein kann, wenn ein Verdacht begründet ist, aber nicht innerhalb der vorgeschriebenen Zeit nachgewiesen werden kann. Auch die Entwicklung des sog. modernen Kinderschutzes in den 70er und 80er Jahren beförderte in Deutschland die Ablehnung von Meldesystemen. Als hilfreich hat sich demgegenüber die Entwicklung erwiesen, den Begriff der Kindeswohlgefährdung zu verwenden, der familienrechtliche Interventionen zulässt, ohne ein schuldhaftes Handeln der Eltern nachweisen zu müssen. Einen Überblick über die Entwicklung des allgemeinen Kindesschutzes gibt ◻ Tab. 1.1.

1.5 Entwicklung des medizinischen Kinderschutzes

Erste medizinische Wahrnehmungen von Gewalt gegen Kinder finden sich in der Practica Puerorum des persischen Arztes **Rhazes** um 900 n.Chr. Der Genfer Arzt Théophile **Bonet** beschreibt 1684 in seinem in London veröffentlichten »Guide to the Practical Physician« Kopfverletzungen bei Kindern, die durch Erwachsene zugefügt wurden. Paulus **Zachias** schildert in seinen »Medico-Legal Debates« 1651 »schreckliche Kopfverletzungen« als Folge von Schlägen als Bestrafung und Hautmarken durch Auspeitschen. Der britische Arzt und Sozialreformer James **Parkinson,** der Medizinern eher im Kontext der nach ihm benannten Schüttellähmung bekannt ist, warnte 1800 im *Villagers Friend and Physician* vor Kopfverletzungen als Folge von Disziplinierungsmaßnahmen, da dies zu intrazerebralen Blutungen und Hydrozephalus führe. In einem britischen Ratgeber zur Kindererziehung führt M. J. Dowager **Countess Mountcastell** 1823

Tab. 1.1. Entwicklung des allgemeinen Kinderschutzes

1829	Gesellschaft zum Schutz sittlich vernachlässigter Kinder
1839	Erstes Arbeitsschutzgesetz für Kinder
1875	New York Society for Prevention of Cruelty to Children
1882	Ähnliche Organisationen in Liverpool und London
1889	Großbritannien: »National Society for the Prevention of Cruelty to Children«
1898	Berliner Verein zum Schutze der Kinder gegen Ausbeutung und Misshandlung
1900	Bürgerliches Gesetzbuch: Strafen für Eltern, die ihre Kinder misshandeln oder vernachlässigen
1912	Zusatz im Strafrecht: Kindesmisshandlung ist schwere Körperverletzung
1919	Kinderrechte in der Weimarer Verfassung
1924	Genfer Erklärung des Völkerbundes: Children's Charta
1933–1945	NS-Regime: Zentralisierung und Instrumentalisierung des Kinderschutzes
1953	Deutscher Kinderschutzbund
1958	Weltweit erstes modernes Kinderschutzteam im Kinderkrankenhaus Pittsburgh/USA
1959	Vereinte Nationen: Erklärung der Rechte des Kindes
1961	C.Henry Kempe: »The Battered Child« (Vortrag; gleichnamige Publikation: 1962)
1973	Abschaffung des Züchtigungsrechtes an deutschen Schulen
1974	Pflichtmeldesystem (»Mandatory Reporting«) in allen amerikanischen Bundesstaaten
1976	Erster internationaler Kindesmisshandlungs-Kongress in Genf
1976	Erstes Kinderschutzzentrum Berlin
1977	Weltweit erste Professur für Kinderrechte an der Freien Universität Amsterdam
1977	International Society for Prevention of Child Abuse and Neglect (ISPCAN) in Denver; Erstausgabe der Kinderschutz-Fachzeitschrift *Child Abuse & Neglect*
1982	Thema sexueller Missbrauch in Deutschland erstmals publizistisch öffentlich gemacht
1989	UN-Generalversammlung: Konvention über die Rechte des Kindes
1991	Kinder- und Jugendhilfegesetz (KJHG) löst Jugendwohlfahrtsgesetz von 1922 ab
1994	Deutsche Gesellschaft gegen Kindesmisshandlung und -vernachlässigung (DGgKV)
2000	Recht auf gewaltfreie Erziehung in Deutschland (§ 1631 BGB)

schwere Gehirnverletzungen, einschließlich »Wasser im Gehirn«, auf gewalttätiges Schütteln im Ärger durch Eltern zurück. Dies ist vermutlich die erste Erwähnung des Schütteltraumas in der Literatur. Die Zuordnung der 1559 von Ambroise **Paré** erstmals beschriebenen subduralen Hämatome als Traumafolge, wurde von Rudolf Virchow 1856 entschieden zurückgewiesen. Er deutete sie als infektiöse »Pachymeningitis interna«.

Als weit vorausblickende Ausnahme verdient der französische Professor der Rechtsmedizin Ambroise **Tardieu** besondere Erwähnung und Würdigung. 1857 veröffentlichte er eine Untersuchung über knapp 1.000 Fälle von sexueller Gewalt an Kindern (◘ Abb. 1.3). 1860 beschrieb er in einer weiteren Veröffentlichung 32 Fälle von Kindesmisshandlung, 18 der Kinder waren verstorben. 1868 folgte eine Studie über 555 Fälle von Kindes-

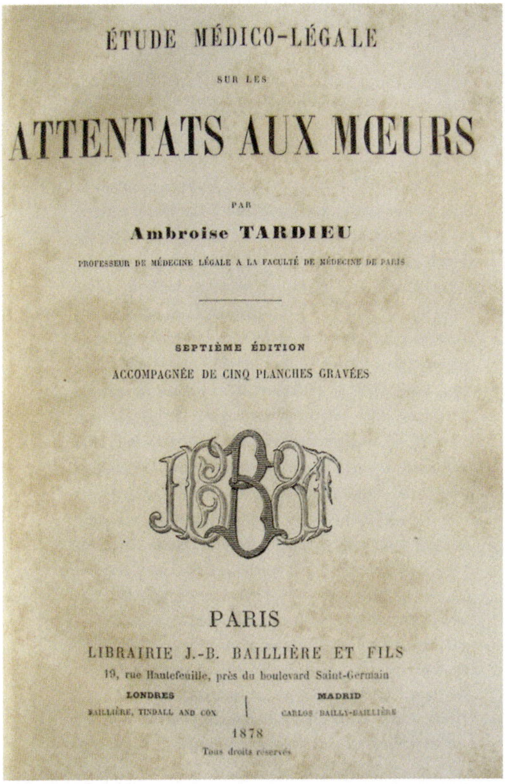
ÉTUDE MÉDICO-LÉGALE

SUR LES

ATTENTATS AUX MŒURS

PAR

Ambroise TARDIEU

PROFESSEUR DE MÉDECINE LÉGALE A LA FACULTÉ DE MÉDECINE DE PARIS

SEPTIÈME ÉDITION

ACCOMPAGNÉE DE CINQ PLANCHES GRAVÉES

PARIS

LIBRAIRIE J.-B. BAILLIÈRE ET FILS

19, rue Hautefeuille, près du boulevard Saint-Germain

LONDRES — BAILLIÈRE, TINDALL AND COX

MADRID — CARLOS BAILLY-BAILLIÈRE

1878

Tous droits réservés

Abb. 1.3. Ambroise Tardieu, Paris: »Etude Médico-Légale sur les Attentats aux Mœurs«. Original 1857, hier in einer Auflage von 1878 (J.-B. Baillière et Fils, Paris)

tötungen. Seine klarsichtige Deutung von äußeren Verletzungen, Verbrennungen, genitalen Verletzungen, Erstickungen, extremer Deprivation und subduralen Hämatomen als Folge von Misshandlungen durch Erwachsene, die Beschreibung der Folgen für die Opfer (u.a. das Phänomen, das heute als »gefrorene Wachsamkeit« bezeichnet wird), die fehlende Kooperation der Verursacher und die Besserung, wenn die Kinder aus der misshandelnden Umgebung entfernt wurden, sind sämtlich bis heute gültige Merkmale der Kindesmisshandlung. Die anhaltenden Appelle dieses frühen Pioniers der medizinischen Auseinandersetzung mit Kindesmisshandlung an die ärztlichen Kollegen, etwas dagegen zu unternehmen, verhallten leider weitgehend ungehört. Seine Nachfolger hielten die Aussagen von Kindern bezüglich erlittener Misshandlungen häufig für unglaubwürdig.

Sigmund **Freud** veröffentlichte 1896 die Abhandlung »Zur Ätiologie der Hysterie«, in der er vielfachen sexuellen Kindesmissbrauch als Ursache späterer psychischer Störungen seiner Patienten beschrieb. Das führte zu massivem Widerstand in der damaligen Fachwelt, und Freud fürchtete, dass sowohl er selbst als auch die noch junge Disziplin der Psychiatrie nicht anerkannt würden. Daraufhin erfolgten 1897 der Widerruf seiner Thesen und die Ummünzung des beschriebenen Phänomens als Folge von kindlichem Wunschdenken in den Ödipuskomplex.

Nur vereinzelt wurden im Folgenden Verletzungen von Kindern medizinisch in den genannten Zusammenhängen thematisiert. Ausnahmen waren die englischen Ärzte Scattergood und Wiglesworth, die 1875 und 1892 Virchows Theorie der infektiösen Natur subduraler Hämatome widersprachen. Die deutschen Pathologen Dohle (1891) und Kravitz (1914) beschrieben in großen Serien obduzierter Kinder einen hohen Anteil subduraler Hämatome von 14 bzw. 24% bei Kindern unter einem Jahr, ohne jedoch daraus Schlussfolgerungen zu ziehen. In den 30er Jahren wurden subdurale Hämatome mit schlechten sozialen Verhältnissen assoziiert, was vorübergehend zu der irrtümlichen Schlussfolgerung führte, ein Vitamin-C-Mangel sei dafür verantwortlich. Die Neurochirurgen Ingraham u. Matson aus Harvard deuteten 1944 subdurale Hämatome und retinale Blutungen endgültig als traumatisch bedingt.

Als Vorläufer der modernen medizinischen Diagnostik misshandelter Kinder gilt der New Yorker Kinderradiologe John **Caffey**, der 1946 erstmals die Assoziation »Multiple fractures in the long bones of infants suffering from chronic subdural hematoma« beschrieb. Auch wenn er aufgrund der für ihn klar traumatischen Genese spekulierte, dass die wahre Ursache der Verletzungen möglicherweise bewusst vorenthalten würde, stoppte er in seiner Veröffentlichung kurz vor der Schlussfolgerung, diese auf Misshandlungen zurückzuführen. Nach zeitgenössischen Berichten soll er dies im persönlichen Gespräch und in Vorträgen jedoch als Vermutung geäußert haben. Mehrere Arbeiten aus den 50er Jahren, u.a. von **Silverman**, beschreiben detailliert nach heutigen Erkenntnissen eindeutig körperlich misshandelte

Kinder. Man deutete dies jedoch – trotz Erwägung der Möglichkeit elterlicher Gewalt – als letztendlich ungeklärter Genese. 1958 und 1959 benennen erstmals seit Tardieu vereinzelte medizinische Veröffentlichungen und Vorträge verbatim die Möglichkeit der Misshandlung von Kindern durch ihre Eltern.

Vor diesem Hintergrund hielt der deutschstämmige Pädiatrieprofessor **C. Henry Kempe** (◘ Abb. 1.4) 1961 als Vorsitzender der Jahrestagung der American Academy of Pediatrics in Chicago den Vortrag »The Battered Child Syndrome«, der gleichermaßen auf Zustimmung wie Ablehnung stieß.

Mit der Veröffentlichung des epochemachenden Artikels »The Battered Child Syndrome« im *Journal of the American Medical Association* 1962, begann schließlich die zunehmende Akzeptanz des Themas in der Medizin. Vor 40 Jahren, 1968, wurde das erste medizinische Lehrbuch zu dem Thema von C. Henry Kempe u. Ray Helfer herausgegeben (◘ Abb. 1.5).

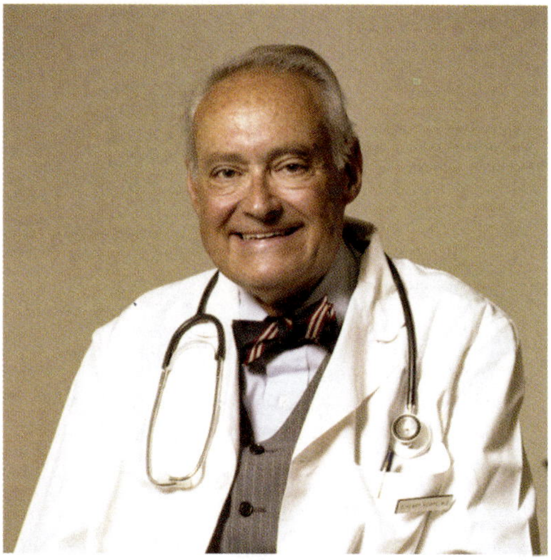

◘ Abb. 1.4. C. Henry Kempe (1922–1984), Begründer des modernen medizinischen und umfassenden multiprofessionellen Kinderschutzes. (Foto Paul Abdoo, Denver)

Exkurs

Der als Karl Heinz Kempe 1922 in Breslau geborene **C. Henry Kempe** floh als deutscher Jude 1938 über England in die USA. Er studierte Medizin in Berkeley/Kalifornien und wurde zum Pädiater ausgebildet. Nach seiner Professur wurde er 1956 Leiter der Kinderheilkunde der Universitätsklinik in Denver. Nach anfänglich virologischem Schwerpunkt wurde er immer häufiger mit Fällen unklarer schwerer Verletzungen bei Kindern konfrontiert. Ab 1958 begann er sich zunehmend des Themas anzunehmen, was ihn letztlich bis zu seinem Tode 1984 intensiv beschäftigte. Kempe gilt heute als Begründer des modernen medizinischen, aber auch umfassenden multiprofessionellen Kinderschutzes.

Ein weiterer »Meilenstein« der Geschichte des medizinischen Kinderschutzes war die »Entdeckung« des **Shaken-Baby-Syndroms**. Der britische Neurochirurg Norman Guthkelch berichtete 1971 über 2 Säuglinge mit subduralem Hämatom ohne äußere Verletzungen, die er auf einen peitschenschlagartigen Mechanismus durch Schütteln ohne Aufprall zurückführte. 1972 beschrieb erneut **Caffey** 27 Kinder mit subduralem Hämatom

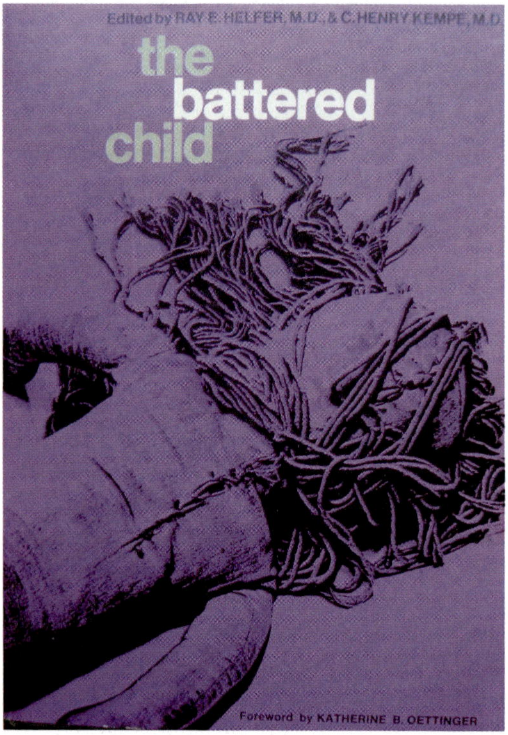

◘ Abb. 1.5. Frontseite der 1. Auflage des ersten medizinischen Lehrbuchs zum Thema Kindesmisshandlung und -vernachlässigung von C. Henry Kempe u. Ray Helfer (1968)

und metaphysären Frakturen, deren Verletzungen er ebenfalls auf Schütteln zurückführte. Er prägte dafür den Begriff »Whiplash Shaken Infant Syndrome«. Seine Theorie basierte maßgeblich auf 15 der 27 Fälle, die der Krankenschwester Virginia Jasper zugeschrieben wurden. Das *Newsweek Magazine* 1956 beschreibt, wie sie bei der Versorgung von schreienden, nicht zu tröstenden Säuglingen vorging: »...The nurse picked her up and gave her a good shaking. ('It was all uncontrollable...I don't know why I did it').«

1977 wurde durch den britischen Kinderarzt Roy Meadow der Begriff **Munchausen Syndrome by Proxy** für eine bizarre Form der Kindesmisshandlung geprägt. Dabei erfinden oder fabrizieren zumeist Mütter Symptome und führen ihre Kinder unnötigen und potenziell schädigenden diagnostischen und therapeutischen Maßnahmen zu (▶ Kap. 6.4).

Die ab 1974 in allen US-amerikanischen Bundesstaaten geltende **Meldepflicht** führte zu einem starken Anstieg der zu bearbeitenden Fälle. Insbesondere die Anfragen von Gerichten zur medizinischen Verifizierung von sexuellen Missbrauchsverdachtsfällen sorgten für gesellschaftlichen Druck auf das medizinische System, sich fachlich mit dem Thema auseinander zu setzen. Die Erwartungen des Rechtssystems, klare medizinische Aussagen über das jeweilige Vorliegen oder den Ausschluss eines sexuellen Übergriffs zu erhalten, können in diesem Sinne als gesellschaftlicher Stimulus verstanden werden. Wie bereits erwähnt, gab wieder Kempe 1978 den Anstoß zur – im ärztlichen Bereich nicht geführten – Auseinandersetzung mit **sexueller Gewalt** gegen Kinder. Dazu kamen zunehmend Anfragen als Folge der Meldepflicht. Diese beiden Entwicklungen führten zu einer intensiven wissenschaftlichen Beschäftigung mit dem Thema in den USA.

In **Deutschland** gründeten sich auf Initiative des damaligen Präsidenten der Deutschen Gesellschaft für Kinderheilkunde, Hermann **Olbing** (Essen), 1983 und 1986 ärztliche Beratungsstellen gegen Vernachlässigung und Kindesmisshandlungen in Essen und Düsseldorf. In den folgenden Jahren entstanden in Nordrhein-Westfalen ca. 15 weitere ärztliche Beratungsstellen. Deren Arbeit war und ist jedoch weniger medizinisch als überwiegend beratend und intervenierend im sozialtherapeutischen Bereich orientiert.

Das Thema Kindesmisshandlung und Kindesmissbrauch wurde in den 80er Jahren in Deutschland beratend von dem renommierten niederländischen Kinderarzt Arend **Koers** begleitet. Dominiert wurde es damals medizinisch von der Rechtsmedizinerin Elisabeth **Trube-Becker** (Düsseldorf), die in zahlreichen Veröffentlichungen und Vorträgen z.T. recht eindringlich auf das Problem aufmerksam machte. 1985 war Kindesmisshandlung ein Hauptthema mit zahlreichen Beiträgen auf der Jahrestagung der Deutschen Gesellschaft für Kinderheilkunde in Frankfurt. 1986 erschien in der *Monatsschrift Kinderheilkunde* eine ausführliche Sammlung von Übersichtsarbeiten zu körperlicher Misshandlung, Vernachlässigung und sexuellem Kindesmissbrauch. 1992 veröffentlichte die Deutsche **Bundesärztekammer** Leitlinien zur Diagnostik (»Zum Problem der Mißhandlung Minderjähriger aus ärztlicher Sicht«). Dennoch blieben diese Initiativen ohne spürbare Auswirkungen auf die Rezeption des Themas in der medizinischen Fachwelt. Die medizinisch-wissenschaftliche Auseinandersetzung mit Kindesmisshandlung war in erster Linie auf Rechtsmediziner und einzelne Sozialpädiater sowie Kinder- und Jugendpsychiater beschränkt. Es nahm weder in der kinderärztlichen Praxis noch auf pädiatrischen Kongressen, Jahrestagungen oder in kinderärztlichen Veröffentlichungen einen nennenswerten Raum ein.

Erst in den letzten Jahren finden sich Ansätze eines klinisch-medizinischen Engagements auf dem Gebiet der Kindesmisshandlung. Ausgehend von der Hamburger Ärztekammer und der Rechtsmedizin sowie unterstützt von der Techniker-Kasse wurden ab 1999 sog. **Gewaltleitfäden** für Kinderarztpraxen sukzessive für alle Bundesländer eingeführt. Diese Leitfäden enthalten wesentliche multiprofessionelle Interventionsgedanken und Adressensammlungen. Weitere Hinweise darauf sind allmählich häufigere Publikationen, Kongressbeiträge, die jährliche 2-tägige internationale Kasseler Fortbildung zu medizinischer Diagnostik und Intervention bei Kindesmisshandlung und das allmähliche Entstehen von Kinderschutzgruppen in Kliniken nach Schweizer und österreichischem Vorbild. Hinzu kommen einzelne klinische Stu-

1

Tab. 1.2. Entwicklung des medizinischen Kinderschutzes

900 n.Chr.	»Practica Peurorum« des persischen Arztes Rhazes: Hinweise auf Gewalt gegen Kinder
1559	Ambroise Paré, Paris: Erstbeschreibung subduraler Hämatome als Traumafolge
1684	Théophile Bonet, Genf: »Kopfverletzungen bei Kindern durch Schläge«
1651	Paulus Zachias, Italien: »Schreckliche Kopfverletzungen« als Folge von Schlägen
1800	James Parkinson, London: Kopfverletzungen als Folge von Disziplinierungsmaßnahmen führen zu intrazerebralen Blutungen und Hydrozephalus
1823	Countess Mountcastell: Schwere Gehirnverletzungen durch gewalttätiges Schütteln
1857	Ambroise Tardieu, Paris: »Etude Médico-Légale sur les Attentats aux Mœurs«
1860	»Etude Médico-Légale sur les sévices et mauvais traitements exercés sur des enfants«
1868	»Etude Médico-Légale sur l'infanticide«
1896	Sigmund Freud, Wien: »Zur Ätiologie der Hysterie«
1891/1914	Dohle/Kravitz (Deutsche Pathologen): Hoher Anteil subduraler Hämatome bei obduzierten Kindern
1946	John Caffey, New York: »Multiple fractures in the long bones of infants suffering from chronic subdural hematoma« *(American Journal of Roentgenology)*
1958	Elizabeth Elmer, Pittsburgh: Erstes modernes Kinderschutzteam im Kinderkrankenhaus
1961	C. Henry Kempe, Denver: »The Battered Child Syndrome« (Vortrag auf der Jahrestagung der American Academy of Pediatrics in Chicago)
1962	C. Henry Kempe: »The Battered Child Syndrome« *(Journal of the American Medical Association)*
1968	Ray Helfer, C.H.Kempe: »The Battered Child« (erstes medizinisches Fachbuch)
1969	Zürich: Erste Kinderschutzgruppe (Kinderspital), ab 1988 verstärkt in übriger Schweiz
1971	Norman Guthkelch, Großbritannien: Subdurale Hämatome durch Schütteln (2 Kasuistiken)
1972	John Caffey: »On the theory and practice of shaking infants. It's potential residual effects of permanent brain damage and mental retardation« *(American Journal of Diseases of Childhood)*
1977	Roy Meadow: »Munchausen Syndrome by Proxy. The hinterland of child abuse« *(Lancet)*
1978	C. Henry Kempe: »Child sexual abuse – another hidden pediatric problem« (Vortrag)
1983/1986	Erste ärztliche Beratungsstellen bei Kindesmisshandlung in Essen und Düsseldorf
1990er Jahre	Kinderschutzgruppen in Österreich
1992	Bundesärztekammer – Leitlinien zur Diagnostik von Kindesmisshandlung
1999	Hamburg: Erster Gewaltleitfaden für Kinderarztpraxen
1999–2002	AWMF-Leitlinien: 1999 Kinder- und Jugendpsychiatrie; 2001 Kinderradiologie; 2002 Sozialpädiatrie, Kinderchirurgie
2003	Erste Kasseler Fortbildung zu medizinischer Diagnostik bei Kindesmisshandlung
2007	Verpflichtende Vorsorgeuntersuchungen durch Kinderärzte
2008	Gründung der Arbeitsgemeinschaft Kinderschutz in der Medizin (AG KiM) Kommission Kinderschutz der Deutschen Akademie für Kinder- und Jugendmedizin (DAKJ)

dien, die Entwicklung somatischer Leitlinien und die jetzt hier vorliegende erste interdisziplinäre Publikation eines Handbuchs zur medizinischen Diagnostik bei Kindesmisshandlung und -vernachlässigung. Seit 2006 ist es anlässlich gehäuft wahrgenommener tragischer Tötungen von Kindern zu einer verstärkten öffentlichen Diskussion des Themas »Kindesmisshandlung« gekommen. Diese Diskussion hat dazu geführt, dass – wenngleich fachlich umstritten – zunehmend **verpflichtende Vorsorgeuntersuchungen** durch Kinderärzte eingeführt werden. Ob dieser Schritt zu einer verstärkten medizinischen Auseinandersetzung mit dem Thema führt, und ob das Thema in der Fachwelt, wie im öffentlichen Bewusstsein, stärker verankert wird, bleibt abzuwarten. Als Zeichen intensiveren medizinischen Engagements sind die 2008 erfolgte Gründung der wissenschaftlichen Arbeitsgemeinschaft Kinderschutz in der Medizin (AG KiM) und die Einrichtung einer Kommission Kinderschutz der Deutschen Akademie für Kinder- und Jugendmedizin (DAKJ) zu sehen. Eine Übersicht über die Entwicklung des medizinischen Kinderschutzes findet sich in ◘ Tab. 1.2.

Literatur

Aries P (1975) Geschichte der Kindheit. dtv Wissenschaft, München

Bange D (2005) Gewalt gegen Kinder in der Geschichte. In: Deegener G, Körner W (Hrsg) Kindesmisshandlung und Vernachlässigung. Hogrefe, Göttingen Bern Toronto, S 13–18

Finkelhor D (1994) Current information on the scope and nature of child sexual abuse. Future Child 4: 31–53

Fürniss T (2005) Geschichtlicher Abriss zur Kindesmisshandlung und Kinderschutzarbeit von C.Henry Kempe bis heute. In: Deegener G, Körner W (Hrsg) Kindesmisshandlung und Vernachlässigung. Hogrefe, Göttingen Bern Toronto, S 19–33

Glaser D (2000) Child abuse and the brain – a review. J Child Psychol Psychiat 41: 97–116

Johnson CF (1999) Child abuse as a stressor of pediatricians. Pediatr Emerg Care 15: 84–89

Kempe CH, Silverman FN, Steele BF, Droegemueller W, Silver HK (1962) The battered child syndrome. JAMA 181: 17–24

Kempe A (2007) A good knight for children. C.Henry Kempe's quest to protect the abused child. Booklocker.com

Krugmann R (1997) »Suppose it where a genetic disorder« – Editorial. Child Abuse Negl 21: 245–246

Labbe J (2005) Ambroise Tardieu: The man and his work on child maltreatment a century before Kempe. Child Abuse Negl 29: 311–324

Lynch MA (1985) Child abuse before Kempe: An historical literature review. Child Abuse Negl 9: 7–15

Matschke J (2007) Der Fall Mary Ellen und die medizinische Entdeckung der Kindesmisshandlung. Kinder- und Jugendarzt 38: 688–690

NCANDS (2000) National Child Abuse and Neglect Data System. US Dpt. of Health, American Medical Association Council on Scientific Affairs. www.ama-assn.org

Ten Bensel R, Rheinberger M, Radbill S (2002) Kinder in einer Welt der Gewalt: Mißhandlung im geschichtlichen Rückblick. Suhrkamp, Frankfurt, S 10–48

Thyen U, Dörries A (2005) Ärztliches Handeln bei Kindesmisshandlung. Zs med Ethik 51: 139–151

Thyen U (1993) Kindesmisshandlung und Missbrauch als Ausdruck von Gewalt in der Familie. In: Kruse K, Oehmichen M (Hrsg) Kindesmisshandlung und sexueller Missbrauch. Rechtsmedizinische Forschungsergebnisse, Bd 5. Schmidt-Römhild, Lübeck, S 11–24

WHO (2002) World report on violence and health. Genf.www.who.int/violence_injury_prevention/violence/world_report/en/

A Körperliche Kindesmisshandlung

Diagnostik bei körperlicher Kindesmisshandlung und Vernachlässigung

Körperliche Befunde sind zumeist der Ausgangspunkt des Verdachtes auf eine körperliche Kindesmisshandlung. Bei der Diagnosefindung sind sie einer der »härtesten« und im sozio-legalen System best angesehenen Parameter. Die fachgerechte und wissenschaftlich abgesicherte Befunderhebung, Interpretation, Diagnose und Differenzialdiagnose sind elementare Voraussetzungen, um aus einem körperlichen Befund die Diagnose einer Kindesmisshandlung abzuleiten. Diese Diagnose kann weitreichende Folgen haben, wie z.B. die Einbeziehung des Jugendamtes, familienrechtliche Eingriffe (einschließlich der Einschränkung der elterlichen Sorge oder andere Kindesschutzmaßnahmen) oder strafrechtliche Konsequenzen.

2.1 Einführung – Diagnostische Hinweise

Der ärztliche Beitrag und die ärztliche Verantwortung für die Diagnose sowie für das Gelingen einer adäquaten Intervention haben bei der körperlichen Misshandlung von Kindern einen wichtigen Stellenwert im multiprofessionellen Hilfesystem des Umgangs mit Fällen von Kindesmisshandlung. Dies erfordert die Aneignung spezieller Kenntnisse über die biomechanischen und physiologischen Grundlagen nichtakzidenteller Verletzungen und ihrer Abgrenzung von echten Unfällen und weiteren Differenzialdiagnosen.

Terminologie

Der für die Kindesmisshandlung häufig synonym verwendete Begriff »Battered child« (Kempe 1962) sollte zugunsten von **nichtakzidentelle Verletzung** (»Non accidental injury, NAI«) oder **Misshandlungsverletzung** (»Abusive injury« oder »Inflicted injury«) verlassen werden. Der Begriff »Battered child« skizziert begrifflich nur eine umschriebene Befundkonstellation, die dem heute anerkannten, weiten Spektrum misshandlungsbedingter Befunde nicht mehr gerecht wird.

A

! Plausibilität des Verletzungsgeschehens
Bei der Bewertung einer möglichen Misshandlung ist kritisch die Plausibilität zu prüfen, mit der ein angegebener Mechanismus kausal für die Verletzung oder Verletzungskonstellation sein könnte. Die Diskrepanz zwischen angegebenem Vorfall und dem vorliegenden klinischen Verletzungsbefund ist der Kardinalhinweis auf eine Kindesmisshandlung.

Anamnestische Hinweise

Bei echten Unfällen gibt es nahezu immer eine nachvollziehbare Erklärung des Unfallgeschehens. Bei Misshandlungen von Kindern fehlt sie in etwa 40% der Fälle. Unpassende, unpräzise, vage oder fehlende Erklärungen sind zunächst generell verdächtig. Dies gilt auch für im Verlauf wiederholter Befragungen oder, bei Befragungen durch unterschiedliche Personen, wechselnde Erklärungen, ebenso wenn verschiedene Betreuer sich widersprechende Erklärungen abgeben. Zudem muss die Plausibilität der geschilderten Anamnese im Zusammenhang mit dem Entwicklungsstand und den Fähigkeiten des jeweiligen Kindes geprüft werden. Neben einer womöglich nicht plausiblen Erklärung für Verletzungen des Kindes können sich auch Auffälligkeiten im Verhalten der Betreuungspersonen zeitnah zur Verletzungsentstehung finden. Hier sind insbesondere Hinweise auf Alkohol- oder Drogenmissbrauch zu dokumentieren.

Bei Unfällen wird in der Regel rasch medizinische Hilfe aufgesucht, bei Misshandlungen ist gerade ein verzögerter Arztbesuch typisch.

Kritisch muss auch immer die angebliche Verursachung schwerer Verletzungen durch Geschwister- oder andere Kinder betrachtet werden. Denkbar ist jedoch auch, dass Eltern bzw. Betreuungspersonen aus Angst oder Scham den wahren, womöglich tatsächlich akzidentellen Hergang verschweigen, weil sie Konsequenzen (z.B. das Jugendamt) fürchten oder ihr »Versagen« als Eltern nicht eingestehen wollen.

Zusätzliche Informationen

Das Einholen zusätzlicher Informationen umfasst das Gespräch mit dem Haus- oder Kinderarzt, oft mit wichtigen Erkenntnissen über die Lebensumstände der Kinder und der Familie. Die allgemeinen Risikofaktoren für eine belastete Lebenslage sind unspezifisch und haben nur unwesentlichen Anteil bei der Beurteilung der Wahrscheinlichkeit, ob die Verletzungen durch eine Misshandlung verursacht wurden. Sie dienen eher der Abschätzung der Prognose und der Fähigkeit der Familie, zukünftig empfohlene Maßnahmen umzusetzen und das Kind zu schützen. Die Zuordnung von Kindern oder Eltern zu bestimmten Risikokategorien ist zum Verständnis einer Misshandlung und zur Prävention, nicht aber zur Diagnosestellung im konkreten Einzelfall geeignet. Hochspezifisch ist allerdings eine frühere Anamnese des Kindes bezüglich vorausgegangener Misshandlungen. Es sollte daher versucht werden, Informationen auch von anderen Kliniken über frühere ambulant oder stationär behandelte Verletzungen und alle stationären Aufenthalte zu erhalten (▶ Übersicht).

Mögliche Hinweise auf eine Kindesmisshandlung

- Kardinalhinweis: Anamnese bzw. behaupteter Geschehensablauf ist nicht plausibel für den vorliegenden Verletzungsbefund
- Über den primären Vorstellungsgrund hinaus zusätzlich gefundene Verletzungen
- Keine, vage oder unpassende Erklärungen für bedeutsame Verletzungen
- Wechselnde Anamnese oder Versionen über den Geschehensablauf
- Unterschiedliche Anamnese durch verschiedene Betreuungspersonen
- Unterschiedliche Anamnese gegenüber wechselndem medizinischen Personal
- Gemessen am Entwicklungsstand des Kindes nicht plausibler Unfallmechanismus
- Arztbesuch mit deutlicher zeitlicher Verzögerung
- Aufsuchen mehrerer Ärzte bzw. Kliniken
- Besorgnis der Eltern entspricht nicht Art und Ausmaß der Verletzungen (zu gering oder zu stark)
- Behauptung, die Verletzungen des Kindes seien von ihm selbst zugefügt

▼

- Behauptung, die Verletzungen seien durch ein Geschwisterkind zugefügt
- Wiederholte stationäre Aufenthalte in der Vergangenheit wegen Verletzungen oder unspezifischer Störungen wie Nahrungsverweigerung, Gedeihstörung u.a.
- Eine Kette von »Unfällen« kann ein Hinweis auf eine Misshandlung oder Vernachlässigung sein
- Vorherige Kontakte zum Jugendamt (auffällige Sozial- bzw. Familienanamnese, Häusliche Gewalt, Misshandlungen in der Vorgeschichte)

Der erste Schritt zur Diagnose, die gründliche Anamnese, umfasst zunächst die möglichst detaillierte Aufklärung des aktuellen Geschehens, das zur Aufnahme führte. Dabei ist es wichtig, die Fakten möglichst früh, präzise und ausführlich zu erheben und zu dokumentieren.

2.2 Anamnese bei Verdacht auf Kindesmisshandlung

Hilfreich ist eine strukturierte Anamneseerhebung mittels eines speziellen Fragebogens, der sowohl die Umstände der Verletzungsentstehung als auch die Verletzungen selbst erfasst (▶ Anhang). Neben den kindbezogenen Daten, den Verletzungsbefunden und dem psychischen Zustand des Kindes bedarf es einer ausführlichen medizinischen Anamnese hinsichtlich des Kindes und der Familie, einschließlich einer Sozial-, Verhaltens- und Entwicklungsanamnese. Kenntnisse über den Geschehensort können sehr hilfreich sein bei der Beurteilung der Plausibilität behaupteter Ereignisse.

2.2.1 Vorgeschichte und Umstände der Verletzungen

Erforderlich ist eine möglichst genaue Schilderung der Umstände, unter denen es zu einer Verletzung des Kindes oder Jugendlichen kam. Dabei sind detailliert die Verletzungsumstände, räumliche Umstände am Geschehensort, anwesende Personen und etwaige Beobachter sowie die Aufsicht führende Person zu erfragen. Weitere Fragen sind:

- Was ging der Verletzung voraus? Die Eltern (bzw. das Kind betreuende Personen) sollten detailliert schildern, was sich in den Stunden vor der Verletzung ereignet hat.
- Wann wurde die Verletzung zuerst bemerkt?
- Wie haben sich die Symptome entwickelt? In welcher Reihenfolge und zeitlichen Abfolge?
- Wer hatte Zugang zum Kind vor der Verletzung?
- Wie war die Reaktion der Eltern auf die Verletzung?
- Gab es Erste-Hilfe-Maßnahmen oder Reanimationsversuche?
- In welchem zeitlichen Abstand zur Verletzung erfolgte der erste Arztbesuch?
- Gab es bestimmte Ereignisse, Auslöser oder emotional belastende Situationen, evtl. elterliche Streitigkeiten, die dem Geschehen voraus gingen?
- Gab es Hinweise auf Frustrationen der Eltern beim Füttern, durch Schreien, bei Entwicklungsproblemen oder bei der Sauberkeitserziehung?
- Bietet die Vorgeschichte Hinweise auf chronische Erkrankungen, Behinderungen und eine dadurch auftretende akut zugespitzte familiäre Belastung?

2.2.2 Medizinische Anamnese

Eigenanamnese

Bei der medizinischen Vorgeschichte des Kindes sollten frühere Erkrankungen und Verletzungen erfragt bzw. geprüft werden. Dazu gehören:

- Problematische Schwangerschaft oder Geburt
- Perinatale Komplikationen bzw. Probleme
- Gedeihstörungen
- Frühere ernsthafte Verletzungen
- Apnoen (Apparent Life Threatening Events, ALTE)
- Krampfanfälle
- Erbrechen
- Perinatale Komplikationen bzw. Probleme
- Chronische oder rezidivierende Erkrankungen
- Behinderungen als familiäre Stressfaktoren

Auch nicht durchgeführte Impfungen und Vorsorgeuntersuchungen können als Hinweise auf strukturelle Defizite in einer Familie gelten.

Liegen verdächtige Hämatome vor, ist eine Gerinnungsanamnese erforderlich:

- Bekommt das Kind leicht blaue Flecke?
- Ungewöhnlich lange Blutungen bei banalen Verletzungen?
- Vor-Operationen mit Blutungskomplikationen?
- Säuglinge: Vitamin-K-Gabe erfolgt?
- Hinweise auf Malabsorption oder Gedeihstörungen (evtl. konsekutiver Vitamin-K-Mangel)?
- Hinweise auf akzidentelle Antikoagulanzieneinnahme (Marcumar der Oma? Ratten- und Mäusegifte enthalten Cumarine!)?

Medizinische Familienanamnese

Je nach Befund muss nach bestimmten familiären Erkrankungen gezielt gefragt werden:

- Bekannte Blutgerinnungsstörungen: Hämophilie oder andere Gerinnungsstörungen?
- Blutungsneigung: ungewöhnlich starke Menstruation bei der Mutter oder anderen weiblichen Verwandten? Unklare operative Todesfälle?
- Bekannte Knochenerkrankungen oder -deformitäten?
- Bezüglich Osteogenesis imperfecta: vermehrte Frakturen, blaue Skleren, Dentinogenesis imperfecta, Schwerhörigkeit?
- Ethnische Zugehörigkeit: Hinweis auf bestimmte Hautbefunde (Mongolenfleck) oder bestimmte volksheilkundliche Praktiken (s. ► Kap. 4.1.7, Differenzialdiagnosen Hämatome)?
- Sozial-, Verhaltens- und Entwicklungsanamnese

Der familiäre Stressgrad und eine mögliche Belastung der Eltern durch Besonderheiten des Kindes sind von größter Bedeutung und werden im ► Kap. 21 genauer ausgeführt. Zur Beurteilung der Plausibilität des behaupteten Unfallherganges ist zu klären, ob das Kind physisch, kognitiv und nach seinem Entwicklungsstand fähig ist, gerade jene Handlungen zu vollziehen, die von den Eltern oder anderen Betreuungspersonen beschrieben wurden.

2.2.3 Inspektion des Geschehens- bzw. Tatortes

Die Untersuchung des Geschehens- bzw. Tatortes ist kein Bestandteil des medizinisch-diagnostischen Vorgehens. Dennoch können dabei hinsichtlich der Plausibilität behaupteter Geschehensabläufe wichtige Informationen gewonnen werden. Diese Angaben zum Geschehensort können fremdanamnestisch erlangt werden:

- Von der Polizei, wenn durch sie eine Tatortuntersuchung, unter Umständen unter Heranziehung eines Rechtsmediziners, veranlasst wurde
- Von Mitarbeitern des Jugendamtes, wenn diese aufgrund des Misshandlungsverdachtes die Familie zuhause aufgesucht haben
- Vom Notarzt bzw. Mitarbeitern des Rettungsdienstes, sofern involviert
- Von den Eltern (z.B. Fotos); Angaben nur eingeschränkt verwertbar
- Gegebenfalls vom Kind

Für eine gerichtssichere Dokumentation ist eine polizeiliche Untersuchung hilfreich. Zu bedenken ist, dass hierdurch zwangsläufig ein Ermittlungsverfahren in Gang gesetzt wird (»Legalitätsprinzip«). Bisweilen kann jedoch anderweitig die Plausibilität von Verletzungen nicht überprüft, die Diagnose nicht gestellt und somit auch der Schutz des Kindes nicht gewährleistet werden. Den Eltern gegenüber kann das Vorgehen auch als mögliche Entlastung ihrerseits benannt werden. In solchen Fällen wird später eine Einstellung des Verfahrens durch die Staatsanwaltschaft erfolgen.

Informationen über den Ort des Geschehens können in unterschiedlichen Zusammenhängen bedeutsam sein, wie die folgenden Beispiele verdeutlichen.

Beispiel Verbrühung. Bei einer Verbrühung, die angeblich durch Leitungswasser verursacht wurde, ist es entscheidend, die Wassertemperatur im Haushalt zu erfahren. Wieviel Kraft oder Geschick erfordert das Aufdrehen des Wasserhahnes? Wie ist der Abstand zum Boden? Wie ist der Badewannenabfluss verschlossen? Wie schwierig ist es, ihn zu verschließen?

Beispiel Sturz. Bei Stürzen sollte die Fallhöhe gemessen und die Art der Unterlage (Steinfußboden, Teppich) dokumentiert werden. Welche Gegenstände sind im Raum? Wie sind die Möbel arrangiert? Bei Treppenstürzen: Wie hoch sind die Stufen? Wie sind sie bedeckt? Weist eine evtl. involvierte sog. »Lauflernhilfe« (»Gehfrei«) Kratzer oder Dellen auf? Blut, Erbrochenes oder vergossene Nahrungsreste sind zu dokumentieren.

Auch der Eindruck der allgemeinen Organisation und Sicherheit eines Haushalts kann Auskunft über Risiken für das Kind bzw. die Kinder und den »Stressgrad« der Familie andeuten. Einen Überblick zur Anamneseerhebung bei Verdacht auf eine körperliche Kindesmisshandlung gibt die ▶ Übersicht.

Anamnese bei Verdacht auf körperliche Kindesmisshandlung

- Aktuelle Anamnese – Fakten möglichst früh, präzise und ausführlich erheben und dokumentieren
  - Detaillierte Schilderung des aktuellen Geschehens: Verletzungsumstände, räumliche Umstände am Unfallort, anwesende Personen oder Beobachter, Aufsicht führende Person
  - Reaktion der Eltern auf Verletzung: erste Hilfe, Reanimation, prompter Arztbesuch
  - Dem Geschehen vorausgehende Ereignisse, Auslöser, etwaige elterliche Streitigkeiten
  - Frustrationen beim Füttern, durch Schreien, Entwicklungsprobleme, Sauberkeitserziehung
  - Hinweise auf familiäre Belastung durch chronische Erkrankungen, Behinderungen?
- Medizinische Vorgeschichte
  - Frühere Erkrankungen, Verletzungen, Gedeihstörungen
  - Chronische oder rezidivierende Erkrankungen, Medikation
  - Problematische Schwangerschaft, Geburt, perinatale Probleme
  - Wahrnehmen von Impfungen und Vorsorgeuntersuchungen
  - Familiäre Belastung mit Blutgerinnungsstörungen
  - Hinweise auf Osteopathie (Osteogenesis imperfecta)
  - Ethnische Zugehörigkeit (Mongolenfleck, volksheilkundliche Praktiken)
- Sozial-, Verhaltens- und Entwicklungsanamnese
  - »Schwieriges Kind«
  - Belastete Eltern-Kind-Beziehung
  - Familie in chronischer Stress- oder Krisensituation
  - Alkohol-, Drogen- oder Nikotinmissbrauch
  - Familienkonstellation, Wohnverhältnisse, familiäres Umfeld
  - Soziale Stressoren (Arbeitslosigkeit, Wohnraummängel, soziales Umfeld)
  - Beziehung und Einstellung zum Kind, Formen der Disziplinierung
  - Inadäquate Einschätzung oder Wahrnehmung des Kindes
  - Vorausgegangene Warnhinweise, die Überforderung oder Erschöpfung signalisieren

Befragung des Kindes selbst, wenn möglich – keine Suggestivfragen!

2.3 Klinische Untersuchung und Diagnostik

Die gezielte medizinische Diagnostik möglicherweise misshandelter Kinder erfordert eine schonende, aber gründliche und vollständige körperliche Untersuchung. Diese muss sorgfältig dokumentiert werden. Das Ausmaß zusätzlicher apparativer Untersuchungen hängt vom Alter des Kindes, dem Umfang und der Art der Verletzungen sowie anderen Faktoren ab.

2.3.1 Klinische körperliche Untersuchung des Kindes

Die körperliche Untersuchung eines möglicherweise körperlich misshandelten Kindes beginnt mit der klinischen Erstbeurteilung hinsichtlich einer potenziellen Gefährdung der Vitalfunktionen, um evtl. erforderliche Sofortmaßnahmen einzuleiten. Von großer Bedeutung ist, neben der Beurteilung der zur Vorstellung führenden Verletzung, das Erkennen von zusätzlichen akuten oder früheren Verletzungen, insbesondere wenn sie von den Eltern nicht angegeben wurden.

! Es muss immer eine Ganzkörperuntersuchung des vollständig entkleideten Kindes erfolgen. Dabei sollte auch der Anogenitalbereich inspiziert werden, um etwaige Spuren eines koexistierenden sexuellen Missbrauchs nicht zu übersehen.

Weiterhin sollte eine orientierende Einschätzung des psychomotorischen Entwicklungsstandes und des aktuellen psychischen Befundes erhoben und dokumentiert werden.

Bissverletzungen. Bei Verdacht auf frische Bissverletzungen ist eine Morphometrie und Fotodokumentation mit Messhilfe (◻ Abb. 2.1) zum späteren Vergleich mit dem Tätergebiss erforderlich. Falls die Bissspuren womöglich kurz nach Zufügung untersucht werden, sollte ein Abstrich mit einem sterilen, angefeuchteten Wattestieltupfer erfolgen, der luftgetrocknet bei Bedarf für eine etwaige spätere DNA-Analyse aufbewahrt wird.

Prädilektionsstellen. Typische Lokalisationen für eine nicht-akzidentelle Verletzung sind u.a. die Innenseiten der Lippen, das Frenulum der Lippen und der Zunge, die Schleimhaut des Gaumens und der Wangen, der Retroaurikulärbereich, die behaarte Kopfhaut und das Gesäß. Diese Regionen sollten gezielt untersucht werden. Das Skelettsystem kann zunächst palpatorisch im Hinblick auf Frakturen, Kallus, und Gelenkverletzungen beurteilt werden.

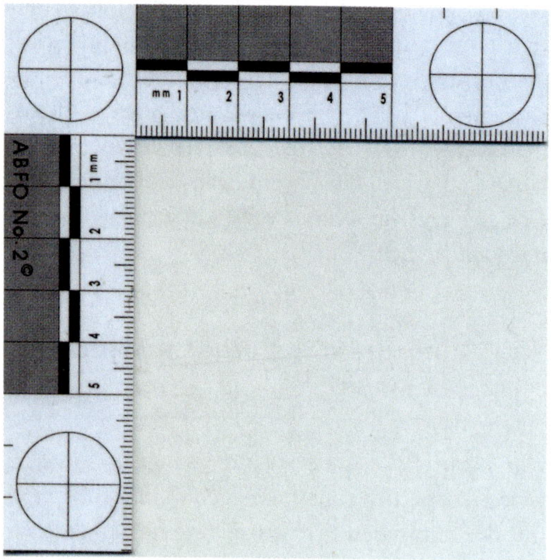

◻ **Abb. 2.1.** Fotodokumentation mit Messhilfe

Wachstumsparameter. Körpergewicht, Körperlänge und Kopfumfang sind wichtige Bestandteile der medizinischen Diagnostik, da Gedeihstörungen ein wichtiger Hinweis auf Misshandlungen und Vernachlässigungen sein können. Zudem kann mit Hilfe dieser Parameter eine im weiteren Verlauf positive oder negative Entwicklung und damit der Erfolg oder Misserfolg ergriffener Maßnahmen kontrolliert werden.

Gegebenenfalls sollten auch **Geschwisterkinder** untersucht werden, da diese ebenfalls ein erhöhtes Misshandlungsrisiko tragen. Die wichtigsten Punkte der klinischen Untersuchung sind in der ▶ Übersicht zusammengefasst.

Klinische Untersuchung bei Verdacht auf körperliche Kindesmisshandlung

- **Wachstumsparameter:** Körperlänge, Körpergewicht, Kopfumfang, Perzentilenverlauf
- **Vollständigen Status** erheben: körperlich, neurologisch und anogenital; dabei komplett entkleidetes Kind untersuchen; Prädilektionsstellen berücksichtigen
- **Frische Bissspuren:** für forensischen DNA-Nachweis steril abstreichen, Abstrich lufttrocknen
- **Befundbeschreibung** und **Dokumentation:** Lokalisation, Art, Farbe, Größe, Form bzw. Formung, Gruppierung, Zeichen der Wundheilung. Ausmessen aller Verletzungen, immer Skizze mit Messungen dokumentieren, *zusätzlich* mit Maßstab fotografieren. Details *und* Übersichtsaufnahmen; digitale Fotografie forensisch explizit zulässig
- **Verhalten/Aussagen:** bei der Untersuchung wörtlich dokumentieren, keine Suggestivfragen
- **Geschwisterkinder** ggf. auch untersuchen (erhöhtes Misshandlungsrisiko!)

Dokumentation

In jedem Fall erforderlich ist eine sorgfältige, möglichst fotografische Dokumentation festgestellter Verletzungen bei der körperlichen Untersuchung des Kindes. Hierzu sollte, um forensischen Ansprüchen zu genügen und um die Ausdehnung eines Befundes suffizient abzubilden, eine in der Forensik übliche rechtwinklige Messhilfe (»Fotomakrografisches Winkellineal ABFO No.2« des American Board of Forensic Odontologists, Bezug: www.krimtech.de/scales.htm) verwendet werden.

Hilfreich ist auch die Verwendung einer Farbtafel zur orientierenden Altersbestimmung von Hämatomen (**Cave:** Einschränkungen beachten, ▶ Kap. 4.1, Hämatome). Immer ist zusätzlich eine Skizze mit ausgemessenen Befunden und Farbangaben in einem skizzierten Körperschema (s. Anhang) anzufertigen. Diese drei Maßnahmen (Fotodokumentation mit Maßstab, genaue Farbangaben, Skizze) sind wichtig für eine umfassende und falls erforderlich gerichtsverwertbare Dokumentation. Bei der fotografischen Dokumentation ist die digitale Fotografie aus juristischer Sicht unbedenklich. Der dokumentierende Arzt muss ggf. die Authentizität der von ihm persönlich gefertigten Bilder ebenso wie die erhobenen medizinischen Befunde gegenüber den Behörden (Jugendamt, Polizei, Staatsanwaltschaft, Gericht) bestätigen.

Neben Detailaufnahmen sind immer auch Übersichtsaufnahmen anzufertigen, die die eindeutige Lokalisation des Befundes ermöglichen. Einzelne Befunde müssen en detail immer senkrecht von oben fotografiert werden, um Verzerrungen zu vermeiden.

2.3.2 Apparative und Laboruntersuchungen

Als apparative Untersuchungen kommen eine Reihe von Maßnahmen in Betracht, für die je nach Einzelfall die Indikation sorgfältig zu stellen ist. Das Röntgen-Skelettscreening, die Fundoskopie und orientierende Laboruntersuchungen sind bei der Mehrzahl der stationär aufgenommenen Kinder unter 3 Jahre mit Misshandlungsverdacht indiziert. Zu prüfen sind jeweils die Indikationen für: Skelettszintigrafie, Computertomografie (CT Schädel, Thorax, Abdomen), Sonografie (Schädel, Abdomen, Herz, zerebraler Doppler, Weichteile, Knochen), Kernspintomografie (MRT Schädel, Thorax, Abdomen, Ganzkörper), Abdomenübersicht-Röntgen und ergänzende Laboruntersuchungen. Je jünger das Kind und je schwerer die vorliegende Verletzung, desto intensiver müssen die diagnostischen Bemühungen sein.

Bildgebende Verfahren

Röntgen-Skelettscreening

Bei allen Kindern unter 2–3 Jahren mit begründetem Verdacht auf eine körperliche Misshandlung, ist ein sog. Röntgen-Skelettscreening Methode der ersten Wahl und internationaler Standard (AAP 2000, ACR 2006). Dabei werden alle wesentlichen Knochen auf der Suche nach frischen oder alten Frakturen konventionell geröntgt. Das Skelettscreening umfasst die Darstellung aller Extremitäten, des Thorax und des Beckens frontal in einer Ebene sowie den Schädel und die Wirbelsäule in 2 Ebenen. Dabei ist ein »Babygramm«, also die komplette Abbildung eines Kindes auf einer Röntgenplatte, wegen Verzerrungsartefakten und Unschärfe der Metaphysen kontraindiziert. Bei akuten Misshandlungen werden frische Rippenfrakturen in etwa 50% der Fälle übersehen. Daher wird empfohlen, bei entsprechendem Verdacht das Röntgen-Screening (evtl. nur Thorax) nach 14 Tagen zu wiederholen, bereits primär Thoraxschrägaufnahmen anzufertigen oder auch primär eine ergänzende Skelettszintigrafie durchzuführen (s. unten).

Skelettszintigrafie

Die Skelettszintigrafie hat als alleinige Diagnostik und primäres Screening entscheidende Nachteile und wird international nur als komplementäre Methode eingesetzt. Epi- und metaphysäre Frakturen, die eine hohe diagnostische Relevanz besitzen, werden dabei nicht erkannt. Im genannten Bereich finden sich durch die aktiven Wachstumszonen physiologische Anreicherungen (◘ Abb. 2.2), die metaphysäre Frakturen maskieren und zum Übersehen symmetrischer Frakturen führen können. Das Alter und die Art gefundener Frakturen sind

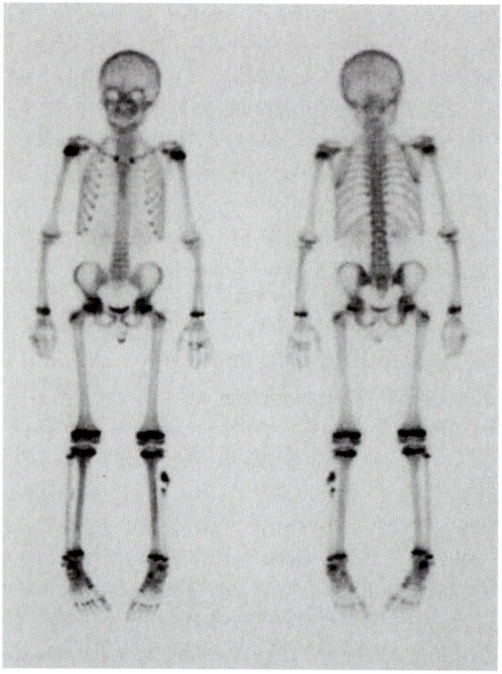

Abb. 2.2. Normale Skelettszintigrafie mit physiologischer Anreicherung im Metaphysenbereich

nicht bestimmbar und erfordern ein konventionelles Nachröntgen. Die insgesamt deutlich schlechtere Sensitivität und Spezifität gilt insbesondere für Schädel- und Wirbelkörperfrakturen. Die Methode ist zudem teurer, bedeutet eine höhere Strahlenbelastung und ist v.a. extrem abhängig von der Erfahrung des Radiologen bzw. Nuklearmediziners mit pädiatrischer Szintigrafie.

Vorteile ergeben sich dagegen für nicht dislozierte, subtile oder okkulte Rippenfrakturen, die in den konventionellen Aufnahmen unter Umständen erst bei der Kallusbildung nach 10–14 Tagen erkannt werden, in der Szintigrafie jedoch bereits nach 24–48 Stunden diagnostizierbar sind (s. auch Tab. 5.6). In der aktuellen Literatur wird diskutiert, bereits primär die Szintigrafie mit dem Skelettscreening zu kombinieren, da hierbei von einer höheren Rate an gefundenen Frakturen berichtet wird.

Zerebrale Bildgebung

Bei allen Kindern mit retinalen Blutungen oder neurologischen Auffälligkeiten ist aufgrund der hohen Korrelation mit subduralen Hämatomen und/oder weiteren intrazerebralen Verletzungen eine zerebrale Bildgebung indiziert.

Zerebrale Computertomografie (CCT)

Bei Kopfverletzungen wird in der Akutsituation die zerebrale Computertomografie (CCT) aus pragmatischen Gründen meist bevorzugt. Sie ist in der Regel besser verfügbar und hat aufgrund der Schnelligkeit Vorteile bei kreislaufinstabilen Kindern. Nachteil ist die nicht zu vernachlässigende Strahlenbelastung. Der Abstand und die Dicke der Schichten sollten bei Kindern unter 3 Monaten 4 mm, darüber jeweils 8 mm betragen.

Zerebrale Kernspintomografie (MRT)

Die MRT ist sensitiver, entdeckt mehr Parenchymläsionen und etwa 50% mehr subdurale Hämatome als die CCT, insbesondere bei retinaler Blutung und unauffälligem CCT. Häufig ist die MRT in der Akutsituation jedoch nicht verfügbar oder bei kreislaufinstabilen Kindern zu zeitaufwendig. Daher dient sie in der Regel der Verlaufskontrolle sowie der genaueren Festlegung des Ausmaßes einer zerebralen Schädigung. Sinnvoll ist die Durchführung der MRT sobald wie möglich innerhalb der ersten Tage und etwa 2–3 Monate nach dem Trauma. Bei der Primärdiagnostik ist es sinnvoll, die Halswirbelsäule einzubeziehen.

Schädelsonografie

Die Diagnose subduraler Hämatome mittels Schädelsonografie durch die noch offene Fontanelle oder transkraniell durch die Parietalschuppe ist, je nach Lokalisation und Ausmaß der Blutung, in manchen Fällen möglich. Aufgrund des Sektorschallbildes ist eine Darstellung im kalottennahen parietalen Bereich jedoch unsicher oder unmöglich. Häufig werden die für ein Schütteltrauma typischen, eher kleinen subduralen Hämatome übersehen. Die sonografische Diagnose ist ebenfalls stark von der Erfahrung des Untersuchers und der Gerätequalität abhängig. Eindeutige Vorteile der Sonografie liegen dagegen in der Einschätzung und Verlaufsbeurteilung eines erhöhten Hirndruckes mittels **zerebraler Dopplersonografie.** Dazu kommt die langfristige Verlaufsbeurteilung struktureller zerebraler Veränderungen, wie erweiterter subduraler Räume (Hygrome), einer Hirnatrophie oder eines Hydrozephalus.

Fundoskopie

Eine Fundoskopie (Augenhintergrunduntersuchung, AHG) ist essentieller Bestandteil der Diagnostik bei allen Kindern unter 2–3 Jahren. Sie hat aufgrund der deutlichen Korrelation retinaler Blutungen mit nicht-akzidentellen ZNS-Verletzungen einen hohen Stellenwert. Aufgrund der höheren Ausbeute und Validität sollte sie durch einen Ophthalmologen durchgeführt werden. In der Regel wird die Primäruntersuchung orientierend undilatiert durchgeführt, um die Beurteilung der Pupillenreaktion im Rahmen der initial ggf. instabilen neurologischen Situation nicht zu erschweren. Kontrollen in Mydriasis nach 2–3 Tagen sind dann obligat.

Weitere radiologische und sonografische Diagnostik

Bei Verdacht auf thorakale, kardiale oder mediastinale Verletzungen sind entsprechend gezielt eine Thorax-CT oder -MRT und eine Echokardiografie durchzuführen. Die Abdomensonografie ist bei abdominellen Verletzungen hilfreich in der Akut- und Verlaufsbeurteilung und sollte Bestandteil des Screenings sein. Bei deutlich erhöhten Transaminasen und unauffälliger Sonografie sollte aufgrund der höheren Sensitivität zusätzlich oder primär eine abdominelle CT im Doppelkontrastverfahren durchgeführt werden. Eine Röntgen-Abdomenübersicht in Linksseitenlage erfasst freie Luft im Abdomen, ggf. ergänzt durch die Gabe wasserlöslichen Kontrastmittels.

Labordiagnostik

Das Basislabor umfasst Blutbild, GOT, GPT, γ-GT, Amylase, Lipase, AP, Kalzium, Phosphor, CK-MB, CK-BB, Troponin, Quick, PTT, von Willebrand-Antigen und Ristocetin-Kofaktor sowie die Blutungszeit in vitro (PFA 100) oder in vivo, wobei Letztere als Blutungszeit nach Ivy oder subaqual möglich, aber ungenauer ist. Damit wird eine orientierende Abschätzung des Schweregrades von Verletzungen, des Knochenstoffwechsels und des Gerinnungssystems ermöglicht. Die Diagnostik ist auch aus forensischen Gründen indiziert.

Weitergehende Untersuchungen

Weitergehende Untersuchungen müssen klinisch indiziert sein. Nur gezielt bestimmt werden die Luesserologie (DD Knochenveränderungen bei sekundärer Syphilis), Coeruloplasmin und Kupfer (DD Menke-Syndrom), Vitamin A (Hyperostosen), Mykoplasmen- und HSV-Serologie (bei Erythema-multiforme-artigen Hautveränderungen), Kollagen-Mutationsanalyse (wenn Zweifel hinsichtlich einer möglichen Osteogenesis imperfecta bestehen), toxikologische Urin- und Serumuntersuchung und die Untersuchung des Urins auf organische Säuren, um eine Glutarazidurie auszuschließen. An letztere ist gelegentlich bei der Kombination subduraler Hämatome mit retinalen Blutungen zu denken. In der Regel ist die Erkrankung durch das erweiterte Neugeborenen-Stoffwechselscreening jedoch erfaßt.

Bei Gedeihstörungen übliches Screeninglabor (vgl. AWMF-Leitlinien Gedeihstörung 068/002), zusätzlich Skelettscreening und Fundoskopie.

Angaben zur apparativen Diagnostik bei begründetem Verdacht auf Kindesmisshandlung und körperliche Kindesvernachlässigung finden sich in der ► Übersicht.

Apparative und Labordiagnostik bei begründetem Verdacht auf Kindesmisshandlung und körperliche Vernachlässigung

- **Röntgen-Skelettscreening:** <2–3 Jahre Methode der 1. Wahl: Schädel, Wirbelsäule, alle entdeckten Frakturen in 2 Ebenen, alle Extremitäten, Thorax frontal. Thoraxschrägaufnahmen und Wiederholung nach 14 Tagen erhöhen die Rate gefundener Frakturen.
- **Skelettszintigrafie:** *nur* komplementär, nie als alleinige Methode; vorteilhafter für nicht dislozierte subtile/okkulte Rippenfrakturen. Primäre Kombination mit Skelettscreening erhöht die Rate gefundener Frakturen.
- **Zerebrale Bildgebung:** *immer* bei neurologischen Auffälligkeiten, Kopfverletzungen und Nachweis retinaler Blutungen (CCT, MRT, Sonografie, s. unten)

▼

- **Akut** aus praktischen Gründen: **CCT**; Ausnahme: **MRT** ist sofort verfügbar, Zustand des Kindes stabil
- **MRT:** Kopf mit HWS innerhalb der ersten Tage, sobald verfügbar und Kind stabil; Verlaufskontrolle nach ca. 2 Monaten
- **Konventionelle Schädelsonografie** (Standardebenen + transkraniell durch Parietalschuppe): insgesamt unsicherer, nicht zulässig als alleinige bzw. Ausschlussdiagnostik. Sinnvoll in der 1. orientierenden Untersuchung und zur späteren Verlaufsdiagnostik
- **Zerebrale Dopplersonografie:** bei Verdacht auf Hirndruck als sinnvolle Primär- und als Verlaufsdiagnostik in der Intensivbetreuungsphase
- **Fundoskopie** (Augenhintergrunduntersuchung) in Mydriasis <2–3 Jahre: Akut meist undilatiert, immer Kontrolle in Mydriasis; Durchführung möglichst durch Ophthalmologen
- **V.a. thorakale Verletzungen**: Thorax-CT/MRT, Echokardiografie
- **V.a. abdominelle Verletzungen** (erhöhte Transaminasen): Sonografie als Screening, ggf. Abdomen-CT mit Doppelkontrast oder MRT, fakultativ Abdomenübersicht-Röntgen in Linksseitenlage (freie Luft?), evtl. mit wasserlöslichem Kontrastmittel (Perforation?)
- **Basislabor**: BB+Diff, GOT, GPT, γ-GT, Amylase, Lipase, AP, Calcium, Phosphor, CK-MB, Troponin, CK-BB, Quick, PTT; von Willebrand Antigen und Kofaktor, Blutungszeit in vitro (PFA 100) oder in vivo (subaqual/Ivy)
- **Urin:** Mikrohämaturie? Toxikologie, Drogenscreening
- **Gezielt**: Coeruloplasmin/Kupfer (DD Menke, Kupfermangel); Vitamin-A-Spiegel (Hyperostosen); Mykoplasmen-/HSV-Serologie (Erythema multiforme); organische Säuren (Glutarazidurie), Kollagen-/Mutationsanalyse (Osteogenesis imperfecta), AT III, Fibrinogen, Fibrinmonomere (Schütteltrauma mit V.a. sekundäre DIC)
- **Gedeihstörung:** Ausschluss somatischer Ursachen (vgl. AWMF-Leitlinie Gedeihstörung 068/002), zusätzlich Skelettscreening, Fundoskopie

Verhaltensbeobachtung

Während des **stationären Aufenthaltes** ist es oft möglich, Verhaltensauffälligkeiten des Kindes wahrzunehmen. Manche misshandelten Kinder sind extrem ängstlich, gehemmt, passiv und immer bemüht, alles recht zu machen, keine Fehler zu machen. Manche erdulden klaglos schmerzhafte Eingriffe (Blutentnahme!), sind überhöflich oder überangepasst. Bei etlichen Betroffenen lässt sich ein unsicher gespannt und traurig wirkender Gesichtsausdruck, die sog. **gefrorene Wachsamkeit** (»Frozen watchfulness«) beobachten (◘ Abb. 13.2, 13.3). Andere wiederum fallen durch hyperaktives, aggressives, asoziales oder destruktives Verhalten auf. Verbale Hinweise von Kindern selbst sind immer ernst zu nehmen.

2.4 Aussagekraft (»Spezifität«) von Verletzungen

Im Falle des Verdachtes auf eine Kindesmisshandlung stellt sich die Frage, wie spezifisch vorliegende Verletzungen im Hinblick auf ihre nichtakzidentelle Entstehung sind. Die Aussagekraft kann nach Angaben in der Literatur bzw. nach klinischen wie rechtsmedizinischen Erfahrungen graduiert werden. Diese Orientierung ersetzt nicht die jeweilige gründliche Bewertung des Einzelfalles. Spezifität wird hier nicht im streng statistischen Sinne gesehen, sondern im Hinblick darauf, wie charakteristisch eine bestimmte Verletzung hinsichtlich ihres anzunehmenden Entstehungsmechanismus ist.

2.4.1 Aussagekraft nicht-akzidenteller Verletzungen (ohne Frakturen)

Die Spezifität von Verletzungen hinsichtlich einer Misshandlung setzt hier immer das Fehlen plausibler Erklärungen für ein akzidentelles Geschehen und den Ausschluss von Differenzialdiagnosen voraus. Die Aussagekraft steigt mit der Feststellung begleitender unklarer bzw. sicher nichtakzidenteller Verletzungen (◘ Tab. 2.1).

In gleicher Weise wie in ◘ Tab. 2.1 für zahlreiche Verletzungen dargelegt, lassen sich auch radiolo-

■ Tab. 2.1. Spezifität nichtakzidenteller Verletzungen (ohne Frakturen). (Mod. nach Herrmann 2002)

Immer: Wenn kein plausibles Unfallsgeschehen oder keine andere Erkrankung vorliegt	
Hohe Aussagekraft	
ZNS	Subdurale Hämatome mit retinalen Blutungen und Gehirnschädigung, retinale Blutung, Retinoschisis, Glaskörperblutung
Haut	Bissverletzungen, geformte Hämatomabdrucke (Hände, Griffmarken, Fingerabdrücke, Striemen, Gürtelmarken, Riemenabdrucke, Schlaufenkonfigurationen, schlingenförmige Abdrucke, Stockschläge)
	Geformte Verbrennungen (Zigarettenabdruck, Herdplatte, Bügeleisen, Heizrost etc.), Immersionsverbrühungen (»Handschuh- oder Strumpfmuster«)
Abdomen	Intramurale Duodenalhämatome, Hohlorganperforationen
Mittlere Aussagekraft	
ZNS	Subdurale Hämatome (v.a. über der Konvexität, interhemisphärisch, subarachnoidal)
Haut	Multiple Hämatome (ungewöhnliche Lokalisation), Hämatome im Säuglingsalter, retroaurikuläre Hämatome, Einrisse des labialen oder lingualen Frenulums, Verbrennungen/Verbrühungen an Händen, Füssen, Anogenitalbereich
HNO	Hypopharynxperforationen
Abdomen	Verletzungen des linken Leberlappens, der Nieren, des Pankreas, Pankreaspseudozysten
Sonstige	Rezidivierende Apnoen (ALTE)
Niedrige Aussagekraft	
ZNS	Epidurale Hämatome
Abdomen	Milzverletzungen
Haut	Multiple Hämatome im Lauflernalter an »führenden« Körperpartien, verschiedenfarbige Hämatome, Verbrennungen/Verbrühungen mit inhomogenem »Spritz- und Tropfmuster«

■ Tab. 2.2. Radiologische Spezifität von Frakturen im Hinblick auf eine Kindesmisshandlung. (Mod. nach Sorantin 2002)

Immer: Wenn kein plausibles Unfallsgeschehen vorliegt	
Hohe Spezifität	Klassische metaphysäre Fraktur Rippenfrakturen, v.a. im dorsalen Abschnitt Frakturen von Skapula, Processus spinosus und Sternum Frakturen im 1. Lebenshalbjahr, prämobile Säuglinge
Mittlere Spezifität	Multiple, v.a. beidseitige Frakturen Frakturen verschiedenen Alters Epiphyseolysen Wirbelkörperfrakturen oder Subluxationen Frakturen an Fingern, Händen und Füßen Komplexe Schädelfrakturen Mandibulafrakturen Periostale Reaktionen Frakturen im Säuglingsalter
Niedrige Spezifität	Klavikulafrakturen Schaftfrakturen langer Röhrenknochen Einfache, lineare Schädelfraktur Diaphysäre Frakturen

gische Befunde hinsichtlich ihrer Aussagekraft für eine Kindesmisshandlung graduieren (■ Tab. 2.2). Auch bei radiologischen Befunden ist aber eine Einordnung in das Gesamtbild immer erforderlich.

Literatur

American Academy of Pediatrics (2007) Kellogg ND and the Committee on Child Abuse and Neglect. Evaluation of Suspected Child Physical Abuse. Pediatrics 119:1232–1241 pediatrics.aappublications.org/cgi/reprint/119/6/1232

American Academy of Pediatrics (2000) Diagnostic imaging of child abuse. Statement from the Section on Radiology. Pediatrics 105:1345–1348 aappolicy.aappublications.org/cgi/content/abstract/pediatrics;105/6/1345?fulltext

American College of Radiology (2006) ACR Practice Guideline for Skeletal Surveys in Children. Res. 47. In: American College of Radiology Practice Guidelines, ACR Reston VA. pp 145–149 www.acr.org/

Herrmann B (2002) Körperliche Misshandlung von Kindern. Somatische Befunde und klinische Diagnostik. Monatsschr Kinderheilkd 150:1324–1338

Kemp AM, Butler A, Morris S et al. (2006) Which radiological investigations should be performed to identify fractures in suspected child abuse? Clin Radiol 61:723–736

Kempe CH, Silverman FN, Steele BF, Droegemueller W, Silver HK (1962) The battered child syndrome. JAMA 181:17–24

Kleinman PK (1998) Skeletal trauma. In: Kleinman PK (ed) Diagnostic imaging of child abuse, 2nd ed. Mosby, St. Louis Baltimore New York London. pp 8–167

Oestreich AE (1998) Die akute Röntgendiagnostik der Kindesmißhandlung. Eine Strategie. Radiologe 38:302–306

Ricci LR (2001) Photodocumentation of the abused child. In: Reece RM, Ludwig S (eds). Child abuse – Medical diagnosis and management, 2nd ed. Lippincott Williams & Wilkins, Philadelphia Baltimore New York London. pp 385–404

Rebbechi A (2006) IMI National Guidelines: Photography of Non-accidental Injuries. www.imi.org.uk/guidelines/IMI-NatGuidelinesNAIMarch2006.pdf

Sorantin E, Lindbichler F (2002) Die nicht unfallbedingte Verletzung (battered child). Monatsschr Kinderheilkd 150:1068–1075

Stöver B (2008) Bildgebende Diagnostik der Kindesmisshandlung. Monatsschr Kinderheilkd 156:385–398

Zimmermann RA (2001) New directions in neuroradiology of child abuse. In: Reece RM, Ludwig S (eds) Child abuse – Medical diagnosis and management, 2nd ed. Lippincott Williams & Wilkins, Philadelphia Baltimore New York London. pp 81–96

Zimmerman S, Makoroff K, Care M, Thomas A, Shapiro R (2005) Utility of follow-up skeletal surveys in suspected child physical abuse evaluations. Child Abuse & Neglect 29:1075–1083

Nichtakzidentelle Kopfverletzungen und Schütteltrauma-Syndrom

Etwa 1–10% der Kindesmisshandlungen betreffen den Kopf und das Zentralnervensystem (ZNS). Diese Verletzungen haben die gravierendsten Auswirkungen aller Misshandlungsformen, d. h. die höchste Morbidität und Mortalität. Nach amerikanischen Schätzungen sind 80% der Todesfälle durch ZNS-Verletzungen im Säuglingsalter auf Misshandlungen zurückzuführen. Insgesamt sind sie mit 66–75% die häufigste misshandlungsbedingte Todesursache und die häufigste Säuglingstodesursache im 2. Lebenshalbjahr.

Verletzungen des Kopfes und Gehirns entstehen durch direkte äußere Gewalteinwirkung, innere Gewalteinwirkung beim Schütteln oder hypoxisch, z. B. durch komprimierende Gewalt gegen den Hals (Würgen etc.). Vernachlässigungen können zu Störungen der Hirnentwicklung durch Malnutrition oder mangelnde Anregung und Stimulation führen. Subdurale Hämatome (SDH) ohne adäquate Erklärung sind – im Gegensatz zu epiduralen Hämatomen – generell verdächtiger auf eine nichtakzidentelle Genese.

Terminologie

»Shaken-Baby-Syndrom« (SBS) oder »Schütteltrauma« (ST) werden häufig synonym für nichtakzidentelle Kopfverletzungen (NAKV) verwendet. Terminologisch sind diese Begriffe jedoch nicht geeignet, das gesamte Spektrum nichtakzidenteller Kopfverletzungen abzubilden. Zudem stellt Schütteln nur einen möglichen, wenn auch oft plausiblen Mechanismus aus dem Spektrum misshandlungsbedingter Hirnschädigungen dar. International haben sich mittlerweile alternative Bezeichnungen auch für das Schütteltrauma durchgesetzt: »Non Accidental Head Injury« (NAHI), »Inflicted Traumatic Brain Injury« (ITBI) oder »Inflicted Childhood Neurotrauma« (ICN). Dieser Wandel der Nomenklatur zielt darauf ab, eher die Zufügung einer Verletzungskonstellation durch eine Misshandlung zu betonen und nicht den angenommenen, aber nicht bewiesenen Mechanismus des Schüttelns terminologisch in den Vordergrund zu stellen.

Der entsprechende Begriff »nichtakzidentelle Kopfverletzungen« ist im deutschen Sprachraum bis-

A

lang nicht gebräuchlich. Zudem stellt Schütteln einen relativ spezifischen Mechanismus aus dem Spektrum misshandlungsbedingter Kopfverletzungen dar, der den Schwerpunkt dieses Kapitels bildet. Daher wird hier aus Vereinfachungsgründen der Begriff **Schütteltrauma** verwendet, wobei dieser als Schütteltrauma-Syndrom zu verstehen ist (▶ Kap. 3.2.3).

! »Schütteltrauma-Syndrom« oder »Shaken-Baby-Syndrom« sind nicht identisch mit dem gesamten Spektrum nichtakzidenteller Kopfverletzungen, sondern sie bezeichnen einen relativ spezifischen Ausschnitt und einen spezifischen Mechanismus.

3.1 Nicht durch Schütteltrauma verursachte ZNS-Verletzungen

Äußere Gewalt kann verschiedene Bereiche des Kopfes betreffen. Dazu zählen u. a. das Gesicht mit den Augen (▶ Kap. 4.1), der behaarte Kopf und Skalp (▶ Kap. 4.1.4), der HNO-Bereich mit Zähnen (▶ Kap. 6.1) und die Kalotte (▶ Kap. 5.7.1).

Die häufigsten Verletzungen entstehen durch Schläge mit Händen, Fäusten oder Gegenständen. Hinterlassen sie einen spezifischen Abdruck (z. B. Fingerabdrücke im Gesicht), kann daraus mit Sicherheit geschlossen werden, dass sich nicht der Kopf bewegt hat, sondern der Gegenstand bzw. die Hände oder Fäuste. Weiterhin führen Stöße oder Werfen mit Aufprall des Schädels auf eine feste Unterlage wie Wand, Fußboden, Möbel oder andere Gegenstände zu Kopfverletzungen. Seltener sind penetrierende Verletzungen.

In den meisten Fällen lassen sich diese Verletzungen phänomenologisch nicht von akzidentellen Verletzungen zu unterscheiden. Die Diagnose Misshandlung resultiert dann aus der für das Trauma inadäquaten oder fehlenden Anamnese, einer unfalluntypischen Lokalisation und/oder misshandlungstypischen Begleitverletzungen.

Hypoxische Hirnschäden können u. a. durch sog. »Beinaheersticken« bzw. »Anersticken« induziert werden. Durch Bedecken von Mund und Nase, Würgen oder Thoraxkompression, häufig im Rahmen eines Münchhausen-Syndrom-by-Proxy (▶ Kap. 6.4), wird eine Apnoe erzeugt. Bei chronisch rezidivierendem Verlauf können funktionelle und ausgeprägte strukturelle Parenchymschäden wie Atrophie, Hydrozephalus und Mikrozephalie resultieren.

Als Teil des ZNS kann auch das Rückenmark betroffen sein. Durch die im Vergleich zum Rückenmark relativ höhere Elastizität des knöchernen und ligamentären Stützapparates ist dann bei jüngeren Kindern häufig das Rückenmark isoliert betroffen (SCIWORA, »Spinal cord injury without radiological abnormality«), die Verletzung also nur im MRT darstellbar.

3.2 Schütteltrauma-Syndrom (Shaken-Baby-Syndrom)

Das Schütteltrauma-Syndrom ist mittlerweile als medizinische Diagnose akzeptiert. Wenngleich die evidenzbasierte Erforschung des Phänomens methodisch schwierig ist, wurden plausible Konzepte zu seiner Entstehung entwickelt. Dennoch war die konkrete Pathophysiologie des Schütteltraumas in der Vergangenheit umstritten und sie wirft auch heute noch Fragen auf. Die Kenntnis der hieraus resultierenden Kontroversen ist für die fachliche, aber auch für die juristische Auseinandersetzung von großer Bedeutung.

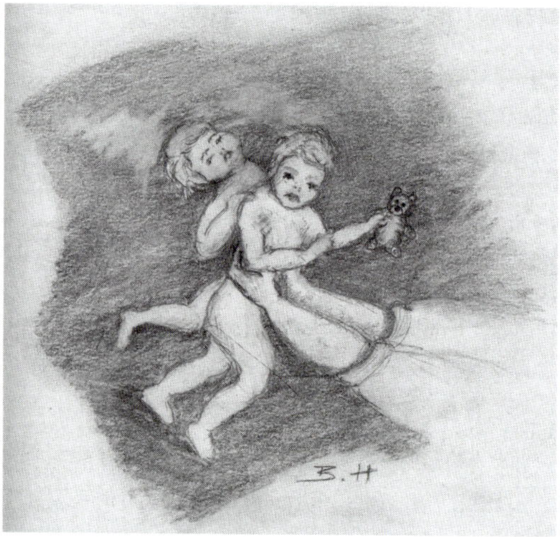

Abb. 3.1. Nach Täteraussagen rekonstruierter Ablauf beim Shaken-Baby-Syndrom. (Zeichnung: Brigitte Herrmann)

Als charakteristische Konstellation bei einem Schütteltrauma-Syndrom wird die Koinzidenz von subduralen Hämatomen, meist ausgeprägten retinalen Blutungen (nicht obligat) und oft schweren, prognostisch ungünstigen diffusen Hirnschäden beschrieben. Kennzeichnend sind in der Regel fehlende oder nur subtile äußerlich sichtbare Verletzungen. Gelegentlich finden sich zusätzliche Humerus-, Rippen- oder metaphysäre Frakturen. Als Mechanismus wird ein heftiges, gewaltsames Hin-und-her-Schütteln eines Kindes angenommen, was zu unkontrolliertem Rotieren des Kopfes führt (vgl. die Rekonstruktion in ◻ Abb. 3.1). Ein zusätzliches Hinwerfen und der damit verbundene Aufprall bzw. Anprall des Schädels (»Shake Impact Syndrome«) verschlimmern die Folgen.

3.2.1 Epidemiologie

Für Deutschland existieren bislang weder zu Kindesmisshandlungen im Allgemeinen noch zu misshandlungsbedingten Gehirnverletzungen, speziell dem Schütteltrauma, valide Daten zu Inzidenz und Prävalenz, Mortalität und klinischer Ausprägung. Die einzige bislang international publizierte prospektive Studie zu misshandlungsbedingten Gehirnverletzungen stammt aus Schottland und ergab eine Inzidenz von 24,6/100.000 Kinder <1 Jahr (95%-Konfidenzintervall 14,9–38,5) mit einem medianen Alter von 2,2 Monaten. Vorläufige Daten einer populationsbasierten prospektiven Studie aus North Carolina (USA) ergaben eine Inzidenz von 31/100.000 für Kinder <2 Jahren mit einem vergleichbaren Konfidenzintervall (Minns 2005a; Keenan 2003). Die seit Juli 2006 laufende und auf 2 Jahre angelegte deutsche ESPED-Erhebung zum Schütteltrauma ergab nach vorläufigen Daten im 1. Jahr der Studie 120 Fälle (17,6/100.000 <1 Jahr (Informationen unter: kindesmisshandlung.de).

3.2.2 Historische Entwicklung

Die ersten Beschreibungen von Kindern mit ungeklärten chronischen subduralen Hämatomen in Verbindung mit Frakturen der langen Röhrenknochen stammen von dem amerikanischen Kinderradiologen J. Caffey (1946), der aber, zumindest öffentlich, keinen nichtakzidentellen Mechanismus zugrunde legte (▶ Kap. 1.4). In den späten 1960er Jahren wies der Neurochirurg A.K. Ommaya durch Versuche an Primaten nach, dass abrupte Beschleunigungen des Kopfes über Rotationskräfte ohne zusätzlichen Anprall zu subduralen Hämatomen führen können. Der britische Neurochirurg A.N. Guthkelch berichtete 1971 über 2 Säuglinge mit subduralen Hämatomen ohne äußere Verletzungen. Er vermutete in Anlehnung an Ommaya, dass die Blutungen über einen peitschenschlagartigen Mechanismus durch Schütteln ohne Aufprall erfolgt sein könnten. Erneut Caffey berichtete 1972 über 27 Kinder mit subduralen Hämatomen und metaphysären Frakturen, deren Verletzungen er auf ein Schütteln des Kindes zurückführte; er prägte dafür den Begriff »Whiplash Shaken Infant Syndrome«. Die Frakturen führte er auf Traktions- und Scherkräfte durch wiederholte Akzelerations- und Dezelerationsbewegungen zurück. An den Metaphysen vermutete Caffey metaphysäre knöcherne Abrisse durch Zugkräfte am Periost, eine mittlerweile widerlegte Hypothese. Durch Abscherung des Gehirns von der am Schädelknochen fixierten Dura mater komme es zu Einrissen der Brückenvenen und damit zu den subduralen Hämatomen (◻ Abb. 3.3). Scherkräfte machte er auch für die bei vielen Kindern beobachteten retinalen Blutungen verantwortlich. Damit war die grundlegende und bis heute im Wesentlichen unveränderte Definition des Schütteltrauma-Syndroms entstanden. Caffey vermutete, dass ein signifikanter Teil ungeklärter Behinderungen und neurologischer Auffälligkeiten von Kindern auf diese Mechanismen zurückzuführen seien.

Die amerikanische Neurochirurgin A.C. Duhaime stellte 1987 aufgrund einer damals neuartigen Untersuchung mit Puppenmodellen in Frage, dass die allein durch Schütteln freigesetzten Kräfte ausreichen könnten, um die beschriebenen Verletzungen hervorzurufen. Von 48 Kindern mit typischer Schütteltrauma-Konstellation waren 13 Kinder gestorben; bei allen 13 fanden sich Hinweise auf eine Aufprallverletzung am Schädel. Die Arbeitsgruppe entwickelte daraufhin Puppenmodelle und stellte fest, dass die Akzelerationskräfte beim Schütteln mit Aufprall wesentlich höher lagen als beim Schütteln allein. Die Daten wurden mit Tier-

A

versuchen an Primaten verglichen und gefolgert, dass reines Schütteln nicht ausreichend sei, um das Vollbild eines typischen akuten Shaken-Baby-Syndroms zu erzeugen. Duhaime führte daraufhin den Begriff des »Shake Impact Syndrome« ein (Duhaime 1987). Methodische Bedenken ergaben sich aus der bis heute ungeklärten Frage, inwieweit Puppenmodelle die einzigartigen Charakteristika des unreifen, gelartigen Säuglingsgehirns und die Biomechanik des kraniozervikalen Übergangs widerspiegeln können. Die Übertragbarkeit von Primatendaten auf Babygehirne bleibt ebenso zweifelhaft. Nachfolgende Arbeiten konnten nachweisen, dass Schütteln allein ebenfalls zu einem Schütteltrauma führen kann. Ein Anprall potenziert die Akzelerations- und Dezelerationskräfte und die Folgeschäden jedoch erheblich.

Jüngere Untersuchungen der britischen Neuropathologin J.F. Geddes wiesen bei tödlich geschüttelten Säuglingen fokale axonale Schädigungen im kraniozervikalen Übergang im Bereich respiratorischer Zentren nach, die – basierend auf den entsprechenden Schilderungen geständiger Täter – zur Hypothese einer primären Apnoe mit konsekutiv ischämisch-hypoxischer Hirnschädigung führten. Spätere Arbeiten von Geddes stellten allerdings das Konzept des massiven Schüttelns als primäres Trauma in Frage und postulierten, dass eine reine hypoxische Schädigung, auch bei banalen Traumen, die typische Schütteltrauma-Konstellation erkläre. Dies ist mittlerweile fachlich widerlegt (▶ Kap. 3.7.2). Aktuell gibt es weit über 600 im »Peer-Review« begutachtete Veröffentlichungen und ein umfangreiches Standardwerk (Minns 2005) über nichtakzidentelle Kopfverletzungen. Unter medizinischen Kinderschutzfachleuten herrscht weitgehend Konsens über das grundlegende pathophysiologische Konzept.

3.2.3 Diagnose, Definition, neurologische Präsentationen

Der Begriff »Shaken Baby« umschreibt die statistisch hauptsächlich betroffene Altersgruppe von 2–5 Monaten, die aufgrund anatomischer und anderer Prädispositionen besonders vulnerabel ist. Dennoch sind vereinzelt auch Kasuistiken von letal geschüttelten älteren Kindern und Erwachsenen publiziert.

Die American Academy of Pediatrics (AAP) bezeichnet das Shaken-Baby-Syndrom als »klar definierbare medizinische Entität« (AAP 2001). Die Diagnose beruht auf amnestischen (meist fehlend oder inadäquat), klinischen, radiologischen und ophthalmologischen Hinweisen (▶ Übersicht). Diese sind alle schon per se vereinbar mit der Annahme einer nichtakzidentellen Kopfverletzung. In Kombination gibt es keine plausiblen alternativen Erklärungen. Isoliert sollten sie jedoch nicht als pathognomonisch angesehen werden, und Differenzialdiagnosen müssen ausgeschlossen werden (▶ Kap. 3.5).

Definition nichtakzidenteller Kopfverletzungen und des Schütteltraumas

Zeichen einer traumatischen Hirnschädigung – radiologischer Nachweis eines subduralen und/oder subarachnoidalen Hämatoms und/oder diffusen axonalen Traumas und/oder einer Hirnparenchymblutung oder -schädigung **und** das Vorliegen von mindestens einem der folgenden Befunde:

- **Retinale Blutungen:** gehen über vereinzelte petechiale Blutungen hinaus, sind also disseminiert, ausgeprägt, flammenförmig und/oder betreffen mehr als eine retinale Schicht und/oder sind begleitet von einer Glaskörperblutung und/oder einer traumatischen Retinoschisis
- **Kein oder minimales äußeres Trauma:** fakultativ diskrete Skalphämatome, Griffmarken an Oberarmen oder Thorax
- **Keine adäquate Anamnese:** banaler Mechanismus wie Sturz vom Sofa oder Wickeltisch bei schwerer Hirnverletzung, signifikanter neurologischer Störung.
- **Fehlende Anamnese**
- **Auf Misshandlung hinweisende Begleitverletzungen:** z. B. metaphysäre Frakturen, multiple Frakturen unterschiedlichen Alters, Rippenfrakturen, geformte Hämatome, Immersionsverbrühungen/Verbrennungen – jeweils ohne adäquaten akzidentellen Mechanismus
- **Bezeugtes oder zugegebenes Schütteln**

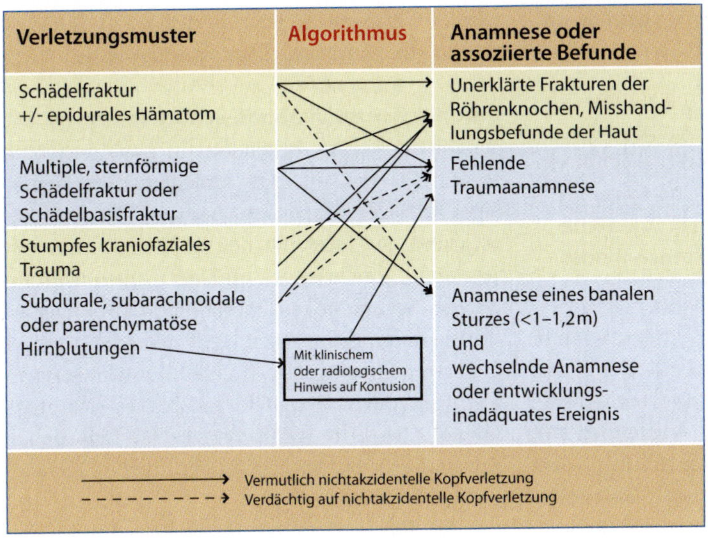

Abb. 3.2. Algorithmus zur Einschätzung der Wahrscheinlichkeit einer nichtakzidentellen Kopfverletzung. (Mod. n. Minns 2005a, übers. u. mod. B. Herrmann)

Syndromale Diagnose

Die Kombination mehrerer der in der ▶ Übersicht genannten Komponenten erhöht deutlich die diagnostische Sicherheit. Laut Minns (2005a) soll die duale Kombination einer Kopfverletzung mit einem der folgenden 3 Punkte

- inkonsistente Anamnese und klinische Symptomatik,
- retinale Blutung,
- elterliche Risikofaktoren (Substanzabusus, vorherige Interventionen durch das Jugendamt, frühere Misshandlungen)

einen hohen prädiktiven Wert bezüglich einer nichtakzidentellen Kopfverletzung haben (p<0,001, entsprechend dem Begriff der »an Sicherheit grenzenden Wahrscheinlichkeit«, Abb. 3.2).

Neuere Klassifikationen berücksichtigen neben den o.g. Mechanismen auch die neurologischen Präsentationen, vgl. dazu die ▶ Übersicht.

Neurologische Präsentationen nichtakzidenteller Kopfverletzungen. (Nach Minns 2005a)

- **Hyperakute, zervikomedulläre Form:** meist letal durch peitschenschlagartig erfolgte Hirnstammschädigung
- **Akute Enzephalopathie:** häufigste Form mit ca. 50% der Fälle, klassisches Schütteltrauma, meist mit Hirnödem und akuter neurologischer Symptomatik
- **Subakute, nicht-enzephalopathische Präsentation:** mit subduralem Hämatom, retinalen Blutungen, Frakturen und äußerlich sichtbaren Hämatomen, aber ohne akute neurologische Symptomatik
- **Rekurrierende Enzephalopathie:** rezidivierende, »subklinische« Schüttelepisoden ohne schwerwiegende neurologische Symptomatik, meist keine medizinische Vorstellung, kann zu Hygromen und Entwicklungsstörungen führen
- **Chronische, extrazerebrale, nicht-enzephalopathische Form:** späte Präsentation eines chronischen subduralen Hämatoms nach Wochen bis Monaten, ohne retinale Blutungen, Frakturen oder akuter neurologischer Symptomatik

3.2.4 Charakterisierung und Intensität des Schüttelns

Häufig Gegenstand von Diskussionen ist die Frage nach der Intensität des Schüttelns, die erforderlich ist, um die beschriebenen neurologischen und sonstigen Verletzungen zu verursachen.

! Ein Schütteltrauma-Syndrom mit signifikanten Folgeschäden erfordert massivstes, heftiges, gewaltsames Hin-und-her-Schütteln des an den Oberarmen (mögliche Folge: Hämatome, Frakturen) oder Thorax (mögliche Folge: Rippenfrakturen) gehaltenen Kindes.

Erheblicher Kraftaufwand. Um die schweren, für das Schütteltrauma-Syndrom typischen Hirnschädigungen hervorzurufen, sind erhebliche physikalische Kräfte erforderlich. Auf keinen Fall führen – nach volkstümlichem Verständnis – »etwas Schütteln«, »Herumschlenkern«, Hochnehmen eines Säuglings ohne Kopfunterstützung, Hochwerfen, auf den Knien »hopsen« lassen, Vibrationen durch einen Rettungswagentransport oder forscher, burschikoser oder ungeschickter Umgang mit einem Säugling zu diesen schweren Verletzungen.

Aufgrund des im deutschen Sprachgebrauch eher harmlos anmutenden Charakters des Begriffs »schütteln« ist es für das Verständnis und den juristischen Umgang mit geschüttelten Kindern von großer Bedeutung, den für ein Schütteltrauma erforderlichen Kräfteeinsatz den beteiligten nichtmedizinischen Fachleuten zu verdeutlichen. Amerikanische Gerichte gestatten die Demonstration des Schüttelns anhand einer Puppe durch den medizinischen Gutachter im Gerichtssaal.

Kennzeichen. Das Schütteln in der genannten Form führt zu unkontrolliertem Umherrotieren des relativ schweren kindlichen Kopfes sowie der Extremitäten (mögliche Folge: metaphysäre Frakturen). Nach Schilderungen geständiger Täter, Untersuchungen am Tiermodell und Berechnung theoretischer Modelle wird im Durchschnitt für etwa 5–10 Sekunden mit einer Frequenz von 10- bis 30-mal geschüttelt (◘ Abb. 3.1).

Dennoch kann die klinische Symptomatik bei weniger ausgeprägten Fällen unspezifisch sein und nach einer Untersuchung in über 30% zu Fehldiagnosen wie Irritabilität, Enteritis, Infekt, Sepsisverdacht, ALTE etc. führen (Jenny 1999). Dazu dürfte eine unbekannte Zahl an »subklinisch« geschüttelten Säuglingen zählen, bei denen das Schütteltrauma nie als solches diagnostiziert wurde.

Chronisch rezidivierende Schütteltraumen. Die genannten Abläufe gelten für die akute enzephalopathische Verlaufsform (Einteilung nach neurologischer Präsentation, ▶ Übersicht), führen aber aufgrund der Intensität des Schüttelns nicht nur zu akuten, sondern auch oft langfristigen neurologischen Schädigungen. Wesentlich schwieriger ist die Beurteilung chronisch rezidivierender, weniger intensiver Schüttelepisoden. Bei den Gehirnschädigungen durch Schütteln handelt es sich nicht um ein Alles-oder-nichts-Prinzip, sondern um ein Kontinuum von leichten, subklinischen Schädigungen bis hin zum Tod.

»Leichteres« Schütteln führt unter Umständen nicht zu einer so ausgeprägten klinischen Symptomatik, dass sie ärztlicher Behandlung zugeführt wird. Eltern berichten vereinzelt, dass dieses »subklinische« Schütteln bei schreienden Säuglingen tatsächlich dazu führte, das Schreien (vermutlich aufgrund einer neuronalen Funktionsstörung) vorübergehend zu beenden. Dennoch kommt es auch dabei zu Schädigungen der Hirnsubstanz, die sich morphologisch als subdurale Hygrome mit Kammerungen, kleineren Einblutungen und erhöhtem Eiweiß manifestieren können. Klinisch können die Kinder durch Irritabilität, Tonusregulationsstörungen und Entwicklungsstörungen auffallen. Es wird vermutet, dass ein Teil unerklärter Entwicklungsstörungen und Behinderungen im Kindesalter auf diese chronisch rezidivierenden Schüttelepisoden zurückzuführen sind.

3.2.5 Prädisposition

Prädisponierend ist das physiologische »Hauptschreialter« kleiner Säuglinge, das sich weitgehend mit dem Hauptinzidenzzeitraum des Schütteltraumas deckt. Weiterhin tragen der überproportional große Kopf des Säuglings mit relativ hoch sitzendem Gehirn, der höhere Wassergehalt und die geringere Myelinisierung des Säuglingsgehirns, ein relativ großer Subarachnoidalraum, die schwache Nackenmuskulatur mit fehlender eigener Kopfhaltungskontrolle und die offenen Nähte und Fontanellen zu den gravierenden Folgen des Schütteltraumas bei. Eine große Rolle spielen auch die physische Hilflosigkeit und der Massenunterschied von etwa 10–20:1 zwischen Erwachsenen und Säuglingen. Folgende fiktive Illustration mag dies verdeutlichen: nimmt man an, ein 180 cm großer und 85 kg schwerer Mann schüttelt einen 55 cm großen und 3,5 kg schweren Säugling, dann ist das so, als würde im Vergleich der Erwachsene von einem knapp 2 t schweren und knapp 6 m großen Riesen geschüttelt.

3.2.6 Ursachen, Anamnese, Täter

Schreien aufgrund von frühkindlichen Regulationsproblemen gilt als einziger durchgängig nachweisbarer Risikofaktor und Auslöser eines Schütteltraumas. In der Regel kommt es über misslungene Beruhigungsversuche, zunehmenden Erfolgsdruck und Versagensgefühle zu einer zugespitzten Stresssituation und Hilflosigkeit. Defizite an Elternkompetenz, ungelöste biografische Konflikte, Partnerkonflikte, fehlende soziale Ressourcen und Hilfen sowie eine mangelhafte Impulskontrolle kumulieren zum akuten Schütteln in einer affektgeladenen Situation. Auch wenn das Wissen um die Gefährlichkeit des Schüttelns nicht weit verbreitet scheint und spezifische Schädigungen meist nicht geplant/intendiert sein dürften, zeigen Untersuchungen über geständige Täter, dass diesen die Lebensgefährlichkeit ihres Handelns durchaus bewusst war.

! Die American Academy of Pediatrics konstatiert, dass das diagnostizierte Schütteltrauma-Syndrom von derartiger Schwere ist, dass auch medizinisch nicht gebildeten Personen das Schädigende und potenziell Lebensgefährliche dieser Gewalthandlung offensichtlich sein muss (AAP 2001).

In der überwiegenden Zahl der Fälle wird jedoch eine adäquate Anamnese nicht mitgeteilt, oder es werden Stürze, Fallenlassen oder Schütteln zur Wiederbelebung aufgrund eines Atemstillstandes angegeben. Aufgrund der Massivität des Geschehens ist es jedoch wenig plausibel, eine erkennbar lebensgefährdende Handlung vorzunehmen, um das Leben des Kindes zu retten. Plausibler ist in derartigen Fällen die Annahme, dass der Atemstillstand des Kindes die Folge des Schüttelns war.

3.2.7 Klinische Symptomatik

Das Spektrum klinischer Symptome ist variabel und abhängig von der Dauer und der Heftigkeit des Schüttelns, einem etwaigen zusätzlichen Aufprall oder Anprall des kindlichen Kopfes und dem Alter sowie der Konstitution des Kindes wie des Täters. Die klinischen Symptome sind der ▶ Übersicht zu entnehmen. Typisch ist, dass trotz oft schwerer neurologischer Symptome in der Regel keine äußeren Verletzungen nachweisbar sind.

Klinische Hinweise auf nichtakzidentelle Kopfverletzungen

- Reduzierter Allgemeinzustand
- Trinkschwäche
- Nahrungsverweigerung
- Irritabilität
- Schläfrigkeit
- Erbrechen (durch Hirndruck)
- Muskelhypotonie
- Somnolenz, Apathie, Koma, Tod
- Zerebrale Krampfanfälle
- Apnoe
- Temperaturregulationsstörungen
- Bradykardie

3.3 Pathogenese, Pathophysiologie, zeitliche Abläufe (»Timing«) beim Schütteltrauma

Zum Verständnis des Schütteltraumas und seiner möglichen Konsequenzen sind einerseits die Pathogenese und andererseits die Pathophysiologie sowie organische Folgen wie z. B. retinale Blutungen zu betrachten.

3.3.1 Pathogenese

Das forcierte Vor- und Zurückpendeln des Kopfes durch Schütteln führt zu einer unterschiedlichen

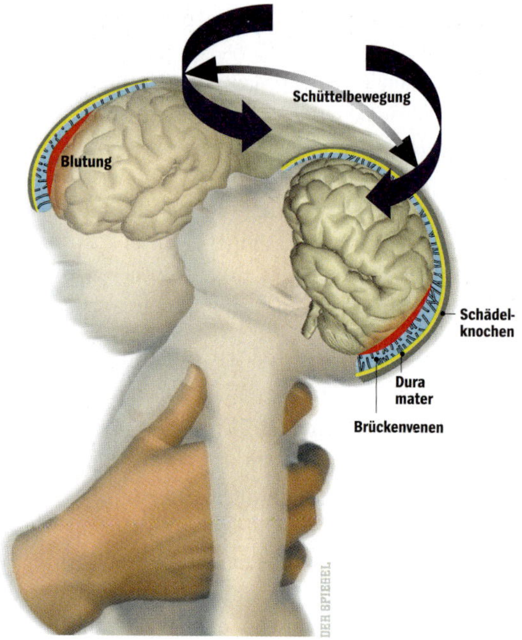

Abb. 3.3. Schematische Darstellung der Pathogenese subduraler Blutungen. (Mod. n. Der SPIEGEL 40/2002, S. 172)

Beschleunigung von Hirngewebe und Schädelknochen. Dies bewirkt eine Abscherung des Gehirns gegenüber der am Knochen anhaftenden Dura mater; dadurch kommt es zu einem Einriss der dazwischen senkrecht nach oben verlaufenden Brückenvenen, was dann die subduralen Hämatome erklärt (Abb. 3.3 und Abb. 3.4).

! Subdurale Hämatome sind zwar ein wichtiger und häufiger Indikator einer Kindesmisshandlung, für das Ausmaß der Hirnschädigung in der Regel jedoch nicht von Bedeutung, wie die Erfahrungen aus akzidentellen Stürzen, Verkehrsunfällen und tierexperimentelle Arbeiten gezeigt haben. Ausnahmen betreffen die selten beim Schütteltrauma auftretenden, massenwirksamen subduralen Hämatome. Subdurale Hämatome und retinale Blutungen sind eher im Sinne von Symptomen zu verstehen, die auf das Schütteltrauma hinweisen.

Zeitliche Abläufe

Aus forensischer Sicht ist es von herausragender Bedeutung, korrekte Schlussfolgerungen aus den zeitlichen Abläufen bei einem Schütteltrauma zu ziehen. So ist für isolierte, progrediente subdurale Hämatome bei Erwachsenen und Jugendlichen eine variable zeitliche Latenz zwischen Trauma und gravierender klinischer Verschlechterung beschrieben (»Walk, talk and then deteriorate and die«), jedoch nur selten bei Kindern und so gut wie nie bei Säuglingen.

! Beim akuten, schweren Schütteltrauma handelt es sich um eine primär diffuse Hirnschädigung, die immer eine sofortige neurologische Symptomatik nach sich zieht. Auch wenn diese in ihrer Ausprägung variabel ist, ist ein signifikant geschüttelter Säugling niemals primär völlig unauffällig. Signifikant bedeutet in diesem Zusammenhang, dass es zu bedeutsamen akuten (Krampfanfälle, Bewusstseinsstörungen, Intensivtherapie erfordernden) oder chronischen Symptomen kommt.

Eine Progression der klinischen Symptomatik ist durch die Ausbildung eines Hirnödems und das Einsetzen sekundärer Schädigungsmechanismen möglich. Die Kinder sind bei signifikanten, nichtakzidentellen Kopfverletzungen jedoch immer ab dem Moment des Schüttelns auch für Laien erkennbar auffällig. Zu den hierbei auftretenden neurologischen Auffälligkeiten zählen auch unspe-

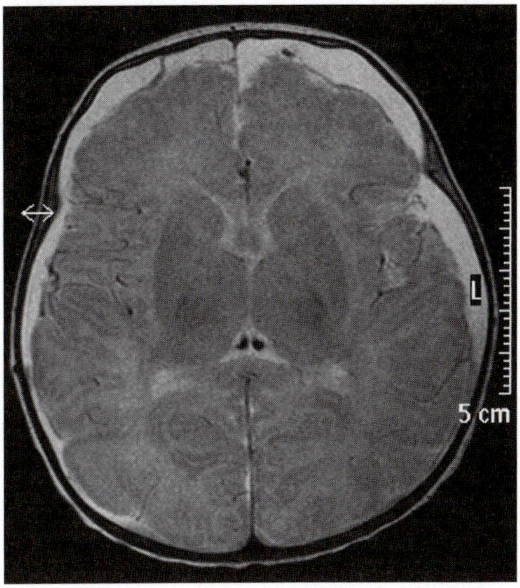

Abb. 3.4. Akutes subdurales Hämatom (*Doppelpfeil*) im MRT – kein Raumforderungscharakter!

zifisch anmutende Zeichen wie Irritabilität, Unruhe oder muskuläre Hypotonie.

3.3.2 Pathophysiologie

Der tatsächlich prognostisch relevante Mechanismus der Hirnschädigung ist Gegenstand intensiver wissenschaftlicher Diskussion. Am plausibelsten erscheinen 2 Hypothesen, die vermutlich in enger Wechselwirkung stehen und denen zufolge lokale und diffuse neuronale Schäden über komplexe neurometabolische Kaskaden in ein diffuses Hirnödem münden und über sekundäre inflammatorische Prozesse verstärkt werden können.

1. Hypothese: Diffuses axonales Trauma

Die klassische Theorie ist die des diffusen axonalen Traumas (DAI, »Diffuse axonal injury«). Das unkontrollierte Hin-und-her-Schwingen des Kopfes führt zu erheblichen Rotations- und Scherkräften. Diese wirken zwischen grauer und weißer Substanz und zwischen den verschiedenen, unterschiedlich dichten Neuronenschichten. Dadurch kommt es zu multiplen Stauchungen, Zerrungen und Abrissen neuronaler Verbindungen, dem sog. diffusen axonalen Trauma, und zu einem erheblichen diffusen Hirnparenchymschaden. Hieraus resultiert neben der sofort einsetzenden klinischen Symptomatik eine Vielzahl oft teils irreversibler, teils reversibler neuronaler Funktionsausfälle, wie Seh-, Hör- und Sprachstörungen.

Ischämie und Hirnödem. Zusätzlich erfolgt eine Freisetzung von Neurotransmittern, insbesondere exzitatorischer Amine (Glutamat, Glyzin, Aspartat), womit es zu weiteren zytotoxischen Effekten und Aufhebung der Gefäßautoregulation und Störungen der Hirndurchblutung kommt. Vasospasmen führen dann zu weiteren Ischämien, Hypoxien, Zellschädigungen und ischämischen Insulten. Somit führen sowohl lokale als auch generalisierte Ischämien zu Hypoxie, Hirnödem und erhöhtem Hirndruck, wiederum mit einer Potenzierung der organischen wie funktionellen Schäden.

2. Hypothese: Apnoehypothese

Diese 2. Theorie nimmt axonale Scherverletzungen im kraniozervikalen Übergang an. Sie besagt, dass es durch Hyperextensionskräfte im zervikalen Rückenmark und im zervikomedullären Übergang zu einer traumatisch induzierten Apnoe kommt. Diese wiederum führt über die konsekutive Hypoxie zu Hirnödem und erhöhtem Hirndruck.

Sekundäre inflammatorische Prozesse

Die oft schweren Folgeschäden resultieren aus den skizzierten primär neurotraumatischen Mechanismen, aber auch zusätzlich in der Folge aus sekundären Schädigungen. Diesbezüglich gibt es Hinweise auf einen verzögerten neuronalen Zelltod durch intrakranielle Hypertension, apoptotische Mechanismen und auch sekundär inflammatorische Prozesse. Durch Zytokine wie Il-8 (Interleukin-8) und ICAM-1 (Interzelluläres Adhäsionmolekül-1) kommt es zu einer anhaltenden, durch neutrophile Granulozyten vermittelten akuten und subakuten inflammatorischen Reaktion. Diese ähnlich auch bei akzidentellen Gehirnverletzungen ablaufenden Reaktionen waren in verschiedenen Studien bei nichtakzidentellen Kopfverletzungen durchweg qualitativ und quantitativ wesentlich schwerwiegender als bei akzidentellen zerebralen Verletzungen nachzuweisen. Dies kann auch die schwierige therapeutische Beeinflussbarkeit erklären. Experimentelle Ansätze untersuchen derzeit den möglichen Einfluss endo- und exogener Neuroprotektoren.

3.3.3 Retinale Blutungen

Retinale Blutungen, die auch einseitig auftreten können, finden sich bei 65–95% der Opfer eines Schütteltraumas. Sie sind in ihrer Entstehung nicht restlos geklärt, beruhen aber vermutlich ebenfalls v. a. auf den zuvor genannten Rotations- und Schleuderkräften, die in der Orbita auf den Bulbus oculi wirken. Daraus resultieren wiederum Scherkräfte zwischen den verschiedenen retinalen Zellschichten mit Einriss retinaler Gefäße. Keine Bedeutung wird mittlerweile einer fortgeleiteten Erhöhung des Hirndrucks beigemessen. Wenngleich sowohl bei dem bei Erwachsenen beschriebenen Terson-Syndrom (intraokulare Blutung im Rahmen einer Hirnblutung) als auch bei der Purtscher-Retinopathie (retinale Blutungen durch erhöhten intrathorakalen Druck) eine gewisse Ko-Pathologie diskutiert wurde, spielen sie aufgrund ihrer großen Seltenheit bei Kindern keine Rolle bei der Genese retinaler Blutungen. Beide Krankheitsbilder sollten auch terminologisch **nicht** zur Charakterisierung der Symptome bzw. Befunde bei Kindern benutzt werden.

! Retinale Blutungen sind nicht spezifisch für ein Schütteltrauma. Allerdings finden sich bei den denkbaren Differenzialdiagnosen so gut wie nie massive intra-, sub- und präretinale, also mehrschichtige Blutungen, die oft an die Ora serrata heranreichen (Abb. 3.5). Daher ist es wenig hilfreich, nur das reine Vorhandensein oder Fehlen retinaler Blutungen in vermuteten Schütteltrauma-Fällen zu dokumentieren. Es müssen immer auch Art, Anzahl, Ausprägung, Schweregrad und Verteilung der Blutungen beschrieben werden.

! Finden sich begleitende Glaskörperblutungen, perimakuläre Falten oder eine traumatische Retinoschisis, gelten diese als nahezu pathognomonisch für eine nichtakzidentelle Kopfverletzung.

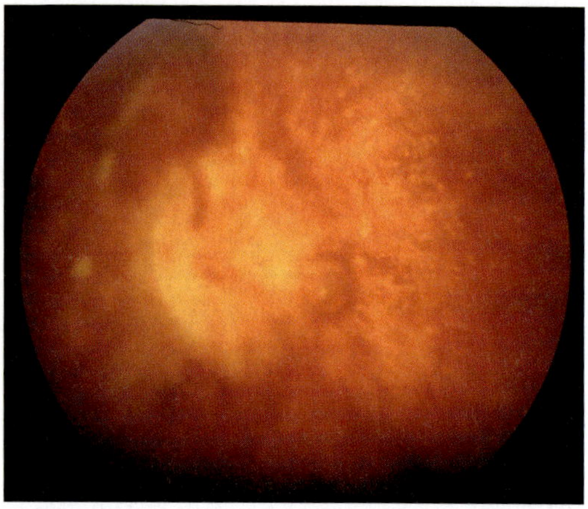

Abb. 3.5. Ausgeprägte retinale Blutungen bei Schütteltrauma. (Abbildung freundlicherweise überlassen von Dr. A. Levin, Toronto)

Nach dem klinisch meist unproblematischen Ausschluss der gängigen Differenzialdiagnosen können aber zumindest ausgeprägte retinale Blutungen per se als nahezu pathognomonisch gelten. Aufgrund der raschen Resorption innerhalb von 1–2 Wochen, in Einzelfällen bis zu 3 Wochen, führen die retinalen Blutungen per se nicht zu Visusstörungen.

3.4 Klinische und radiologische Diagnostik

Diagnostisch gesichert wird das Schütteltrauma durch die beschriebene typische Symptomenkonstellation, wobei das Fehlen retinaler Blutungen die Diagnose nicht ausschließt. Eine gründliche klinische Untersuchung bezüglich weiterer Hinweise auf eine Misshandlung sollte trotz der initial oft dominierenden schweren neurologischen Symptomatik nicht vergessen werden. Dies gilt insbesondere für subtile Hinweise wie leichte Prellungen oder Schürfungen des behaarten Kopfes, Griffmarken an Thorax oder Oberarmen und anderen Prädilektionsstellen einer Kindesmisshandlung.

Zerebrale CT, MRT und Sonografie. In der apparativen Diagnostik wird in der Akutbeurteilung aus logistischen Gründen in der Regel die zerebrale CT (CCT) bevorzugt (▶ Kap. 2.3.2). Aufgrund der deutlich höheren Sensitivität sind – immer nach Stabilisierung des Zustandes des Kindes – so bald wie möglich eine MRT und später zur Einschätzung der Folgeschäden eine Kontrolle nach etwa 2–3 Monaten indiziert. Vorsicht ist geboten bei der vorschnellen Bewertung/Unterscheidung subduraler Hämatome unterschiedlicher Densität im CCT in frische und alte Hämatome. Neuere Untersuchungen zeigen, dass diese gleichzeitig entstanden sein können und unterschiedlich dichte Bezirke flüssigen und koagulierten Blutes und auch Liquorbeimengungen repräsentieren. Die konventionelle zerebrale Sonografie durch die offene Fontanelle weist aufgrund des Sektorschallkopfes gewisse Beschränkungen bei der Darstellung lateral und hoch gelegener subduraler Hämatome auf. Dennoch kann hierdurch eine erste Orientierung erfolgen, ergänzt durch laterale transkranielle Schnittführungen. Ein Ausschluss der oft subtilen subduralen Hämatome ist hierdurch jedoch nicht mit Sicherheit möglich. Eine größere Bedeutung hat die zerebrale Dopplersonografie, um einen etwaigen Hirndruck in Schweregrad und Verlauf zu beurteilen.

Fundoskopie. Die retinalen Blutungen sollten aufgrund der höheren diagnostischen Sicherheit möglichst von einem Augenarzt durch eine Fundoskopie dokumentiert werden. Dabei sollten nach undilatierter sofortiger Untersuchung immer Verlaufskontrollen in Mydriasis erfolgen, sobald es der neurologische Zustand erlaubt.

Lumbalpunktion. Die klinische Symptomatik eines Schütteltraumas führt nicht selten zunächst zum Verdacht auf eine Sepsis oder eine Meningitis und dementsprechend zur Durchführung einer Lumbalpunktion. Dabei lässt sich häufig blutiger Liquor nachweisen. Aus einer zytologischen Blutungsalterbestimmung (Nachweis von Makrophagen frühestens nach 12–18 Stunden, Hämosiderin nach 4 Tagen) lassen sich dann unter Umständen zeitliche Eingrenzungen treffen (Thomsen 1998). Aufgrund eines beim Schütteltrauma häufigen Hirnödems ist die Lumbalpunktion als diagnostische Methode allerdings kontraindiziert, da es dadurch, wenn auch selten, zu Einklemmungen des Gehirns in das Foramen magnum kommen kann.

Weitere Diagnostik. Grundsätzlich sollte bei jedem Verdacht auf eine nichtakzidentelle Kopfverletzung, wie auch auf eine Misshandlung generell, ein Röntgen-Skelettscreening (▶ Kap. 2.3.2) durchgeführt und sorgfältig klinisch nach weiteren misshandlungstypischen Begleitverletzungen gesucht werden.

Labor- und Funktionsuntersuchungen. Labor- und Funktionsuntersuchungen haben einen begrenzten Stellenwert bei der Diagnostik des Schütteltraumas und dienen neben dem Ausschluss einer Gerinnungsstörung eher der Einschätzung der Schwere der vorliegenden Verletzungen (Blutbild) bzw. dem Screening auf abdominelle Begleitverletzungen (Transaminasen, Lipase) (▶ Übersicht). Da es im Rahmen einer schweren Hirnschädigung zu einer sekundären disseminierten intravasalen Gerinnungsstörung kommen kann, sollten auch Fibrinogen, AT III und die D-Dimere bestimmt werden. Auch wenn es klinisch selten in Frage kommt, sollte aus forensischen Gründen eine Glutarazidurie (▶ Kap. 3.5.2) durch die Untersuchung des Urins auf organische Säuren ausgeschlossen werden. Der Einsatz biochemischer Marker ist bislang noch nicht als verlässlicher Parameter etabliert (▶ Kap. 3.7.10).

Diagnostik bei V.a. Schütteltrauma

- Kernspintomografie (MRT)
- Computertomografie (CCT)
- Fundoskopie (Augenhintergrund)
- Konventionelle Schädelsonografie
- Farbkodierte Dopplersonografie des Gehirns
- Röntgen-Skelettscreening
- Urin (Status und organische Säuren)
- Labor: BB, GOT, GPT, Amylase, Lipase, Quick, PTT, von Willebrand-Ag und Cofaktor, Fibrinogen, AT III, D-Dimere, PFA 100
- Keine diagnostische Lumbalpunktion! (Falls erfolgt, z. B. bei primärem Verdacht auf Sepsis, Meningitis oder Enzephalitis: zytologische Blutungsalterbestimmung)

3.5 Differenzialdiagnose retinaler Blutungen und subduraler Hämatome

Sowohl bei retinalen Blutungen als auch bei subduralen Hämatomen sind hinsichtlich der Entstehung und aus forensischen Gründen differenzialdiagnostische Überlegungen anzustellen. Im Einzelfall sind Unfälle oder präexistente Erkrankungen auszuschließen. Zudem sollte bereits im Vorfeld mit etwaigen späteren juristischen Einwänden gerechnet werden, es könne sich auch um eine natürliche Erkrankung handeln.

3.5.1 Retinale Blutungen

Gerinfügige petechiale retinale Blutungen werden in sehr seltenen Ausnahmefällen bei **Haushaltsunfällen** gefunden, kommen aber ansonsten selbst bei schweren Unfällen nur selten vor. Weitere, in der Regel gut abgrenzbare Differenzialdiagnosen sind:

- Gerinnungsstörungen (die sich allerdings nahezu niemals isoliert am Auge manifestieren),
- Leukosen,
- Kohlenmonoxid-Vergiftungen,
- hypertensive Krisen oder
- schwere Meningitiden und Enzephalitiden.

Bis zu 43% aller Neugeborenen weisen geburtstraumatische retinale Blutungen auf, die in der Regel nach 1–2 Wochen, in seltenen Einzelfällen erst nach 3–5 Wochen resorbiert sind. Seltene metabolische Erkrankungen, wie Glutarazidurie Typ I, Galaktosämie oder Skorbut, haben in der Regel weitere hinweisende Symptome. Bei **kardiopulmonalen Reanimationen** (CPR) wurden Einzelfälle retinaler Blutungen beschrieben, wobei überwiegend der Verdacht bestand, dass sie bereits vor der CPR vorgelegen haben könnten. In der Regel ist der Charakter aller dieser Blutungen jedoch leichter und von eher petechialer Morphologie als die meist ausgeprägten und schwerwiegenden retinalen Blutungen, wie sie beim Schütteltrauma-Syndrom auftreten. Vereinzelt wurden ausgeprägtere Blutungen postnatal nach Vakuumextraktionen beschrieben.

> **!** **Zerebrale Krampfanfälle und Reanimationen führen nicht zu retinalen Blutungen.**

3.5.2 Subdurale Hämatome

Subdurale Hämatome entstehen nahezu ausschließlich traumatisch und werden demzufolge auch bei Unfällen gefunden, dann jedoch bis auf seltene Ausnahmen ohne begleitende retinale Blutungen. Differenzialdiagnostisch sind v. a. die im Folgenden aufgeführten Ursachen bzw. Krankheitsbilder zu bedenken.

Banale Stürze. Banale Stürze aus geringen Höhen führen nicht zu gravierenden Verletzungen. Aus einer Sturzhöhe bis etwa 1,5 m kommt es gelegentlich zu unkomplizierten linearen parietalen Schädelfrakturen. Nur sehr selten treten dabei intrazerebrale Blutungen auf, die dann zumeist glimpflich verlaufen und nicht von retinalen Blutungen, diffusen Hirnparenchymschäden und neurologischen Folgeschäden begleitet sind.

> **!** **Eine Metaanalyse von 25 Studien mit 4.754 beobachteten »echten« Unfallstürzen wies bei den 2.852 Stürzen aus einer Höhe von weniger als einem Stockwerk nur in 2,5% unkomplizierte Schädelfrakturen auf und <1% leichtere intrakranielle Blutungen ohne Netzhautblutungen und ohne neurologische Folgeschäden (Alexander 2001).**

Geburtstraumatische intrakranielle Blutungen. Geburtstraumatische Blutungen sind selten schwerwiegend, dann in der Regel mit einem entsprechenden Geburtsverlauf korreliert und nicht therapiebedürftig. Geburtstraumatische subdurale Hämatome bilden sich in den ersten 4 Wochen nach der Geburt vollständig zurück.

Rupturierte Hirngefäßaneurysmen. Hirngefäßaneurysmen finden sich, im Gegensatz zu Erwachsenen, bei Kindern sehr selten, und ihre Ruptur ist nicht mit retinalen Blutungen assoziiert.

Störungen der Blutgerinnung. Gerinnungsstörungen äußern sich selten monosymptomatisch durch Hirnblutungen und lassen sich durch eine entsprechende Labordiagnostik in der Regel unproblematisch ausschließen. Allerdings finden sich auch bei nichtakzidentellen Kopfverletzungen sekundäre PTT-Verlängerungen, deren Ausmaß mit der Schwere der Kopfverletzung und einer ungünstigen Prognose korreliert.

Herpesvirusenzephalitis. Eine Herpesvirusenzephalitis kann zu subduralen Hämatomen führen, ist anhand des klinischen Verlaufes jedoch in der Regel gut differenzierbar.

Glutarazidurie Typ I. Auch eine Glutarazidurie Typ I kann – eher bei älteren Säuglingen und Kleinkindern zwischen 6 und 18 Monaten – zu einer krisenhaften neurologischen Manifestation mit subduralen Hämatomen und retinalen Blutungen führen. Letztere sind jedoch geringer ausgeprägt und nicht mit einer Glaskörperbeteiligung oder einer Retinoschisis assoziiert. Typische MRT-Befunde (frontotemporale Atrophie mit Erweiterung des Subarachnoidalraumes, subependymale Pseudozysten, akute Schäden der Basalganglien), ein vorangehender Makrozephalus und im Zweifelsfall die Untersuchung der organischen Säuren im Urin erlauben die Abgrenzung gegen nichtakzidentelle Kopfverletzungen.

Für spekulative Erklärungen wie **Impfungen** oder **Vitamin-C-Mangel** als Verursacher der typischen Konstellation einer nichtakzidentellen Kopfverletzung gibt es keinerlei Evidenz.

3.6 Prognose der Hirnschädigung beim Schütteltrauma

Aus der in ► Kap. 3.3.2 beschriebenen diffusen Parenchymschädigung, die wie die ischämischen Schäden sowohl lokal als auch generalisiert auftreten kann, und den Folgen erhöhten Hirndrucks durch ein Hirnödem resultieren die schweren neurologischen Folgen nichtakzidenteller Kopfverletzungen. Diese äußern sich in Form von oft gravierenden Entwicklungsstörungen, schweren Seh-, Hör- und Sprachausfällen bis hin zu bleibenden Behinderungen oder Tod.

! Aus den genannten Gründen ist das Schütteltrauma-Syndrom die schwerste Form der Kindesmisshandlung mit einer Mortalität von 12–27%. Einen Säugling zu schütteln stellt somit ein potenziell lebensgefährliches Ereignis dar und ist in den USA im 2. Lebenshalbjahr die häufigste Todesursache bei Kindern.

Über 2 Drittel der Überlebenden erleiden unterschiedlich schwere neurologische Folgeschäden, deren gesamtes Ausmaß sich oft erst im Lauf von Monaten bis Jahren vollständig überblicken lässt. Diese Schäden sind vergesellschaftet mit Hirnatrophien, subduralen Hygromen, Mikrozephalien, multizystischen Enzephalopathien (◘ Abb. 3.6a–c), Porenzephalie, zerebralen Anfallsleiden, mentaler Retardierung oder spastischen Plegien.

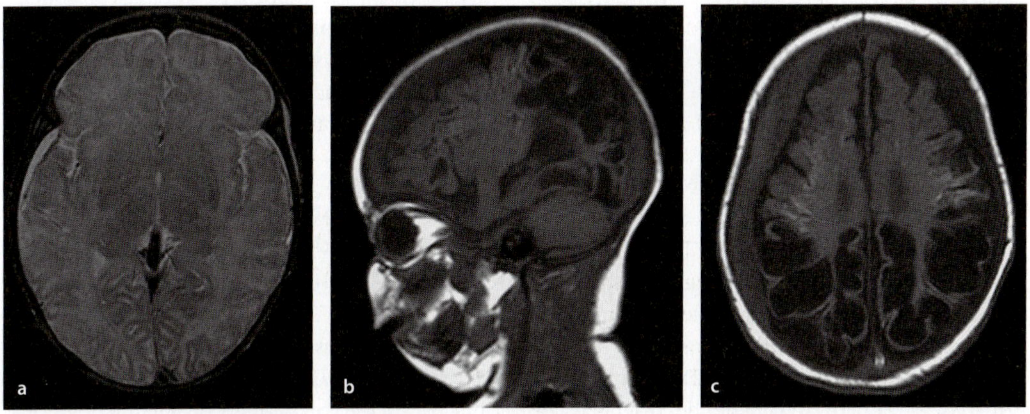

◘ **Abb. 3.6 a–c.** 2 Monate alter Säugling, klinisch Apathie, retinale Blutungen. **a** Im MRT anfangs leichte subdurale Blutung. **b, c** Nach 6 Wochen zystische Leukomalazie und chronische subdurale Blutung; klinisch schweres Residualsyndrom

Auch nach zunächst symptomarmem Frühverlauf sind noch nach Jahren Spätfolgen in Form von Verhaltensstörungen, kognitiven Defiziten, Wahrnehmungsstörungen, Spätepilepsien und weitere Folgeschäden beschrieben. Für die oft schlechte Prognose bezüglich des Visus sind weniger lokale Schäden der Retina oder des Glaskörpers verantwortlich, sondern hauptsächlich die beschriebenen neuronalen Schäden durch diffuse axonale oder ischämische Schäden in der Sehbahn und Sehrinde und eine zusätzlich oft zu beobachtende Optikusatrophie. Erschwerend kommt hinzu, dass es sich in einem vermutlich signifikanten Teil der Fälle (Schätzungen gehen bis 30%) um repetitive Traumata handelt, ohne dass die Symptomatik zu einer klinischen Behandlung geführt hätte bzw., wenn doch, fehldiagnostiziert wurde.

Auch wenn subdurale Hygrome, Erweiterungen der äußeren Liquorräume und chronische subdurale Hämatome als Folge nichtakzidenteller Kopfverletzungen nicht selten sind, ist eine ätiologisch sichere Zuordnung dieser chronischen Befunde zu einer Misshandlung per se nicht möglich. Auf eine seltene Form der nichtakzidentellen Kopfverletzung, das sog. **Tin-Ear-Syndrom** sei besonders hingewiesen.

> **Definition**
>
> Beim sog. **Tin-Ear-Syndrom** wird der Kopf des Kindes durch eine heftige Ohrfeige in rotierende Akzeleration versetzt. Klinische Befunde umfassen ein isoliertes Hämatom des Ohres, ein ipsilaterales subdurales Hämatom, retinale Blutungen und ein Hirnödem bzw. eine diffuse axonale Schädigung analog dem Schütteltrauma-Syndrom. Vier Kasuistiken sind dazu veröffentlicht, alle mit letalem Ausgang.

3.7 Kontroversen, Pseudokontroversen, offene Fragen

Bestimmte Aspekte nichtakzidenteller Kopfverletzungen werden kontrovers diskutiert, oft im Rahmen von Strafprozessen. Dies hat zu einer Verunsicherung von Laien und Juristen geführt. Von einzelnen Wissenschaftlern ist nicht nur der diagnostische Wert einzelner Befunde in Frage gestellt worden, sondern auch das Konzept des Schütteltraumas als solches. Daher ist die sachliche Diskussion möglicher Einwände und Beschränkungen der Grundlagen des Schütteltraumas von großer Bedeutung, um falsch-positive wie falsch-negative Diagnosen, jeweils mit potenziell verheerenden Konsequenzen, zu vermeiden. Fatalerweise lassen manche der vordergründig wissenschaftlichen Einwände bisweilen den Eindruck aufkommen, dass sie das Phänomen der Gewaltanwendung von Erwachsenen an Kindern grundsätzlich in Zweifel ziehen.

3.7.1 Wie gesichert ist das Konzept des Schütteltrauma-Syndroms?

Das Grundproblem der Diskussion um kontroverse Aspekte besteht darin, dass immer wieder einzelne Elemente der Definition herausgegriffen werden, die fälschlich als pathognomonisch interpretiert werden (v. a. retinale Blutungen!). Dann werden mögliche Differenzialdiagnosen herangezogen, um damit das gesamte Konzept nichtakzidenteller Kopfverletzungen scheinbar zu widerlegen.

Ein grundsätzliches Problem liegt darin begründet, dass es praktisch keine im klassischen Sinne evidenzbasierten Erkenntnisse über das Schütteltrauma gibt. Experimente am Menschen sind nicht durchführbar. Ergebnisse von Tierversuchen sind nur bedingt auf den Menschen übertragbar, und Versuche mit Babypuppen-Modellen können die komplexen Verhältnisse im kindlichen Gehirn kaum nachahmen. So wird man die im Gerichtssaal häufig gestellte Frage, wie kräftig und wie lange geschüttelt worden ist, nicht mit letzter Sicherheit beantworten können. Dennoch gibt es mittlerweile einen weitgehenden fachlichen Konsens über das oben beschriebene Konzept des Schütteltrauma-Syndroms.

3.7.2 Widerlegt die »Unified Hypothesis« von Geddes das Schütteltrauma-Syndrom?

Die von der britischen Neuropathologin Geddes vertretene sog. »Unified Hypothesis« stützt sich zunächst auf die von ihr maßgeblich mitentwickelte Apnoehypothese. Sie folgert aus der konsekutiven Hypoxie, Hirnödem und erhöhtem Hirndruck jedoch auf eine intradurale und retinale Blutleckage durch hypoxische Gefäßschädigung und vermutet, dass keine signifikante Gewalteinwirkung, wie beim Shaken-Baby-Syndrom beschrieben, erforderlich sei. In einer sorgfältigen Analyse wurde von verschiedenen Autoren jedoch gezeigt, dass die Schlussfolgerungen nicht in Einklang mit ihren eigenen präsentierten Daten stehen und unklar bleibt, warum die Vielzahl aus anderen Gründen hypoxischer Kinder keine subduralen und retinalen Blutungen aufweisen (Punt 2004). Nachdem Geddes 2004 noch die Existenz des Shaken–Baby-Syndroms überhaupt in Frage gestellt hatte, musste sie 2005 vor dem britischen Supreme Court ihre eigenen Thesen weitgehend widerrufen.

3.7.3 Kann die Diagnose eines Schütteltraumas überhaupt gestellt werden?

Da Schütteln einen zwar plausiblen, aber fast immer nicht beobachteten Mechanismus einer nichtakzidentellen Kopf- bzw. Gehirnverletzung darstellt, werden international die Begriffe »Non accidental head injury« oder »Inflicted childhood neurotrauma« mittlerweile bevorzugt. Die syndromale Diagnose einer nichtakzidentellen Kopfverletzung beruht auf der (fehlenden oder inadäquaten) Anamnese, klinischen, radiologischen und ophthalmologischen Hinweisen, bisweilen ergänzt von weiteren klinischen Hinweisen auf eine Misshandlung und einer psychosozialen Problemkonstellation der Familie. Schon die einzelnen Elemente (subdurales Hämatom, retinale Blutung, traumatische Hirnverletzung – jeweils ohne plausible Erklärung) sind an sich verdächtig. Die zunehmende Kombination mehrerer Elemente lässt nach Ausschluss der entsprechenden Differenzialdiagnosen jedoch mit zunehmender Sicherheit die Diagnose eines Schütteltraumas als typisches Syndrom stellen.

3.7.4 Gibt es ein symptomfreies Intervall nach einem signifikanten Schütteltrauma?

Von forensisch herausragender Bedeutung ist die Folgerung aus der beschriebenen Pathogenese, dass ein manifestes Schütteltrauma aufgrund der diffusen Hirnschädigung **kein freies bzw. luzides Intervall** der klinischen Symptomatik aufweisen kann, wie es bei dem alleinigen Auftreten epiduraler oder massen- und druckwirksamer subduraler Hämatome bei Erwachsenen beschrieben ist. Bestätigt wird dies ebenso wie das häufige Auftreten der weiter oben beschriebenen Apnoe durch Befragungen geständiger Täter. Dies ist von erheblichem Belang bei der zeitlichen Zuordnung der klinischen Symptomatik und etwaig dafür verantwortlicher Betreuungspersonen.

3.7.5 Führen Stürze aus geringer Höhe zu tödlichen Kopfverletzungen?

Die Seltenheit schwerwiegender Verletzungen wurde bereits anhand der erwähnten Metaanalyse von nahezu 5.000 Unfallstürzen belegt. Dabei kam es zu 23 Todesfällen bei 1.902 Stürzen aus einer Höhe von mehr als einem Stockwerk, 18 davon aus mehr als 3 Stockwerken (Alexander 2001). Dennoch werden einfache Stürze aus geringer Höhe immer wieder als Erklärung für komplexe, lebensbedrohliche oder gar tödliche Verletzungen herangezogen, so in einer retrospektiven Auswertung von Spielplatzunfällen durch Plunkett. Das oben beschriebene Konzept der Pathophysiologie des Schütteltraumas wird dadurch jedoch nicht in Frage gestellt, da es sich in Plunketts Studie um sehr seltene Ereignisse mit plausiblem, meist beobachtetem Unfallhergang handelte. Zudem waren keine Säuglinge betroffen, die die hauptsächlich betroffene Altersgruppe der nichtakzidentellen Kopfverletzungen ausmachen. In der Studie waren einzelne, sehr seltene letale Verläufe bei Stürzen aus geringen Höhen nahezu ausschließlich auf ein epidurales Hämatom zurückzuführen. Die Verwechslung mit einem Schütteltrauma ist in diesen Fällen somit sehr unwahrscheinlich.

3.7.6 Wissen Erwachsene, was sie tun, wenn sie ein Baby schütteln?

Der gerade in deutschen Gerichtsprozessen häufig angeführten Meinung, Eltern seien aufgrund der Unkenntnis des Shaken-Baby-Syndroms nicht verantwortlich für die Tat, muss die anfangs zitierte Einschätzung der American Academy (▶ Kap. 3.2.6) entgegengehalten werden, dass aufgrund der Schwere des Schüttelns auch Laien das potenziell Lebensgefährliche dieser Handlungen durchaus bewusst ist. Auf den Einwand, das Schütteln sei erst als Maßnahme bei der Reanimation erfolgt, wurde bereits eingegangen.

3.7.7 Können Re-Blutungen eine nichtakzidentelle Kopfverletzung imitieren?

Besonders in spektakulären US-amerikanischen Strafprozessen wurde durch fragwürdige Gutachten als Erklärung schwerer und tödlicher nichtakzidenteller Kopfverletzungen die sog. »Re-Blutungs-Hypothese« postuliert. Sie besagt, dass es bei präexistierenden chronischen subduralen Hämatomen oder Hygromen mit erweitertem Subduralraum zum Einriss delikater Neovaskularisierungen durch banale Traumata kommen könne. Belege für diese unbewiesene Hypothese fehlen. Auch wenn rezidivierende Blutungen nach vorherigem Trauma oder nach neurochirurgischen Interventionen vorkommen können, so sind sie in diesen Fällen venokapillär, von geringem Blutungsvolumen und führen weder zu Masseneffekten oder einem Hirnödem, noch zu diffusen axonalen Schädigungen oder retinalen Blutungen.

3.7.8 Ist ein Aufprall/Anprall (»Impact«) des Schädels immer erforderlich, um die Konstellation eines Schütteltrauma-Syndroms zu erzeugen?

Tierexperimentelle Arbeiten, Versuche an Puppenmodellen und autoptische Berichte über oft subtile Skalpverletzungen haben vorübergehend zu der Hypothese geführt, dass obligat ein zusätzlicher Anprall des Schädels hinzukommen müsse, um die Schwere der Verletzungen zu erklären. Es wurde postuliert, dass Schütteln allein nicht die traumatischen Schwellenwerte für die beschriebenen schweren Schäden erkläre (Duhaime 1987; Geddes 2001a). Dieses begrifflich als **Shake-Impact-Syndrom** bezeichnete Phänomen verschlimmert die Folgen des reinen Schüttelns, da zusätzliche punktuelle Dezelerationskräfte auf das Gehirn einwirken. Neuere Arbeiten haben die methodischen Probleme sowohl der Übertragbarkeit tierexperimenteller Modelle als auch der Schwäche der benutzten Modelle präzisiert. Mittlerweile herrscht weitgehender Konsens, dass auch Schütteln allein die oben beschriebenen schweren Auswirkungen nach sich ziehen kann.

3.7.9 Beweisen retinale Blutungen ein Schütteltrauma-Syndrom?

Retinale Blutungen sind nicht pathognomonisch für ein Schütteltrauma. Zahlreiche, wenngleich seltene, Differenzialdiagnosen müssen berücksichtigt werden (▶ Kap. 3.5.1). Obwohl immer wieder postuliert, entkräftet dies in keinster Weise das Konzept des Shaken-Baby-Syndroms, bei dem charakteristischerweise (aber nicht obligat!) sehr ausgeprägte, massive Blutungen beobachtet werden. Bei Fehlen einer schwerwiegenden akzidentellen Genese und nach Ausschluss der entsprechenden Differenzialdiagnosen gelten sie jedoch als stark verdächtiger Befund. Die bislang als pathognomonisch geltenden perimakulären Falten wurden in einer Kasuistik (Lantz 2004) als Folge eines schweren Unfallgeschehens beobachtet. Das entkräftet jedoch nicht die Tatsache, dass sie, von dieser Kasuistik abgesehen, bislang nur beim Schütteltrauma beobachtet wurden. Allerdings schließt das Fehlen oder einseitige Auftreten retinaler Blutungen ein Schütteltrauma ebenso wenig aus, wie ihr alleiniges Vorliegen ein Schütteltrauma-Syndrom zweifelsfrei beweist.

3.7.10 Ausblick

Der Einsatz biochemischer Marker zum Nachweis einer traumatischen Gehirnschädigung und eine mögliche Korrelation der gemessenen Werte hinsichtlich einer akzidentellen oder nichtakzidentellen Ätiologie wurden in den letzten Jahren zunehmend untersucht. Trotz bislang nicht eindeutiger Ergebnisse ist v. a. für die neuronenspezifische Enolase im Liquor und das astrogliale Protein S-100 im Serum der Trend zu höheren Werten bei nichtakzidentellen Hirnverletzungen beschrieben (Berger 2002).

3.8 Therapie, Intervention, Prävention

Therapie

Während die akuten therapeutischen Interventionen im Bereich der pädiatrischen, neuropädiatrischen und gelegentlich neurochirurgischen Intensivmedizin angesiedelt sind, sind für die Dauerbetreuung der oft schwer geschädigten Kinder eine umfassende neuro- und sozialpädiatrische Betreuung, Rehabilitation und Förderung von großer Bedeutung. Diese beinhalten je nach Verlauf krankengymnastische, Seh-, Hör- oder allgemeine Frühförderkonzepte, Ergotherapie, Logopädie und Heilpädagogik. Neuere Arbeiten zeigen bei Kindern mit schweren akzidentellen Hirntraumata neben akuten neuroendokrinen Störungen gehäuft auch langfristige Störungen in Form einer Hypophysen-Vorderlappen-Insuffizienz mit Wachstumshormonmangel und Hypogonadismus. Wenngleich bislang nicht gezielt bei nichtakzidentellen Gehirnverletzungen untersucht, sollte dies bei der Dauerbetreuung berücksichtigt werden.

Intervention

Die Intervention unterscheidet sich zunächst nicht von den allgemeinen Prinzipien der Intervention bei Kindesmisshandlung, die hier an anderer Stelle beschrieben sind (► Kap. 21). Nach gründlicher Anamnese, somatischer Diagnostik und Diagnosesicherung werden, je nach lokalen Ressourcen direkt oder über eine multiprofessionelle Kinderschutzgruppe, gemeinsam mit dem Jugendamt die Risiken und Ressourcen der betroffenen Familie analysiert. Die Entscheidung, ob ein potenziell lebensgefährlich verletztes Kind in der dafür verantwortlichen Umgebung bleiben kann, ist Gegenstand von Kontroversen, ebenso wie die Frage einer Strafanzeige aufgrund der Schwere der erfolgten Körperverletzung. Die Meinungen hierzu sind oft emotional getönt. Entscheidungen sollten sich jedoch strikt am Wohl und Schutz des Kindes orientieren. Die Entscheidung über den Verbleib des Kindes trifft das Familiengericht auf der Grundlage von Informationen durch das Jugendamt.

Prävention

Aufgrund der häufig schlechten Prognose wären präventive Maßnahmen mehr als wünschenswert. Ansätze ergeben sich beispielsweise in Form

- der Etablierung von häuslichen Besuchs- und Beratungsprogrammen für Risikofamilien,
- der pädiatrischen Identifizierung von Schreikindern und ihrer Behandlung in sog. Schreiambulanzen,
- der Integration von aufklärenden Inhalten und Broschüren in das bestehende Vorsorgekonzept sowie auch
- öffentliche Kampagnen, wie sie v. a. in den USA verbreitet sind.

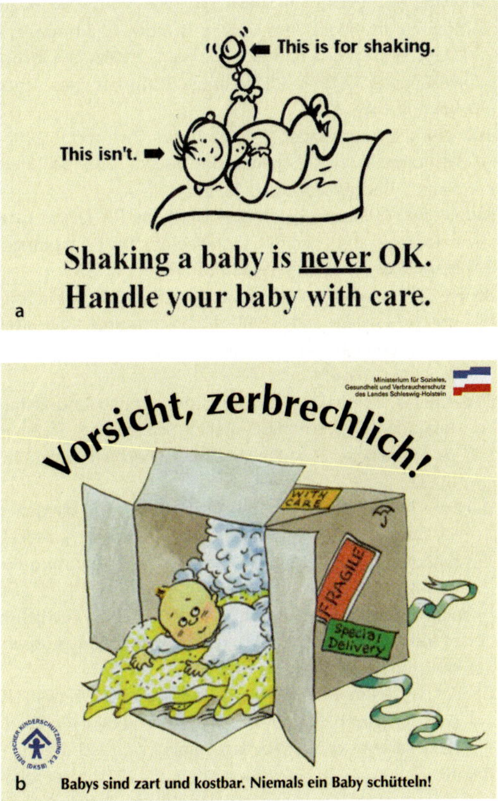
This is for shaking.
This isn't.
Shaking a baby is never OK.
Handle your baby with care.
a
Vorsicht, zerbrechlich!
WITH CARE
FRAGILE
Special Delivery
b
Babys sind zart und kostbar. Niemals ein Baby schütteln!

Abb. 3.7 a,b. a Öffentliche Kampagne zur Prävention des Schütteltraumas aus den USA. **b** Broschüre (Deckblatt): Öffentliche Kampagne Schleswig Holstein zur Prävention des Schütteltraumas. (Mit freundlicher Genehmigung des Ministeriums für Soziales, Gesundheit, Familie, Jugend u. Senioren Schleswig-Holstein [Abb. in Koop. mit der Nat. Society for the Prevention of Cruelty to Children, NSPCC, UK] und des Deutschen Kinderschutzbundes Schleswig-Holstein, www.kinderschutzbund-sh.de)

A

Konzepte zu Letzteren liegen aus den USA (www.dontshake.com; www.shakenbaby.com) und der Schweiz vor, vereinzelt auch aus Deutschland, z. B. die Kampagne »Vorsicht zerbrechlich!« des Sozialministeriums Schleswig-Holstein in Kooperation mit dem Deutschen Kinderschutzbund (▣ Abb. 3.7a,b).

Literatur

Adams G, Ainsworth J et al. (2004) Update from the Ophthalmology Child Abuse Working Party. Eye 18: 795–798

American Academy of Pediatrics (2001) Committee on Child Abuse and Neglect. Shaken Baby Syndrome: Rotational cranial injuries – Technical report. Pediatrics 108: 206–210

Alexander RC, Levitt CJ, Smith WL (2001) Abusive head trauma. In: Reece RM, Ludwig S (eds). Child abuse – Medical diagnosis and management. 2nd ed. Lippincott Williams & Wilkins, Philadelphia Baltimore New York London. S 47–80

Bajanowski T, Neuen-Jacob E, Schubries M, Zweihoff R (2008) Nichtakzidentelles Schädel-Hirn-Trauma und Schütteltrauma. Rechtsmedizin 18: 23–28

Barlow KM, Thomson E, Johnson D, Minns RA (2005) Late neurologic and cognitive sequelae of inflicted traumatic brain injury in infancy. Pediatrics 116: e174–185

Berger RP, Pierce MC, Wisniewski SR et al. (2002) Neuron-specific enolase and S100B in cerebrospinal fluid after severe traumatic brain injury in infants and children. Pediatrics 109: e31

Debertin AS, Sperhake JP (2008) Untersuchung und Dokumentation des nichtakzidentellen Schädel-Hirn-Traumas im Säuglings- und Kleinkindalter. Rechtsmedizin 18: 17–22

Duhaime AC, Gennarelli TA, Thibault LE, Bruce DA, Margulies SS, Wiser R (1987) The shaken baby syndrome. A clinical, pathological, and biomechanical study. J Neurosurg 66: 409–415

Feldman KW, Bethel R, Shugerman RP et al. (2001) The cause of infant and toddler subdural hemorrhage: A prospective study. Pediatrics 108: 636–646

Geddes JF, Hackshaw AK, Vowles GH, Nichols CD, Whitwell HL (2001a) Neuropathology of inflicted head injury in children I. Patterns of brain damage. Brain 124: 1290–1298

Geddes JF, Vowles GH, Hackshaw AK et al. (2001b) Neuropathology of inflicted head injury in children II. Microscopic brain injury in infants. Brain 124: 1299–1306

Gilliland MGF, Luckenbach MW, Chenier TC (1994) Systemic and ocular findings in 169 prospectively studied child deaths: retinal hemorrhages usually mean child abuse. For Sci Int 68: 117–132

Gilliland MGE (1998) Interval duration between injury and severe symptoms in nonaccidental head trauma in infants and young children. J Forens Sci 43: 723–725

Haseler LJ, Phil M, Arcinue E, Danielsen ER, Bluml S, Ross BD (1997) Evidence from proton magnetic resonance spectroscopy for a metabolic cascade of neuronal damage in Shaken Baby Syndrome. Pediatrics 99:4–14

Herrmann B (2008) Nichtakzidentelle Kopfverletzungen und Schütteltrauma. Klinische und pathophysiologische Aspekte. Rechtsmedizin 18:9–16

Hymel KP, Jenny C, Block RW (2002) Intracranial hemorrhage and rebleeding in suspected victims of abusive head trauma: Addressing the forensic controversies. Child Maltreat 7: 329–348

Jenny C, Hymel KP, Ritzen A, Reinert SE, Hay TC (1999) Analysis of missed cases of abusive head trauma. JAMA 281: 621–626

Keenan H, Sege R (2003) Nomenclature, definitions, incidence and demographics of inflicted childhood neurotrauma. In: Reece RM, Nicholson CE (eds) Inflicted childhood neurotrauma. Proceedings of a conference, Bethesda, October 10–11, 2002. American Academy of Pediatrics. pp 3–16

Küker W, Schöning M, Krägeloh-Mann I, Nägele T (2006) Shaken baby syndrome. Bildgebende Methoden zur Erkennung einer schwerwiegenden Form der Säuglingsmisshandlung. Monatsschr Kinderheilkd 154:659–668

Lantz PE, Sinal SH, Stanton CA, Weaver, Jr. RG (2004) Evidence based case report -- Perimacular retinal folds from childhood head trauma. BMJ 328: 754–756

Levin AV (2001) Ocular manifestations of child abuse. In: Reece RM, Ludwig S (Hrsg) Child abuse: Medical diagnosis and management. 2nd ed. Lippincott Williams & Wilkins, Philadelphia Baltimore New York London, S 97–108

Matschke J, Glatzel M (2008) Neuropathologische Begutachtung des nichtakzidentellen Schädel-Hirn-Traumas bei Säuglingen und Kleinkindern. Rechtsmedizin 18: 29–35

Minns RA, Brown JK (2005a) Neurological perspectives of non-accidental head injury and whiplash/shaken baby syndrome: An overview. In: Minns RA, Brown JK (eds) Shaking and other non-accidental head injuries in children. Clinics in Developmental Medicine No. 162. Cambridge University Press/Mac Keith Press. pp 1–105

Minns RA (2005b) Shaken baby syndrome: Theoretical and evidential controversies. J Royal Coll of Phys of Edinburgh 35: 5–15

Oehmichen M, Schleiss D, Pedal I et al. (2008) Shaken baby syndrome: re-examination of diffuse axonal injury as cause of death. Acta Neuropathol; springeronline 26.03.08; DOI 10.1007/s00401-008-0356-4

Püschel K, Richter E (2008) Schütteltrauma. Rechtsmedizin 18: 53–55

Saternus KS, Kernbach-Wighton G, Oehmichen M (2000) The shaking trauma in infants - kinetic chains. Forensic Sci Int 109: 203-213

Sperhake J, Herrmann B (2008) Schütteltrauma (nicht akzidentelle Kopfverletzung). Aktuelle Kontroversen. Rechtsmedizin 18: 48–52

Starling SP, Patel S, Burke BL et al. (2004) Analysis of perpetrator admissions to inflicted traumatic brain injury in children. Arch Pediatr Adolesc Med 158: 454–458

Thomsen H, von Klinggräff C, Rudolph J (1998) Forensische Aspekte beim »Schütteltrauma eines Säuglings«. Monatsschr Kinderheilkd 146: 875–878

Thyen U, Gerling I, Heinsohn-Krug M (2004) Intervention bei Schütteltrauma im Säuglingsalter – Konzepte und Kontroversen. In: Oehmichen M, Kaatsch HJ, Bosinski HAG (Hrsg) Gewalt gegen Frauen und Kinder. Schmidt-Römhild, Lübeck, Research in Legal Medicine 32, S 201–221

Thyen U, Tegtmeyer FK (1991) Das Schütteltrauma des Säuglings – eine besondere Form der Kindesmisshandlung. Monatsschrift Kinderheilkunde 139: 292–296

Thyen U, Leventhal JM, Yazdegerdi S, Perrin JM (1997) Concerns about child maltreatment in hospitalized children. Child Abuse & Neglect 21: 187–198

Hautbefunde

Die Haut als größtes Organ des Körpers ist bei nahezu 90% der misshandelten Kinder betroffen. Unterschiedliche schädigende Mechanismen führen am häufigsten zu Kontusionen (stumpfe Gewalt) und Abrasionen (Hautabschürfungen), Risswunden und Verbrennungen (Tab. 4.1 und Tab. 4.2). Selten sind Folgen einer scharfen Gewalteinwirkung (Schnitte) oder Folgen komprimierender Einwirkungen auf den Hals (Würgen, Drosseln). Derartige Befunde finden sich häufiger bei sexuell motivierten (Tötungs-)Delikten.

Für die Beurteilung von Hautbefunden als Indikatoren einer Misshandlung spielen das Verteilungsmuster – **Ort** –, das Erscheinungsbild – **Art** – und, mit Einschränkungen, die zeitliche Zuordnung – **Mehrzeitigkeit** – eine wichtige Rolle. Die gängige Gleichsetzung »multiple Hämatome unterschiedlichen Alters« mit einer Kindesmisshandlung ist aus verschiedenen Gründen unzureichend. Dies gilt insbesondere aufgrund der Unzuverlässigkeit der Zuordnung verschiedener Farben zu einem definierten Hämatomalter und für den Fall, dass die Lokalisation nicht berücksichtigt wird. Die Art und die Lokalisation von Hautbefunden lassen dagegen häufiger Rückschlüsse auf die Verursachung zu, insbesondere zur Differenzialdiagnose eines Sturz- oder Schlaggeschehens. Bestimmte Muster, wie Bissverletzungen, sind so charakteristisch, dass allein hieraus der hochgradige Verdacht

Tab. 4.1. Misshandlungsverdächtige Hämatome

Alter/ Mobilität	Hämatome bei prämobilen Kindern, generell bei Säuglingen
Art	Gehäuft große Hämatome (außer untere Extremität anterior)
Lokalisation	Hämatome abseits knöcherner Prominenzen Hämatome an Gesicht, Rücken, Abdomen, Armen, Gesäß, Ohren, Händen
Formung	Multiple Hämatome in Clustern (außer untere Extremität anterior) Multiple Hämatome gleichartiger Formung Einzelhämatome mit Abdruckmuster
Mehrzeitigkeit[1]	Unterschiedliche Farben bei gleichem Ort (z.B. nur Stirn, nur Rücken etc.)

[1] Einschränkungen beachten, ► Kap. 4.1.2

Tab. 4.2. Misshandlungsverdächtige thermische Verletzungen

Charakter	Immersionsverbrühungen (Handschuh-, Strumpfmuster) Spezifische, geometrisch geformte Verbrennungsmuster
Lokalisation	Hände, Füße oder Anogenitalregion

auf eine Misshandlung entsteht. Die Verletzungen aus absichtlich beigebrachten thermischen Einwirkungen sind oft schon aufgrund ihrer erheblichen Schmerzhaftigkeit besonders schwerwiegend.

! Der Verdacht auf eine Kindesmisshandlung ergibt sich bei multiplen, großen Hämatomen an verschiedenen und ungewöhnlichen Lokalisationen mit charakteristischer Formung und (eingeschränkt) mehrzeitiger Entstehung. Für thermische Einwirkungen gilt dies für Immersions(Eintauch)-Verbrühungen, ungewöhnliche Lokalisationen und geformte Kontaktverbrennungen. Zu berücksichtigen sind auch das Alter und der Entwicklungsstand des Kindes.

4.1 Hämatome

Definition

Hauteinblutungen oder -unterblutungen – egal welchen Alters und welcher Ausprägung – sind Folge einer stumpfen Gewalteinwirkung. Diese Form der Gewalteinwirkung ist die im Rahmen einer physischen Kindesmisshandlung häufigste Misshandlungsform. Entsprechend sind Hämatome häufig ein erstes und sichtbarstes Symptom einer Misshandlung. Kommt eine tangenziale Komponente hinzu, können Hämatome zusätzlich mit Hautabschürfungen verbunden sein.

Zahlreiche unterschiedliche stumpfe Gewalteinwirkungen führen zu Hämatomen. Diese sind in Tab. 4.3 zusammengefasst.

Welches Ausmaß ein Hämatom annimmt, hängt von zahlreichen Faktoren ab, die sich häufig gegenseitig bedingen und mit der Form der Gewalteinwirkung zusammenhängen (▶ Übersicht).

Faktoren, die die Hämatomausprägung beeinflussen

- Intensität der Gewalteinwirkung
- Verwendung eines Werkzeuges; Schwere und Konfiguration des Werkzeuges
- Lokalisation der Verletzung: Weichteildicke über knöchernen Strukturen
- Alter, vorbestehende Erkrankungen

4.1.1 Epidemiologie

Die Häufigkeit und Verteilung von Hämatomen bei nicht misshandelten Kindern gibt wichtige Aufschlüsse, wie wahrscheinlich im gegebenen Fall eine nichtakzidentelle Entstehung ist. Akzidentelle Hämatome sind ungewöhnlich bei prämobilen Säuglingen unter 6 Monaten (»Those who don't cruise, rarely bruise«). In verschiedenen Untersuchungen wurden nur in 2,2% aller prämobilen Kinder (0,6%–1,5% unter 6 Monaten und 1,7% unter 9 Monaten) Hämatome gefunden, die meisten davon am Kopf. 4% der sitzenden 6–12 Monate alten Säuglinge, aber 17% der krabbelnden wiesen Hämatome auf. Diese waren zumeist klein (unter 1 cm) und fanden sich über knöchernen Vorsprüngen an der Körpervorderseite – Gesicht, Kopf und Schienbeine. Dagegen hatten 18% der Krabbelnden und 52% der Laufenden Hämatome, meist an der Stirn oder an den unteren Extremitäten. Bei über 9 Monate alten Kindern werden in bis zu 17% 5 Hämatome, in 4% 10–14, 1% 15–19 und 0,2% 20 oder mehr Hämatome gefunden. Dabei sind überwiegend die unteren Extremitäten betroffen. Weniger als 2% weisen Hämatome des Thorax, Abdomens, Beckens oder Gesäßes auf und unter 1% solche des Kinns, der Ohren oder des Halses.

4.1.2 Heilungsverlauf, Mehrzeitigkeit

Der Versuch, Hämatome bezüglich ihres Entstehungszeitpunktes einzuordnen, nimmt Bezug auf die farblichen Veränderungen, die durch den Abbau des Hämoglobins hervorgerufen werden. Die oft zitierte Mehrzeitigkeit von Hämatomen beruht

Tab. 4.3. Formen stumpfer Gewalteinwirkung und ihre Folgen. (Mod. n. Banaschak u. Madea 2007)

Art der Gewalteinwirkung	Mögliche resultierende Verletzungen
Ziehen am Ohr	Einrisse der Ohrläppchen
Ziehen an den Haaren	Haarausrisse, kahle Stellen (Alopezie), Scalping (▶ Kap. 4.1.4.)
Schläge auf den Kopf	Hämatome, Platzwunden, Narben
Beißen	Zahnabdruckkonturen, ovale oder halbmondförmige Hämatome (Quetschverletzung)
Kräftiges Zupacken, Greifen	Griffspuren = Hämatome von 0,5–2,5 cm Größe an den Armen oder seitlich am Brustkorb, evtl. gruppiert angeordnet, Daumen an der gegenüberliegenden Seite
Kneifen	Uncharakteristische Hämatome, evtl. Hautabschürfungen durch Fingernägel
Fesselung	Zirkuläre Hautrötungen (Ligaturen), Hautabschürfungen oder Hämatome an den Gelenken
Gewaltsames Füttern	Verletzungen von Lippen, Lippeninnenseiten, Gingiva, Lippen- oder Zungenbändchen, Zähnen oder Mundschleimhaut durch Einstoßen des Löffels oder der Flasche
Schläge mit der flachen Hand	Geformte Hämatome der Wange; Finger können zu charakteristischen Doppelstriemen führen; Ringe können zu zusätzlicher Formung führen; retroaurikuläre Hämatome, Trommelfellrupturen
Schläge mit der Faust	Monokelhämatome, Augenverletzungen, Hämatome der Mundschleimhäute (Lippe innen, knöcherner Kiefer als Widerlager), Zahnfrakturen, Organkontusionen oder -einrisse im Bauchraum ohne äussere Verletzungszeichen
Schläge mit den Fingerknöcheln	Rundliche, nebeneinander liegende Hämatome
Schläge mit einem Stock oder Ähnlichem	Doppelstriemenmuster: parallel angeordnete, feinstreifige Hämatome mit zentraler Abblassung
Schläge mit Schnüren, Seilen, Kabeln	Schlaufenförmige, längsovaläre Abdrücke
Schläge mit anderen Gegenständen (Gürtel, Kleiderbügel, Stuhlbeine etc.)	Flächenhafte, geformte Hämatome, die den Gegenstand abbilden; alle Lokalisationen möglich; typisch im Gesicht, am Gesäß, am Rücken oder als Parierverletzungen der Unterarme
Fußtritte	Profilabdrücke bei beschuhten Füßen; **Cave:** Bauchtritte können ohne äussere Verletzungszeichen zu schweren Verletzungen führen (s. Faustschläge)
Fallen lassen, Kind gegen eine Fläche (Wand) oder Gegenstand werfen oder schleudern	Flächenhafte Hämatome besonders über prominenten Knochenabschnitten (z.B. Schulterblatt, Wirbelkörperdornfortsätze, Beckenkamm), Schädelbrüche etc. – vom Verletzungsmuster u.U. schwer von akzidentellem Trauma zu unterscheiden

somit auf der Annahme, das Hämatomalter aufgrund der Farbe festlegen zu können.

! Für die zeitlich exakte und forensisch bedeutsame Zuordnung des Hämatomalters aufgrund seiner Farbe gibt es nach neueren Daten keine wissenschaftliche Evidenz. Eine Altersfestlegung sollte in Misshandlungsfällen vermieden werden.

Allein die Schichtdicke eines Hämatoms, die Tiefe im Gewebe, in der es lokalisiert ist, und die Art des Gewebes (Fett, Muskeln) beeinflussen das Farbspiel an der Hautoberfläche so wesentlich, dass eine einfache Graduierung mit forensischen Ansprüchen genügender Genauigkeit nicht gelingen kann. Der Farbverlauf ist variabel und abhängig von Tiefe, Lokalisation, Hautfarbe, Ethnizität, Alter, Durchblutung, Chronizität (schnellere Hämatomresorption bei chronisch misshandelten Kindern) und dem Ausmaß der Verletzungen.

Je nach Lokalisation am Körper können unterschiedlich gefärbte Hämatome also durchaus gleichzeitig entstanden sein.

Neuere Untersuchungen kommen zu dem Schluss, dass rote, blaue und violette Hämatome zu jedem Zeitpunkt, von der Entstehung bis zur Resorption, bestehen können, dass »rot« in der Regel eher in der 1. Woche beobachtet wird, dass »gelb« älter als 18–24 Stunden sein muss und dass Hämatome desselben Alters bei derselben Person einen unterschiedlichen Farbton und einen unterschiedlichen Resorptionsverlauf haben können. Die Korrektheit und die Übereinstimmung, mit der Ärzte das Alter eines Hämatoms festlegen, sind sehr gering, insbesondere bei fotografischen Befunden.

Exkurs

Die in Handbüchern replizierten Tabellen mit zeitlich eng definierten Farbverläufen wurden an Erwachsenen, teilweise postmortal, entwickelt. Sie wurden bei Kindern nicht untersucht und zeigen in der Originalliteratur eine erhebliche Varianz bezüglich der Farbverläufe und Zeiten. Sie berücksichtigen weder die unterschiedlichen Resorptionsmuster an unterschiedlichen Hautbezirken, noch die Besonderheiten der wesentlich dünneren kindlichen Haut. Besonders die Dicke des Unterhautgewebes (Fett, Muskeln) hat großen Einfluss auf den Verlauf der Farbveränderungen, so dass unterschiedlich verfärbte Hämatome (z.B. an Stirn, Augenlidern, Oberarmen oder Gesäß) durchaus gleichzeitig entstanden sein können. Wichtig ist bei der Befunderhebung die genaue Inspektion des Hämatomrandes, da hier gelbliche Verfärbungen als Hinweis auf einen stattfindenden Hämoglobinabbau am ehesten sichtbar sind. Bei der Dokumentation sollte unbedingt die exakte Farbe des Hämatoms festgehalten werden, da so auch später eine Nachbeurteilung erfolgen kann.

4.1.3 Lokalisation, Verteilung, Größe und Häufung

Akzidentelle Hämatome

Bei unfallbedingten Hämatomen im Kindesalter finden sich typische Lokalisationen, die in Abb. 4.1 und der ▶ Übersicht wiedergegeben werden. Dabei handelt es sich meist um die knöchernen Prominenzen

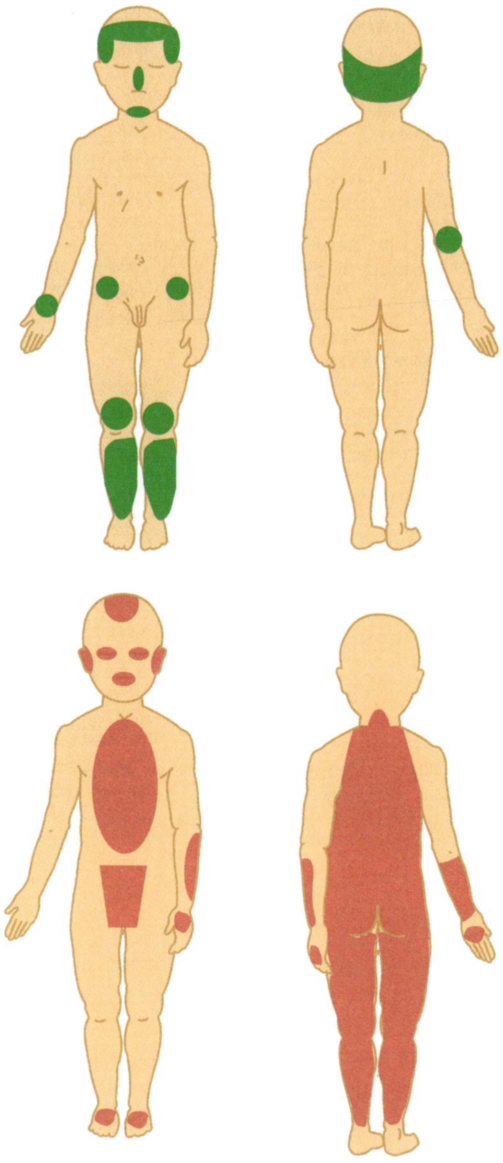

Abb. 4.1. Typische Hämatomverteilung bei Unfällen (*grün*) und Misshandlungen (*rot*). (Mod. n. Banaschak u. Madea 2007)

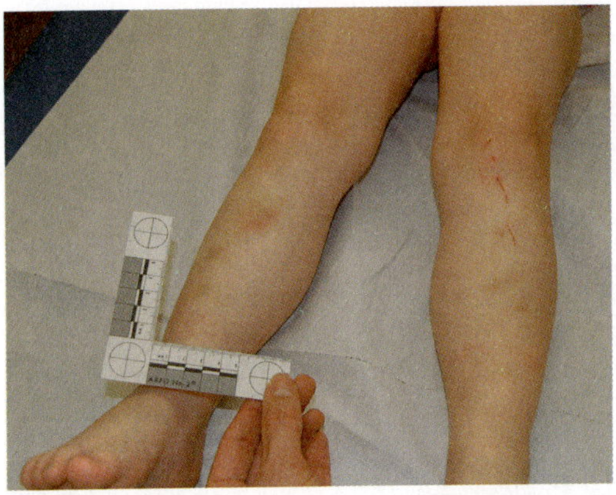

■ **Abb. 4.2.** Typische streckseitige akzidentelle Unterschenkelhämatome

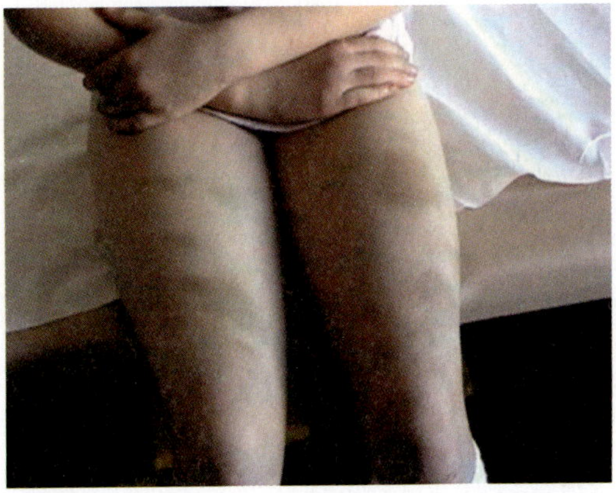

■ **Abb. 4.3.** Multiple, große Oberschenkelhämatome

(»Leading edges«), mit denen Kinder bei Stürzen an Gegenstände oder Flächen stoßen. Am häufigsten und oft in Clustern finden sich hierbei Hämatome an den unteren Extremitäten (■ Abb. 4.2).

Typisch akzidentelle Hämatomlokalisationen (»Leading edges«)

- Stirn
- Schläfe
- Nase
- Kinn
- Hüfte
- Beckenkamm
- Knie
- Schienbeine
- Ellenbogen
- Dorsale Unterarme
- Palmarflächen der Hände

Hämatome bei Misshandlungen

Dagegen sind Hämatome an untypischen und bei akzidentellen Stürzen empirisch selten betroffenen Lokalisationen verdächtig auf eine nichtakzidentelle Genese. Sie finden sich zumeist abseits der knöchernen Vorsprünge (► Übersicht »Typische Hämatomlokalisationen bei Misshandlungen« und ■ Abb. 4.1). Die häufigsten Lokalisationen sind der Kopf mit Ohren und Gesicht, gefolgt von Hals, Stamm, Gesäß, Armen und Händen. Klassischerweise haben misshandelte Kinder multiple und große Hämatome (■ Abb. 4.3).

Typische Hämatomlokalisationen bei Misshandlungen

- Ohren (häufiger links)
- Kieferwinkel, Mastoid
- Wangen (häufiger links)
- Oberlippe, Frenulum
- Schulter, Oberarme symmetrisch
- Unterarme ventral
- Handrücken
- Thorax
- Abdomen
- Rücken
- Gesäß
- Genitale
- Ober- und Unterschenkel dorsal
- Fußrücken

Scoringsystem

Von Dunstan (2002) stammt ein Scoringsystem, bei dem die Anzahl und Größe von Hämatomen verschiedener Körperregionen mit verschiedenen Faktoren multipliziert wird. Der Score bei misshandelten Kindern war signifikant höher als bei den nicht misshandelten Kindern (Score von 88 versus 6). Der Score ist im Anhang wiedergegeben; es ist jedoch zu berücksichtigen, dass er über die

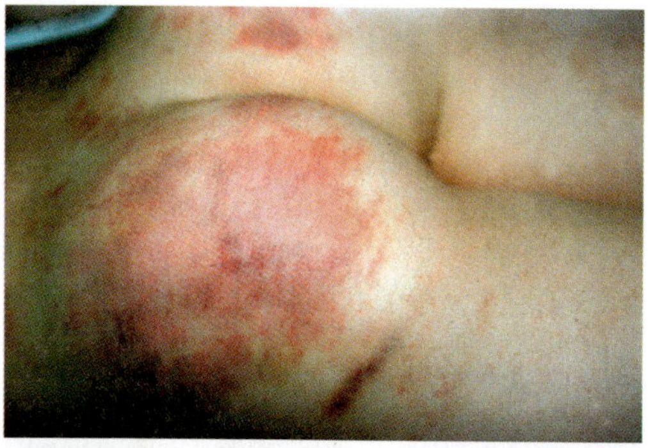

Abb. 4.4. Gesäß als klassische Lokalisation für Schläge

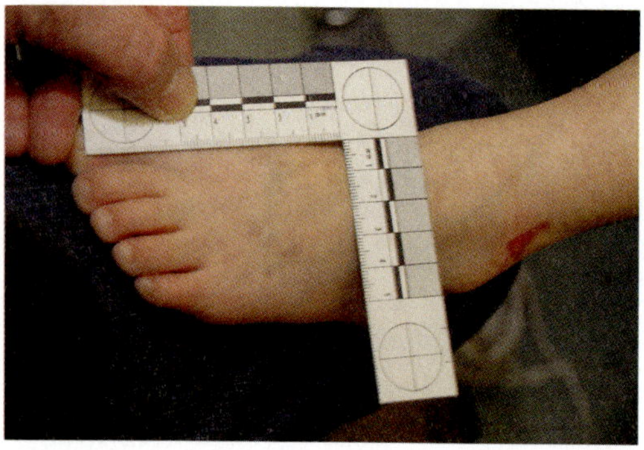

Abb. 4.5. Hämatome des Fußrückens durch Damenschuhabsatz (anamnestisch)

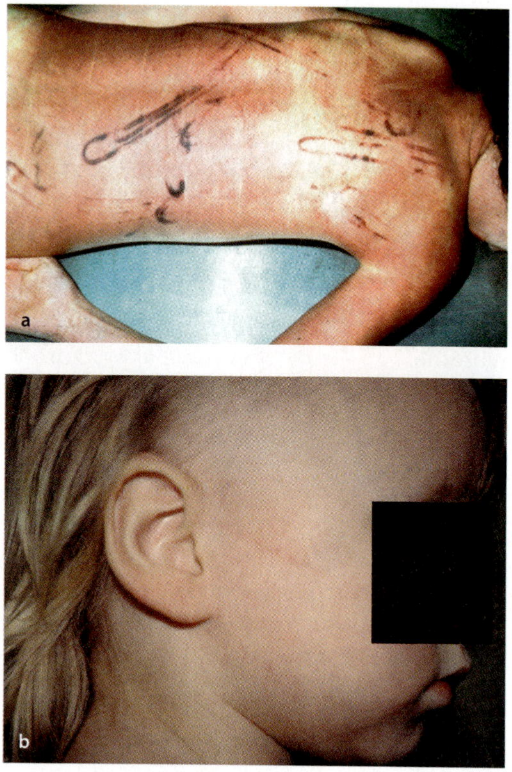

Abb. 4.6 a,b. Hämatome durch Gegenstände. **a** Pathognomonische Schlingenabdrücke. (Aus Banaschak u. Madea 2007), **b** Angedeuteter Linealabdruck auf der Wange

Originalarbeit hinaus bislang nicht evaluiert ist, somit vorerst nur als Orientierung dienen kann.

4.1.4 Art: Muster, Formung, Größe

Fast ausschließlich bei misshandelten Kindern finden sich geformte Hämatommuster durch den Abdruck von Gegenständen, Händen oder in Form von Drosselmarken.

Gegenstände. Die verwendeten Gegenstände sind dabei äußerst vielgestaltig und entstammen zumeist dem Haushalt: Stöcke, Seile, Schlingen (Abb. 4.6a), Riemen, Gürtel, Gürtelschnallen, Schuhe, Küchenutensilien, Kleiderbügel, Lineale (Abb. 4.6b) und vieles andere. Es bedarf nicht selten detektivischen Spürsinns und der Hilfe eines Rechtsmediziners, um eine Zuordnung zu treffen.

Hände. Bei dem durchgängig verfügbaren und daher häufig benutzten »Werkzeug« Hände finden sich (partielle) Handabdrücke häufig im Gesicht. Dabei wird typischerweise als Folge einer »Ohrfeige« bei rechtshändigem Täter der Abdruck häufiger an der linken Wange oder Gesichtshälfte gefunden (Abb. 4.7.). Weiterhin Kneif- oder Griffmarken, v.a. an den Oberarmen (Abb. 4.8), Faustabdrücke und geschwollene Ohrläppchen durch Ohrfeigen oder buchstäbliches »Ohrenlang-Ziehen« (Abb. 6.1 u. Abb. 6.4). Bei Ringträgern können überlagernde Muster hinzukommen. Am Hals finden sich gelegentlich Fingerabdrücke durch Würgen (Abb. 6.3).

Muster. Schläge mit einem länglichen, gerundeten Gegenstand (Rohrstock) führen zum typischen Doppelstriemenmuster (Abb. 4.9). Durch die zentrale Kompression der Gefäße beim Auftreffen des Gegenstandes auf die Haut wird das

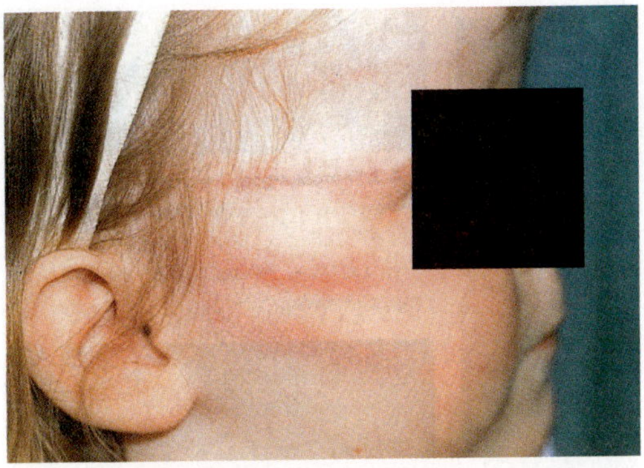

Abb. 4.7. Striemenförmige Abdrücke im Gesicht nach Schlag mit der flachen Hand

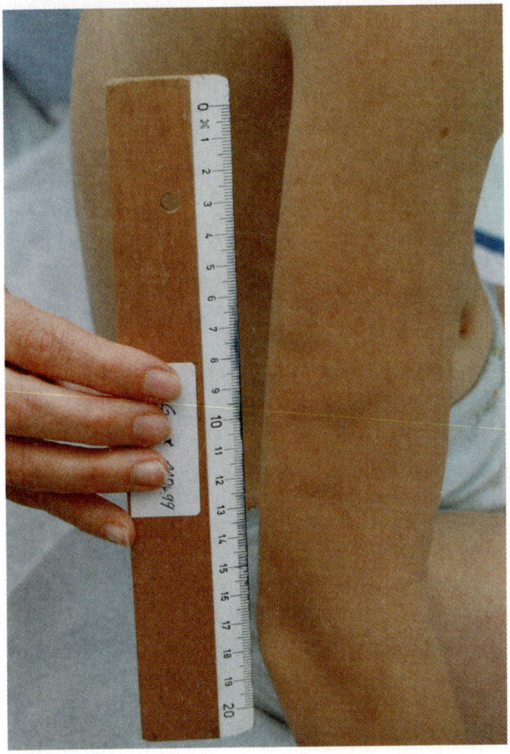

Abb. 4.8. Typische Lokalisation für Griffmarken an den Oberarmen

Blut seitlich verdrängt, und es kommt zu streifigen Einblutungen im Randbereich, im Sinne einer negativen Abbildung des Schlagwerkzeugs, ähnlich wie bei Handabdrücken. Signifikant häufiger als bei Unfällen werden bei Misshandlungen Petechien

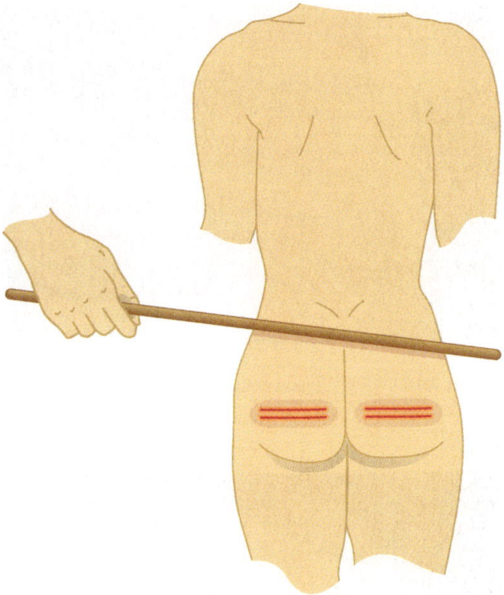

Abb. 4.9. Entstehung von Doppelstriemenmustern. (Aus: Banaschak u. Madea 2007)

beobachtet. Ligaturen als Folge von Fesselungen der Extremitäten oder im Genitalbereich bei pervertierter Sauberkeitserziehung sind beschrieben.

Sonderform Bissverletzungen

Besonders charakteristisch im Sinne einer nahezu pathognomonischen Blickdiagnose sind Bissabdrücke. Typischerweise imponieren diese als 2 einander gegenüber liegende halbmond- oder hufeisenförmige Hämatome mit zentraler Aussparung (Abb. 4.10). Gelegentlich sind die Abdrücke so charakteristisch ausgebildet, dass Rückschlüsse auf den Verursacher, z.B. durch Fertigung eines Abdruckes, möglich sind. Hier sollte in diesem Fall ein forensisch erfahrener Zahnarzt hinzugezogen werden. Adressen finden sich auf der Website des Arbeitskreises Forensische Odonto-Stomatologie (www.akfos.org). Oberhautdurchtrennungen oder -abschürfungen können bei Bissen ebenso auftreten wie zentrale Petechien oder Hämatome nach Saugen, im Sinne eines »Knutschflecks« (Abb. 4.11, 9.32). Bei letzterem ist eher an eine sexuelle Motivation zu denken. Auch die Lokalisation der Bissverletzung kann diesbezüglich hinweisend sein.

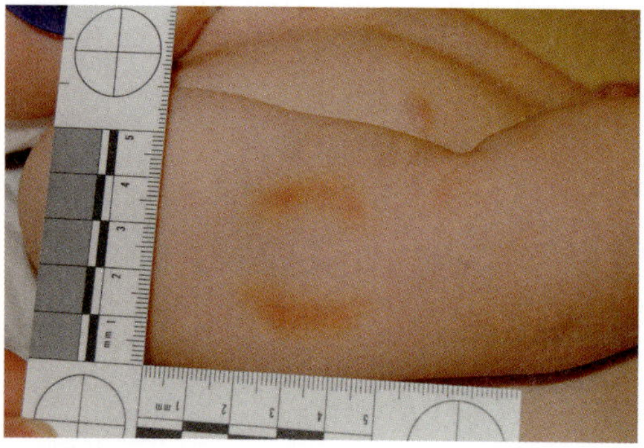

Abb. 4.10. Typische Bissverletzungen als Blickdiagnose

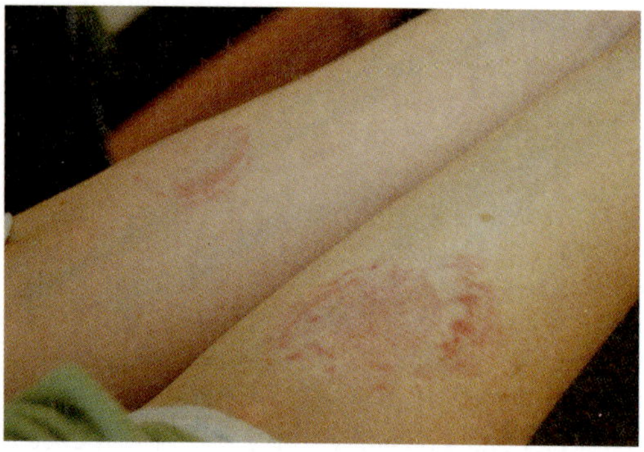

Abb. 4.11. Bissverletzungen mit zentralen Petechien durch Saugen

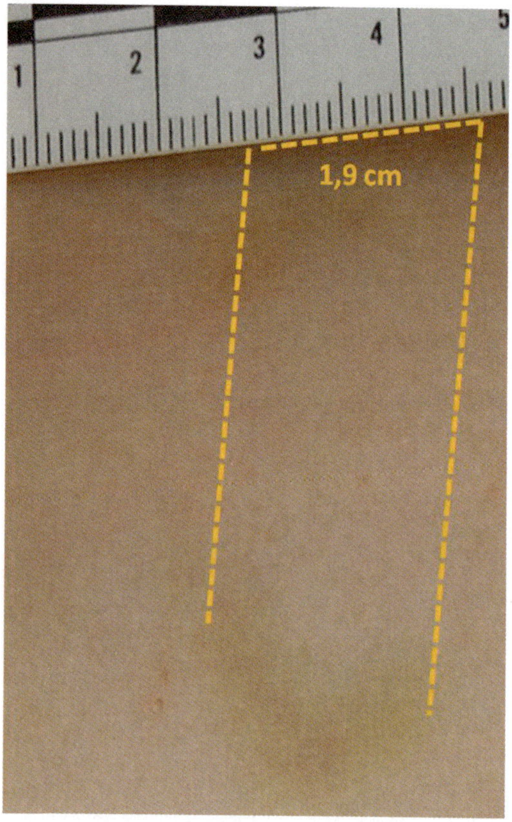

Abb. 4.12. Anamnestisch Biss durch Geschwister – mit Messung vereinbar

! Bei frischen Bissverletzungen sollte zur Sicherung evtl. vorhandener Fremd-DNA ein Abstrich der Haut mit einem sterilen, angefeuchteten Wattestieltupfer erfolgen. Dieser muss luftgetrocknet werden, die Aufbewahrung darf nicht von Anfang an luftabgeschlossen erfolgen.

Für weitergehende Untersuchungen sind in jedem Fall Fotos mit Maßstab in direkter Aufsicht (senkrecht zur Hautoberfläche) erforderlich, um optische Verzerrungen zu vermeiden. Zusätzlich muss eine Übersichtsaufnahme der betroffenen Körperregion für die korrekte Zuordnung erfolgen.

Häufig werden als Bissverursacher Geschwisterkinder angegeben. Daher ist eine exakte Vermessung der Bissspuren erforderlich, um eine Differenzierung zwischen Kinder- und Erwachsenengebiss zu ermöglichen. Als Faustregel kann gelten, dass beim adulten Gebiss die Eckzähne einen Abstand (interkaniner Durchmesser) von mehr als 3 cm (Bereich: 2,5–5 cm) haben; 2,5–3 cm entsprechen einem älteren Kind oder kleinen Erwachsenen. Kindergebisse vor dem Zahnwechsel (beginnend im 6. Lebensjahr) bilden den Abstand zwischen den zweiten Milchmolaren ab. Dieser beträgt regelhaft unter 2,5 cm (Abb. 4.12).

Menschenbisse sind anhand ihres ovalären und gequetschten Charakters gut von Tierbissen zu differenzieren. Letztere entsprechen eher dreieckig nach vorne spitz zulaufend konfigurierten Punktions- und Rissverletzungen ohne Quetschungen.

Sonderform Scalping

In Folge einer erheblichen tangenzialen Gewalteinwirkung gegen die Kopfschwarte (z.B. durch ein gewaltsames Zerren an den Haaren) kann es zu einem Abreißen der verschieblichen Kopfschwarte im Bereich der Galea aponeurotica und zur Ausbildung eines subgalealen Hämatoms kommen. Dies kann neben einer flächenhaften Unterblutung aufgrund der nur lockeren Verbindung zwischen Galea aponeurotica und Periost zu einer mit bloßem Auge wahrnehmbaren Deformierung des Kopfes führen. Die Massivität der Blutungen ist durch die Ruptur von Venen zu erklären, die den subgalealen Raum kreuzen.

Mit bildgebenden Verfahren (Sonografie mit hochauflösendem Linearschallkopf) ist die Lokalisation der Blutung gut darzustellen. Die Blutung wird nicht durch die Schädelnähte begrenzt und kann sich auch über gebogene Flächen (Stirn) ausbreiten. Bei entsprechenden flächenhaften Hautverfärbungen muss diese Verletzungsentstehung in Betracht gezogen werden. Gewaltsames Haare-Ziehen kann auch zu einer zirkumskripten Alopezie führen.

4.1.5 Assoziierte innere Verletzungen

In den meisten Fällen handelt es sich bei Hämatomen nicht um schwerwiegende Verletzungen, die einer spezifischen Therapie bedürfen. Um aber diese Schlussfolgerung mit der entsprechenden Sicherheit ziehen zu können, müssen innere Verletzungen ausgeschlossen sein. Je nach Lokalisation des Hämatoms ist dabei an die in ◘ Tab. 4.4 zusammengestellten Konstellationen zu denken.

4.1.6 Begleitverletzungen

Hautabschürfungen. Das Hämatom als Folge einer stumpfen Gewalteinwirkung beinhaltet nicht zwingend eine Oberhautverletzung. Trifft eine nicht senkrechte, sondern tangenziale Gewalt die unbekleidete Haut, so können Hautabschürfungen als Begleitverletzung auftreten. Diese können, wie auch das Hämatom, eine Formung aufweisen oder uncharakteristisch ausgebildet sein. Eine Schürfrichtung dürfte beim Lebenden nur in seltenen Fällen abzuleiten sein, da Epithelfähnchen leicht verloren gehen oder durch Entwicklung eines Wundschorfes überdeckt werden.

Platzwunden. Findet eine Gewalteinwirkung an einer Lokalisation mit geringer Weichteildicke statt, können Hautdurchtrennungen (Platzwunden) auftreten. Diese unterscheiden sich von scharfen Gewalteinwirkungen durch den Nachweis von Gewebsbrücken am Wundgrund, insbesondere auch in den Wundwinkeln. Typische Lokalisationen sind die Augenbrauenregion (auch bei Stürzen möglich) oder die Schleimhaut des Mundvorhofes mit den Zähnen als Widerlager (typisch bei Faustschlag gegen den Mund, ◘ Abb. 6.6).

4.1.7 Differenzialdiagnosen Hämatome

Eine Vielzahl von Hautveränderungen wird als Differenzialdiagnose von Misshandlungen beschrieben (◘ Tab. 4.5). Da gelegentlich primär, häufiger aber in späteren Gerichtsverfahren, die Möglichkeit einer vermehrten Blutungsneigung oder bislang uner-

◘ **Tab. 4.4.** Hämatome als Kennzeichen innerer Verletzungen

Lokalisation	Mögliche Komplikation
Hämatome am Kopf	Intrakranielle Verletzungen/Blutungen
Hämatome am Bauch (selten, selbst bei viszeralen Verletzungen)	Verletzungen von parenchymatösen Organen (Leber, Milz, Pankreas) oder Hohlorganen (Dünndarm), freies Blut intraabdominell
Hämatome am Brustkorb	Lungen- oder Herzkontusion
Hämatome an den Extremitäten	Frakturen

[Die Indikation für Zusatzuntersuchungen, die über das standardisierte Screening hinausgehen, muss je nach dem jeweiligen klinischen Befund gestellt werden]

A

Tab. 4.5. Differenzialdiagnosen bei Hämatomen

Akzidentelle Hämatome	Bevorzugt knöcherne Prominenzen (»Leading edges«), typisch Stirn, Nase, Oberlippe, Kinn, Unterschenkel (▶ Übersicht »Faktoren, die die Hämatomausprägung beeinflussen«, Abb. 4.1, Abb. 4.13)
Gerinnungsstörungen	Von-Willebrand-Syndrom (häufigste), immunthrombozytopenische Purpura (ITP, Abb. 4.14), Hämophilie, Vitamin-K-Mangel-Blutung (Neugeborenen-Spätform, Malabsorption, Hepatopathien), akzidentelle Antikoagulanzieneinnahme (Marcumar, Rattengift)
Vaskulitiden	Häufigste: Purpura Schönlein-Henoch (PSH; Abb. 4.15a), Seidlmayersche Kokardenpurpura-Variante der PSH im Säuglingsalter (Abb. 4.15b)
Kongenitale Hautveränderungen	Mongolenfleck (Abb. 4.16), besonders bei ungewöhnlicher Lokalisation, Ehlers-Danlos-Syndrom
Infektionen	Erythema multiforme (Herpes oder Mykoplasmen-Infektion)
Petechien	Bei Pertussis oder Erbrechen möglich
Externe Farbantragungen	Stifte, Kleidung, z.B. Blue Jeans
Haar-Tourniquet-Syndrom	Meist akzidentell (Abb. 4.17), Einzelfälle auch als Misshandlung
Trichotillomanie	Gelegentlich auch als Misshandlung
Akzidentelle Bissverletzungen	Tierbisse entsprechen dreieckigen Rissverletzungen (Abb. 4.18) Kinderbisse: interkaniner Durchmesser <2,5 cm (Abb. 4.12)
Volksheilverfahren	z.B. asiatisches Münzen- oder Löffelrollen (Cao Gio bzw. Quat sha) (▶ Kap. 4.2.3, Abb. 4.27), Schröpfen

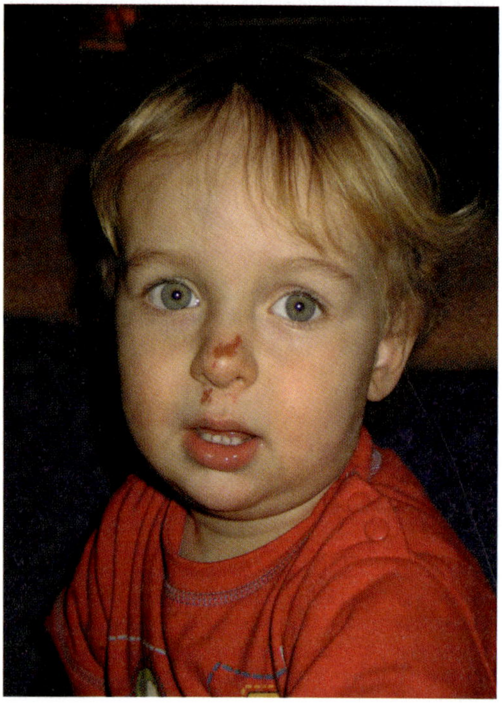

Abb. 4.13. Typische Lokalisationen akzidenteller Verletzungen im Gesicht

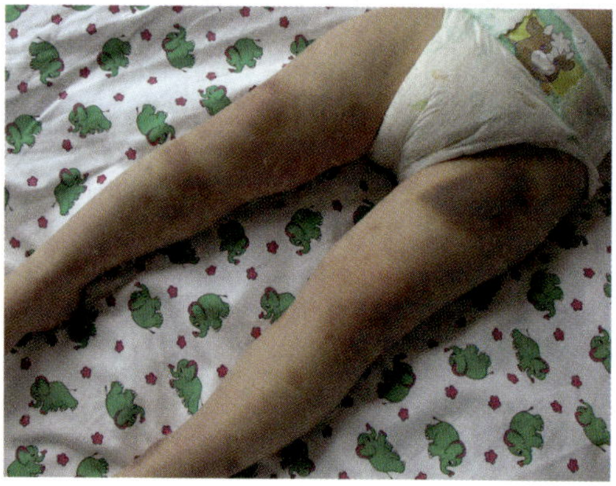

Abb. 4.14. Hämatome bei idiopathischer thrombozytopenischer Purpura (Thrombozytenzahl: 6.000/µl)

kannter Gerinnungstörungen genannt wird, ist aus forensischen Gründen eine entsprechende Diagnostik erforderlich (▶ Kap. 2.3.2). Allerdings ist auch bei einer Gerinnungsstörung eine Misshandlung nicht ausgeschlossen, wenn typische Verletzungsmuster oder -verteilungen vorliegen. Die Intensität und Größe der Hämatome ist dann allerdings als Kriterium der Differenzierung weniger brauchbar.

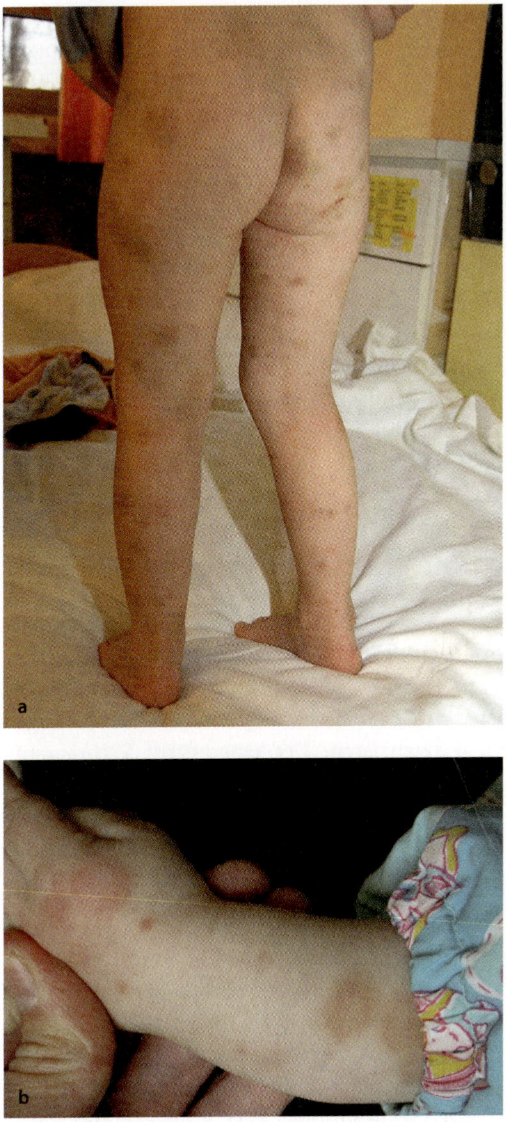

◘ **Abb. 4.15a,b.** **a** Purpura Schönlein-Henoch (postinfektiöse Vaskulitis); **b** Seidlmayersche Kokardenpurpura-Vaskulitis im Säuglingsalter

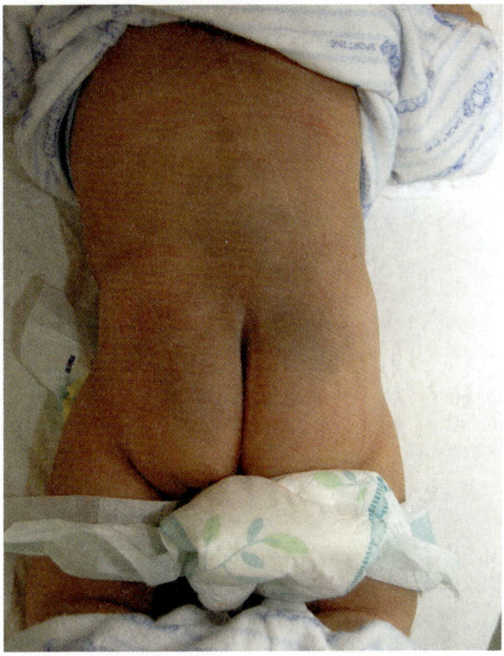

◘ **Abb. 4.16.** Typische Lokalisation für Mongolenflecke (Naevus fuscocaeruleus)

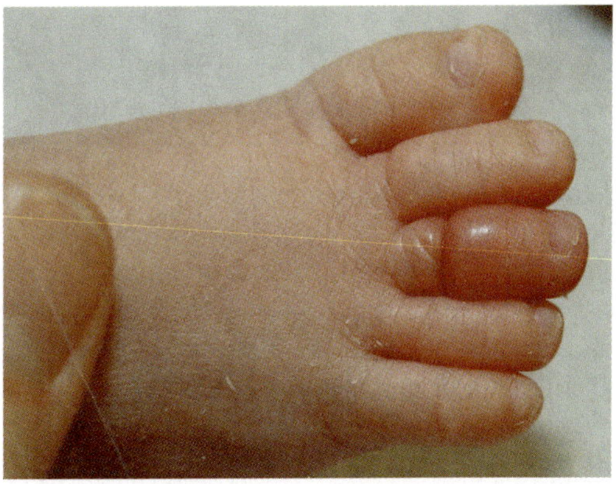

◘ **Abb. 4.17.** Hair-Tourniquet der 3. Fußzehe durch mütterliches Haar (akzidentell)

Sonderform alternative Heilmethoden. Bei auffällig geformten oder angeordneten Hämatomen ist an die Verursachung durch sog. alternative Heilmethoden zu denken. Dazu zählen Münzen- oder Löffelrollen (Cao Gio, Quat Sha), an die insbesondere bei Kindern mit einem asiatischen Hintergrund zu denken ist. Darunter versteht man das Reiben der Haut mit einem Gegenstand (flache, aus Stein oder Horn gefertigte Schaber, Münzen oder Löffel), der bisweilen in erwärmtes Öl getaucht wird. Dies führt zu intrakutanen Hämatomen und Hyperämien, die nach wenigen Tagen abblassen (◘ Abb. 4.27). Die Methode orientiert sich ähnlich wie die Akupunktur an gedachten Meridianen der Haut. Da die Durchführung dieser Maßnahmen wohl nicht schmerzbehaftet ist, kann

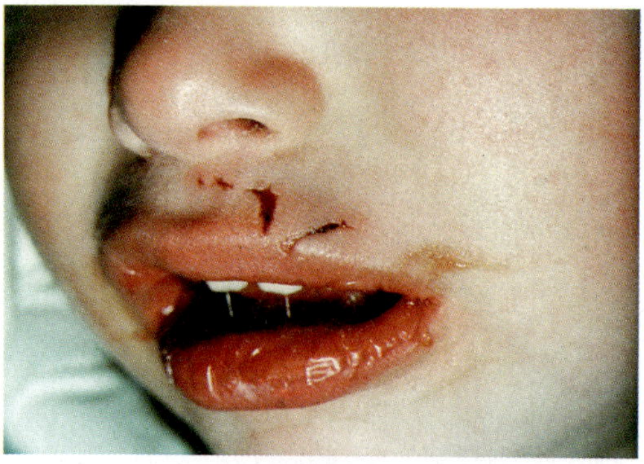

Abb. 4.18. Typische Risswunden durch Hundebissverletzung. (Abbildung freundlicherweise überlassen von Dr. C. Goho, Würzburg)

nicht von einer Kindesmisshandlung gesprochen werden. Allerdings ist darauf zu achten, dass das Kind bei entsprechend ernsthaften Erkrankungen auch angemessen ärztlich behandelt wird. Auch Schröpfen erzeugt Hämatome durch Saugwirkung, die bereits mit Misshandlung verwechselt wurden.

4.2 Thermische Verletzungen: Verbrühungen, Verbrennungen

Verletzungen durch thermische Einwirkungen, in erster Linie Verbrühungen, zählen zu den besonders schwerwiegenden Kindesmisshandlungen. Sie ziehen langfristig eine hohe Rate physischer (Narbenbildung, sichtbare »Entstellung«) und psychisch-emotionaler Störungen nach sich.

Überblick, Epidemiologie

Verbrühungen sind die häufigsten hitzebedingten Verletzungen bei Unfällen und Misshandlungen. 10–15% aller misshandelten Kinder weisen eine thermische Verletzung auf. Amerikanische Studien berichten von 4–25%, durchschnittlich von ca. 10% Misshandlungen unter den stationär behandelten kindlichen Verbrennungsopfern. Die Sterblichkeit bei fremdbeigebrachten Verbrennungen beträgt bis zu 30%, während sie bei Unfällen um 2% liegt.

Kinder mit misshandlungsbedingten thermischen Verletzungen weisen häufiger frühere Verbrennungen auf, assoziierte Misshandlungsverletzungen, Gedeihstörungen, Vernachlässigungen und eine ausgeprägte Ängstlichkeit bei der Untersuchung. Das angegebene Unfallgeschehen ist typischerweise nicht vereinbar mit dem Entwicklungsstand des Kindes, kann im Verlauf wechseln, und der Ablauf ist inkompatibel mit dem Verletzungsmuster oder wird einem Geschwisterkind zugeschrieben. Ein Arzt wird oft verzögert aufgesucht. Häufig lassen sich Triggersituationen wie Einnässen, Einkoten oder anderes »Fehlverhalten« eruieren. Verbrennungen im Anogenitalbereich korrelieren häufig mit Problemen der Sauberkeitserziehung. Opfer von Misshandlungsverbrennungen haben ein signifikant erhöhtes Risiko schwerwiegender posttraumatischer emotionaler Störungen, insbesondere depressiver Verstimmungen durch die massive Schmerzhaftigkeit des Geschehens.

Definitionen

Für die forensische Betrachtungsweise eines Falles ist zwischen den wichtigsten Hitzeeinwirkungen zu differenzieren. Der Oberbegriff Verbrennung umfasst trockene und feuchte thermische Einwirkung, elektrische, chemische und Strahleneinwirkung. Für die praktische Relevanz ist jedoch die hier angegebene Definition ausreichend.

Definition

Bei einer **Verbrühung** handelt es sich um die Folge einer Einwirkung feuchter Hitze, zumeist einer heißen Flüssigkeit, und hierbei wiederum meist um Wasser. Charakteristisch ist der Erhalt der Hautanhangsgebilde, wie z.B. der Haare. Eine **Verbrennung** bedeutet dagegen zumeist eine trockene Hitzeeinwirkung im Sinne einer Kontaktverbrennung. Eine direkte **Flammeneinwirkung** ist im Rahmen einer Misshandlung eine Rarität. Bei der trockenen Hitze werden die Haare bzw. Hautanhangsgebilde mit geschädigt.

Unfallbedingte Hitzeeinwirkungen. Diese treten häufig in ganz typischen Situationen auf. Bei den Verbrühungen dominieren Übergießungsvorgänge. Diese werden zumeist durch die Kinder selbst verursacht durch Ziehen an einer Tischdecke, am Kochtopf, der Kaffee- oder Teekanne oder anderen Behältnissen. Flammeneinwirkungen sind häufig Folge eines Grillunfalles (insbesondere bei der Verwendung eines Brandbeschleunigers wie Spiritus). In diesen Fällen sind die Fallumstände in der Regel so eindeutig, dass sich keine Abgrenzungsprobleme ergeben.

Vernachlässigung. Andererseits muss bei einem Unfallereignis auch berücksichtigt werden, dass eine Vernachlässigung (u.a. der Aufsichtspflicht) als mittelbare Verletzungsursache in Betracht kommt und somit durchaus ein Erwachsener »Schuld« an der Verletzung sein kann. Diese Ereignisse stellen das Bindeglied zwischen echten Unfällen und fremdverursachten Verletzungen dar und sollen etwa 10-mal häufiger als aktive Misshandlungsverbrennungen sein. Sie unterscheiden sich von den Verletzungsmustern her nicht von echten akzidentellen Verletzungen. Häufig findet sich jedoch eine auffallende zeitliche Verzögerung zwischen der Entstehung der Verletzung und dem Aufsuchen eines Arztes.

Verletzungsschwere. Prinzipiell ist die Schwere der Verletzung an der Haut eine Funktion aus betroffener Fläche, einwirkender Temperatur und Zeitdauer der Einwirkung. Die kindliche Haut ist im Vergleich zur Haut des Erwachsenen deutlich dünner und damit gegenüber einer Hitzeeinwirkung wesentlich empfindlicher. Mit etwa 5 Jahren wird die Dicke der Erwachsenenhaut erreicht. Bei der Einwirkung von mehr als 60°C beträgt die Zeit bis zum Auftreten einer Verletzung bei Säuglingen und Kleinkindern nur ein Viertel der Zeit, die bei einem Erwachsenen erforderlich ist (s. Verbrühungen). Daher können auch bei Temperaturen, die auf die Erwachsenenhaut nicht sofort schädigend wirken, bereits Schädigungen der kindlichen Haut auftreten. Die Graduierung erfolgt nach den üblichen klinischen Schemata (Grad 1–4 bezüglich der Tiefe der Hautverletzung, ◘ Tab. 4.6). Zu beachten ist, dass sich der endgültige Schweregrad oft erst nach 12–24 Stunden zeigt (Nachverbrennung).

Je nach Schwere der Verbrennung spielt die potenziell lebensbedrohliche **Verbrennungskrankheit** eine wichtige Rolle. Je nach Ausdehnung der verbrannten Fläche kommt es zu einem enormen Verlust von Wasser (4–5 ml/%/kg/24h), Elektrolyten und Proteinen durch Wundexsudat und Verdunstung an der verbrannten Hautfläche. Weiterhin folgen Ödembildung, Volumenmangel, Viskositätserhöhung im strömenden Blut und Mikrozirkulationsstörungen. Die Resorption toxischer Gewebsabbauprodukte und ein Immunglobulinverlust führen zu einer Resistenzminderung gegenüber bakteriellen Infektionen, zusätzlich begünstigt die Wundfläche das Keimwachstum. Durch die u.U. erheblichen Schmerzen kommt es zu einem katabolen Stressstoffwechsel. Die Therapie ausgedehnter Verbrennungen sollte nur in spezialisierten (pädiatrischen) Verbrennungszentren erfolgen.

Verletzungsausdehnung. Die Graduierung folgt orientierenden klinischen Schemata. Dabei ist von großer Bedeutung, dass die von Erwachsenen bekannte sog. 9er-Regel aufgrund des relativ größeren Kopfes für Kinder modifiziert werden muss. Als Faustregel kann gelten, dass die Hand

◘ **Tab. 4.6.** Schweregrade von Verbrennungen

Grad 1	Epidermis	Erythem, trocken, schmerzhaft, Schuppung nach 5–10 Tagen
Grad 2	Epidermis und Dermis	Blasenbildung
Grad 2a		Oberflächlich, stark schmerzhaft, keine Narbenbildung
Grad 2b		Tiefer, weißlicher Wundgrund, stark schmerzhaft, geringe Narbenbildung
Grad 3	Epidermis, Dermis, subdermales Fett	Weiß-grau, trocken, kaum oder keine Schmerzen, immer Narbenbildung
Grad 4 Verkohlung	Wie 3 mit Muskeln	Schwarz, trocken, lederartig, keine Schmerzen

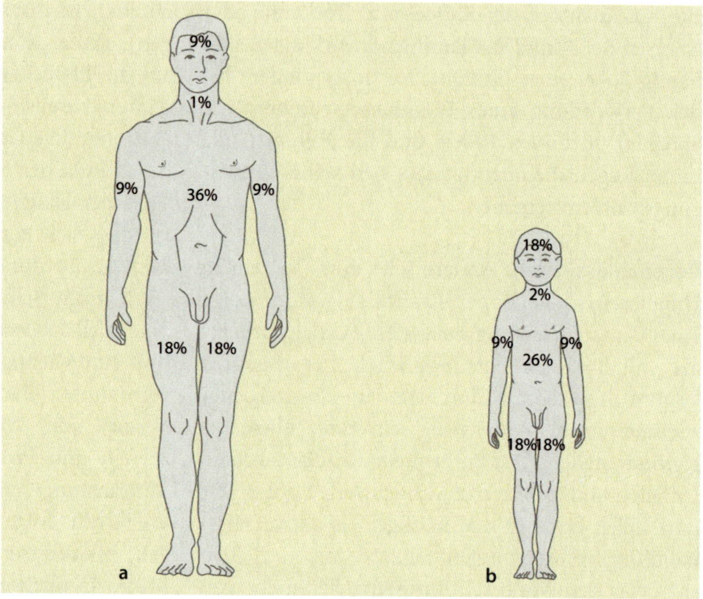

Abb. 4.19 a,b. Vereinfachtes Schema zur Abschätzung der Ausdehnung von Verbrennungen bei Erwachsenen (**a**) und Kindern (**b**)

mit Fingern etwa 1% Körperoberfläche entspricht. (Abb. 4.19a, b)

Kleidung. Nicht wasserfeste Kleidung schützt nicht vor hitzebedingten Hautschäden. Im Gegenteil kann die Bedeckung der Haut mit heißer Kleidung zu einer Hitzekonservierung führen, wenn das Areal nicht gekühlt wird.

4.2.1 Verbrühungen

Als Warmwasser wird üblicherweise der Bereich von 30–60°C bezeichnet, bei höheren Temperaturen spricht man von Heißwasser. 35°C werden als handwarm empfunden. Die Zeitdauer bis zur Enstehung einer Verbrühung ist abhängig vom Alter und damit von der Hautdicke des Opfers und der Temperatur. Bei 44°C entstehen drittgradige Verbrühungen erst nach 6 Stunden. Zwischen 44° und 51°C halbiert sich die erforderlich Zeit etwa pro Grad Temperaturerhöhung, im Heißwasserbereich beträgt die erforderliche Einwirkzeit nur noch Sekunden(-Bruchteile). Die Einwirkungszeiten zur Erzeugung einer Verbrühung 2.–3. Grades sind vorwiegend für Erwachsene untersucht. Eine Orientierung gibt Tab. 4.7.

Für eine genaue Altersbestimmung von Verbrühungswunden anhand der Wundbeschaffenheit oder des Aussehens gibt es keine Evidenz.

Exkurs

Für Warmwasser gibt es in Deutschland die Empfehlung, dass an keiner Stelle im zirkulierenden System eine Temperatur von 55°C dauerhaft unterschritten werden soll [Arbeitsblatt W 553 der Deutschen Vereinigung des Gas- und Wasserfaches e.V. (DVGW), Technische Regeln für Trinkwasser-Installationen (TRWI), DIN Norm 1988]. Für den Warmwasserspeicher wird 60°C Austrittstemperatur empfohlen, um eine Verkeimung mit Legionellen zu verhüten. Für die Entnahmetemperatur am Wasserhahn gibt es keine gesetzliche Regelung bezüglich einer oberen Temperaturbegrenzung als Verbrühungsschutz. Technisch ist es je nach gegebenem System möglich, die Temperatur zu begrenzen, empfohlen werden maximal 49–52°. Das bedeutet, dass die Angaben zur Plausibilität einer vorliegenden Verbrühung im Zweifelsfall nur durch eine Messung der Entnahmetemperatur vor Ort erfolgen können. Untersuchungen in amerikanischen Haushalten wiesen in 80% eine Warmwassertemperatur über 54°C nach.

Tab. 4.7. Erforderliche Einwirkzeiten für Verbrühungen 3. Grades

Temperatur (°Celsius)	44°	49°	50°	51°	52°	53°	54,5°	57°	60°
Erwachsene	6 Std.	10 Min.	5 Min.	2½ Min.	2 Min.	1 Min.	30 Sek.		5 Sek.
Säuglinge/ Kleinkinder							10 Sek.	4 Sek.	1 Sek.
Temperatur (°Celsius)	61,7°	62,8°	64,4°	65°	66,7°	69°	71°	75°	82°
Erwachsene	4 Sek.	3 Sek.	2½ Sek.	2 Sek.	1½ Sek.	1 Sek.	½ Sek.	¼ Sek.	0,1 Sek.
Säuglinge/ Kleinkinder				0,5 Sek.					

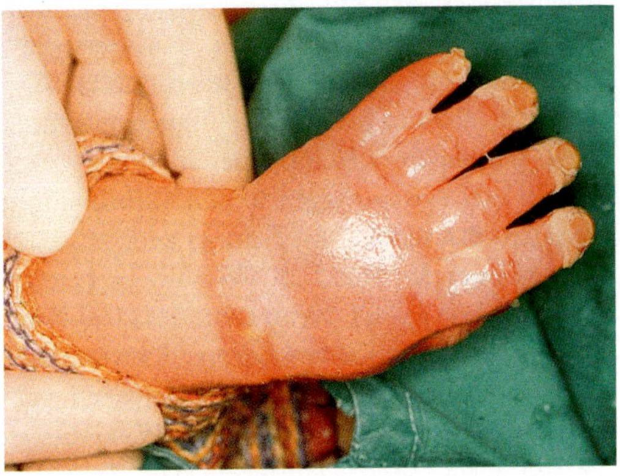

Abb. 4.20. Immersionsverbrühung der Hand (pathognomonisches »Handschuhmuster«)

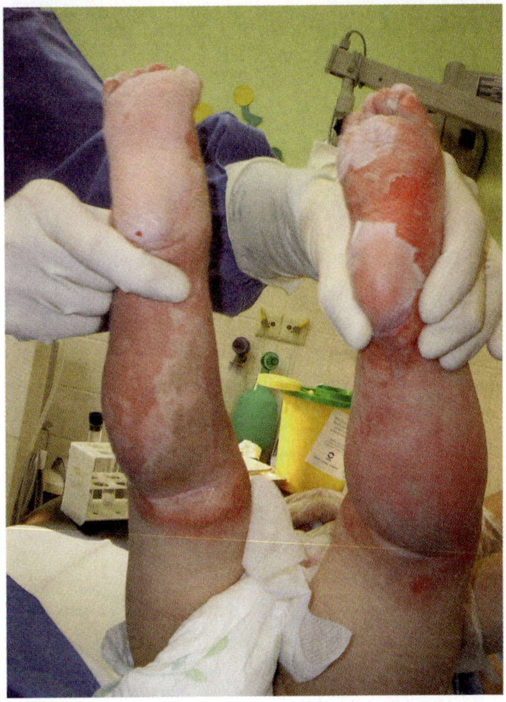

Abb. 4.21. Immersionsverbrühung des Unterschenkels (pathognomonisches »Strumpfmuster«). (Abbildung freundlicherweise überlassen von Dr. A. Warnecke, Osnabrück)

Immersionsverbrühungen

Die Mehrzahl misshandlungsbedingter Verbrühungen entsteht durch Eintauchen in heißes Wasser (Immersion). An den Extremitäten kommt es dabei zu den häufig symmetrischen, typischen socken- oder handschuhförmigen Verbrühungen. Das Eintauchen kann zu vollständigen Verbrühungen der Haut mit Ausnahme der Finger- bzw. Fußnagelbetten führen mit einer scharfen Abgrenzung zur umgebenden gesunden Haut und uniformer Verbrennungstiefe (»Handschuh- oder Strumpfmuster«, Abb. 4.20). Diese können auch einseitig auftreten. In der Mehrzahl ist die untere Extremität betroffen (Abb. 4.21). Bilaterale »Strumpfmuster« der unteren Extremität, insbesondere in Verbindung mit Immersionsverbrühungen des Anogenitalbereiches, korrelieren hochsignifikant mit einer Misshandlung. Typische Lokalisation von Misshandlungsverbrühungen sind Hände/Unterarme, Füße/Unterschenkel und Gesäß. Gelegentlich finden sich auch Immersionsverbrühungen des Gesichtes (Abb. 4.22).

Randbegrenzung. Die Beschreibung der Verletzung in ihren Randbereichen ist für die Rekonstruktion des Hergangs wesentlich. Gerade die Verbrühungen 1. Grades müssen exakt dokumentiert

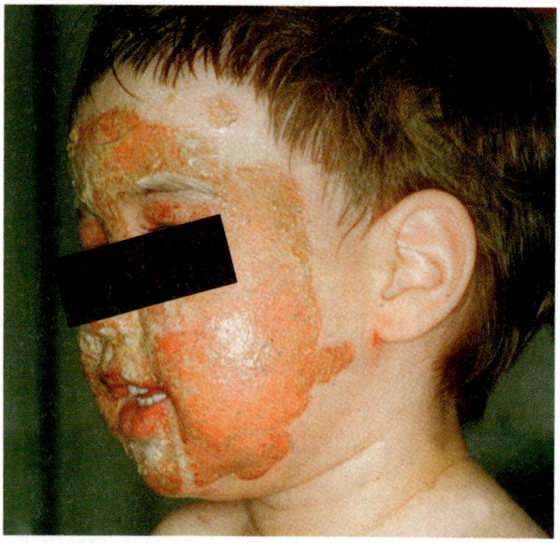

Abb. 4.22. Eintauchen des Gesichts in kochendes Wasser, Augenwinkel durch Luftblase ausgespart

werden, da diese sich unter adäquater Therapie rasch zurückbilden können und damit das Bild gegenüber einer späteren Untersuchung verändern. Beim Eintauchen gibt die Verletzungsbegrenzung den Wasserspiegel wieder. Da das Wasser durch das Eintauchen in Bewegung versetzt wird, ist der Rand meist »landkartenartig« ausgebildet (Abb. 4.22). Zusätzlich können – wenn das Kind entsprechende Ausweichversuche unternimmt – Spritzer an den Extremitäten auch bei einem Eintauchmechanismus der Beine auftreten, da eine vollständige Fixierung des Körpers mit zunehmendem Alter des Kindes schwierig wird.

Aussparungen. Aussparungen im Verletzungsbild bedeuten, dass das Wasser an dieser Stelle die Haut nicht erreichen konnte. Sie sind daher für eine Rekonstruktion besonders wichtig.

Aussparung am Gesäß. Durch das Aufpressen des Gesäßes auf den im Vergleich zum Wasser relativ kühleren Wannenboden kann eine oft zentrale Aussparung in der Verletzung entstehen, da das Wasser dieses Hautareal nicht erreicht. Dies wird im angloamerikanischen Sprachgebrauch als »doughnut«-artige Aussparung bezeichnet. Gleichartiges kann auch an anderen Körperstellen auftreten.

Aussparungen in Hautfalten. Diese bedeuten, dass die Hautfalte im Moment der Wasserexposition ausgebildet war und das Wasser daher die Haut im Faltental nicht erreichen konnte, beispielsweise die Kniekehle bei gebeugtem Bein. Bei Beugung des Rumpfes können diese Aussparungen ein »zebraartiges Muster« annehmen. Diese Aussparungen lassen – insbesondere wenn sie unphysiologisch gelegen sind – Rückschlüsse auf die erzwungene Körperposition zu.

Aussparungen im Gesicht. Wird das Gesicht ins heiße Wasser getaucht, so geschieht dies nicht zwingend symmetrisch, da das Kind versuchen wird, den Kopf wegzudrehen (alters- und sicherlich auch fixierungsabhängig). Durch persistierende Luftblasen, z.B. im inneren Augenwinkel, können hier Aussparungen in den Verbrühungen auftreten (Abb. 4.22). Auch dringt kein Wasser in die Nase oder den Mund ein, wenn das Eintauchen nur kurzfristig erfolgt. Wenn dann trotzdem Hautverletzungen, insbesondere höherer Schweregrade, resultieren, muss das Wasser entsprechend heiß gewesen sein. Protektiv wirkende Wasserblasen können auch dadurch entstehen, dass das Opfer unter Wasser versucht zu schreien und entsprechend Luftblasen aus dem Mund austreten.

Akzidentelle Verbrühungen

Akzidentelle Verbrühungen entsprechen typischerweise Übergießungsmechanismen (Tab. 4.8). Mehrheitlich sind dabei nicht Leitungswasser, sondern andere Haushaltsflüssigkeiten (Getränke) ursächlich. Dabei finden sich entsprechend unregelmäßig und asymmetrisch verteilte Verbrühungsmuster (»Spritz- und Tropfmuster«) sowie unterschiedlich tiefe Verbrühungen. Diese sind typischerweise am Kopf, im Gesicht, den Schultern, den Oberarmen lokalisiert, seltener an den Händen oder am oberen Thorax (Abb. 4.23). Hier kann sich eine typische pfeilspitzenartige Konfiguration ausbilden, wenn das Wasser an der Brust abläuft. Ansonsten ist der Wundrand unregelmäßig konfiguriert und nicht zirkulär (strumpfartig).

Je nach Flüssigkeitsmenge und Unfallablauf können spritzerartige Verbrühungen an den Füßen und/oder Unterschenkeln auftreten. Eine ab-

Tab. 4.8. Kriterien akzidenteller Verbrühungen

Verursachendes Agens	Eher Haushaltsflüssigkeiten, Heißgetränke
Muster	Spritz- und Tropfmuster, asymmetrische Verteilung, nicht zirkulär
Charakter	Unregelmäßiger Wundrand, inhomogene Verbrühungstiefe
Lokalisation	Kopf, Gesicht, Schultern, Oberarme
Sonderfall Fließwasserverbrühungen	Untere Extremität ohne Spritzer, mit scharf begrenztem Wundrand, dabei jedoch nicht zirkulär

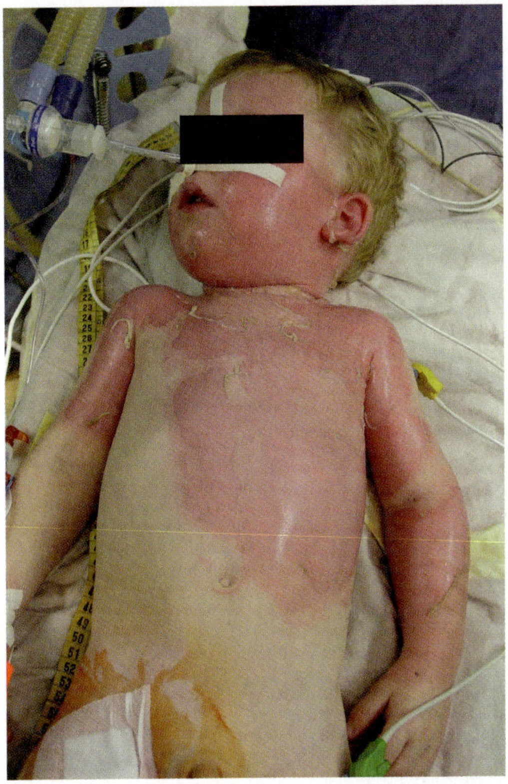

Abb. 4.23. Typische akzidentelle, unregelmäßig ausgebildete Übergießungsverbrühung durch heruntergezogenen Wasserkocher. (Abbildung freundlicherweise überlassen von Dr. J. Suß, Kassel)

sichtlich beigebrachte Verbrühung durch Übergießen ist möglich, jedoch dann nicht aus dem Verletzungsbild abzuleiten; es sei denn, es besteht ein deutlicher Widerspruch zwischen dem geschilderte Ereignisablauf und den tatsächlichen Fähigkeiten des Kindes, diesen Unfall herbeizuführen. Akzidentelle Immersionen kommen vor, sind aber selten. Verbrühungen durch fließendes Wasser weisen selten Spritzer auf, dafür ebenfalls unregelmäßige Wundränder und unregelmäßige Verbrühungstiefe sowie asymmetrische Verteilung, und sie sind ebenfalls nicht zirkulär ausgebildet.

Differenzierung zwischen Unfalls- und Misshandlungsverbrühungen

Anhand einer systematischen Analyse der Literatur wurde von der Welsh Study Group ein Vergleichskatalog (»Triage Tool«) entwickelt (Tab. 4.9).

4.2.2 Trockene Verbrennungen

Kontaktverbrennungen sind, abgesehen von den Verbrühungen, bei Misshandlungen die häufigsten thermischen Verletzungen. Sie entstehen durch das Aufpressen heißer Gegenstände, die zu spezifischen, oft geometrisch konfigurierten und scharf demarkierten Verbrennungsmustern führen, die den verursachenden Gegenstand abbilden. Häufigste Lokalisationen sind Rücken, Schultern, Unterarme, Handrücken und Gesäß; bei akzidentellen Verbrennungen dagegen sind zumeist die tastenden Finger oder Palmarflächen der Hände betroffen, alternativ weitere Körperpartien, dann aber mit inhomogenen, verwischten, streifigen Mustern. Ausnahmen sind absichtlich auf eine heiße Herdplatte gedrückte Hände.

Im Gegensatz zu anderen Misshandlungsverletzungen werden Kontaktverbrennungen auch bei älteren Kindern und Jugendlichen gefunden.

A

Tab. 4.9. Checkliste zur Differenzierung der Misshandlungswahrscheinlichkeit von thermischen Verletzungen. (Welsh Child Protection Systematic Review Group, 2005. Thermal injuries review. www.core-info.cardiff.ac.uk/thermal/index.htm)

	Hochverdächtig auf Misshandlung	Misshandlung möglich	Misshandlung unwahrscheinlich
Mechanismus	Immersion		Übergießen, von oben herunterfließendes Wasser
Agens	Heißes Leitungswasser		Kochtopfwasser, Kochtopfflüssigkeiten, Getränke
Muster	Scharfe obere Begrenzung Symmetrie (Extremitäten) Zentrale Aussparung am Gesäß	Uniforme Verbrühungstiefe Hautfaltenaussparung Kein Handschuh- bzw. Strumpfmuster	Unregelmäßige Wundränder Unregelmäßige Wundtiefe
Verteilung	Isolierte Verbrühung Gesäß, Perineum +/– untere Extremität Isolierte Verbrühung der unteren Extremität Handschuh- bzw. Strumpfmuster	Handschuh- bzw. Strumpfmuster an einer Extremität	Asymmetrische Beteiligung der unteren Extremität Kopf, Hals, Schulter, oberer Stamm, Oberkörper
Klinische Kennzeichen	Zusätzliche Verletzung ohne Bezug zur Verbrühung Anamnese inkompatibel Alte Frakturen	Frühere Verbrennungen Gedeihstörung, Vernachlässigung Anamnese mit Entwicklungsstand nicht vereinbar	
Anamnestische/soziale Kennzeichen	Passives, introvertiertes, eingeschüchtertes Kind Vorherige Misshandlungen Häusliche Gewalt bekannt Vielzahl früherer Unfälle Verbrühung Geschwisterkind angelastet	Trigger wie Enuresis, Enkopresis, Ungehorsam Wechselnde Erklärungsmuster Gehäuft frühere Unfälle Vorstellung nicht durch Eltern Kind dem Jugendamt bekannt	

Keine Einzelfaktordiagnose! Spalte 1 und 3 beruhen auf qualitativ hochwertigen vergleichenden Studien, Spalte 2 auf Berichten und nichtvergleichenden Studien.

Häufig, da breit verfügbar, sind Zigarettenverbrennungen (Abb. 4.24). Bei einem absichtlichen Aufpressen stellt sich die Fläche des Gegenstandes vollständig dar und beträgt durchschnittlich 0,8 cm (0,75–1 cm). Ausnahmen können durch kegelförmigen Abbrand bei selbstgedrehten oder selbstgestopften Zigaretten und dadurch kleinerem Muster entstehen (Abb. 4.25). Durch das Aufpressen treten gleichzeitig tiefere, ausgestanzt wirkende Verbrennungen auf, die in der gesamten Fläche gleichmäßig tief ausgebildet sind, wenn das schmerzreflexbedingte Ausweichen des Opfers vom Täter gewaltsam verhindert wird. Der Unterschied zwischen einem unfallbedingten und einem fremdbeigebrachten Kontakt ist die bei einem Un-

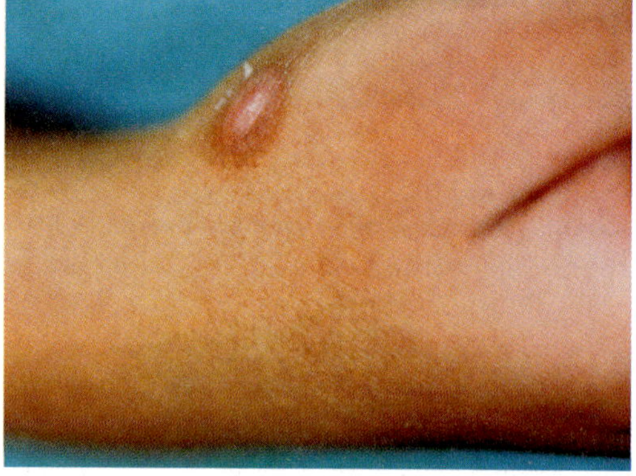

Abb. 4.24. Typische rundliche und tiefe Narbe nach Zigarettenverbrennung

Tab. 4.10. Typische Gegenstände zur Beibringung von Kontaktverbrennungen

Gegenstand	Hautbefund
Zigarette	Rundliche, etwa 8 mm durchmessende Verbrennung; zumeist 2.–3. Grades, mit entsprechender narbiger Abheilung (Abb. 4.24 und Abb. 4.25)
Bügeleisen	Dreieckig konturierte, scharf demarkierte Verbrennung, oft 3. Grades; Aussparungen mit typischem Muster durch Dampfdüsen möglich (Abb. 4.26 a,b)
Heizlüfter	Verbrennung mit einem entsprechenden Muster, ebenfalls zumeist 2.–3. Grades
Haartrockner	Klar demarkierte Abbildung des Föngitters, eher Gesicht, Gesäß, Rücken, Fußsohle
Herdplatte	Rundliche Verbrennung 3. Grades, typischerweise an Gesäß oder Handflächen
Sonstige	Zigarettenanzünder, Ondulierstab, Motorhaube, Backofen

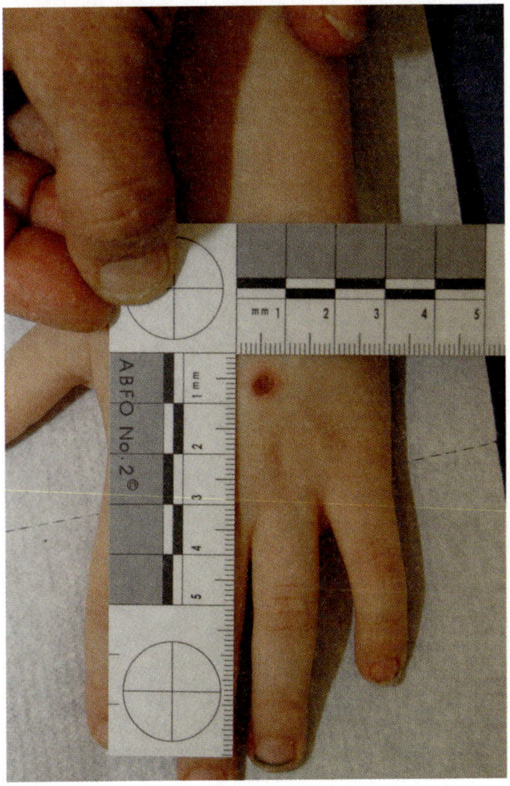

Abb. 4.25. Etwas kleinerer Durchmesser als nach Zigarettenverbrennung üblich; anamnestisch »selbstgestopfte« Zigarette

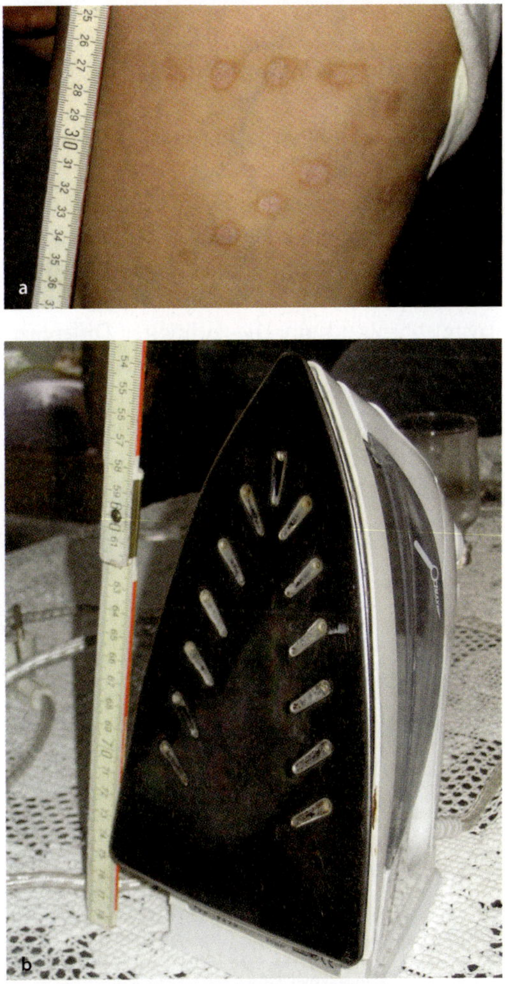

Abb. 4.26 a,b. Verbrennungs- bzw. Verbrühungsmuster durch Dampfdüsen eines Bügeleisens (**a**) und dazu verwendetes Bügeleisen (**b**). (Abbildungen freundlicherweise überlassen von der Kriminalpolizei [LKA] Berlin)

fall nur unvollständig wiedergegebene Kontur des Gegenstandes. Bei einer Zigarette findet sich dann eine Art »Wischspur«. Da der Kontakt nur sehr kurzfristig erfolgt, sind die Verletzungen nur oberflächlich, Haare nur angesengt. Typische Kontaktverbrennungen sind Tab. 4.10 zu entnehmen.

A

Sonderformen

Eine sehr seltene, bizarre und schwerwiegende Form der Misshandlungsverbrennungen ist die Hitzeeinwirkung durch **Mikrowellen**. Dabei wird das Unterhautfettgewebe aufgrund der Charakteristik der Mikrowellen von den Hitzeveränderungen ausgespart, d.h. die Verletzungen finden sich an der Hautoberfläche und in der Muskulatur. Zur sicheren Diagnosestellung ist eine tiefe Biopsie unter Einschluss der Muskulatur erforderlich.

Ungewöhnlich sind auch Verbrennungen mit **heißem Öl**, die sowohl fremdbeigebracht als auch akzidentell beschrieben sind.

4.2.3 Differenzialdiagnosen

Zahlreiche Erkrankungen können ein Hautbild hervorrufen, das an eine Verbrühung oder Verbrennung denken lässt. In Zweifelsfällen sollte eine rasche Klärung durch ein pädiatrisch-dermatologisches Konsil herbeigeführt werden, da nicht nur die Therapie, sondern auch das weitere Procedere davon abhängen kann. Die wichtigsten Differenzialdiagnosen sind in ◘ Tab. 4.11 zusammengefasst.

Insbesondere das Auftreten verdächtiger Hautveränderungen bei einem stationären Aufenthalt, d.h. unter kontrollierten Bedingungen, ist ein starker Hinweis auf eine andersartige Entstehungsweise der Hautveränderungen. Gelegentlich

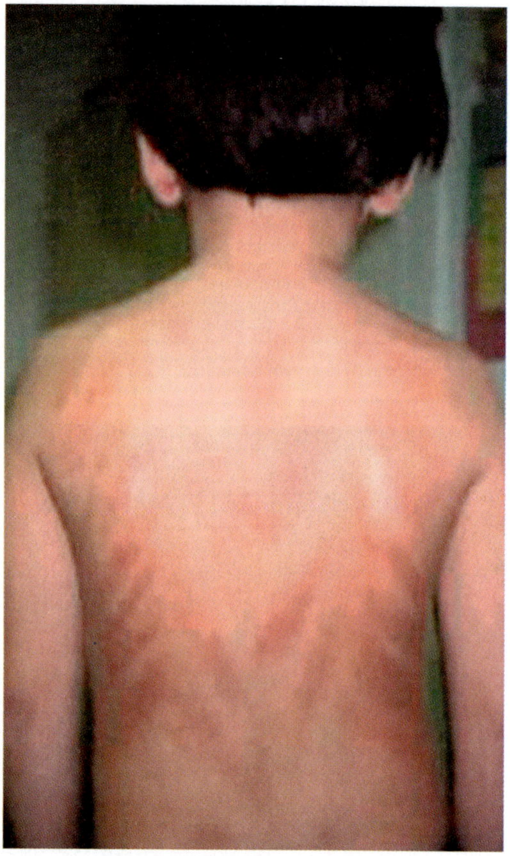

◘ **Abb. 4.27.** Streifenförmige Hämatome durch asiatische Volksmedizin: Cao Gio an der Vorder- und Rückseite des Körperstammes. (Aus Sperhake u. Gehl 2001)

◘ **Tab. 4.11.** Wichtige Differenzialdiagnosen von Verbrennungen und Verbrühungen

Verbrühungen	Trockene Verbrennungen
(Bullöse) Impetigo	Impetigo (versus Zigarettenverbrennung)
Reaktion auf Medikamente (Senna-haltige Laxanzien: Windelbereich!, Antiseptika u.a.)	Druckbedingte Hautmuster
Infektionen: Staph. aureus (Staphyloccocal Scalded Skin Syndrome, SSSS), Tinea capitis	Kontaktdermatitis, Ekzeme
Toxische epidermale Nekrolyse (TEN); Stevens-Johnsons-Syndrom (SJS)	Hereditäre sensomotorische Neuropathie Typ IV (M. Refsum; engl. »Congenital indifference to pain«)
Phytophotodermatitis (Feige, Limone, Zitrone, Pastinake, Sellerie, Parfum); verantwortlich: Psoralene oder Bergamottenöl	Volksheilverfahren: Schröpfen, asiatisches Münzen- oder Löffelreiben in Verbindung mit heißem Öl (Cao Gio, Quat Sha), Moxibustion
Windeldermatitis	Postmortale Insektenspuren

kommt es zur Beibringung von Verbrennungen bzw. Verbrühungen im Rahmen eines Münchhausen-Syndrom-by-Proxy (▶ Kap. 6.4).

Alternative Heilverfahren. Bei der aus der chinesischen Medizin stammenden Moxibustion werden kleine Mengen von Kräutern auf definierten Akupunkturpunkten der Haut verbrannt, was bei manchen als gleichwertig der Nadelakupunktur gilt. Obgleich die zugrunde liegende Intention nicht in der Schädigung des Kindes liegt, kann die Methode zu schmerzhaften Verbrennungen führen und dann allerdings nicht mehr als »harmlose« Differenzialdiagnose angesehen werden. Das aus der asiatischen Volksmedizin stammende Cao Gio wurde bereits in ▶ Kap. 4.1.7 dargestellt. Wenn das Reiben der Haut in Verbindung mit heißem Öl erfolgt, kann es neben der Hämatombildung (■ Abb. 4.27) auch zu thermischen Verletzungen kommen.

Literatur

AAP (2002) Committee on Child Abuse and Neglect. When inflicted skin injuries constitute child abuse. Pediatrics 110: 644–645 aappolicy.aappublications.org/cgi/reprint/pediatrics;110/3/644.pdf

Banaschak S, Madea B (2007) Kindesmisshandlung. In: Madea B (Hrsg) (2007) Praxis Rechtsmedizin, 2. Aufl. Springer, Berlin Heidelberg New York, S 265–276

Brinkmann B, Banaschak S (1998) Verbrühungen bei einem Kleinkind. Unfall oder Kindesmißhandlung? Monatsschr Kinderheilkd 146: 1186–1191

Carpenter RE (1999) The prevalence and distribution of bruising in babies. Arch Dis Childhood 80: 363–366

Chester DL, Jose RM, Aldlyami E, King H, Moiemen NS (2006) Non-accidental burns in children – Are we neglecting neglect? Burns 32: 222–228

Dunstan FD, Guildea ZE, Kontos K, Kemp AM, Sibert JR (2002) A scoring system for bruise patterns: A tool for identifying abuse. Arch Dis Child 86: 330–333

Kemp A, Maguire S A, Sibert J, Frost R, Adams C, Mann M (2006) Can we identify abusive bites on children? Arch Dis Child 91: 951

Madea B (Hrsg.) (2007) Praxis Rechtsmedizin, 2. Aufl. Springer, Heidelberg New York

Maguire S, Mann MK, Sibert J, Kemp A (2005a) Are there patterns of bruising in childhood which are diagnostic or suggestive of abuse? A systematic review. Arch Dis Child 90: 182–186

Maguire S, Mann MK, Sibert J, Kemp A (2005b) Can you age bruises accurately in children? A systematic review. Arch Dis Child 90: 187–189

Kemp A, Maguire SA, Sibert J, Frost R, Adams C, Mann M (2006) Can we identify abusive bites on children? Arch Dis Child 91: 951

Schwartz AJ, Ricci LR (1996) How accurately can bruises be aged in abused children? Literature review and synthesis. Pediatrics 97: 254–257

Sugar NF, Taylor J, Feldman K (1999) Bruises in infants and toddlers: Those who don't cruise rarely bruise. The Puget Sound Pediatric Research Network. Arch Pediatr Adolesc Med 153: 399–403

Sperhake J, Gehl A (2001) Cao Gio – Kindesmisshandlung oder Heilbehandlung? Rechtsmedizin 11: 101–103

Welsh Child Protection Systematic Review Group (2005) Bruises review. www.core-info.cardiff.ac.uk/bruising/index.html

Welsh Child Protection Systematic Review Group (2005) Thermal injuries review. www.core-info.cardiff.ac.uk/thermal/index.htm

Welsh Child Protection Systematic Review Group (2005) Bites review – is this an abusive bite? www.core-info.cardiff.ac.uk/thermal/index.htm

Knochenverletzungen

Knöcherne Verletzungen gehören zu den ersten Manifestationen, die mit einer Kindesmisshandlung in Verbindung gebracht wurden. Frühe Beschreibungen multipler und unerwarteter Frakturen bei verletzten Kindern stammen von A. Tardieu (1860) und J. Caffey (1946) (▶ Kap. 1). Bei Henry Kempe waren sie 1962 ein integraler Bestandteil der medizinischen Diagnose einer Misshandlung. Von ihm stammt die Aussage (1962):

> »To the informed physician, the bones tell a story the child is too young or too frightened to tell.«

5.1 Überblick und Epidemiologie

Nach Schätzungen beruhen etwa 8–12% aller Frakturen bei Kindern auf einer Misshandlung, darunter etwa jede 2. Fraktur im 1. Lebensjahr. Misshandlungsbedingte Frakturen betreffen überwiegend Kinder unter 3 Jahren: 55–70% werden bei Kindern unter 1 Jahr gefunden, 80% bei Kindern unter 18 Monaten. Akzidentelle Frakturen hingegen betreffen häufiger ältere Kinder. Sie werden zu 2% bei Kindern unter 18 Monaten beobachtet, zu 85% hingegen bei über 5-jährigen Kindern. Grundsätzlich korrelieren abnehmendes Alter und abnehmende Mobilität mit einer Zunahme der Wahrscheinlichkeit, dass eine Misshandlung zugrunde liegt. Über 50% der misshandelten Kinder weisen eine oder mehrere Frakturen auf, im Schnitt mehr als 3 pro Kind: zu 60% 3 oder mehr Frakturen, zu 20% 2 Frakturen. Bei Unfällen kommt es dagegen in 80% zu einer singulären Fraktur, in 19% zu 2 Frakturen.

Etwa 40% der Frakturen sind klinisch unerwartet (»Zufallsbefunde«) und ohne adäquate Anamnese hochverdächtig. Es liegt eine hohe Koinzidenz mit anderen Misshandlungsformen vor. Insbesondere Opfer nichtakzidenteller Schädel-Hirn-Verletzungen weisen häufig zusätzliche Frakturen auf. Caffeys Empfehlung aus den 40er Jahren des letzten Jahrhunderts, dass bei der Diagnose von unerwarteten Frakturen der langen Röhrenknochen die Möglichkeit subduraler Hämatome in Betracht gezogen werden sollte, hat somit leider nichts an Aktualität eingebüßt.

5.2 Allgemeine Kennzeichen, klinische Konstellationen

Frakturen sind meist Folge einer massiven stumpfen Gewalteinwirkung mit Überschreiten der Biegungselastizität der Knochenstruktur. Alternativ können sie durch Scherkräfte entstehen, die an den Metaphysen zu Abscherfrakturen führen oder zu einer Ablösung des Periosts von der Diaphyse (periostale Reaktion).

! Frakturen reflektieren besonders gewalttätige Misshandlungen, da sie erhebliche Kräfte erfordern.

Es gibt unterschiedliche klinische Szenarien, die zu einem Misshandlungsverdacht führen können:
- Ein Kind kommt mit Verdacht auf eine Fraktur in die Klinik
- Ein Kind wird aus einem anderen Grund ambulant oder stationär behandelt, und im Rahmen der Untersuchungen (z.B. Röntgenthorax bei Pneumonieverdacht) wird als Zufallsbefund eine Fraktur festgestellt
- Bei der Verdachtsabklärung einer Kindesmisshandlung finden sich im Rahmen des radiologischen Skelettscreenings klinisch unerwartete ältere Frakturen

Beurteilung einer Fraktur. Nach der Diagnosestellung und der Einleitung der entsprechenden Therapiemaßnahmen folgt die Plausibilitätsprüfung, wie sie bei allen kindlichen Verletzungen erfolgen sollte: Ist die Entstehung der Fraktur durch den angegebenen Mechanismus tatsächlich möglich? Bei der Beurteilung sind die Verletzungslokalisationen ebenso wichtig wie die Anzahl und das Alter etwaiger multipler Frakturen. Zu berücksichtigen sind dabei unterschiedliche Heilungscharakteristika in verschiedenen Altersstufen (vgl. ► Kap. 5.5). Entscheidend bei der Beurteilung der Plausibilität sind die tatsächlichen Fähigkeiten eines Kindes, den geschilderten Unfallmechanismus herbeiführen zu können.

! Fehlt ein plausibler Unfallmechanismus, haben multiple Frakturen in unterschiedlichen Heilungsstadien (◘ Abb. 5.1), metaphysäre Frakturen, Rippenfrakturen und Frakturen bei Säuglingen, insbesondere im 1. Lebenshalbjahr, die höchste Aussagekraft bezüglich einer zugrundeliegenden Misshandlung.

Vernachlässigungen. Weiterhin ergibt sich bei Hinweisen auf unterschiedlich alte Verletzungen die Frage, inwieweit diese behandelt wurden oder nicht. Hieraus kann sich unter Umständen die Diagnose einer Vernachlässigung durch mangelnde Beaufsichtigung des Kindes als (mittelbare) Verletzungsursache ergeben. Auch wenn mit der Zahl unerwarteter Verletzungen eines Kindes die Wahrscheinlichkeit einer Misshandlung steigt, darf

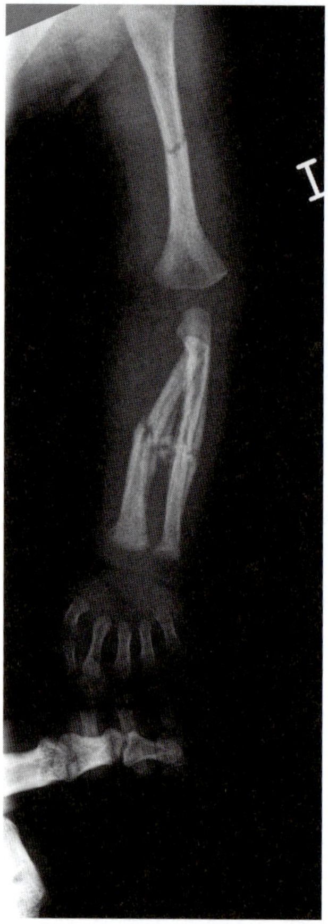

◘ **Abb. 5.1.** Mehrzeitige Frakturen: frische Fraktur des Oberarms und ältere Unterarmfraktur mit Kallusbildung

man nie aus den Augen verlieren, dass auch ein misshandeltes Kind durchaus eine tatsächlich unfallbedingte Fraktur aufweisen kann. ◻ Tab. 5.1 und ◻ Tab. 5.2 weisen auf generelle Verdachtsmomente bei Frakturen hin.

Eine Einteilung der unterschiedlichen Spezifität der verschiedenen Frakturlokalisationen zur Unterscheidung akzidenteller und nichtakzidenteller Verletzungen ist in ◻ Tab. 5.2 zusammengefasst.

5.3 Typische Anamnesen und Schutzbehauptungen

Bei der Plausibilitätsprüfung einer Fraktur finden sich in vielen Fällen einige typische anamnestische Erklärungsmuster, im juristischen Sprachgebrauch als »Einlassungen« bezeichnet. Diese sollen an dieser Stelle aufgrund ihrer Stereotypie kommentiert werden. Auch ungewöhnlich erscheinende Erklärungen müssen auf ihre Plausibilität überprüft werden (▶ Kap. 5.8).

! Eine auffallende Anpassung der elterlichen Aussagen an die medizinischen Feststellungen und die ärztlichen Mitteilungen ist ein Warnsignal.

Sturz vom Wickeltisch. Unkomplizierte Stürze vom Wickeltisch ereignen sich, wenn das Kind in der Lage ist, sich selbst zu drehen oder auf andere Weise fortzubewegen. Wenngleich seltener, ist dies auch bei kleinen Säuglingen durch plötzliche Propulsionsbewegungen möglich. Generell führen diese Stürze jedoch in der überwiegenden Zahl der Fälle nicht zu bedeutsamen Verletzungen wie etwa komplexen Frakturen oder signifikanten intrakraniellen Verletzungen. Möglich sind einfache Schädelbrüche, selten Humerusfrakturen bei Sturz auf einen Gegenstand oder Frakturen der Klavikulaschaftmitte bei Sturz auf eine Körperseite. Die übliche Wickeltischhöhe beträgt 85–100 cm. Aus zahlreichen Studien »echter« (durch unabhängige Zeugen beobachteter) Stürze ist bekannt, dass es bei Sturzhöhen bis 150 cm in 3–5% zu einfachen linearen parietalen Schädelfrakturen kommt und in weit unter 1% zu unkompliziert verlaufenden

◻ **Tab. 5.1.** Allgemeine Verdachtsmomente bei Frakturen

Kind	Jünger als 1 Jahr
	Keine adäquate Anamnese
	Kein Hinweis auf Knochenerkrankung
Frakturcharakteristika	Multiple, unterschiedlich alte Frakturen
	Bestimmte Frakturlokalisationen (s. unten)
	Bestimmte Frakturarten (s. unten)

◻ **Tab. 5.2.** Spezifität von Frakturen für ihre nichtakzidentelle Entstehungsweise[1]

Hoch	Mittel (stark verdächtig)	Niedrig
Meta- und epiphysäre Frakturen (unter 2 Jahren)	Multiple Frakturen in verschiedenen Heilungsstadien	Einfache, lineare Schädelfrakturen
Rippenfrakturen	Einzelfrakturen und weitere Misshandlungshinweise	Diaphysäre Schaftfrakturen[3]
Klavikulafrakturen medial und lateral	Komplexe Schädelfrakturen[2] (Sturzhöhe unter 1,5 m)	Meta- und epiphysäre Frakturen bei älteren Kindern
Sternumfrakturen	Beckenfrakturen	Klavikulafrakturen in Schaftmitte
Skapula-, Schulterfrakturen	Fuß-, Hand-, Fingerfrakturen	
Wirbelkörperfrakturen		

[1] Gesundes Kind, keine plausible Anamnese. [2] Insbesondere bei begleitenden intrakraniellen Verletzungen. [3] Statistisch häufiger bei Misshandlung, aber wenig spezifisch.

A

kleinen subduralen Hämatomen ohne Folgeschäden. Nur sehr selten gehen parietale Frakturen mit einem unter Umständen letal verlaufenden epiduralen Hämatom einher, dann aber auch schon bei geringer Sturzhöhe.

Einklemmen einer Extremität zwischen Gitterstäben. Bei entsprechender Mobilität können sich Kinder mit den Extremitäten zwischen Gitterstäben verfangen. Dies führt jedoch nicht per se zu einer Verletzung. Frakturen durch Drehung um die eigene Achse oder sonstige eigene Bewegungen wurden bislang nicht durch unabhängige Zeugen verbürgt beschrieben. Weder ist dies aufgrund der Schmerzentwicklung plausibel, noch ist bei prämobilen kleinen Säuglingen eine ausreichende mechanische Kraftentwicklung zu erwarten.

Treppenstürze. Ein Treppensturz gliedert sich in den Initialsturz und eine nachfolgende Zahl niedriger Sturzhöhen von den Treppenstufen selbst. Typischerweise finden sich Hämatome und Hautabschürfungen an sturzexponierten Stellen (▶ Kap. 4.1.3). Frakturen bedürfen in der Regel besonderer Umstände (z. B. Fall aus dem Arm eines Erwachsenen mit einer höheren Sturzhöhe zu Beginn). Schädelfrakturen finden sich nur in etwa 2%. Für Femurfrakturen durch Treppenstürze ist ein umfassendes Scoringsystem zur Beurteilung der Wahrscheinlichkeit einer Misshandlung entwickelt worden (Pierce 2005; ▶ Anhang). Mehrfache Frakturen, intrakranielle Verletzungen oder schwere, komplexe Schädelfrakturen sind suspekt und sehr selten das Resultat eines einfachen Treppensturzes. Deutlich gravierender sind jedoch Treppenstürze in sog. Laufernhilfen (»Gehfrei«, »Babywalker«), in denen sich das Kind halb sitzend strampelnd selbst vorwärts bewegen kann. Hier steigt durch die nicht unbeträchtliche Geschwindigkeit die kinetische Energie. Die erhöhte Mobilität erhöht deutlich das Risiko, in gefährliche Situationen wie Treppenstürze zu geraten. Insbesondere das Risiko einer Schädelfraktur steigt auf bis zu 50%. Neben den unfallpropädeutischen Argumenten sollte Eltern auch aus orthopädischen und motorischen Gründen dringend von der weiteren Benutzung dieser Gerätschaften abgeraten werden, die pro Jahr in Deutschland für etwa 6.000 Unfälle verantwortlich sind.

»Spontanfrakturen«. In Einzelfällen wird von den Betreuungspersonen angegeben, dass es keinen besonderen Vorfall gegeben habe. Der entsprechende Körperteil (z.B. der Oberschenkel) sei »plötzlich« (oder auch am Morgen beim Aufnehmen des Kindes) dick geworden und das Kind habe geweint. Bei einem knochengesunden Kind ist dieser Ablauf auszuschließen (Differenzialdiagnosen: vgl. ▶ Kap. 5.8; Diagnostik: ▶ Kap. 2).

! Unwahrscheinliche Angaben zu Geschehensabläufen sollten generell zunächst nicht kommentiert werden, um keine Aussage zu »induzieren«.

5.4 Skelettuntersuchungen in Verdachtsfällen

Röntgen-Skelettscreening. Stellenwert und Durchführung des Röntgen-Skelettscreenings (◘ Tab. 5.3) bei Verdacht auf eine Kindesmisshandlung wurden bereits in ▶ Kap. 2 erläutert. Neben dem generellen Screening müssen bei entsprechendem klinischen Verdacht einzelne, gezielte Röntgenaufnahmen in 2 Ebenen durchgeführt werden.

! Ein »Babygramm« (komplettes Röntgen auf einer Platte) oder eine Skelettszintigraphie sind als alleinige diagnostische Maßnahmen kontraindiziert (◘ Tab. 5.4).

Das Risiko der Strahlenbelastung des Röntgen-Skelettscreenings ist zu beachten, wiegt jedoch deutlich weniger als eine übersehene Misshandlung, die unter Umständen zu schweren Verletzungen, Behinderungen oder Todesfällen führen kann. Bei negativem Screening und fortbestehendem Verdacht sollte nach 2 Wochen ein Kontroll-Screening erfolgen, zumindest des Thorax aufgrund primär häufig übersehener Rippenfrakturen. Neuere Arbeiten favorisieren aufgrund der höheren Ausbeute schon primär eine Kombination des Röntgen-Skelettscreenings mit der Skelettszintigrafie, ohne dass dies bislang in Leitlinien empfohlen wird. Es gibt keine Untersuchungen dazu, ob bzw. inwieweit digitale Röntgensysteme den konventionellen Filmen in der Diagnose misshandlungsbedingter Frakturen gleichwertig sind.

Beurteilung der Röntgenbilder. Die Beurteilung muss immer durch einen erfahrenen Radiologen, vorzugsweise einen Kinderradiologen, erfolgen. Aufgrund der erheblichen rechtlichen, medizinischen und psychosozialen Implikationen empfiehlt es sich in Zweifelsfällen, eine Zweitmeinung einzuholen. Dies sollte im Vorfeld erfolgen und nicht erst im Rahmen der weiteren jugendamtlichen, polizeilichen oder staatsanwaltschaftlichen Interventionen oder Ermittlungen.

Tab. 5.3. Röntgen-Skelettscreening bei Verdacht auf Kindesmisshandlung[1]

Eine Ebene[2]	2 Ebenen
Beide Arme und Beine a.p. (einzeln!)	Schädel
Thorax a.p.[3]	Wirbelsäule
Beckenübersicht a.p.	Hände und Füße p.a.

[1] Vgl. AWMF Leitlinie Kinderradiologie 2004, Diagnostic Imaging der AAP 2000, ACR Guidelines 2006.
[2] Gefundene Frakturen in 2 Ebenen röntgen.
[3] CAVE: etwa 50% frischer Rippenfrakturen werden übersehen: Ergänzende Schrägaufnahmen, Wiederholung nach 14 Tagen oder primäre Szintigrafie.

Weitere diagnostische Methoden. Neue Ansätze ergeben sich mit dem Einsatz hochauflösender Ultraschallköpfe zur Identifizierung subperiostaler Hämatome und subtiler diaphysärer Frakturen sowie dem Einsatz einer Ganzkörper-MRT, wodurch die Ausbeute der im konventionellen Röntgenbild oft subtilen metaphysären Frakturen deutlich verbessert wird. Die CT hat lediglich bei der Darstellung des knöchernen Schädels Vorteile, sollte aufgrund der Strahlenbelastung jedoch zurückhaltend eingesetzt werden.

5.5 Frakturdatierung

Die Altersbestimmung einer Fraktur wäre wünschenswert, um durch die zeitliche Einordnung ggf. eine Zuordnung zu einem Verursacher zu ermöglichen. Eine zeitlich exakte Zuordnung ist

Tab. 5.4. Gegenüberstellung der Vor- und Nachteile von konventionellem Röntgen und Skelettszintigraphie. (Mod. n. Sorantin 2002)

Merkmale	Röntgen	Szintigraphie
Sensitivität	Hoch	Hoch
Spezifität	Hoch	Niedrig
Beurteilbarkeit der Metaphysen	Gut	Keine Aussage[1]
Beurteilbarkeit von Schädelfrakturen	Gut	Schlecht
Darstellung akuter Rippenfrakturen	Mäßig, eher bei Kallusbildung	Gut, bereits nach 24–48h
Sedierung	Selten bis nie	Häufig
Dosis Gonaden	Sehr niedrig	Niedrig
Dosis Metaphysen	Sehr niedrig	Mittel
Notwendigkeit des Nachröntgens positiver Befunde	Gelegentlich (2. Ebene)	Immer
Verfügbarkeit	Hoch	Niedrig
Zusatzaufnahmen	Selten notwendig	Immer notwendig
Altersabschätzung	Oft möglich	Nicht möglich
Kosten	Niedrig	70–300% höher
Untersucherabhängigkeit	Mittel	Hoch
Einfluss technischer Faktoren auf die Ergebnisqualität	Mittel	Hoch

[1] Metaphysen im Wachstumsalter reichern immer an – daher keine Darstellung von Frakturen.

aber nach der Datenlage in den wenigen diesbezüglichen Studien nicht möglich. Der Heilungsverlauf von Frakturen ist ein Kontinuum, das zwar Gesetzmäßigkeiten unterliegt, jedoch variabel verläuft. Die Festlegung auf eine mit an Sicherheit grenzende Wahrscheinlichkeit, wie dies in einem Strafverfahren erforderlich wäre, ist nicht möglich. Dennoch kann auch die näherungsweise Benennung bestimmter Zeitfenster, mit einer ungefähren Datierung von Frakturen, hilfreich sein.

Grobe zeitliche Einordnungen sind in ◘ Tab. 5.5 und ◘ Tab. 5.6 zusammengefasst. Dabei sind bei misshandelten Kindern bestimmte Besonderheiten zu beachten: Betroffen sind meist jüngere Kinder, die eine eher schnellere Frakturheilung aufweisen. Oft handelt es sich jedoch um wiederholte Misshandlungen, die eine Störung der Knochenheilung bewirken können. So führen wiederholte subperiostale Einblutungen zu verstärkter Kallusbildung. Häufig kommt es durch verzögerte Vorstellung beim Arzt

◘ **Tab. 5.5.** Heilungsstadien bei Frakturen

Phase	Zeitraum	Befund
Induktionsphase	Trauma bis erste Knochenbildung, Höhepunkt 4–10 Tage, max. 10–21 Tage	Initiale inflammatorische Reaktion: Schmerzen, Schwellung; radiologisch Weichteilschwellung
Faser- bzw. Füll-Kallus-Phase (»Soft Callus«)	Ab 7–10 Tage (Säuglinge) 10–14 Tage (ältere Kinder)	Beginn subperiostaler Knochenneubildung; repetitive Traumata ab 7 Tage posttraumatisch verstärken Kallusbildung
Knochen-Kallus Phase (»Hard Callus«)	Ab 14–21 Tage	Umbau von subperiostalem und endostalem Kallus zu lamellärem Knochen
Remodellierungsphase	Ab 3 Monate bis >1 Jahr	Graduelle Wiederherstellung der ursprünglichen Knochenstruktur

Die Angaben beruhen auf Studien mit immobilisierten Frakturen; der Heilungsverlauf von bewegten Frakturen (z.B. Rippenbrüche, wiederholte Misshandlungen) kann davon abweichen.

◘ **Tab. 5.6.** Datierung von Heilungsstadien bei Frakturen

Befund	Zeitrahmen
Weichteilschwellung Ödem, Blutung, sichtbare Frakturlinie/-fragmente	0–10 Tage
Knochenszintigraphie Positiv	Frühestens ab 7 Stunden, immer nach 24–48 Stunden
Subperiostale Knochenneubildung (»Soft Callus«)	Höhepunkt 10–14 (max. 21) Tage, Neugeborene bereits ab 4–7 Tagen
Periostale Knochenneubildung Kalzifizierter Kallus, Frakturlinie prominenter durch Resorption, Fragmente besser sichtbar	Frühestens ab 14, meist ab 28 Tagen, Dauer bis 8 Wochen
Unvollständige Überbrückung der Frakturlinie	Ca. 3 Wochen
Vollständige Überbrückung der Frakturlinie	Meist nach 10 Wochen
Periostal neugebildeter Knochen Kallus verschmilzt mit Knochen (»Hard Callus«), Frakturlinien verschwinden	Über 8 Wochen

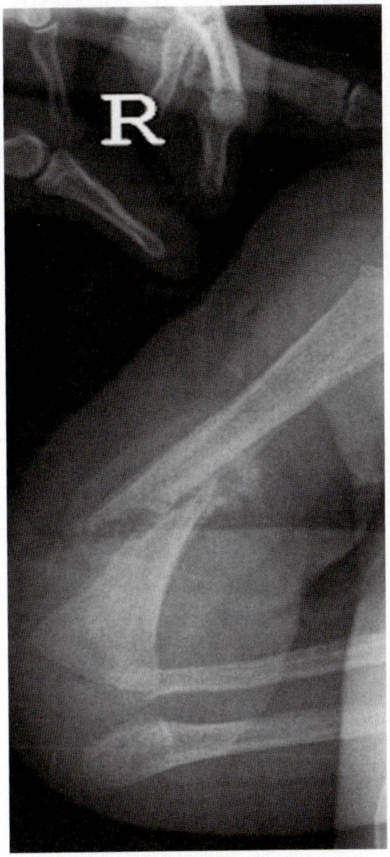

Abb. 5.2. Unversorgte, ältere Humerusfraktur mit schlechter Frakturstellung und deutlicher Kallusbildung, vermutlich repetitives Trauma

zu einer verzögerten Therapie und damit zu weiteren Störungen der Knochenheilung (Abb. 5.2).

Bei **Schädelfrakturen** ist keine Kallusbildung zu beobachten, sie sind somit nicht zu datieren. Einen Hinweis können aber begleitende Weichteilverletzungen geben.

5.6 Frakturarten

Bestimmte Frakturarten sind im Kindesalter bei Unfällen derart ungewöhnlich, dass sie als nahezu pathognomonisch für eine Kindesmisshandlung angesehen werden können. Dies trifft insbesondere für die metaphysären Frakturen zu.

5.6.1 Metaphysäre und epiphysäre Frakturen

Nach Ausschluss eines schweren Unfalls und seltener, nichttraumatischer Differenzialdiagnosen sind metaphysäre und epiphysäre Frakturen pathognomonisch für eine Misshandlung. Sie werden bei Unfällen im Kleinkindesalter nur in sehr seltenen Ausnahmefällen gefunden und erfordern massive Schleuder- und Scherkräfte. Auch morphologisch unterscheiden sie sich von den bei älteren Kindern gefundenen akzidentellen epi- und metaphysären Frakturen. Typisch sind Eckfrakturen, Korbhenkelfrakturen und lineare, nicht dislozierte metaphysäre Frakturen und Epiphyseolysen (Abb. 5.3). Im englischen Sprachgebrauch werden die metaphysären Frakturen oft als CML (»Classic metaphyseal lesion«) bezeichnet.

! Bei metaphysären Frakturen handelt es sich nicht um periostale oder knöcherne Ab- oder Ausrisse, wie insbesondere bei den Eckfrakturen immer wieder fälschlich angenommen wird.

Histologisch wurden multiple subphyseale Mikrofrakturen an der Verbindung zwischen Metaphyse und Epiphysenfuge (chondroossärer Übergang, Abb. 5.4) nachgewiesen, die auf die Schleuder- und Rotationskräfte zurückgeführt werden. Sie verlaufen parallel zur Wachstumsfuge und damit quer zur Knochenlängsachse. Mikroskopisch finden sie sich im Bereich der primären Spongiosa, wo parallel zur Knochenlängsachse verlaufende Knochenbälkchen den Übergang des knöchernen zum knorpeligen Anteil der Metaphyse kennzeichnen (Abb. 5.4). Diese brechen bei Schleuderbewegungen durch Fliehkräfte und durch das Gewicht des knorpeligen Anteils (Epiphyse) in einer Serie planer Mikrofrakturen.

Den der Verletzung zu Grunde liegenden Mechanismus muss man sich als Krafteinwirkung horizontaler Bewegungen durch die Metaphyse vorstellen. Der Charakter der metaphysären Fraktur als eine »Scheibe« mit einem breiten dünnen Zentrum und einem dicken zirkulären Rand wird oft erst bei einer horizontalen Abkippung des der Epiphysenfuge anliegenden metaphysären Fragmentes

A

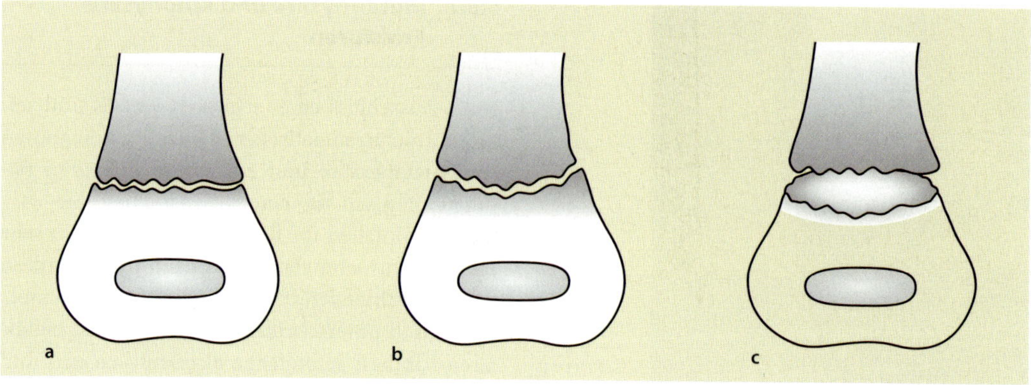

Abb. 5.3. Schematische Darstellung der Typen metaphysärer Frakturen. **a** nicht disloziert, **b** Eckfraktur, **c** Korbhenkelfraktur

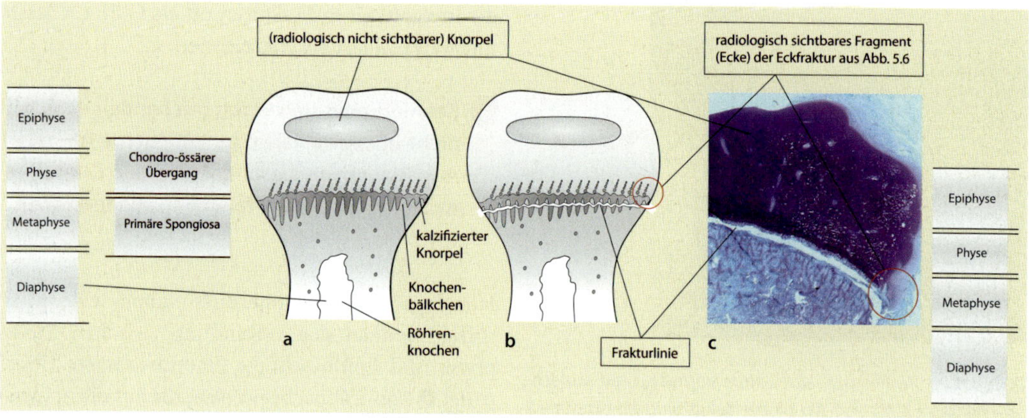

Abb. 5.4 a–c. Schematische Darstellung der mikroskopischen Feinstruktur einer metaphysären Fraktur. **a** Knochenbälkchen der primären Spongiosa mit starker Vulnerabilität bei Schleuderbewegungen. **b** Komplette Fraktur der Metaphyse; radiologisch sichtbar hier nur das laterale Fragment (Abb. 5.6). **c** Histologisch dargestellte komplette metaphysäre Querfraktur. (Aus Delling 2008)

deutlich. Der erst dann sichtbare Frakturspalt führt zum radiologischen Bild einer Korbhenkelfraktur (»Bucket handle fracture«, Abb. 5.3. und 5.7). Üblicherweise ist der mittlere Anteil als Frakturspalt jedoch aufgrund des Röntgenstrahlenverlaufs nicht sichtbar. Lediglich das laterale Fragment imponiert als einzig sichtbarer Anteil der dislozierten distalen metaphysären »Scheibe« und wird demnach als Eckfraktur bezeichnet (»Corner fracture«, Abb. 5.5 und Abb. 5.6).

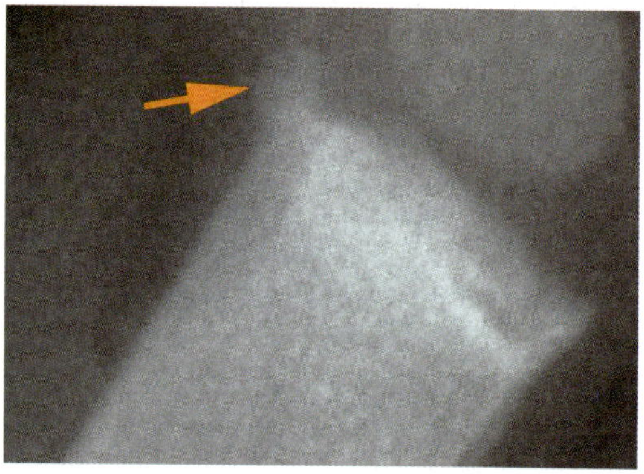

Abb. 5.5. Klassische metaphysäre Eckfraktur (»Corner Fracture«, *Pfeil*)

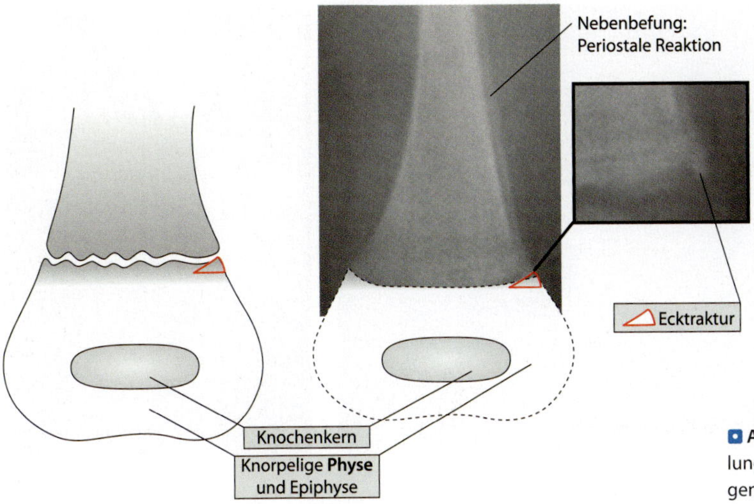

Abb. 5.6. Schematische Darstellung metaphysärer Fraktur und röntgenologisches Korrelat

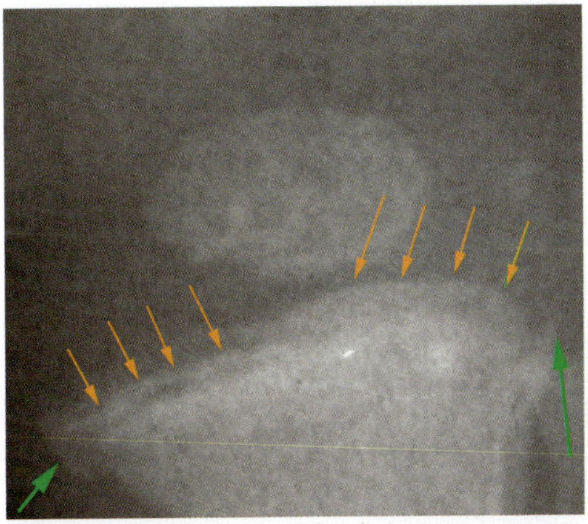

Abb. 5.7. »Bucket-Handle-« oder Korbhenkel-Variante der metaphysären Frakturen (*orangefarbene Pfeile*) mit den sich als Eckfrakturen darstellenden Randanteilen (*grüne Pfeile*)

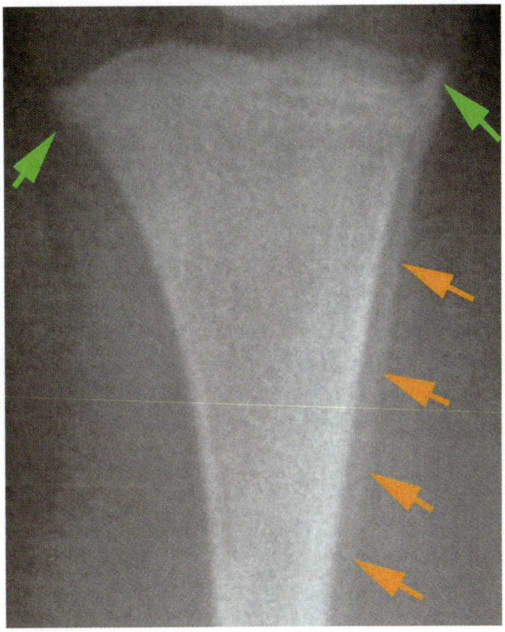

Abb. 5.8. Periostale Reaktion (*orangefarbene Pfeile*) und 2 metaphysäre Eckfrakturen (*grüne Pfeile*)

5.6.2 Periostale Reaktionen

Vornehmlich bei Säuglingen finden sich nach Misshandlungen sog. **periostale Reaktionen** (»Bone bruising«). Durch Rotations- und Schleuderkräfte kommt es zu einer Ablösung und subperiostalen Unterblutung des diaphysär lose anliegenden, metaphysär aber fest fixierten Periostes. Dabei muss es nicht zu einer diaphysären Fraktur kommen. Radiologisch sichtbar wird dies erst bei subperiostaler Knochenneubildung (»Subperiostal new bone formation«) 5–10 Tage nach dem Trauma, szintigrafisch und sonografisch deutlich früher. Periostale Reaktionen werden im Zusammenhang mit einem Schütteltrauma beobachtet und müssen von der symmetrischen, physiologisch breiteren lateralen Zone der langen Röhrenknochen bei Säuglingen abgegrenzt werden (Abb. 5.8). Auch

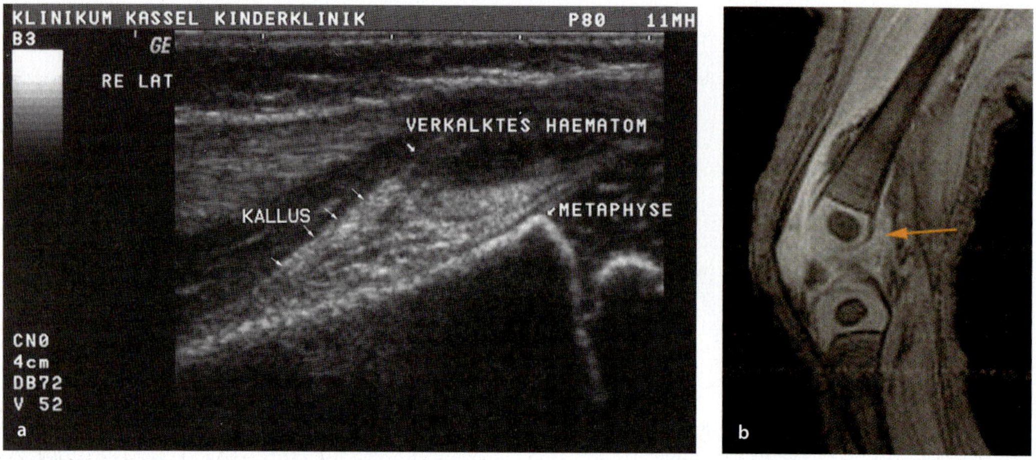

Abb. 5.9 a,b. 6 Wochen alter Säugling, 2–3 Wochen nach Trauma: metaphysäre Eckfraktur des distalen Femur mit deutlicher Kallusbildung. **a** Sonografie, **b** MRT (*Pfeil:* Kallusbildung)

im Bereich metaphysärer Frakturen kann eine erhebliche Kallusbildung erfolgen, die im MRT und sonografisch darstellbar ist (Abb. 5.9a,b).

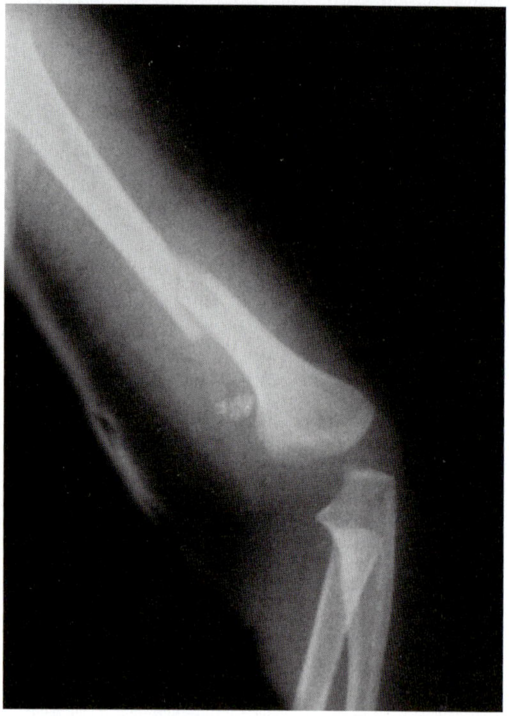

Abb. 5.10. Humerusspiralfraktur durch Misshandlung

5.6.3 Diaphysäre Frakturen

Auch wenn bei misshandelten Kindern diaphysäre Frakturen häufiger als metaphysäre Frakturen gefunden werden, weisen sie im Hinblick auf eine Kindesmisshandlung bzw. Fremdbeibringung eine geringe Spezifität auf. Im Gegensatz zu metaphysären Frakturen sind akzidentelle Mechanismen möglich. Im Einzelfall muss immer die Plausibilität der Frakturentstehung hinsichtlich der Anamnese geprüft werden. Ausnahme sind diaphysäre Frakturen bei kleinen, nicht mobilen Säuglingen, bei denen eine akzidentelle Genese sehr selten ist.

5.6.4 Spiralfrakturen

Spiralfrakturen betreffen die langen Röhrenknochen, typisch sind Spiralfrakturen an Humerus (Abb. 5.10) und Femur. Sie entstehen durch eine Drehbewegung, die die Elastizität und Biegungsfestigkeit des Knochens übersteigt. Bei Kindern, die noch nicht laufen können, ist eine Spiralfraktur in erster Linie als misshandlungsbedingt anzusehen, wenn nicht besondere Umstände sie tatsächlich erklären können.

5.7 Frakturlokalisation

Nicht allein die Tatsache, dass eine Fraktur vorliegt, sondern auch die Lokalisation der festgestellten Frakturen spielt für die Beurteilung eine wesentliche Rolle. Einige Frakturen sind – in Abhängigkeit vom Alter des Kindes – derart selten, dass sie fast schon als pathognomonisch für eine Kindesmisshandlung angesehen werden können.

5.7.1 Schädelfrakturen

Schädelfrakturen werden bei 8–10% der Misshandlungsopfer gefunden. Bei den sog. banalen Stürzen – von Wickeltisch, Bett, Sofa oder aus dem Kinderwagen – bis etwa 150 cm Sturzhöhe kommt es in 3–5% zu einfachen linearen parietalen Frakturen. Gerade bei sehr jungen Säuglingen sind die Schädelknochenanteile noch gut gegeneinander verschieblich und weisen eine ausgesprochene Elastizität auf. Daher ist eine erhebliche Gewalteinwirkung erforderlich, um dort einen Schädelbruch zu verursachen. Besonders verdächtig sind komplexe, multiple nähtekreuzende Frakturen mit weitem Bruchspalt (Abb. 5.11).

Nicht selten wird dennoch ein vorgeblich banaler Sturzmechanismus behauptet, z.B. ein Sturz vom Wickeltisch. Die typischen Charakteristika unfallbedingter und misshandlungsbedingter Schädelbrüche sind in Tab. 5.7 zusammengefasst.

Schädelbrüche können anhand der knöchernen Veränderungen nicht datiert werden, da keine Kallusbildung erfolgt. Da Schädelbrüche Folge einer direkten Gewalteinwirkung sind, weist eine frische Fraktur aber in der Regel eine korrespondierende Schwellung der Kopfschwarte auf. Diese ist auch in den bildgebenden Verfahren (Sonografie, CT, MRT) erkennbar und u.U. in der akuten Phase begrenzt zeitlich einzugrenzen.

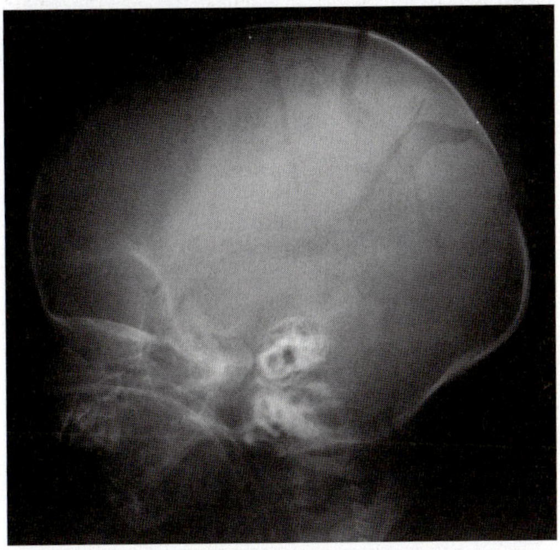

Abb. 5.11. Nähtekreuzende Frakturen des knöchernen Schädeldaches mit Nahtsprengungen

Tab. 5.7. Differenzierung von Schädelfrakturen

Charakteristika der Verletzung	Unfallbedingte Fraktur	Misshandlung
Art	Einzeln, linear	Multipel, komplex, verzweigt (»Eierschalenfraktur«)
Weite des Bruchspaltes	Schmal (1–2 mm)	Breit (über 3–5 mm), wachsend
Lokalisation	Parietal, ein Schädelknochen betroffen	Okzipital, bilateral, parietal, mehr als ein Schädelknochen betroffen, Nähte kreuzend, Nahtsprengungen
Impression	Isolierte Fraktur; mit klarer Anamnese eines Sturzes auf ein entsprechend geformtes Objekt	Teil eines komplexen Frakturmusters; ausgedehnte, multiple oder unerklärte okzipitale Impressionen
Assoziierte intrakranielle Verletzungen	Ungewöhnlich, außer bei Fallhöhen ab 2–3 m; Einzelfälle sub-/epiduraler Hämatome auch bei geringer Sturzhöhe möglich	Subdurale Hämatome, retinale Blutungen, Parenchymkontusionen, Hirnödem

A

5.7.2 Rippenfrakturen

Eine sehr hohe Spezifität bezüglich einer Misshandlung weisen Rippenfrakturen, insbesondere Rippenserienfrakturen auf. Sie werden in etwa 90% bei Kindern unter 2 Jahren gefunden. Nicht selten sind sie Zufallsbefunde. Die Lokalisation ist zu etwa 80% posterior (◘ Abb. 5.12a,b). Sie werden aufgrund der Elastizität der kindlichen Rippen auch bei schweren Verkehrsunfällen und bei kardiopulmonaler Reanimation (selbst bei einer Osteogenesis imperfecta!) nur selten akzidentell nachgewiesen. Nach intensiven Reanimationsmaßnahmen werden sie gelegentlich in der Schlüsselbeinebene, d.h. anterior gefunden. Rippenserienfrakturen sind nur infolge schwerer Verkehrsunfälle denkbar, im Einzelfall auch bei Sturz aus großer Höhe.

Bei Misshandlungen beruhen Rippenserienfrakturen zumeist auf Kompressionskräften, die auf den Thorax einwirken, aber nicht auf direkten Schlägen. Daher finden sich auch selten darüber liegende Hämatome. Ging kein schwerer Unfall voraus, sind posterior gelegene Rippenfrakturen pathognomonisch für eine Kindesmisshandlung. Sie sind zumeist paravertebral ausgebildet, da bei der Gewalteinwirkung der posteriore Anteil der Rippe gegen den als Hebel wirkenden Querfortsatz des Wirbels gedrückt wird und über diesem frakturiert (◘ Abb. 5.13).

Lineare, nicht dislozierte Rippenfrakturen werden auf konventionellen a.-p.-Röntgenaufnahmen in etwa 50% übersehen. Daher sind Kontrolluntersuchungen des Thorax nach 2 Wochen sinnvoll, da in späteren Phasen der Frakturheilung die kugeligen Kallusformationen zumeist gut erkennbar sind. Nach neueren Untersuchungen scheint die bereits primär das Skelettscreening ergänzende Skelettszintigraphie eine deutlich höhere Ausbeute zu haben.

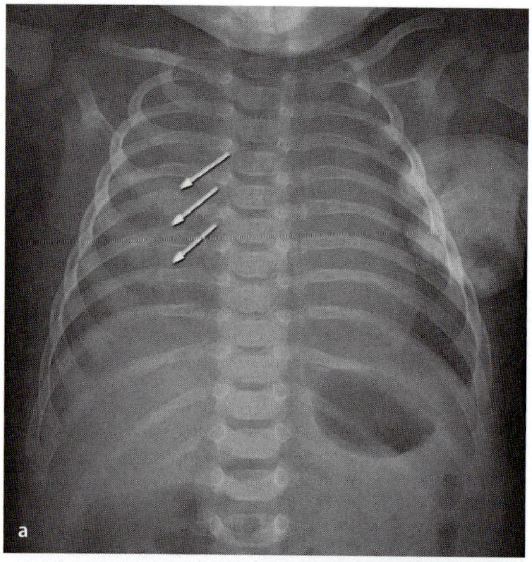

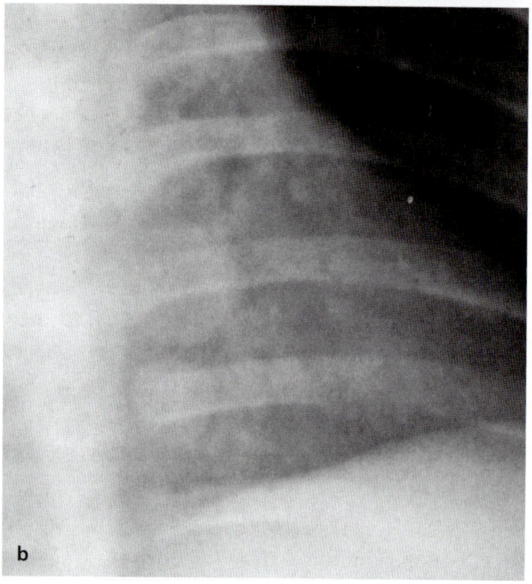

◘ **Abb. 5.12 a,b. a** Rippenserienfraktur der 6.–8. Rippe rechts (*Pfeile*). **b** Detail: Typische kugelige Darstellung von Rippenfrakturen mit Kallus

5.7.3 Weitere Frakturen

Sternumfrakturen. Während beim Erwachsenen Sternumfrakturen als typische Reanimationsfolge häufig nachzuweisen sind, sind diese bei Kindern eine ausgesprochene Rarität. Sie werden auch bei Misshandlungen nur selten nachgewiesen, sind dann aber aufgrund der hohen Krafteinwirkung pathognomonisch.

Wirbelsäulenfrakturen. Sie sind im Kindesalter selten, da sie eine erhebliche Gewalteinwirkung erfordern (z.B. Verkehrsunfälle). Beim Schütteln (► Kap. 3.2) kann es zu Stauchungsfrakturen von Wirbelkörpern am thorakolumbalen Übergang kommen. Ansonsten finden sich anteriore Kanten-

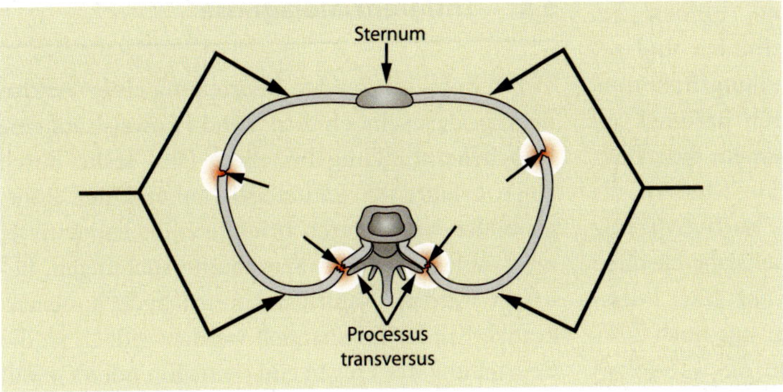

Abb. 5.13. Häufiger Verletzungsmechanismus bei nichtakzidentellen posterioren Rippenfrakturen: Abknicken der Rippen über den Processus transversus als Hebel; zusätzlich sind laterale Kompressionsfrakturen möglich

absprengungen der unteren BWS und oberen LWS, die meist asymptomatisch sind. Sie fallen unter Umständen nur durch eine radiologisch evidente prävertebrale Weichteilschwellung auf.

Beckenfrakturen. Nichtakzidentelle Frakturen des Beckens können nur durch eine massive Krafteinwirkung, in der Regel Verkehrsunfälle, hervorgerufen werden. Sie sind entsprechend selten. Auch bei Misshandlungen werden sie selten gefunden, haben jedoch aufgrund der hohen erforderlichen Kräfte eine hohe Spezifität. Einzelne Kasuistiken beschreiben Beckenfrakturen nach Vergewaltigungen.

Klavikulafrakturen. Frakturen der Klavikula werden bei 3–10% misshandelter Kinder gefunden. Typisch sind laterale akromioklavikuläre und mediale sternoklavikuläre Frakturen durch Schütteln. Frakturen des mittleren Schaftdrittels sind unspezifisch und können sowohl durch Unfälle als auch durch Misshandlungen entstehen, dann aber eher bei deutlich jüngeren Kindern. Klavikulafrakturen treten in 2–4% als Geburtskomplikation bei vaginaler Entbindung auf. Sie können asymptomatisch bleiben und bei der U 2 (2. Vorsorgeuntersuchung, 3.–10. Lebenstag) übersehen werden. Sie fallen dann erst durch tastbare Kallusbildung nach 10–14 Tagen auf. Eine später als 11–14 Tage postnatal diagnostizierte Fraktur ohne Kallusbildung ist bei einem knochengesunden Kind nicht als Geburtsfolge anzusehen.

Skapulafrakturen. Aufgrund der anatomischen Gegebenheiten sind Skapulafrakturen als Misshandlungsfolge ebenfalls selten, dann aber hoch spezifisch. Unfallbedingte Skapulafrakturen sind außer bei Verkehrsunfällen oder anderen schweren Unfällen selten.

Humerusfrakturen. Humerusfrakturen werden bei 12–57% misshandelter Kinder gefunden und gehören somit zu den häufigen Misshandlungsfrakturen. Der Oberarm fungiert als klassischer »Griff zum Kind«. Meist finden sich schräge Spiralfrakturen durch Torsionskräfte im mittleren oder unteren Drittel des Schaftes. Suprakondyläre Fakturen sind bei Kindern unter 3 Jahren stark verdächtig; bei älteren Kindern dagegen handelt es sich um eine typische akzidentelle Fraktur. Glatte Frakturen können durch Aufprall auf einem Gegenstand mit Biegung des Knochens über dem Widerlager entstehen. Unkomplizierte Stürze führen nicht zu Spiralfrakturen.

Unterarmfrakturen. Sie gehören wie Humerusfrakturen zu den bei misshandelten Kindern häufiger anzutreffenden Frakturen, da der Unterarm als »Hebel« zum Schütteln oder Schleudern genutzt wird. Frakturen mit Beteiligung beider Unterarmknochen und mehr in Schaftmitte gelegene Ulnafrakturen (typische Parierverletzung) legen den Verdacht auf eine nichtakzidentelle Ursache nahe. Allerdings kann es bei Kindern im Lauflernalter sowohl zu kompletten Unterarm- als auch zu Grünholzfrakturen kommen. Typische akzidentell sturzbedingte Verletzungen bei Kindern sind distale Radiusfrakturen, bei denen aufgrund der klassischen Anamnese selten Abgrenzungsschwierigkeiten bestehen. Als Begleitverletzung sind je nach Untergrund Hautabschürfungen zu erwarten.

A

Femurfrakturen. Femurfrakturen werden bei 12–29% misshandelter Kinder gefunden und gehören zu den häufigen Misshandlungsfrakturen. Spiral- und metaphysäre Frakturen beruhen auf Schleuder- oder Schüttelmechanismen, Querfrakturen eher auf direkten Schlägen. Bei Kindern, die noch nicht laufen können, sind sie hochverdächtig auf eine Misshandlung. Im 1. Lebensjahr beruhen etwa 60% aller Femurfrakturen auf einer Misshandlung, im 2. und 3. Lebensjahr nur noch 20%. Im Laufleralter können sie wie die »Toddler's Fracture« der Tibia (s. unten) auch akzidentell vorkommen. Je nach Unfallmechanismus ist bei Spiralfrakturen (s. oben) erhöhte Aufmerksamkeit geboten. Außer bei metaphysären Frakturen kann aus der Frakturart jedoch keine definitive Diagnose einer Misshandlung abgeleitet werden.

Tibiafrakturen. Frakturen der Tibia machen 7–18% aller Misshandlungsfrakturen aus und werden überwiegend als distale metaphysäre Frakturen angetroffen. Eine wichtige Abgrenzung stellt eine spiralige, diaphysäre Fraktur im Laufleralter dar, die sog. »Toddler's Fracture« durch Sturz bei fixiertem Fuß, die relativ subtil und symptomarm verlaufen kann.

Hand- und Fußfrakturen. Diese werden selten bei Misshandlungen gefunden, haben dann aber einen starken Hinweischarakter. Ursachen können direkte Schläge mit Gegenständen, Extensionen durch Reißen oder, bei den Händen, Abwehrversuche sein.

5.8 Differenzialdiagnose

Vor der abschließenden Beurteilung einer Fraktur muss geklärt sein, ob beim Kind Hinweise auf eine Knochenerkrankung bestehen. Dies sollte durch einen erfahrenen Radiologen anhand der Röntgenbilder sowie durch orientierende Laborwerte, im Zweifelsfall durch Spezialuntersuchungen, beurteilt werden. Natürlich können auch knochenkranke Kinder misshandelt werden, jedoch ist die Beurteilung der Folgen einer einwirkenden Gewalt bei Berücksichtigung einer Knochenerkrankung eine andere als bei einem gesunden Knochen (z.B. Frakturen durch Physiotherapie bei Frühgeborenenosteopenie). Die Differenzialdiagnosen sind in Tab. 5.8 zusammengefasst.

5.8.1 Frakturen durch Unfälle

Die statistisch häufigsten Differenzialdiagnosen betreffen tatsächliche Unfälle. Bei Kindern im Laufleralter kann es zu torsionsbedingten Spiralfrakturen der Tibia (»Toddler's fracture«) und zu akzidentellen Femurfrakturen kommen (s. oben). Aufgrund des unklaren, oft nicht beobachteten Mechanismus können sie zu Zweifeln an der Plausibilität des Unfalls führen. In Einzelfällen sind auch unwahrscheinliche Mechanismen genau zu prüfen und ggf. von den Eltern nachstellen zu lassen. Eine ungewöhnliche und per Video dokumentierte Kasuistik beschreibt eine Humerus-

Tab. 5.8. Differenzialdiagnosen bei Frakturen

Akzidentell	»Toddler's Fracture«, Femurfrakturen im Laufleralter
Geburtstrauma	Meist Klavikula (1:150 Geburten), seltener Humerus (1:2.000) oder Femur (1:10.000), fast nie Rippen
Infektionen	Osteomyelitis, kongenitale Syphilis
Neuromuskuläre Erkrankungen	Spina bifida, infantile Zerebralparese
Skelettdysplasien	Osteogenesis imperfecta, metaphysäre Chondrodysplasie, infantile kortikale Hyperostose
Metabolische Erkrankungen	Rachitis, Skorbut, Menke-Syndrom, Mukolipidose II
Neoplasien	Leukosen, Neuroblastom-Metastasen, Histiozytosis X
Medikamentenwirkungen	MTX, Prostaglandin E, Hypervitaminose A

fraktur durch Umdrehen eines Säuglings aus der Bauchlage über den seitlich ausgestreckten Arm durch ein Geschwisterkind (Hymel 1996). Treppenstürze mit einer Torsion der Extremität unter den Körper können zu einer Spiralfraktur, v.a. des Humerus führen.

Osteogenesis imperfecta

Die Wahrscheinlichkeit, die insbesondere vor Gericht oft bemühte **Osteogenesis imperfecta (OI)** mit einer Misshandlung zu verwechseln, wird mit 1:300.000 angegeben, wenn alle anamnestischen, röntgenologischen und klinischen Hinweise beachtet werden. Einzelfälle von Verwechslungen sind dennoch beschrieben und betreffen vornehmlich milde Verläufe von Typ IV und, seltener, Typ I. Zu beachten sind die je nach Typ zu unterscheidenden klinischen und anamnestischen Kriterien: blaue Skleren, Schwerhörigkeit, Dentinogenesis imperfecta, »Wormian bones« (Schaltknochen), positive Familienanamnese (**CAVE:** Spontanmutationen). Nur in seltenen Zweifelsfällen ist eine Kollagen- oder Mutationsanalyse zur Differenzierung erforderlich.

Bei der Osteogenesis imperfecta handelt es sich einerseits um eine quantitative Kollagensynthesestörung durch eine Punktmutation der Gene COL1A1 und A2, die für das Kollagen Typ I (90% der Knochenmatrix) kodieren. Andererseits besteht eine qualitative Störung durch verminderte Verdrillung der Kollagentripelhelix mit resultierender verminderter Knochenstabilität. Der Erbgang ist überwiegend autosomal dominant, bei Typ III rezessiv. Die Unterscheidung in 4 Typen nach Sillence führt ◘ Tab. 5.9 auf. Die Häufigkeit aller Typen zusammen beträgt 4–7 pro 100.000 Geburten. Es handelt sich somit um sehr seltene Erkrankungen.

»Temporary Brittle Bone Disease«. Die in letzter Zeit wiederholt postulierte »Temporary Brittle Bone Disease« wird von wenigen Autoren spekulativ als spontanheilende, passagere Variante der Osteogenesis mit einem Defekt im Kupfermetabolismus angenommen. Sie entbehrt jedoch reproduzierbarer klinischer und laborchemischer Daten und ist somit keine anzunehmende Differenzialdiagnose von Misshandlungsfrakturen.

Literatur

Alzen G, Duque-Reina D, Urhahn R, Solbach G (1992) Röntgenuntersuchung bei Traumen im Kindesalter. Klinische und juristische Überlegung bei der Indikationsstellung. Dtsch med Wschr 117: 363–367

American Academy of Pediatrics (2006) Jenny C and the AAP Committee on Child Abuse & Neglect. Evaluating infants and young children with multiple fractures. Pediatrics 118: 1299–1303 pediatrics.aappublications.org/cgi/reprint/118/3/1299

◘ **Tab. 5.9.** Osteogenesis imperfecta (Typen nach Sillence)

Typ I	Typ II	Typ III	Typ IV
70% aller Fälle, AD, 1:3.000	10%; AD	15%; AR	5%; AD Sehr selten
Knochenfragilität mild bis moderat	Immer letal	Multiple Frakturen und progressive Brüchigkeit	Variable Zahl von Frakturen
Schaltknochen (»Wormian Bones«) in 80%	Skleren schwarz-blau		Normale Skleren, oft Schaltknochen
Frakturen im 2.–3. und 10.–15. Lebensjahr		Frakturen in 70% bei Geburt	Knochen können bei 1. Fraktur normal erscheinen
Verbiegung der langen Röhrenknochen	Schwere Osteoporose	Schwere Osteopenie und Knochenbrüchigkeit	Verwechslung mit Misshandlung möglich

AD = autosomal dominant, AR = autosomal rezessiv.

A

American College of Radiology (2006) ACR Practice Guideline for Skeletal Surveys in Children. Res 47. In: American College of Radiology Practice Guidelines, ACR Reston VA. S 145–49 www.acr.org/

Barsness KA, Char ES, Bensard DD, et al. (2003) The positive predictive value of rib fractures as an indicator of nonaccidental trauma in children. J Trauma 54: 1107–1110

Cadzow SP, Armstrong KL (2000) Rib fractures in infants: Red alert! The clinical features, investigations and child protection outcomes. J Paediatr Child Health 36: 322–326

Delling G (2008) Pathohistologische Befunde am Skelettsystem nach Traumatisierung. Rechtsmedizin 18: 42–47

Leventhal JM, Thomas SA, Rosenfield NS et al. (1993) Fractures in young children – distinguishing child abuse from unintentional injuries. Am J Dis Child 147: 87–92

Hymel KP, Jenny C (1996) Abusive spiral fractures of the humerus: a videotape exception. Arch Pediatr Adolesc Med 150: 226–228

Mandelstam SA, Cook D, Fitzgerald M, Ditchfield MR (2003) Complementary use of radiological skeletal survey and bone scintigraphy in detection of bony injuries in suspected child abuse. Arch Dis Child 88: 387–389

Mendelson KL (2005) Critical review of 'temporary brittle bone disease'. Pediatr Radiol 35: 1036–1040

Pierce MC, Bertocci GE, Vogeley E, Moreland MS (2004) Evaluating long bone fractures in children: A biomechanical approach with illustrative cases. Child Abuse & Neglect 28: 505–524

Prosser I, Maguire S, Harrison SK et al. for the Welsh Child Protection Systematic Review Group (2005) How old is this fracture? Radiologic dating of fractures in children: A systematic review. AJR 184: 1282–1286

Pierce MC, Bertocci GE, Janosky JE et al. (2005) Femur fractures resulting from stair falls among children: An injury plausibility model. Pediatrics 115: 1712–1722

Sewell RD, Steinberg MA (2000) Chest compressions in an infant with osteogenesis imperfecta type II: No new rib fractures. Pediatrics 106: 1–6

Sorantin E, Lindbichler F (2002) Die nicht unfallbedingte Verletzung (battered child). Monatsschr Kinderheilkd 150: 1068–1075

Steiner RD, Pepin M, Byers PH (1996) Studies of collagen synthesis and structure in the differentiation of child abuse from osteogenesis imperfecta. J Pediatr 128: 542–547

Strahlenschutzkommission: Bekanntmachung einer Empfehlung der Strahlenschutzkommission – Bildgebende Diagnostik beim Kind – Strahlenschutz, Rechtfertigung und Effektivität. – vom 18. April 2007. BAnz. Nr. 96 vom 25.05.2007, S. 5337

Strait RT, Siegel RM, Shapiro RA (1995) Humeral fractures without obvious etiologies in children less than 3 years of age: when is abuse? Pediatrics 96: 667–671

Thomas SA, Rosenfield NS, Leventhal JM, Markowitz RI (1991) Long-bone fractures in young children: distinguishing accidental injuries from child abuse. Pediatrics 88: 471–476

Thorakale, abdominelle und HNO-Verletzungen sowie seltene Formen der Kindesmisshandlung

Während bei misshandelten Kindern relativ häufig Verletzungen der Hals-, Nasen- und Ohrenregion sowie der Mundhöhle und der Zähne auftreten, sind thorakale und (intra-)abdominelle Verletzungen zwar relativ selten, dafür aber quoad vitam von umso größerer Bedeutung.

6.1 Verletzungen der Hals-, Nasen- und Ohrenregion sowie der Zähne und der Mundhöhle

Gesicht, Nacken und HNO-Bereich sind zu 65–75% bei misshandelten Kindern involvierte Körperteile. Etwa die Hälfte betrifft das Gesicht oder die Mundhöhle. Der Kopf ist in einfacher Reichweite für Schläge und der Mund geradezu als Verkörperung der Eltern-Kind-Konfliktfelder Schreien und Fütterschwierigkeiten eine häufige Lokalisation von Gewaltakten.

Hämatome. Am häufigsten finden sich äußere Hämatome, insbesondere der Wangen (◘ Abb. 6.1), die bei Handabdrücken oder Gegenständen typischerweise die Kriterien geformter Hämatome erfüllen. Ebenso sind Ekchymosen und Prellungen des Gesichtes und der Lippen zu beachten. Strangulationsmarken, typisch angeordnete Fingerabdrücke oder Ligaturen sind Misshandlungshinweise am Hals oder Nacken (◘ Abb. 6.3). Äussere Verletzungen der Ohren sind starke Hinweise auf eine Kindesmisshandlung und entstehen bei inadäquaten Disziplinierungsversuchen durch direkte Schläge, Ziehen (»die Ohren lang ziehen«!), Kneifen oder Reißen (◘ Abb. 6.4, ◘ Abb. 6.5). Gelegentlich kommt es zu penetrierenden Verletzungen des Trommelfells durch spitze Gegenstände. Das Tin-ear-Syndrom als seltene Variante eines Schütteltraumas wird in ► Kap. 3.6 beschrieben.

Verletzungen der Mundhöhle. Diese werden bei flüchtiger oder fehlender Untersuchung leicht übersehen. Typische Verletzungen, die auf Frustrationen beim Füttern zurückgeführt werden, sind:

- Kontusionen der Lippen oder der Gingiva durch forciertes Andrücken von Flaschen (◘ Abb. 6.7)

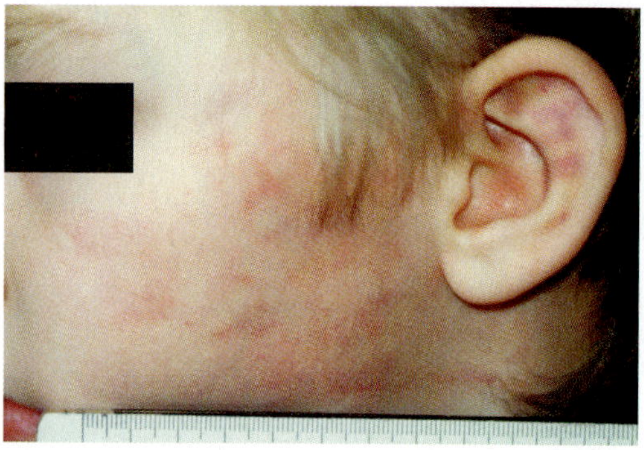

Abb. 6.1. Wangen- und Ohrhämatome

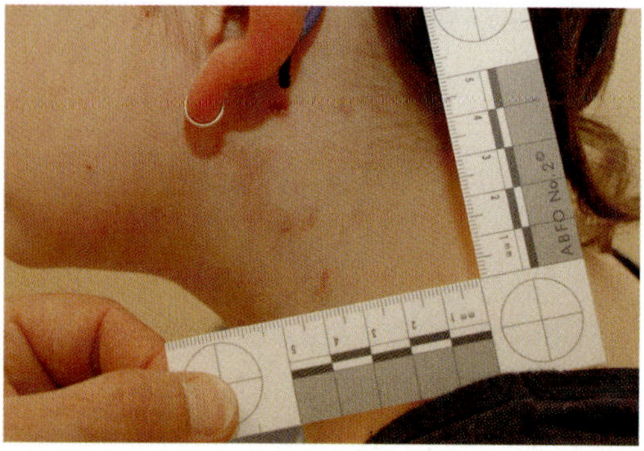

Abb. 6.2. Geformte Hämatome durch Würgen

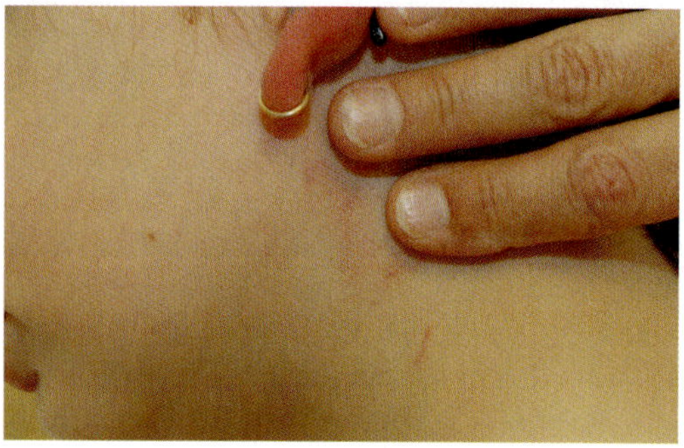

Abb. 6.3. Geformte Hämatome durch Würgen

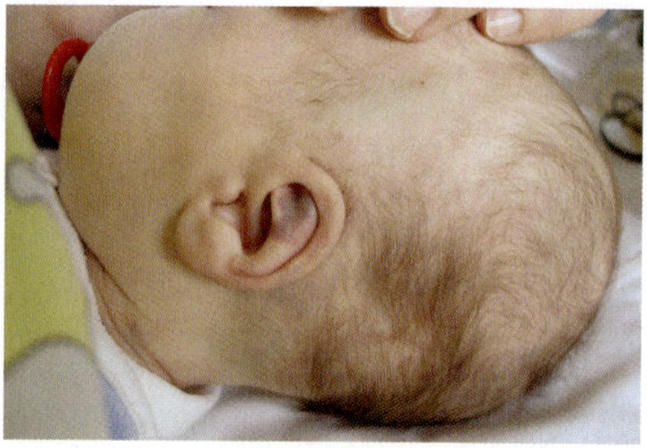

Abb. 6.4. Hämatome der Außenseite und retroaurikulär durch Schlag

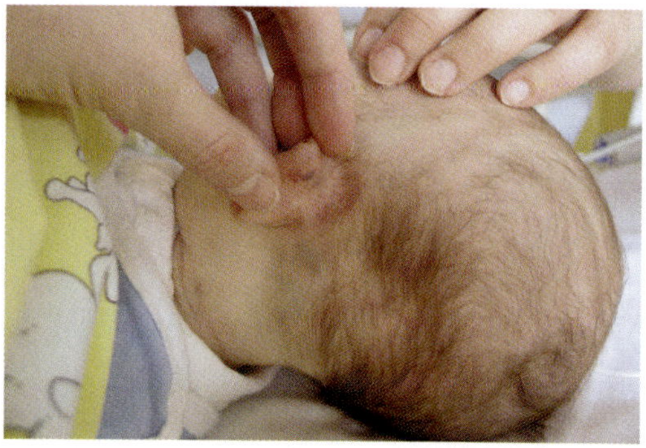

Abb. 6.5. Hämatome retroaurikulär durch Schlag oder Kneifen

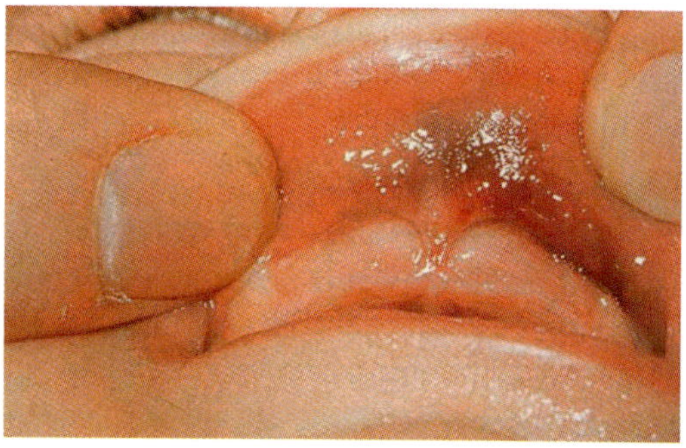

Abb. 6.6. Innere Lippenverletzungen durch Schlag von außen mit Kiefer als Widerlager

- Einrisse des labialen oder lingualen Frenulums durch Flasche oder Löffel (Abb. 6.6 u. Abb. 6.7)
- Verletzungen der Mundschleimhaut oder traumatische Perforationen des Gaumens, der Tonsillenloge und des Pharynx durch Essbesteck.

Traumatische Perforationen des Hypopharynx, teils mit konsekutiven ösophagealen oder mediastinalen Abszessen sowie mit einem Pneumomediastinum und Hautemphysem sind wiederholt beschrieben worden. Die Zunge kann infolge äußerer Schläge durch die Zähne des Kindes verletzt werden. Das

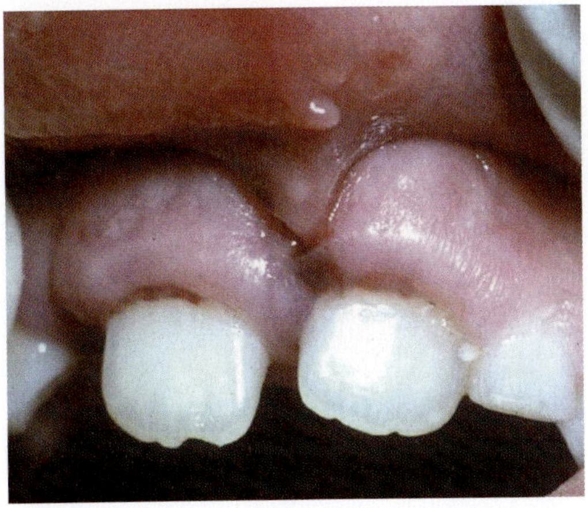

Abb. 6.7. Akute Verletzung des labialen Frenulums durch gewaltsames Füttern. (Abbildung freundlicherweise überlassen von Dr. C. Goho, Würzburg)

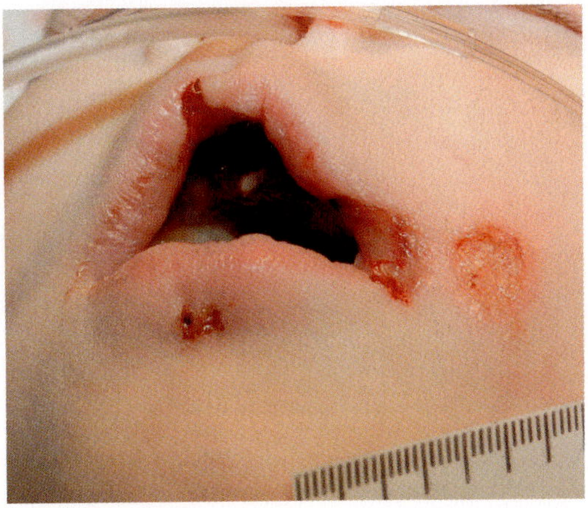

Abb. 6.8. Verätzungen der Perioralregion, der Lippen und des Gaumens – keine Anamnese

forcierte Einführen von heißen Flüssigkeiten oder Nahrung kann zu Verletzungen bzw. Verbrühungen der Mundschleimhaut führen, das von Säuren oder Laugen zu Verätzungen (Abb. 6.8).

! Verletzungen der Lippen- oder Zungenbändchen werden häufig als bedeutsame Hinweise auf Misshandlungen angeführt. Nach einer systematischen Analyse der Literatur ist – aufgrund nur geringer Evidenz – diese Assoziation allerdings nur eingeschränkt gültig. Wenngleich diese Verletzungen verdächtig sind und zu weiterer Diagnostik Anlass geben sollten, erlauben sie isoliert keinesfalls die Diagnose einer Misshandlung (Welsh Child Protection Systematic Review Group 2007). Ungewöhnlich und stark verdächtig auf eine Kindesmisshandlung ist dagegen das Auftreten dieser Verletzungen bei nichtmobilen Säuglingen.

Zähne. Auch die Zähne können – durch direkte Gewalteinwirkung, Gegenstände oder Stürze auf Gegenstände nach Schlägen – betroffen sein und Frakturen, Dislokationen, Impressionen oder Ausrisse aufweisen (Abb. 6.9). Die posttraumatische Avitalität eines Zahnes zeigt sich oft erst nach Wochen durch Diskoloration. Während für akzidentelle Stürze Impressionen der oberen Frontzähne

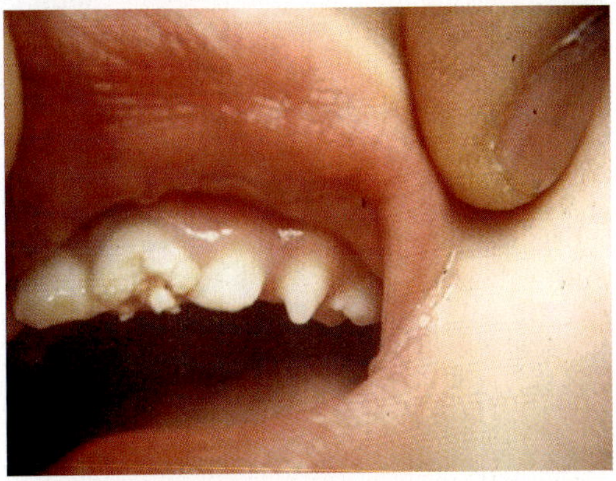

Abb. 6.9. Fraktur des Frontzahnes durch Schlag. (Abbildung freundlicherweise überlassen von Dr. C. Goho, Würzburg)

in den Oberkiefer oder in die Mundhöhle typisch sind (Ausnahme: Fütterverletzungen durch gewaltsames Einführen von Essutensilien Abb. 6.10), beruhen Zahnausrisse aus der Mundhöhle heraus – z.B. durch abruptes, gewaltsames Herausziehen von Essbesteck – meist auf Misshandlungen (Abb. 6.11). Einzelfälle von Zahnextraktionen als Bestrafungsmaßnahme sind beschrieben. Die Vernachlässigung des Gebisses bzw. der Zahnpflege und Vorsorge wird als Variante und Bestandteil allgemeiner Kindesvernachlässigung gesehen. Da mit der gestörten Nahrungsaufnahme und Kommunikation wichtige Entwicklungsbereiche betroffen sind, ist eine frühzeitige Intervention wichtig.

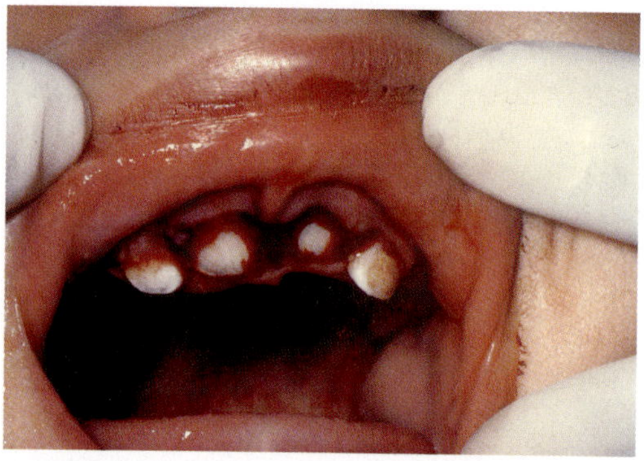

Abb 6.10. Verletzung des Zahnfleisches, des labialen Frenulums und der Frontzähne durch gewaltsames Füttern. (Abbildung freundlicherweise überlassen von Dr. C. Goho, Würzburg)

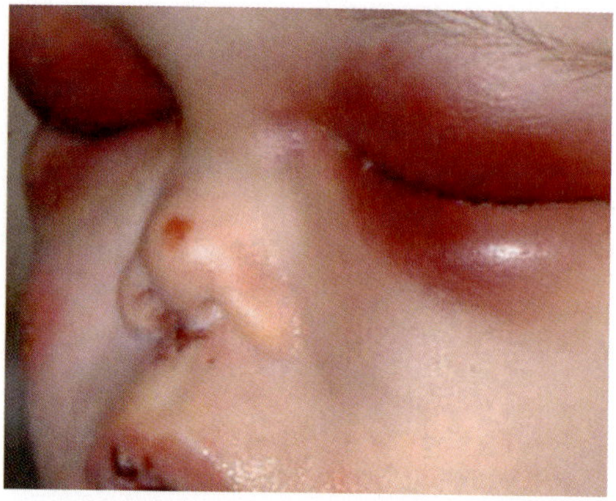

Abb. 6.12. Brillenhämatome

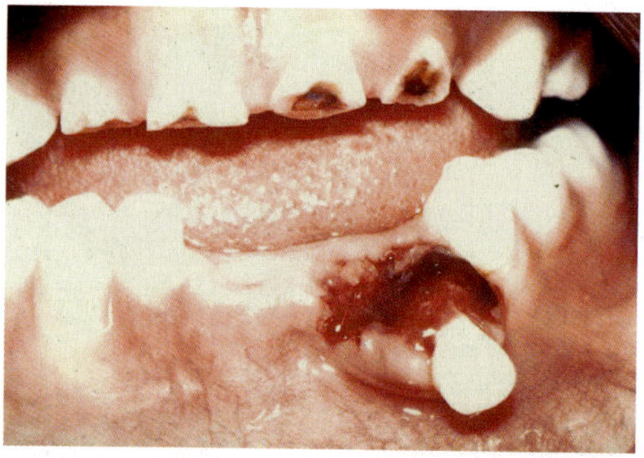

Abb. 6.11. Extrusion eines Zahnes bedeutet meist Misshandlung; daneben Frontzahnkaries als Zeichen dentaler Vernachlässigung. (Abbildung freundlicherweise überlassen von Dr. C. Goho, Würzburg)

Frakturen des Gesichtsschädels. Diese Verletzungen sind bei Kindern ungewöhnlich. Fehlt eine klare bzw. plausible Unfallsanamnese, sind insbesondere isolierte Mandibulafrakturen ein starker Hinweis auf eine nichtakzidentelle Verletzung.

Augenverletzungen. Neben den schon erwähnten retinalen Blutungen kann eine Vielzahl von Augenverletzungen Folge körperlicher Misshandlung bei direkter Gewalteinwirkung auf das Auge sein. Dazu zählen auch die offensichtlichen Brillen- bzw. Monokelhämatome (Abb. 6.12). Bei periorbitalen Hämatomen sind durch das lose subkutane Gewebe der Farbverlauf und seine zeitliche Dynamik oft sehr verschieden vom Verlauf sonstiger Hämatome, ein genaues Datieren ist somit noch weniger möglich. Weitere Verletzungen betreffen Einrisse und Einblutungen der Kornea, der Sklera, der Augenlider, des Glaskörpers, Luxationen der Linse sowie Blutungen der vorderen Augenkammer (Hyphäma). Als Folgeerscheinung von Kontusionen sind Optikusatrophien beschrieben.

6.2 Thorakale und abdominelle Verletzungen

Verletzungen des Bauchraums und des Brustkorbs betreffen nur etwa 0,5–3% aller Misshandlungsfälle. Nach den ZNS-Verletzungen stellen sie jedoch die zweithäufigste Todesursache bei Misshandlungen dar. Mit einer Letalität von 40–50% sterben relativ mehr Kinder daran als an Verletzungen des zentralen Nervensystems bzw. an einem Schädel-Hirn-Trauma. Unfallbedingte Thorax- und Abdomenverletzungen haben dagegen eine Letalität von etwa 20%. Schätzungen zufolge sind 1–11% aller abdominellen Traumata misshandlungsbedingt, in 65% davon finden sich begleitende Hinweise auf eine Kindesmisshandlung. Eine jüngere britische Erhebung fand nur 2,33 Fälle misshandlungsbedingter Abdomenverletzungen pro 1 Million Kinder unter 5 Jahren (95%-Konfidenzintervall 1,43–3,78; Barnes 2005).

Wie bei allen Misshandlungsformen sind die Opfer im Schnitt deutlich jünger als bei Unfällen (2,5 versus 7,5 Jahre). Medizinische Hilfe wird erst mit Verzögerung in Anspruch genommen: etwa 80% innerhalb von 3 Stunden nach Unfällen vs. 100% später als 3 Stunden nach Misshandlungen. Die Anamnese fehlt oft, ist häufig vage, unklar oder wechselnd, wohingegen sie bei Unfällen klar und plausibel ist und mit dem Verletzungsmuster korrespondiert. Hohlorganverletzungen, insbesondere des Duodenums, gelten als starker Hinweis auf eine Misshandlung.

Hohe Letalität. Begründet liegt die hohe Letalität nach thorakalen und insbesondere abdominellen Misshandlungsverletzungen darin, dass die initial schleichend verlaufende Symptomatik unterschätzt und deshalb häufig erst spät medizinische Hilfe gesucht wird. Selbst vital bedrohliche Verletzungen können bei kleinen Kindern lange symptomarm verlaufen. Die zumeist unklare, vage Anamnese und die fehlende differenzialdiagnostische Berücksichtigung misshandlungsbedingter Verletzungen verzögern nicht selten Diagnostik und Therapie. Das kindliche Abdomen ist relativ klein; die Organe liegen dicht beieinander und werden durch einen Schlag oder Tritt vielfach gleichzeitig getroffen. Durch das häufigere Schreien bei kleinen Kindern finden sich vermehrt luftgefüllte Hohlorgane. Das erhöht die Neigung zu einer Perforation im Falle äußerer Gewalteinwirkung. Zudem ist auch die kindliche Bauchwand muskel- und fettarm und schützt dadurch die inneren Organe weniger gut, insbesondere vor stumpfer Gewalt.

6.2.1 Thorakale Verletzungen

Häufiger finden sich äußere Griff- oder Prellmarken und Rippenfrakturen (vgl. ► Kap. 4 und ► Kap. 5) sowie gelegentlich asymptomatische Herz- oder Lungenkontusionen. Davon abgesehen kommt es zwar relativ selten zu ernsten Verletzungen durch Misshandlungen, sie können dann aber besonders schwerwiegend sein. Beispiele sind Herz- oder Lungenkontusionen, die gelegentlich zu einem Pneumothorax oder Hämatothorax mit letalem Ausgang führen können. Einzelfälle von Bronchial- und Gefäßabrissen sowie Pharynx- und Ösophagusperforationen sind beschrieben, weiterhin ein Chylothorax durch Ruptur des Ductus thoracicus. Bei Verdacht auf thorakale Verletzungen sollte neben Thorax-CT oder -MRT sowie einer Echokardiografie die Bestimmung der CK-MB und des Troponins erfolgen.

6.2.2 Intraabdominelle Verletzungen

Pathogenetisch findet sich bei Verletzungen des Abdomens zumeist ein stumpfes Bauchtrauma durch Schläge oder Tritte, die zu einer direkten Organkontusion, Organeinrissen, Blutungen und Hohlorganrupturen durch plötzliche Druckschwankungen führen (▣ Abb. 6.13). Alternativ werden Akzelerations- und Dezelerationskräfte durch Schleudern des kindlichen Körpers beschrieben; dabei können Scherkräfte zu Einrissen bzw. Abrissen der Mesenterialwurzel führen. In der Regel finden sich auch bei schwerwiegenderen intraabdominellen Verletzungen keine oder nur diskrete äußerlich sichtbare Verletzungen der Bauchwand. Bei Unfällen sind typischerweise zumeist die Milz und die Nieren und etwas seltener die Leber betroffen, aber kaum je die Hohlorgane. Bei Misshandlungen dagegen finden sich in etwa der Hälfte der Fälle ein Trauma des linken Leberlappens, in 25% duodenale und jejunale Verletzungen, in 20% Nierenverletzungen, in unklarer Häufigkeit Pankreasverletzungen und nur sehr selten Milzverletzungen.

Dünndarmverletzungen. Bei den Dünndarmverletzungen ist das Duodenalhämatom der aussagekräftigste Hinweis auf eine Misshandlung. Es entsteht durch einen Schlag, Stoß oder Tritt in den Oberbauch. Dabei wird insbesondere der durch das Treitz-Band fixierte retroperitoneal verlaufende Anteil verletzt, da bei Kompression gegen die Wirbelsäule keine Ausweichbewegungen möglich sind (▣ Abb. 6.14). Bei den Hohlorganperforationen ist gelegentlich der Magen betroffen, häufiger jedoch der Dünndarm (60% Jejunum, 30% Duodenum,

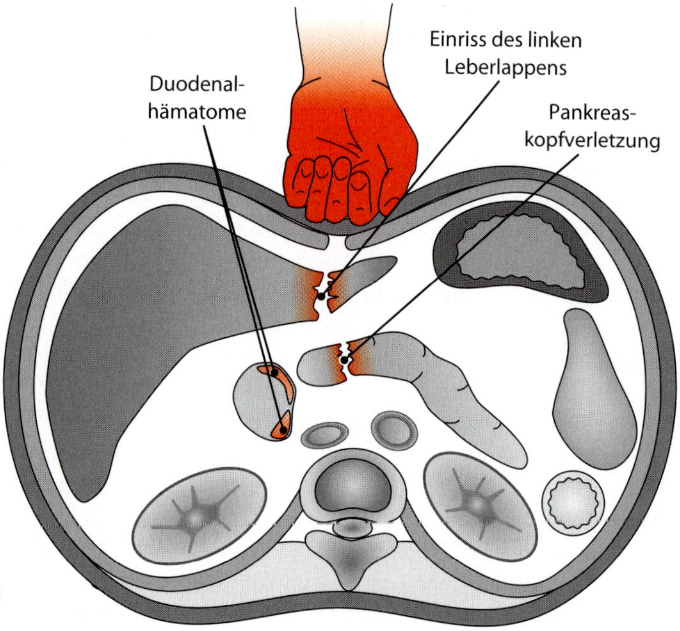

Abb. 6.13. Schematische Darstellung gängiger abdomineller Verletzungen durch Misshandlung

10% Ileum). Hohlorganperforationen finden sich bei Unfällen selten und erfordern hohe Kräfte, wie sie bei schweren Verkehrsunfällen oder Stürzen aus großer Höhe, nicht aber bei banalen Haushaltsunfällen oder Treppenstürzen auftreten. Die Symptomatik ist oft protrahiert und subtil.

! Fehlt ein plausibler akzidenteller Mechanismus, ist ein intramurales Duodenalhämatom pathognomonisch für eine Misshandlung.

Leber. Bei den misshandlungsbedingten Abdomenverletzungen ist die Leber das am häufigsten betroffene Organ, zumeist der linke Leberlappen (Abb. 6.13). Labordiagnostisch korreliert die Höhe der Transaminasen-Werte im Blut gut mit dem Ausmaß der Leberverletzung. Bei einer GOT über 450 U/L und einer GPT über 250 U/l bei normaler AP finden sich fast immer signifikante Leberverletzungen im CT bzw. MRT.

Nieren. Die Nieren sind das am dritthäufigsten betroffene Organ, wobei die Ausprägung der Verletzungen sehr variabel ist. Das Vorhandensein und Ausmaß einer etwaigen Hämaturie korreliert schlecht mit dem Schweregrad der Verletzung.

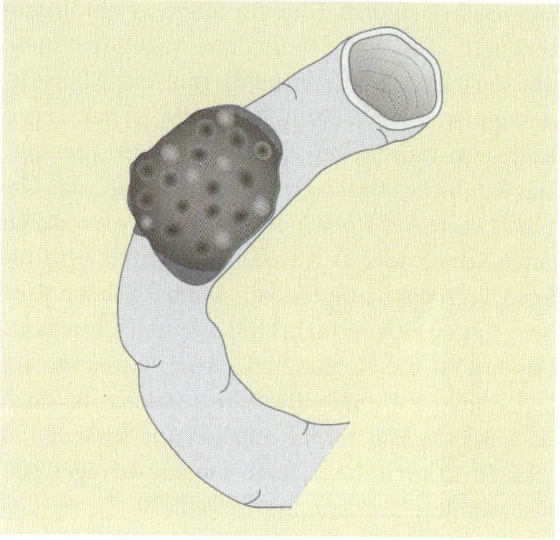

Abb. 6.14. Duodenalwandhämatom, begünstigt durch fixierte Position des Duodenums

Pankreas. Nach dem Ausschluss infektiöser und metabolischer Ursachen sollte auch bei einer Pankreatitis und bei Pankreaspseudozysten unklarer Genese ursächlich eine Misshandlung in Betracht gezogen werden. Selten kommt es zu einem posttraumatischen chylösen Aszites.

Tab. 6.1. Differenzialdiagnose misshandlungsbedingter Abdomenverletzungen vs. Unfälle

Kriterium	Misshandlung	(Verkehrs-)Unfall
Durchschnittliches Alter	2,5 Jahre	7,5 Jahre
Inanspruchnahme medizinischer Hilfe	100% >3 Std., im Schnitt nach 13 Std.	81% <3 Std.
Anamnese	Fehlend, vage, unklar, wechselnd	(Fast) immer klar bzw. eindeutig
Primär betroffene Organe	Linker Leberlappen, Hohlorgane	Milz, Niere, rechter Leberlappen
Letalität	53%	21% (selten isoliertes intestinales Trauma einzige Todesursache)

Differenzialdiagnose. Zusammenfassende Angaben zur Differenzialdiagnose misshandlungsbedingter Verletzungen gegenüber Unfallverletzungen finden sich in Tab. 6.1.

Für die Primärdiagnostik und die Verlaufsbeobachtung ist die gut verfügbare und beliebig wiederholbare Sonografie insbesondere bezüglich freier Flüssigkeit und Organläsionen die Methode der ersten Wahl. In Zweifelsfällen, bei stark erhöhten Transaminasen (s. oben) oder Amylase/Lipase und bei Verdacht auf Hohlorganverletzungen ist die CT mit Doppelkontrastaufnahmen bzw., je nach Verfügbarkeit, die MRT die Methode der Wahl. Röntgen-Abdomenübersichtsaufnahmen in Linkseitenlage können freie Luft identifizieren, ggf. mit wasserlöslichem Kontrastmittel bei Perforationsverdacht. Laborchemische Untersuchungen umfassen: Amylase, Lipase und Transaminasen, ergänzend ein Urinstatus zur Erfassung einer Hämaturie. Liegen intraabdominelle Verletzungen vor, dann ist ein Röntgen-Skelettstatus im Regelfall obligatorisch, um weitere Misshandlungsfolgen identifizieren zu können.

6.3 Spezielle, seltene und ungewöhnliche Formen der Kindesmisshandlung

Neben dem geschilderten Spektrum häufiger Formen der Kindesmisshandlung durch stumpfe Gewalt, Schütteltrauma sowie thermische misshandlungsbedingte Verletzungen ist im Einzelfall an speziell definierte, seltene oder auch ungewöhnliche Formen der Kindesmisshandlung zu denken.

6.3.1 Seltene und ungewöhnliche Manifestationen (Übersicht)

Die Einordnung als »ungewöhnlich« beruht in der Regel eher auf der klinischen Einschätzung einer Misshandlungsform als selten oder bizarr, als auf gesicherten epidemiologischen Daten. Während früher eine Kindesmisshandlung an sich als etwas Seltenes und Ungewöhnliches eingestuft wurde, sind zahlreiche ältere Kasuistiken heute »normaler« Bestandteil der Lehr- und Handbücher. 1967 wurden in den USA 6.000 Fälle von Kindesmisshandlung und -vernachlässigung registriert, 1955 die Anzahl von Inzestfällen auf 500 geschätzt. Mittlerweile gelten regelhaft an die 1 Million Fälle von Kindesmisshandlung und -vernachlässigung pro Jahr als gesichert, davon etwa 10% mit sexuellem Kindesmissbrauch. Auch unterliegt das Verständnis, welche Formen und welches Ausmaß an Gewalt als unzulässig Kindern gegenüber betrachtet werden, einem Wandel über die Zeit. Dies wird an der veränderten Einstellung zu körperlichen Bestrafungen als Erziehungsmethode deutlich. Zudem sind das Verständnis und die Praxis gesellschaftlich akzeptierter Disziplinierungsmaßnahmen in verschiedenen Kulturen sehr unterschiedlich. Die in den letzten Jahrzehnten deutlich abnehmende Akzeptanz gewaltsamer Erziehungsmaßnahmen beeinflusst sowohl das Meldeverhalten als auch die Einstellung der diagnostizierenden Fachleute.

Bedeutsam ist, dass diese ungewöhnlichen Formen oft auch mit erheblicher Gewalttätigkeit und offensichtlicher Gefühlskälte der Täter einhergehen. Die zu vermutende zugrunde liegende emotionale Dynamik und weitgehende Empathielosigkeit unterscheidet diese Formen von den »üblichen« Misshandlungen. Diese beruhen häufig (außer sexueller Missbrauch) eher auf Überlastungs- und Dekompensationsmechanismen und mangelnden Ressourcen.

Die nachfolgenden Ausführungen sollen den Blick für die Breite des Spektrums der Differenzialdiagnosen schärfen. So wie es manchmal ungewöhnliche »echte« Unfälle gibt, müssen bisweilen auch schwer vorstellbare, unvorstellbare oder grausame Mechanismen von Gewalt an Kindern in Betracht gezogen werden. Teilweise werden bei den Verursachern bzw. Tätern schwere Persönlichkeitsstörungen gefunden; insofern beeinflusst die rechtzeitige und korrekte Diagnose auch nachfolgende Maßnahmen zum Schutz der bereits betroffenen und auch unter Umständen weiterer Opfer.

6.3.2 Ungewöhnliche Manifestationen körperlicher Misshandlung

Kasuistiken beschreiben vereinzelt Kinder, denen schwere Verbrennungen durch Mikrowellenöfen oder durch heißes Fett zugefügt wurden. Weitere Berichte sprechen von Hautverletzungen durch gewaltsames Tätowieren oder Hautritzungen, um Narben zu produzieren. Mehrere Kasuistiken beschreiben Näh- und andere Nadeln, die abdominell, thorakal, in das Gehirn und in Weichteile appliziert wurden.

Seltene Manifestationen sind subkutane Emphyseme durch Hypopharynxperforationen, Strikturen des Dünndarms nach intramuralen Duodenalhämatomen, posttraumatische Pankreaspseudozysten, Chylothorax und chylöser Aszites. Bei Letzterem soll jeder zehnte Fall auf einer Misshandlung beruhen.

Sechs Kasuistiken beschreiben tödliche kardiale Muskeleinrisse durch Misshandlungen. Das Tin-Ear-Syndrom als seltene Variante des Schütteltraumas durch eine heftige Ohrfeige, bei dem der Kopf in heftige rotierende Bewegungen versetzt wird, wurde bislang bei 4 Kindern zwischen 2 und 3 Jahren berichtet, sämtlich mit letalem Verlauf. Weitere ungewöhnliche und seltene Berichte beschreiben eine Luftgewehrkugel als intrakraniellen

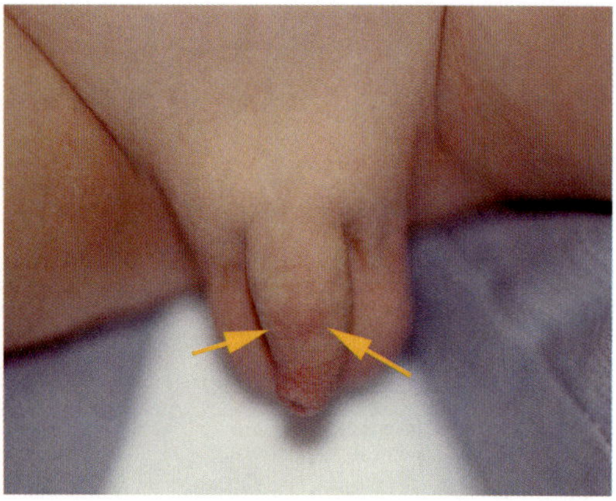

Abb. 6.15. Penishämatome (*Pfeile*) durch Kneifen im Rahmen von »Erziehung« zur Sauberkeit

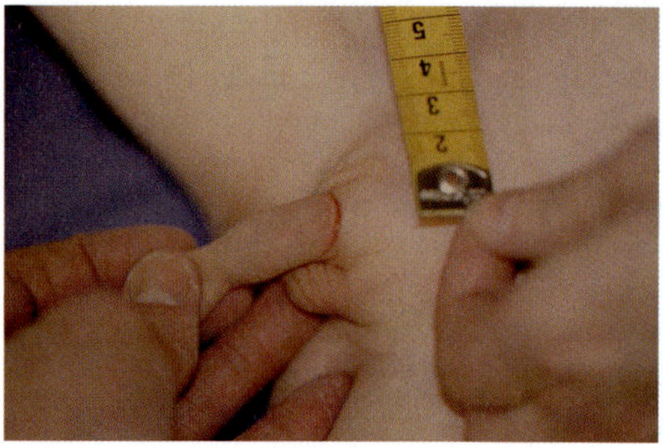

Abb. 6.16. Penisligatur als Bestrafung bei Enuresis

Fremdkörper, eine isolierte Rückenmarkverletzung durch Hyperextensionstrauma, Destruktionen des Nasenrückens durch obsessive Hygiene und Zahnextraktionen als Disziplinierungsmaßnahme.

Seltene knöcherne Manifestationen einer Kindesmisshandlung sind Beckenfrakturen (sowohl bei körperlicher Misshandlung als auch beim sexuellen Missbrauch), Wirbelkörperfrakturen und Hand- und sowie Fußfrakturen. Inzisionen und Strangulationen der Peniswurzel werden im Zusammenhang mit verfehlter »Erziehung« zur Sauberkeit berichtet (Abb. 6.15 u. Abb. 6.16) (Socolar 2001).

Im Ausmaß unklar sind fetale Misshandlungen in Form von direkter Gewalt und dem Aussetzen schädlicher Noxen, in erster Linie der Alkoholembryofetopathie.

6.3.3 Ungewöhnliche Manifestationen sexueller Misshandlung

Schwere anogenitale Penetrationsverletzungen sind ungewöhnlich bei präpubertären Opfern sexuellen Kindesmissbrauchs. Eine Kasuistik beschreibt eine intraperitoneale Kerze als Resultat schwerer penetrierender Vergewaltigung mit diesem Objekt. Scharfe Penetrationsverletzungen des Hymens durch Gegenstände werden sowohl durch sexuellen Missbrauch als auch durch Unfälle beschrieben. In einem Fall wird von einer rektovaginalen Fistel nach wiederholten Penetrationen berichtet. Unklar ist die Rolle vaginaler Fremdkörper. Diese sind generell selten bei präpubertären Mädchen und finden sich in 1–4% bei vaginalem Ausfluss. In einer Studie wurde bei 11 von 12 Mädchen mit vaginalen Fremdkörpern sexueller Missbrauch vermutet oder diagnostiziert (Herman-Giddens 1994).

6.4 Münchhausen-Syndrom-by-Proxy (MSbP)

Das Münchhausen-Syndrom-by-Proxy (MSbP), im deutschen auch Münchhausen-Stellvertreter-Syndrom, ist eine vermutlich seltene, schwer zu diagnostizierende kombinierte Form der Kindesmisshandlung. Das MSbP enthält Elemente körperlicher und emotionaler Misshandlung sowie medizinischer Vernachlässigung. Eine dem Kind nahe stehende Person (in der Regel die Mutter) täuscht Anzeichen einer Krankheit vor, erzeugt sie aktiv oder aggraviert bestehende Symptome, um das Kind wiederholt zu medizinischen Untersuchungen vorzustellen. Gleichzeitig sind die Eltern bzw. Mütter auffällig intensiv sorgend um ihre Kinder bemüht. Ärzte werden so veranlasst, nicht indizierte multiple, invasive und potenziell schädigende Eingriffe vorzunehmen. Ziel sind wiederholte Arztbesuche mit stark manipulativem Charakter, die zu umfangreicher, oft eingreifender Diagnostik am Kind führen, um Aufmerksamkeit und Zuwendung zugunsten des Erwachsenen zu erlangen. Ursache ist vermutlich eine ausgeprägte Persönlichkeitsstörung bei der Täterin oder dem Täter. Durchweg wird das Wissen um die Ursachen des Beschwerdebildes von der schädigenden Person verleugnet. Die akuten Symptome und Beschwerden bilden sich zurück, wenn das Kind von ihr getrennt wird. Häufig sind die Täterinnen medizinisch vorgebildet. Die subjektiven Erfahrungen eines ehemaligen Opfers wurden in einem beeindruckenden Bericht in der Zeitschrift *Pediatrics* publiziert (Bryk 1997).

6.4.1 Epidemiologie und Prognose

Die Inzidenz des MSbP wird auf 2,5 Fälle pro 100.000 Kinder im 1. Lebensjahr und 0,5 Fälle pro 100.000 vom 2.–16. Lebensjahr geschätzt. Für die USA werden 200 Fälle pro Jahr angenommen. Eine Übersicht von 1997 identifizierte 700 publizierte Fälle aus 52 Ländern über einen Zeitraum von 20 Jahren, eine Arbeit aus dem Jahr 2003 fand 59 Artikel aus 24 Ländern mit 122 Fällen. Das Wiederholungsrisiko bei diagnostizierten MSbP-Fällen beträgt 30–50%. Die Letalität wird mit 6–33% angegeben, darunter im Säuglingsalter insbesondere Fälle von Ersticken durch weiche Bedeckung, die fälschlicherweise dem Phänomen des plötzlichen Kindstodes zugeordnet wurden. In mindestens 10% der Fälle werden physische Langzeitschäden angenommen. Dazu kommen schwere psychische Störungen mit eigenem Münchhausen-Syndrom bzw. eigener späterer Täterschaft, multiplen Persönlichkeitsstörungen, Dissoziation und weiterer Psychopathologie.

6.4.2 Kennzeichen

Terminologie. Der Begriff MSbP wurde 1977 von dem britischen Pädiater Roy Meadow geprägt. Er lehnte sich an die Beschreibung des Münchhausen-Syndroms bei Erwachsenen durch Asher 1951 an. Diese schildert eine psychiatrische Störung mit Erfinden von Krankheitssymptomen zur Erlangung einer Krankenrolle. Gemeinsam ist beiden das artifizielle Fabrizieren bzw. Induzieren von Krankheitssymptomen. Heutzutage werden für MSbP der Ausdruck »Pediatric Condition Falsification« für die Opferseite und »Factitious Disorder by Proxy« (»Artifizielle Störung durch Nahestehende«) für die Täterseite bevorzugt (■ Abb. 16.17).

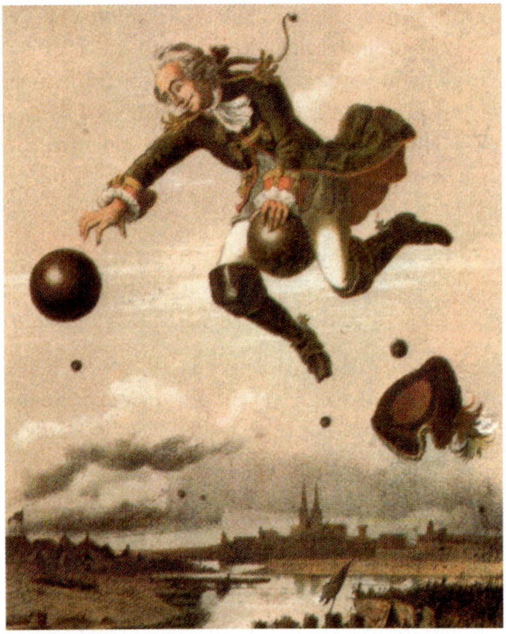

Abb. 6.17. »Teil-Namensgeber« des Münchhausen-Syndrom-by-Proxy: Baron Hieronymus C. F. von Münchhausen (1720–1797). (Zeichnung von August von Wille)

Von großer Bedeutung ist, dass es sich beim MSbP nicht um eine psychiatrische Diagnose der Täterin handelt, sondern um eine pädiatrische Konstellations- bzw. Misshandlungsdiagnose. Die Diagnose ist primär auf die Gefährdung des Kindes als Opfer zentriert, ausschlaggebend sind also die aktiven, schädigenden Handlungen am Kind. Das dahinterstehende Motiv ist zwar für das Verständnis des Syndroms, nicht aber für die Diagnosefindung von Belang. Eine einheitliche, den Handlungen beim MSbP zugrunde liegende psychiatrische Diagnose bei den Tätern lässt sich nicht feststellen. Daher ist gerade bei der wenig verbreiteten Kenntnis des Syndroms in der Erwachsenenpsychiatrie wichtig zu betonen, dass die Diagnose nicht durch den Psychiater gestellt oder ausgeschlossen werden kann. Dieser ist jedoch für die Weiterbetreuung der Täterin von großer Bedeutung.

Ärztlicher Anteil. Wichtiger Bestandteil, der auch den Umgang mit dem Problem erschwert, ist die erhebliche iatrogene physische und psychische Schädigungskomponente. Sie rührt von einer Vielzahl unnötiger invasiver, z.T. auch schmerzhafter diagnostischer Maßnahmen her, durch die es zu operativen Eingriffen, Narkoserisiken, unnötigen stationären Aufenthalten oder Therapien mit entsprechenden Nebenwirkungen kommt. Ärzte und medizinisches Personal werden somit unwissentlich zu Komplizen, da sie sich zu nicht indizierten und retrospektiv oft unnötigen Untersuchungen und Behandlungsversuchen verleiten lassen. Dies ist zentraler Bestandteil der pathologischen Beziehungen beim MSbP und mitverantwortlich für die teils heftigen emotionalen Reaktionen aller Beteiligten mit oft diametral entgegengesetzten Meinungen, bis hin zu schwerer Beschädigung der Beziehung der Helfer untereinander.

Manipulative Strategien. Diese umfassen die oft dramatische Schilderung nicht vorhandener Symptome wie epileptische Anfälle oder Apnoen, die Verfälschung von Körpersubstraten des Kindes, z.B. durch Kot oder Fremdblutbeimengung in den Urin, bis hin zur Erzeugung realer Symptome, z.B. durch Beibringung verschiedenster Medikamente. Besonders gefährlich und für einen Teil der Todesfälle verantwortlich sind induzierte Apnoen durch Verschluss der Atemöffnungen, z.B. durch Beinaheersticken mittels Kissen oder Hände durch die Täterin.

6.4.3 Symptome und Warnhinweise

Eindeutige Erkennungsmerkmale für ein Münchhausen-Syndrom-by-Proxy gibt es nicht. Daher muss sich die Diagnosestellung an charakteristischen Merkmalen und Warnhinweisen orientieren. Diese sind Tab. 6.2 bezüglich des Kindes und Tab. 6.3 bezüglich der Mutter bzw. Täterin zu entnehmen.

Tipp
Grundsätzlich bedeutsam sind Diskrepanzen zwischen den Schilderungen der Mutter und den klinischen Befunden, diagnostische Ergebnisse, die mit bekannten Krankheiten nicht vereinbar sind, oder die vermeintliche Entdeckung neuer oder extrem seltener Krankheitsbilder auf ärztlicher Seite.

Tab. 6.2. Charakteristische Merkmale bzw. Warnhinweise beim Münchhausen-Syndrom-by-Proxy (MSbP) bezüglich des Kindes bzw. Opfers. (Noeker 2002)

Merkmale des Kindes (Opfers) und Symptomatik	Anmerkungen
Persistierende und rekurrierende Symptomatik, die trotz gründlicher Untersuchung nicht geklärt werden kannt	Die Symptomatik präsentiert sich atypisch; erfahrene Kliniker kommentieren sie mit der Bemerkung, dass sie einen solchen Fall noch nie gesehen haben
Die Diagnose bleibt deskriptiv oder bezieht sich auf den Verdacht einer extrem seltenen oder atypischen Erkrankung Die Symptomatik spricht entgegen der Erwartung nicht auf eine etablierte Therapie an	Gehäuft kommt es zu Komplikationen im Therapieverlauf (Infektionen von i.v.-Zugängen, Erbrechen von Medikamenten etc.)
Diskrepanz zwischen Untersuchungs-/Laborbefunden und den anamnestischen Angaben der Mutter	Laborbefunde sind physiologisch unplausibel (unübliche Substanzen in Blut, Urin, Stuhl oder Mageninhalt; unübliche Kombination von Mikroorganismen in Blutkulturen)
Auffällige zeitliche Verknüpfung zwischen dem Auftreten der Symptomatik und der Anwesenheit der Mutter	Episodisch auftretende Symptome treten nicht in Perioden der Abwesenheit der Mutter auf
Unvollständige bzw. unkorrekte Angaben der Mutter zur Anamnese der Vorbehandlungen	Die Mutter zeigt sich nicht kooperativ, Vorbefunde und Arztbriefe beizubringen, mitunter mit dem Argument, nach den vorangegangenen ergebnislosen Voruntersuchungen einen vollständig unvoreingenommenen Untersuchungsgang sicherstellen zu wollen. Ziel ist nicht nur eine Verschleierung extensiver Vorbehandlungen, sondern auch eine Induktion zahlloser Doppeluntersuchungen und damit Traumatisierungen
Die präsentierte Symptomatik umfasst Beschwerden wie unerklärliche Blutungen, Anfälle, Bewusstseinsverlust, Apnoe, Diarrhö, Erbrechen, Lethargie oder berichtete Unverträglichkeitsreaktionen auf Nahrungsmittel oder Medikamente	Diese Symptome sind besonders charakteristisch und können als klinische Warnhinweise für das Vorliegen eines MSbP dienen

Der Verdacht auf ein MSbP geht aus der **Häufung der Merkmale** hervor. Die Symptomatik ist sehr breit und vielgestaltig, über 100 verschiedene klinische Präsentationen sind beschrieben worden. Häufiger sind verbale Fabrikationen als real induzierte Symptome. Man unterscheidet im Wesentlichen neurologische, hämatologische und gastrointestinale Verlaufsformen.

Häufigste Symptombilder. In über der Hälfte der Fälle finden sich neurologische Symptome mit zerebralen Krampfanfällen, Ataxien, Lethargie, Komazuständen, Zyanoseattacken, Apnoen, ALTE bzw. »Near missed SIDS«. Etwa ein Drittel der Fälle betrifft den Magen-Darm-Trakt mit rezidivierendem Erbrechen und Durchfällen, gastrointestinalen Blutungen bzw. Blutbeimengung in Stuhl und Erbrochenem. Weiter finden sich erhöhte Temperaturen unklarer Genese, Bakteriämien, Hämaturien, Bakteriurien, Allergien, Hautausschläge, Elektrolytentgleisungen, Hypoglykämien (bei bestehendem Diabetes), Bluthochdruck, Kardiomyopathien (Ipecac!), Gedeihstörungen, Frakturen, Osteomyelitis, vaginaler Ausfluss und vieles mehr. Die Symptome werden induziert durch Vergiften, Anersticken, Druck auf den Karotissinus, Gabe von Laxanzien, Kochsalz, Emetika, mechanische Manipulationen, Applikation von Blut aus anderen Quellen, Gabe gerinnungshemmender Medikamente oder Insulin zur Induktion von Hypoglykämien und eine große Vielfalt weiterer manipulativer Strategien.

Tab. 6.3. Charakteristische Merkmale bzw. Warnhinweise beim Münchhausen-Syndrom-by-Proxy (MSbP) bezüglich der Mutter bzw. Täterin. (Noeker 2002)

Merkmale der Mutter (Täterin)	Anmerkungen
Ständige Anwesenheit der Mutter bei ihrem Kind in der Klinik	Die Mutter weigert sich, vom Bett des Kindes zu weichen, auch wenn sie Pflegepersonal oder Angehörige der guten pflegerischen wie emotionalen Versorgung des Kindes versichern bzw. auf die emotionalen Bedürfnisse der Geschwisterkinder zu Hause hinweisen
Entwicklung enger, vertraulicher Beziehungen zum Klinikpersonal	Falls die Mutter einmal kurz vom Krankenbett weicht, involviert sie das Pflegepersonal (z.B. die Nachtschwester), Ärzte sowie Eltern anderer kranker Kinder in einen Kontakt von ungewöhnlich rascher Vertraulichkeit. Einstiegsthema ist häufig die emotional eindringliche Schilderung ihrer Leidensgeschichte angesichts der unerklärlichen Symptome ihres Kindes und ihre erneute Hoffnung auf eine endgültige Diagnose, um die Behandlungsodyssee nun hoffentlich zum Ende führen zu können
Ausbildung und/oder Berufserfahrung im medizinischen Bereich	Die Mutter hat eine einschlägige Vorbildung und wirkt v.a. hinsichtlich des Störungsbildes ihres Kindes sehr versiert. Sie kommuniziert bei Visiten vorzugsweise in medizinischer Fachterminologie, macht eigenständige Vorschläge zum weiteren diagnostischen Prozedere und diskutiert kritisch Untersuchungsbefunde bzw. insistiert auf bestimmten, oft invasiven Prozeduren
Ungewöhnliche Gelassenheit bei akuten Krisenzuständen	Im Kontrast zur geschilderten Dramatik der Krankheitsgeschichte bleibt die Mutter bei akuten Verschlechterungen des Zustandsbildes sonderbar gefasst. Dies kann soweit gehen, dass sie in der Akutkrise den Arzt emotional zu beruhigen versucht. Eine Minderzahl von Müttern kann wiederum sehr agitiert wirken. Die akute Verschlechterung werten sie als Bestätigung für die Notwendigkeit einer intensivierten Diagnostik und für das Versagen eines bisher restriktiven Prozedere.
Vorliegen ähnlicher medizinischer Probleme bei der Mutter	Diese liegen vor, ohne dass diese familiäre Häufung genetisch oder als Effekt identischer Expositionsfaktoren erklärbar wäre. Die gleiche Symptomatik bei Kind und Mutter kann ein Hinweis auf eine Koexistenz von MSbP und MS sein
Verfälschung auch der psychosozialen Anamnese	Verfälschung von z.B. Informationen zu den innerfamiliären Beziehungen und zum verwandtschaftlichen und sozialen Umfeld

6.4.4 Intervention beim MSbP

Einen hohen Stellenwert hat die Erhebung einer **detaillierten Krankengeschichte**. Durch die möglichst vollständige Einbeziehung früherer Arztkontakte, zurückliegender Befunde und Berichte und fremdanamnestischer Angaben auch über andere Familienmitglieder ist dies besonders mühsam und zeitraubend. Die sorgfältige Sichtung, Auflistung und kritische Bewertung der Konstellation sowie die auch für Nichtmediziner nachvollziehbare Begründung der Diagnose ist von erheblicher Bedeutung für die nachfolgende Intervention und die Sicherheit des Kindes. Dabei ist zu beachten, dass das MSbP bei Nichtmedizinern in der Regel wenig bekannt ist. Aufgrund des fürsorglichen und vertrauenswürdigen Eindrucks, den viele der Täterinnen hinterlassen, kann es sehr schwer sein, Jugendamt und Justiz vom Vorliegen eines MSbP und dem daraus resultierenden Risiko für das Kind zu überzeugen. Der effektive Schutz und der Zeitpunkt der Intervention hängen stark davon ab, wie gefährdet das Kind ist (z.B. induzierte Apnoen) und wie beweisbar das MSbP anhand der Datenlage ist. Immer ist ein hohes Maß interdisziplinärer Zusammenarbeit erforderlich. Meist kommt es dennoch zu einer starken **Diagnoseverzögerung** (1,5–2 Jahre).

Eine Konfrontation mit dem Misshandlungsvorwurf darf nicht zu früh erfolgen und muss sorgfältig vorbereitet sein. Die Manipulationen werden nahezu immer geleugnet, und es wird versucht, das Kind der medizinischen Obhut zu entziehen und den Misshandlungskreislauf an anderer Stelle fortzusetzen. Die Konfrontation führt bei den Tätern oft zu psychischer Dekompensation und selbstverletzendem Verhalten bis hin zum Suizid, was durch Anbahnung einer (erwachsenen-) psychiatrischen Intervention antizipiert und aufgefangen werden sollte.

Fast immer sind ein Sorgerechtsentzug und räumliche Trennung, mitunter dauerhaft, erforderlich. Da es trotz eindeutiger Diagnose nicht immer gelingt, dauerhafte juristische Regelungen zu etablieren, sind das Angebot einer Unterstützung für die Eltern, insbesondere auch für den nicht misshandelnden Teil, und der Aufbau einer therapeutischen Beziehung besonders wichtig. Dennoch besteht eine erhebliche Rezidivgefahr mit häufig fehlender Krankheitseinsicht bei den Schädigerinnen. Diese werden nicht selten als uneinsichtig und relativ therapieresistent mit hoher Verweigerungsrate beschrieben.

Trotz der insgesamt ungünstigen Aussichten ist die Reduzierung des Risikos von langfristigen Schäden bei den Opfern nur über eine aktive Intervention möglich.

6.4.5 Verdeckte Videobeobachtung – Covert Video Surveillance (CVS) – beim Münchhausen-Syndrom-by-Proxy

Bei Müttern, die mit ihren Kindern aufgrund eines Verdachtes auf MSbP hospitalisiert waren, wurden in Studien wiederholt schwerwiegende Misshandlungen bis zu Tötungsversuchen per »versteckter Kamera« dokumentiert. Häufig war die definitive Diagnosestellung erst durch eine verdeckte Videobeobachtung möglich. Southall berichtete über 33 dokumentierte Misshandlungen bei 39 beobachteten Verdachtsfällen, darunter 30 Anerstickungen (Beinaheersticken), weiterhin Vergiftungen, Herbeiführen einer Fraktur und anderes. Von den 41 Geschwisterkindern der o.g. Kinder waren 12 verstorben, 11 der Todesfälle waren einem plötzlichen Kindstod (Sudden Infant Death Syndrome, SIDS) zugeschrieben worden. Bei 8 Fällen gaben die Eltern nach der verdeckten Videobeobachtung zu, die Kinder getötet zu haben (Southall 1997).

6.5 Absichtlich beigebrachte Intoxikationen

Bei den absichtlich beigebrachten Vergiftungen handelt es sich um eine selten diagnostizierte Variante der Kindesmisshandlung, deren wahres Ausmaß unbekannt ist. Ein Review von Bays u. Feldman (2001) führt 166 Fallbeschreibungen auf.

Auch wenn sich phänomenologisch Überschneidungen mit Fällen eines Münchhausen-Syndrom-by-Proxy mit Intoxikationen aufdrängen, geht man bei absichtlich beigebrachten Intoxikationen von einer anderen zugrunde liegenden Psychopathologie aus. Es fehlt die Komponente, als Täter von der medizinischen Behandlung profitieren zu wollen, und es scheinen eher bestrafende und sadistische Motive zu überwiegen.

Eine Reihe von Toxinen, die Kindern in der Regel unbemerkt beigebracht werden, sind gängigen Drogen zuzuordnen. Andere bedürfen einer speziellen Analyse, was insbesondere für zahlreiche Arzneimittel gilt und für ungewöhnliche Toxine. Einzelne Substanzen führen zur Bewusstlosigkeit des Opfers und ermöglichen den sexuellen Missbrauch eines Kindes, so z.B. die sog. K.-o.-Tropfen (▶ Kap. 6.5.3). In sehr seltenen Fällen werden v.a. Säuglinge und Kleinkinder durch Beibringung einer Überdosis von z.B. Schlafmitteln getötet (▶ Kap. 15).

6.5.1 Überblick und Kennzeichen

Zur Diagnose einer absichtlichen Vergiftung sind die Abgrenzung und Kriterien akzidenteller Vergiftungen besonders bedeutsam (▶ Übersichten).

Akzidentelle Intoxikationen

Charakteristika:
- Typisches Alter von 2–3 Jahren (etwa 50% der akzidentell vergifteten Kinder sind 2-Jährige)
- Vorkommen kaum <1 Jahr
- Vorkommen kaum bei den 6- bis 10-Jährigen
- Vorkommen während Pubertät durch suizidale Intoxikationen wieder zunehmend
- Vorkommen der meisten Fälle tagsüber im häuslichen Bereich

A

Absichtlich beigebrachte Intoxikationen

Charakteristika:

- Ungewöhnliches Alter: <1 Jahr oder zwischen 5–10 Jahren
- Ungewöhnliche Toxine, z.B. Drogen
- Multiple Toxine
- Höhere Letalität als bei akzidentellen Intoxikationen
- Fehlende oder unpassende Anamnese
- Wiederholte und ungewöhnliche Intoxikationen
- Verzögertes Aufsuchen medizinischer Hilfe
- Koexistierende Hinweise auf Misshandlung oder Vernachlässigung

Bisweilen kommt es zu medizinisch nicht plausibel erklärbaren Symptomen, die zunächst nicht auf eine Intoxikation zurückgeführt werden: Krampfanfälle, Erbrechen, Durchfälle, Apnoeanfälle, ungeklärte Symptome, die im Krankenhaus sistieren. Auch ungeklärte unerwartete Todesfälle können auf einer absichtlich beigebrachten Intoxikation beruhen.

Anamnese. Anamnestisch muss im Einzelfall eine genaue Aufstellung von im Haushalt vorhandenen Substanzen erfolgen und deren Zugänglichkeit geklärt werden. Weiterhin ist eine genaue Entwicklungsanamnese erforderlich, um zu klären, ob das Kind tatsächlich in der Lage ist, sich selbst Zugang zu den Toxinen zu verschaffen. Unerklärte, ungewöhnliche klinische Symptome in der Anamnese, die auf Intoxikationen beruhen könnten, sind ebenso zu erfragen wie ungeklärte Todesfälle von Geschwistern, familiäre Belastungs- und Stressfaktoren oder Drogen-, Alkohol- und Medikamentenabusus der Eltern.

Labordiagnostik. Bei der Labordiagnostik muss berücksichtigt werden, dass nicht alle Substanzen im Routine-Drogenscreening erfasst werden. Enthalten sind in der Regel: Barbiturate, Benzodiazepine, Cannabinoide, Cocain, Opiate, einige Stimulanzien (s. ◘ Tab. 6.4).

Daneben gibt es ein weites Spektrum an denkbaren Toxinen, die Säuglingen und Kindern absichtlich beigebracht werden können und die im herkömmlichen Drogenscreening nicht erfasst werden (◘ Tab. 6.5). Aus der Gruppe dieser Toxine sollen einige häufiger vorkommende Substanzen genannt werden.

Bei unklarer Verdachtslage empfiehlt sich ein polytoxikologisches Screening in einem Labor durchzuführen, das die Richtlinien der Gesellschaft für Toxikologische und Forensische Chemie (www.gtfch.org) einhält.

6.5.2 Weitere häufiger verwendete Toxine

Weitere und häufiger verwendete Toxine im Zusammenhang mit einer Kindesmisshandlung sind nachfolgend genannt, jeweils mit der mehr oder weniger charakteristischen klinischen Symptomatik.

Ipecac. Ipecac als gut zugängliche Substanz verursacht bei chronischer Intoxikation eine Kolitis sowie Herz- und Skelettmuskelschwäche. CK und Aldolase sind im Serum erhöht sowie Emetine in Serum und Urin (des Öfteren falsch negativ).

Laxanzien. Laxanzien führen zu unerklärten, chronischen, in der Regel nicht blutigen Durchfällen, teils mit Gedeihstörungen. Anthracene in Senna, Cascara und Aloe führen zu brauner Pigmentation der Sigmaschleimhaut, die endoskopisch auffallen kann (sog. Pseudomelanosis coli). Hinweisend kann auch eine Hyperphosphatämie sein.

Pfefferapplikation. Neben der erzwungenen Ingestion von Seife als Bestrafung wurde wiederholt über erzwungene Pfefferapplikationen zur Disziplinierung berichtet. Diese verlaufen häufig letal durch Aspiration und scheinen nahezu ausschließlich eine Misshandlungsgenese zu haben.

Kochsalzintoxikation. Als Disziplinierungsmaßnahme wird auch über erzwungene Tabasco- und Chiliaufnahme berichtet. Kochsalzintoxikationen

Tab. 6.4. Nachweisbarkeit von Toxinen im Drogenscreening

Parameter	Substanzen	HWZ im Plasma	Nachweis im Blut	Nachweis im Urin
Barbiturate		1–6 Tage (je nach Substanz)	>0,2 µg/ml	1–7 Tage
Benzodiazepine		0,5–4 Tage (je nach Substanz)	>0,2 µg/ml	1–8 Tage
Cannabinoide	Hauptwirkstoff: Tetrahydro-cannabinol (THC)	Maximalspiegel: Nach Rauchen: ca. 2 Std. Orale Aufnahme: Ca. 5 Std.	Negativ: <25 ng/ml Grauzone: 25–50 ng/ml Positiv: >50 ng/ml	Singulärer Konsum: 3–4 Tage Gelegentl. Konsum: bis 10 Tage Dauerkonsum: bis zu 35 Tage
Kokain		1 Std.	>0,3 µg/ml	1–2 Tage
Heroin	Rascher Abbau zu Morphin, Codein	1–2 Std.	>0,3 µg/ml	1–4 Tage
Opium	Enthält 20 Alkaloide, v.a. Morphium			
Stimulanzien	Amphetamin, Metamphetamin	7–34 Std.	>1,0 µg/ml	1–3 Tage

Tab. 6.5. Nicht im Drogenscreening erfasste Toxine, u.a. Arzneimittel

Potentiell komatös wirkende Toxine	Potentiell kreislaufdepressiv wirkende Toxine	Toxine, deren Nachweis spezieller Analytik bedarf[1]
Mit Miosis Clonidin Chloralhydrat Organophosphate Tetrahydrozolin (Augentropfen) Bromide Mit Mydriasis Kohlenmonoxid Zyanide Methämoglobinbildner[2] LSD	Mit Bradykardie Kalziumkanalblocker (Nifedipin, Verapamil) Betablocker Clonidin Digitalis Mit Tachykardie Beta-adrenerge Agonisten (Beta-Mimetika) Colchizin Eisen Amatoxine[3]	Antiepileptika Ipecac Manche Benzodiazepine Fentanyl »Designer-Drogen« Orale Antidiabetika Insulin Gammahydroxy-Buttersäure (GHB) [4]

[1] Mit dem jeweiligen kooperierenden Labor zu klären
[2] Nitrate, Nitrite, Anilin, Phenacetin, Dapson, Gyromitra esculenta (Frühjahrslorchel)
[3] z.B. Knollenblätterpilz
[4] Häufig als sog. K.-o.-Tropfen verwendet

und Wasserentzug werden im Zusammenhang mit Bestrafung einer Enuresis beschrieben. Klinisch imponieren Lethargie, Erbrechen, Krampfanfälle, Dehydratation und Hypothermie, das Serum-Natrium liegt oft über 180 mval/l. Etwa ein Drittel der Fälle verläuft letal.

Wasserintoxikation und Weiteres. Wasserintoxikationen durch forcierte orale oder rektale Applikation führen zu ausgeprägten Hyponatriämien, letale Verläufe sind beschrieben. Weitere Substanzen sind Kohlenmonoxid, diverse Medikamente, Alkohol, Drogen und Haushaltschemikalien.

6.5.3 Sog. K.-o.-Tropfen bei sexuellem Missbrauch von Jugendlichen

Gelegentlich werden zum Zweck des ungestörten sexuellen Missbrauchs eines meist älteren, pubertären Kindes unbemerkt sog. K.-o.-Tropfen verabreicht, um die dadurch hervorgerufene Bewusstlosigkeit auszunutzen. Die Substanz, das sog. »Liquid Ecstacy«, ist mit dem »üblichen« Ecstacy bzw. ähnlichen Drogen nicht vergleichbar. Das »Liquid Ecstacy« wird unter zahlreichen verschiedenen Namen in der Szene angeboten, es handelt sich chemisch um Gamma-Hydroxy-Buttersäure (GHB). Als Partydroge ist GHB in den 90er Jahren aufgetaucht, in Deutschland unterliegt GHB seit dem 1. März 2002 den betäubungsmittelrechtlichen Vorschriften. Die Substanz ist farb- und geruchlos, wird gelegentlich als leicht salzig empfunden, ein Eindruck, der durch den Eigengeschmack des Getränkes in der Regel überdeckt wird.

Wirkungen. GHB wirkt euphorisierend, antriebssteigernd, entspannend, sexuell stimulierend, einschläfernd und verwirrend. Mit einem Wirkungseintritt kann ca. 15 Minuten nach Einnahme gerechnet werden. Der Täter wartet die von ihm gewünschte einschläfernde Wirkung ab, später tritt nicht selten ein für den Täter vorteilhafter Gedächtnisverlust (retrograde Amnesie) auf. Die Wirkung von GHB wird durch z.B. Alkohol und/oder andere Drogen zum Teil erheblich verstärkt. Wegen der geringen »therapeutischen« Breite des GHB sind Todesfälle nicht ausgeschlossen.

Opfer von K.-o.-Mitteln erlangen häufig erst Stunden nach der Tat zu Bewusstsein, Erinnerungen kommen, wenn überhaupt, nicht selten nur teilweise und zeitlich verzögert zurück. Der Zeitverlust bis zum allmählichen Zurückkehren der Erinnerungen führt, wenn das Schamgefühl des Opfers nicht überwiegt, zu einer häufig relativ späten Aussprache mit Angehörigen oder Freunden und dem Aufsuchen einer Opferhilfsorganisation und/oder der Polizei. Dadurch können Beweismittel (Entnahme einer Blutprobe, Anfertigung eines Abstrichs, Dokumentation von u.U. vorhandenen Begleitverletzungen) nicht oder nur noch unvollständig erhoben werden.

GHB wird sehr rasch aus dem Körper eliminiert (die Eliminationshalbwertszeit beträgt 20 Min. bis 1 Std.), zugleich ist GHB physiologisch im Organismus vorhanden. Erhöhte GHB-Spiegel im Blut können daher nur sehr zeitnah im Blut nachgewiesen werden; ein Screening und der Nachweis von GHB sind sehr aufwändig und erfordern Analyseverfahren, die nur in speziellen Laboratorien verfügbar sind. Ist nach der mitgeteilten Vorgeschichte der begründete Verdacht auf eine GHB-Applikation gegeben, so sollte möglichst schnell eine Blut-und Urinprobe entnommen und tiefgefroren asserviert werden.

Tipp

Für die »Party-Praxis« weiblicher Teenager können folgende Ratschläge empfohlen werden:
- Partys und Discos außerhalb des engeren Freundeskreises nie allein aufsuchen
- Eine Begleitperson sollte immer in der Nähe sein
- Die Begleitperson sollte auf den Konsum alkoholhaltiger Getränke verzichten
- Kein gemeinsamer Toilettenbesuch
- War das eigene Glas unbeaufsichtigt, vorsichtshalber ein neues Getränk bestellen und auf den ordnungsgemäßen Verschluss des Getränkes achten

Diese Ausführungen zum heimlichen Beibringen von GHB betreffen nicht nur minderjährige, sondern natürlich auch erwachsene Opfer einer (Sexual-)straftat.

6.6 Genitalverstümmelung, Female Genital Mutilation (FGM)

Weltweit leben etwa 100–150 Millionen Frauen und Mädchen, deren Genitalien verstümmelt wurden, jährlich kommen ca. 3 Millionen Mädchen hinzu. Die weibliche Genitalverstümmelung kommt v.a. in Afrika vor, auf Teilen der arabischen Halbinsel und in Teilen Asiens. Überwiegend findet die Verstümmelung zwischen dem 8. und dem 12. Lebensjahr statt, aber auch schon bei Säuglingen. Die Verstümmelung weiblicher Genitale gab es auch im Europa des 19. und 20. Jahrhunderts gegen Wahnsinn, Epilepsie, Hysterie und Masturbation. In Deutschland leben nach Schätzungen zwischen 20.000 und 40.000 Frauen, die eine verstümmelnde genitale Beschneidung erleiden mussten. Etwa 3.000–6.000 Mädchen in Deutschland gelten als gefährdet, weil ihre Eltern eine genitale Beschneidung wünschen und sich auch mit Anfragen an Gynäkologen wenden; dies betrifft insbesondere Mädchen nahöstlicher und afrikanischer Herkunft.

! In folgenden Ländern wird die Genitalverstümmelung durchgeführt: Ägypten, Äquatorialafrika, Äthiopien, Benin, Burkina Faso, Dschibuti, Elfenbeinküste, Eritrea, Gambia, Ghana, Kenia, Liberia, Mali, Mauretanien, Niger, Nigeria, Senegal, Sierra Leone, Somalia, Sudan, Tansania, Togo, Tschad, Uganda, Zaire, Zentralafrikanische Republik sowie Kurdistan/Irak.

Die Begriffe »Beschneidung« und »Genitalverstümmelung« sind keine Synonyme: Beschneidung bezeichnet auch die Entfernung der Vorhaut bei Jungen und wird als Begriff für die weibliche Genitalverstümmelung als irreführende Verharmlosung abgelehnt.

6.6.1 Begründungen bzw. Erklärungen und Arten

Obwohl die Genitalverstümmelung eine Reihe von ausschließlich irrationalen Begründungen findet, handelt es sich dabei um tief im Bewusstsein verankerte Vorstellungen auch und gerade bei Frauen, die selbst eine Genitalverstümmelung erdulden mussten. Eine differenziertere Erklärung für die verschiedenen Arten der Genitalverstümmelung gibt es nicht.

Als Begründung für die Notwendigkeit der Genitalverstümmelung bei Mädchen wird verwiesen auf

- die Gedankenwelt der einzelnen Ethnien
- tradierte Mythen
- eine fundamentale Unkenntnis biologischer und medizinischer Fakten
- eine falsche Interpretation religiöser Vorgaben bzw. des Islam
- patriarchalische Strukturen mit einhergehender Unterdrückung der Frau
- die Verstümmelung als Mittel zur Kontrolle (Schutz vor Verlust der Jungfräulichkeit, vor Promiskuität in der Ehe, Reduzierung der Frau auf ihre Gebärfähigkeit)
- drohende soziale Isolation: ausgestoßen werden aus Gemeinschaften, die Genitalverstümmelung praktizieren, schlechtere oder keine Chance, verheiratet zu werden oder zu heiraten, da nicht verstümmelte Frauen dort als promisk und »lüstern« gelten

Bei Mädchen wird die rituelle bzw. kulturell motivierte Genitalverstümmelung in unterschiedlichen Formen durchgeführt. Die Klassifikation der WHO unterscheidet 4 Formen:

- Sunna: Exzision der Klitorisvorhaut mit der ganzen oder einem Teil der Klitoris
- Exzision: Klitoridektomie, die Klitoris wird vollständig entfernt, die kleinen Labien teilweise oder vollständig, die Vaginalöffnung wird nicht verschlossen
- Infibulation oder pharaonische bzw. sudanesische Genitalverstümmelung: Klitoris und Labia minora werden vollständig entfernt, die Labia majora teilweise durch Abtrennung der inneren Seiten der großen Labien, evtl. auch eines Teils des Venushügels. Die verbleibenden Hautanteile werden zusammengenäht, so dass beim Zusammenwachsen eine Brücke aus Narbengewebe über der vaginalen Öffnung bleibt, eine sehr kleine Öffnung (bis erbsgroß) für Menstruationsblut und Urin wird belassen
- Diverse nicht klassifizierbare Praktiken: z.B. Punktion, Piercing, Einschnitt und Einriss der Klitoris.

Die beiden wesentlichen Formen der Genitalverstümmelung sind in Abb. 6.18a und Abb. 6.18b schematisch dargestellt.

Der Eingriff wird in den allermeisten Fällen ohne Betäubung und unter schlechten hygienischen Bedingungen vorgenommen, in Ländern wie Ägypten, Kenia oder Guinea aber auch zunehmend in Krankenhäusern unter Narkose. Klitoridektomie und Exzision kommen in ca. 80–85% der Fälle vor (z.B. im Senegal, Togo, Elfenbeinküste); die in 15–20% der Fälle vorliegende Infibulation

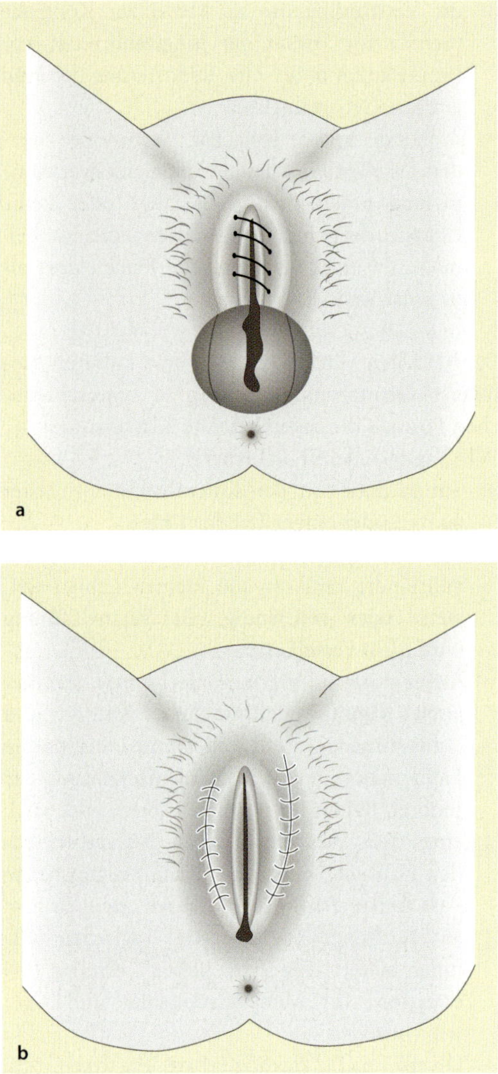

Abb. 6.18. Schematische Darstellung der Genitalverstümmelung. **a** Klitoridektomie, **b** Infibulation

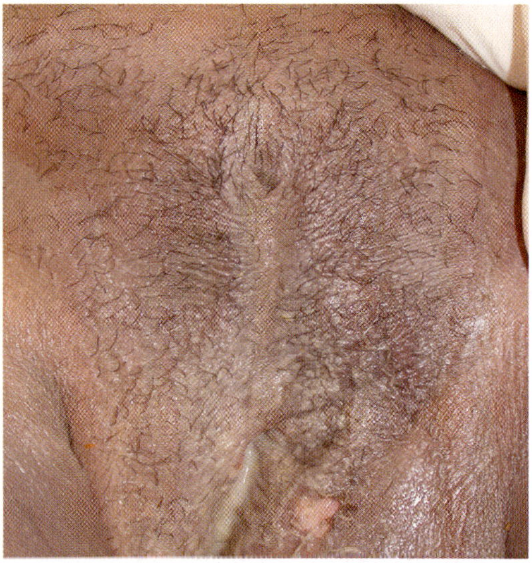

Abb. 6.19. Zustand nach narbiger Infibulation. Narbiger Verschluss und Verbleiben einer sehr kleinen Öffnung zur Ableitung von Menstrualblut und Urin

wird mehr in Ostafrika praktiziert (Somalia, Äthiopien, Eritrea, aber auch im Sudan) (Abb. 6.19).

Die physischen und psychischen Nebenwirkungen sind erheblich, es kommt zu akuten und chronischen Komplikationen. Bei den nachfolgend genannten Komplikationen handelt es sich um eine Ergänzung der »Empfehlungen zum Umgang mit Patientinnen nach weiblicher Genitalverstümmelung; female genital mutilation« der Bundesärztekammer aus dem Jahre 2006.

6.6.2 Komplikationen der Genitalverstümmelung

Akute Komplikationen:

- Psychisches Akut-Trauma
- Infektionen (Lokalinfektion, Allgemeininfektion, Septischer Schock, HIV-Infektion, Tetanus, Gangrän)
- Probleme beim Wasserlassen (Urinretention, Ödem der Urethra, Dysurie)
- Verletzung benachbarter Organe (Urethra, Blase, Analsphinkter, Scheide, Bartholinische Drüsen), Frakturen (Femur, Clavicula, Humerus durch Festhalten des Kindes)
- Blutungen (Hämorrhagien, Schock, Anämie, Tod)

Subakute und chronische somatische Komplikationen:

- Verzögerte Wundheilung durch Infektion, Anämie, Unterernährung
- Aszendierende Infektionen (Urozystitis, Urethritis, Vaginitis)
- Sexualität/Menstruation (Dyspareunie/Apareunie, Vaginalstenose, Infertilität/Sterilität, Dys-

menorrhoe, Menorrhagie, chronische Vaginitis, Endometritis, Adnexitis)
- Vaginismus (Scheidenkrampf)
- Probleme beim Wasserlassen (rezidivierende Harnwegsinfektion, prolongiertes Wasserlassen, Inkontinenz, Vaginalkristalle)
- Komplikationen des Narbengewebes (Abszessbildung wie Vulvovaginalabszesse, Keloidbildung, Dermoidzysten, Neurinome, z.B. als Amputationsneurinom des Klitorisnervs)
- Hämatokolpos, Pyokolpos

Schwangerschaftsbedingte und geburtshilfliche Komplikationen:
- Rissverletzungen
- Verstärkte Blutungen
- Wunddehiszenzen
- Protrahierter Geburtsverlauf
- Extreme Belastung des Beckenbodens
- Weitere Komplikationen während Schwangerschaft und Geburt (Vaginaluntersuchung erschwert, Katheterapplikation nicht möglich, Messung des fetalen Skalp-pH unmöglich, Austreibungsphase verlängert, Perinealrisse, postpartale Hämorrhagie, perineale Wundinfektion, vesiko-/rektovaginale Fistelbildung, perinatale Mortalität erhöht)

Empfehlungen. In einer Stellungnahme zur weiblichen Genitalverstümmelung hat sich die Arbeitsgemeinschaft »Frauengesundheit in der Entwicklungszusammenarbeit« (FIDE) für den Vorstand der Deutschen Gesellschaft für Geburtshilfe und Gynäkologie geäußert. Unter Einbeziehung dieser Stellungnahme formulierte die BÄK Empfehlungen für Arzt-Patienten-Kontakte:
- Einfühlsame Anamnese, evtl. mit Dolmetscherin (im Einzelgespräch und/oder mit der Familie). Es sollte den Frauen gegenüber der Terminus »Beschneidung« verwendet werden.
- Einfühlsame Befunderhebung und Untersuchung
- Infektionen indiziert behandeln
- Blut- und Urinabflussbehinderungen beheben
- Je nach Beschneidungsgrad die Fähigkeit zum Geschlechtsverkehr (Kohabitationsfähigkeit) herstellen durch Öffnung des Scheidenausgangs unter Anästhesie
- Bei schwangeren beschnittenen Frauen mit engem Scheidenausgang kann eine erweiternde Operation bereits während der Schwangerschaft medizinisch indiziert sein, insbesondere wenn Vaginal- und Blaseninfektion während der Schwangerschaft aufgetreten sind. Wegen einer möglichen Traumatisierung soll eine geeignete Anästhesieform gewählt werden, um Erinnerungen an die Beschneidung zu vermeiden.
- Unter der Geburt soll durch Öffnung der Infibulation, durch kontrollierten Dammriss oder Episiotomie eine normale Geburt ermöglicht werden.

Die Genitalverstümmelung erhöht das Risiko für Komplikationen bei der Entbindung um das 2- bis 3-fache. Erhöhte Risiken betreffen einen Kaiserschnitt, postpartale Hämorrhagien, einen verlängerten Krankenhausaufenthalt, eine notwendige Reanimation des Neugeborenen, eine Totgeburt und/oder den frühzeitigen Tod des Neugeborenen. Die Risiken sind umso größer, je schwerer die Genitalverstümmelung.

Im November 2006 haben auf Initiative von Rüdiger Nehberg und TARGET hochrangige islamische Gelehrte an der Al-Azhar Universität in Kairo geklärt, dass der Koran keine Aufforderung oder gar Verpflichtung zur Genitalverstümmelung enthält. In der Erklärung heißt es u.a.:

> »Die Genitalverstümmelung bei Frauen ist eine ererbte Unsitte … ohne textliche Grundlage im Koran … Die heutzutage praktizierte weibliche Genitalbeschneidung fügt der Frau physische und psychische Schäden zu. Daher müssen diese Praktiken unterbunden werden in Anlehnung an einen der höchsten Werte des Islam, nämlich den Menschen unbegründet keinen Schaden zuzufügen.«

Neben der Aufklärung über die fehlende religiöse Begründung für eine Genitalverstümmelung gilt es v.a. den Bildungsstand der betroffenen Frauen und Mädchen zu verbessern und durch gute Aufklärungsarbeit die angeblich notwendige Verstümmelung als durch nichts zu rechtfertigende Maßnahme zu bekämpfen. Dennoch ist davon auszugehen, dass zahlreiche und nicht nur fundamentalistische Islamgelehrte, Wahabiten usw. an der religiösen Rechtfertigung der Genitalverstümmelung auf dem afrikanischen und asiatischen Kontinent aktiv mitwirken.

6.6.3 Rechtslage

In den westlichen Ländern gibt es nur wenige Urteile, die sich mit der weiblichen Genitalverstümmelung befassen. Im US-Bundesstaat Georgia entfernte ein 30-jähriger Einwanderer aus Äthiopien seiner 2-jährigen Tochter die Klitoris mit einer Schere. Die Geschworenen befanden den Mann der schweren Körperverletzung und Misshandlung schuldig, das Gericht verhängte eine Freiheitsstrafe von 10 Jahren.

Der verstümmelnde Eingriff ist – unabhängig davon, ob von einem Laien oder einem Arzt durchgeführt – strafbar als Körperverletzung (§ 223 StGB), als gefährliche Körperverletzung (§ 224 StGB), u.U. als schwere Körperverletzung (§ 226 StGB) sowie als Misshandlung von Schutzbefohlenen (§ 225 StGB). Dies gilt auch, wenn der Eingriff auf Verlangen der Patientin vorgenommen wird (vgl. BT-Drs. 13/8281 v. 23.07.1997), denn der Eingriff ist in keinster Weise medizinisch indiziert. Die Qualifikation als »schwere Körperverletzung« im Sinne des § 226 Abs.2 StGB ist nur erfüllt, wenn ein »wichtiges Glied« verstümmelt wurde. Wird die Klitoris – wie derzeit unverständlicherweise in der Rechtssprechung praktiziert – nicht unter diesen Begriff subsumiert, dann liegt juristisch keine schwere Körperverletzung vor (!). Um hier rechtliche Klarheit zu schaffen, wird daher die Einführung eines eigenen Straftatbestandes der Genitalverstümmelung in das Strafgesetzbuch gefordert.

Strafrechtliche Entscheidungen zu einer rituellen Genitalverstümmelung mit einem kulturellen Hintergrund aus den o.g. Ländern Afrikas und Asiens liegen in Deutschland nicht vor. In einem Fall von nicht ritueller Genitalverstümmelung hatte der Stiefvater seiner 15-jährigen Stieftochter Teile der Schamlippen mit einem Skalpell entfernt und war deshalb u.a. wegen gefährlicher Körperverletzung zu 3 Jahren und 9 Monaten Freiheitsentzug verurteilt worden (LG Münster, Urt. v. 11 März 2002 – Az.: 16 Ns 55 Js 1669/99).

Standesrechtlich steht einer Genitalverstümmelung durch Ärzte die (Muster-)Berufsordnung für die deutschen Ärztinnen und Ärzte entgegen, wo es u.a. in § 2 Abs. 1 MBO-Ä 2004 heißt:

> **Ärztinnen und Ärzte üben ihren Beruf nach ihrem Gewissen, den Geboten der ärztlichen Ethik und der Menschlichkeit aus. Sie dürfen keine Grundsätze anerkennen und keine Vorschriften oder Anweisungen beachten, die mit ihren Aufgaben nicht vereinbar sind oder deren Befolgung sie nicht verantworten können.**

Bereits 1999 hat der 99. Deutsche Ärztetag eine Entschließung verabschiedet:

> **Der 99. Deutsche Ärztetag verurteilt die Beteiligung von Ärzten an der Durchführung jeglicher Form von Beschneidung weiblicher Genitalien und weist darauf hin, dass entsprechend der Generalpflichtenklausel der Berufsordnung für die deutschen Ärzte derartige Praktiken berufsrechtlich zu ahnden sind. In anderen europäischen Staaten (z.B. Norwegen, Dänemark Frankreich) ist die rituelle Verstümmelung weiblicher Genitalien bereits gesetzlich unter Strafe gestellt.**

Tipp

Das neue Zuwanderungsgesetz, das Anfang 2005 in Kraft trat, hat geschlechtsspezifische Bedrohungen wie die Genitalverstümmelung als Asylgrund anerkannt. Innerhalb von 2 Jahren erhielten 32 Frauen Asyl, weil ihnen in ihren Heimatländern eine Genitalverstümmelung droht. Der Bundesgerichtshof hat den teilweisen Entzug des den Eltern zustehenden Aufenthaltsbestimmungsrechts als geeignete Schutzmaßnahme bestätigt, um von einem in Deutschland lebenden Mädchen (nichtdeutscher Staatsangehörigkeit) die Gefahr einer drohenden Genitalverstümmelung durch Verbringen in das afrikanische Heimatland (Gambia) abzuwenden (BGH, Beschl. v. 15.12.2004 – Az.: XII ZB 166/03).

Grundsätzlich hat der BGH in seinem Beschluss vom 15.12.2004 (Az.: XII ZB 166/03) klargestellt, dass dem Recht des Kindes auf Schutz seiner Menschenwürde und seiner körperlichen Unversehrtheit die höchste Priorität einzuräumen ist. Hinter dieses Recht muss das Elternrecht der Mutter zurücktreten, auch das Recht des Kindes, seine Verwandtschaft im Heimatstaat zu besuchen und auch »Vorstellungen von Kultur, Tradition, Religion und Erziehung« müssen zurücktreten, weil »die drohende Schädigung … unter keinem Gesichtspunkt zu tolerieren« ist. Weiter heißt es:

> **Nach Auffassung des Senats handelt es sich bei der Genitalverstümmelung um einen schweren Eingriff, der bleibende physische und psychische Schäden zur Folge hat. Dabei verbietet sich eine Unterscheidung nach der Art der Verstümmelung, denn in allen Fällen liegt eine grausame, folgenschwere und durch nichts zu rechtfertigende Misshandlung vor.**

6.6.4 Geforderte Präventionsmaßnahmen

In der Diskussion zur Verbesserung der Situation für betroffene Mädchen und Frauen gibt es unterschiedliche Forderungen:

1. Reihenuntersuchung aller minderjährigen Mädchen der Risikogruppe. Führen einer Liste bei den Sozialämtern.
2. Neugeborene Töchter (ca. 2.000 pro Jahr in Deutschland) werden automatisch registriert. Die Eltern werden bis zur Volljährigkeit des Mädchens jährlich aufgefordert, ihre Tochter einer obligatorischen Untersuchung vorzustellen bei lokalen Amtsärztinnen.
3. Wird eine Genitalverstümmelung festgestellt bei einem in Deutschland geborenen oder hier lebenden Mädchen, so ist dies der zuständigen Staatsanwaltschaft zu melden.
4. Neue Zuwanderinnen sollen automatisch zu einer Untersuchung vorgeladen werden.
5. Verankerung einer gesetzlichen Meldepflicht, wenn medizinisches Personal eine (in Deutschland vorgenommene) Genitalverstümmelung feststellt. Die bisher lediglich fakultative Möglichkeit, die (ärztliche) Schweigepflicht zu missachten, reicht nicht aus.
6. Durchführung von Aufklärungsmaßnahmen und ein Aktionsplan zur Vernetzung (wie z.B. in Norwegen und Großbritannien).
7. Einführung von Beratungsangeboten für betroffene Frauen und Ärzte.

Neben der Verbreitung der Erklärung islamischer Rechtsgelehrter auf der Konferenz von Kairo gibt es in einzelnen Ländern staatliche Initiativen. So hat die Regierung von Eritrea mit Wirkung ab dem 31. März 2007 dort die Genitalverstümmelung von Frauen unter Strafe gestellt (in Eritrea sind ca. 90% der Frauen betroffen!). Dennoch ist Skepsis angebracht, da in vielen Ländern zwar die Genitalverstümmelung verboten ist, in der Praxis aber keine Bestrafung erfolgt. Wirksamer wäre es, wenn die religiösen Führer gegen die Genitalverstümmelung predigen und die Beschlüsse der oben erwähnten Kairoer Konferenz in die Praxis umgesetzt würden.

Literatur

Zu Kap. 6.1 u. 6.2

AAP (2005) Kellogg N and the Committee on Child Abuse and Neglect of the American Academy of Pediatrics. Oral and dental aspects of child abuse and neglect. Pediatrics:116: 1565–1568 aappolicy.aappublications.org/cgi/reprint/pediatrics;116/6/1565

Barnes PM, Norton CM, Dunstan FD et al. (2005) Abdominal injury due to child abuse. Lancet 366: 234–235

Cohle SD, Hawley DA, Berg KK, Kiesel EL, Pless JE (1995) Homicidal cardiac lacerations in children. J For Sci 40: 212–218

Gaines BA, Schultz BS, Morrison K, Ford HR (2004) Duodenal injuries in children: Beware of child abuse. J Pediatr Surg 39: 600–602

Geismar SL, Titelli JA, Campbell JB and Chiaro JJ (1997) Chylothorax as a manifestation of child abuse. Pediatr Emerg Care 13: 386–389

Lee LY, Ilan J, Mulvey T (2002) Human biting of children and oral manifestations of abuse. A case report and literature review. Journal of Dentistry for Children 69: 92–95

Ludwig S (2001) Visceral injury manifestations of child abuse. In: Reece RM, Ludwig S (eds) Child abuse – Medical diagnosis and management. 2nd ed. Lippincott Williams & Wilkins, Philadelphia Baltimore New York London. S 157–176

Naidoo S (2000). A profile of the oro-facial injuries in child physical abuse at a children's hospital. Child Abuse Negl 24: 521–534

Ng CS, Hall CM, Shaw DG (1997) The range of visceral manifestations of non-accidental injury. Arch Dis Child 77: 167–174

Reece RM, Arnold J, Splain J (1996) Pharyngeal perforation as a manifestation of child abuse. Child Maltreatment 11: 363–366

Roaten JB, Partrick DA, Bensard DD et al. (2005) Visceral injuries in nonaccidental trauma: Spectrum of injury and outcomes. Am J Surg 190: 827–829

Stricker T, Lips U, Sennhauser, FH (2002) Oral bleeding: child abuse alert. Journal of Paediatrics and Child Health 38: 528–529

Trokel M, DiScala C, Sege R (2004) Blunt abdominal injury in the young pediatric patient: Child abuse and patient outcomes. Child Maltreatment 9: 111–117

Welsh Child Protection Systematic Review Group (2007) Oral Injuries and Bites Review. Is a torn labial frenum diagnostic of physical child abuse? What other intra-oral injuries are caused by physical abuse to children? www.core-info.cardiff.ac.uk/oral_inj/index.htm

Zu Kap. 6.3–6.6

AAP (American Academy of pediatrics) (2007) Stirling J Jr and the Committee on Child Abuse and Neglect: Beyond Munchausen Syndrome by Proxy: Identification and Treatment of Child Abuse in a Medical Setting. Pediatrics 119: 1026–1030, www.pediatrics.org/cgi/content/full/119/5/1026

Bays J, Feldman KW (2001) Child abuse by poisening. In: Reece RM, Ludwig S (eds). Child abuse – Medical diagnosis and management. 2nd ed. Lippincott Williams & Wilkins, Philadelphia Baltimore New York London. S 405–442

Bryk M, Siegel PT (1997) My mother caused my illness: The story of a survivor of Munchausen by proxy syndrome. Pediatrics 100: 1–7

Bundesärztekammer (BÄK) (2006) Empfehlungen zum Umgang mit Patientinnen nach weiblicher Genitalverstümmelung (female genital mutilation). Dtsch Ärztebl 103: B 249–251

Hall DE, Eubanks L, Meyyazhagen S, Kenney RD, and Johnson SC (2000) Evaluation of covert video surveillance in the diagnosis of Munchausen syndrome by proxy: Lessons from 41 cases. Pediatrics 105: 1305–1312

Heide S, Schmidt V, Gutewort R, Kleiber M (2005) Promethazinintoxikation als Todesursache eines Säuglings. Monatsschr Kinderheilkd 153: 571–575

Herman-Giddens ME (1994) Vaginal foreign bodies and child sexual abuse. Arch Pediatr Adolesc Med 148: 195–200

Hulverscheidt M (2002) Weibliche Genitalverstümmelung. Diskussion und Praxis in der Medizin während des 19. Jahrhunderts im deutschsprachigen Raum. Mabuse-Verlag, Frankfurt a.M.

Hulverscheidt M (2003) Genitale Beschneidung. Deutsche Hebammen Zeitschrift (DHZ): 18–20

Krupinski M (2006) Wenn Mediziner ungewollt zur Kindesmisshandlung verführt werden: Münchhausen-by-Proxy-Syndrom. Wien Med Wochenschr 156: 441–447

Noeker M, Keller KM (2002) Münchhausen-by-Proxy-Syndrom als Kindesmissshandlung. Monatschr Kinderheilkd 150: 1357–1369

Rosenberg DA (2003) Munchausen syndrome by proxy: Medical diagnostic criteria. Child Abuse Negl 27: 421–430

Schreier H (2002) Munchausen syndrome by proxy defined. Pediatrics 110: 985–988

Socolar RS, Runyan DK (2001) Unusual manifestations of child abuse. In: Reece RM, Ludwig S (eds) Child abuse – Medical diagnosis and management. 2nd ed. Lippincott Williams & Wilkins, Philadelphia Baltimore New York London. S 453–467

Southall DP, Plunkett MCB, Banks MW, Falkov AF, Samuels MP (1997) Covert video recordings of life-threatening child abuse: Lessons for child protection. Pediatrics 100: 735–760

TARGET – Initiative gegen Genitalverstümmelung. www.target-human-rights.de/

Terre des femmes (Hrsg, 2003) Schnitt in die Seele. Weibliche Genitalverstümmelung. Eine fundamentale Menschenrechtsverletzung. Mabuse-Verlag, Frankfurt a.M. Weitere Angaben auf der Internet-Homepage mit mehrsprachigen Informationen und Broschüren.

Varchmin-Schultheiß K, Beckmann V, Brinkmann B (2000) Genitalverstümmelung in Deutschland – Sonderform des sexuellen Missbrauchs. Tagungsband der 9. Frühjahrstagung der Deutschen Gesellschaft für Rechtsmedizin – Region Nord, Leipzig, V 5

WHO study group on female genital mutilation and obstetric outcome: Female genital mutilation and obstetric outcome: WHO collaborative prospective study in six African countries. Lancet 367 (2006) 1835–1841

Wüstenberg D (2006) Genitalverstümmelung und Strafrecht. Gynäkologe 39: 824–828

B Sexueller Kindesmissbrauch

Grundlagen

7.1 Einleitung

Die klinisch-medizinische Auseinandersetzung mit sexuellem Kindesmissbrauch ist ein vergleichsweise junges Phänomen. Erst in den 80er und 90er Jahren des letzten Jahrhunderts wurden hauptsächlich in amerikanischen und einigen britischen Arbeiten das Spektrum klinischer Befunde beschrieben und der Stellenwert der medizinischen Diagnostik als Teil einer obligat multiprofessionellen Herangehensweise etabliert (▶ Kap. 1).

In Deutschland dagegen begann die medizinische Auseinandersetzung mit dem Thema wesentlich später und wird bis heute nur in begrenztem Umfang betrieben. Aufgrund der aus amerikanischen Arbeiten bekannt gewordenen Häufigkeit von Normalbefunden bei sexuellem Misbrauch wurde nicht selten auf den tatsächlich oft fehlenden forensischen Aspekt fokussiert. Dies implizierte dann scheinbar eine unbedeutende und marginale Rolle der somatischen Medizin im diagnostischen Prozess, noch verstärkt durch rechtliche Unsicherheiten, ein falsches Verständnis der ärztlichen Schweigepflicht und den Mangel an einschlägiger deutschsprachiger Literatur.

Die Analyse der medizinischen Literatur der letzten 15–20 Jahre zum sexuellen Kindesmissbrauch zeigt eine deutliche Zunahme der Wertung von Befunden als normal oder unspezifisch. Dagegen hat die Zahl der Befunde, die eindeutig einem penetrierenden Trauma zugeordnet werden, stark abgenommen. Die Aussagekraft etlicher zuvor einer Penetration zugeschriebener Befunde musste revidiert werden, da sie häufig auch bei nicht missbrauchten Kindern gefunden wurden.

Neuere Studien beschreiben nach sexueller Gewalt an Kindern und Jugendlichen bei den Opfern einen Anteil von 85–95% körperlicher Normalbefunde. Die Häufigkeit pathologischer Befunde hängt entscheidend von der Art und dem Ablauf des Übergriffs ab und davon, was hinsichtlich eines sexuellen Missbrauchs als aussagekräftiger Befund definiert wird. Hier ist eindeutig ein Trend zu einer zunehmend konservativeren Bewertung von Befunden festzustellen.

Die Tendenz, Befunde »falsch positiv« als Folge eines zugrunde liegenden sexuellen Missbrauchs zu interpretieren, besteht eher bei weniger erfahrenen Untersuchern. Diese Erkenntnis wirft nicht nur medizinische Fragen auf. Sie birgt auch ein hohes Potenzial an Fehleinschätzungen hinsichtlich der Rolle medizinischer Befunde bei der sozialen, familienrechtlichen, v. a. aber strafrechtlichen Würdigung eines möglichen Missbrauchs.

Von medizinischen Laien und von mit der Fragestellung unerfahrenen Medizinern wird oft die Glaubwürdigkeit eines Übergriffes mit dem Vorliegen oder Fehlen medizinischer Befunde, v. a. der »Jungfräulichkeit«, verknüpft.

! Das Fehlen medizinischer Befunde schließt einen zurückliegenden sexuellen Übergriff in keinster Weise aus (»the absence of evidence of abuse is no evidence of the absence of abuse«). Es ist von erheblicher Bedeutung, diesen Sachverhalt den beteiligten Fachleuten, insbesondere aus dem Rechtssystem, zu kommunizieren.
Neuere Untersuchungen beschreiben bei Kindern, Jugendlichen und selbst bei erwachsenen Opfern eine deutlich geringere Quote den sexuellen Missbrauch stützender Befunde als allgemein angenommen wird (▶ Kap. 9).

Medizinische Untersuchungen bei möglichen Opfern sexuellen Kindesmissbrauchs durchzuführen, erfordert spezifische kinder- und jugendgynäkologische Kenntnisse. Bedeutsam ist auch die Fähigkeit, diese Befunde in einer Art und Weise zu erheben, die das Opfer nicht erneut traumatisiert, sondern es im Gegenteil von der Untersuchung emotional profitieren lässt.

! Grundlegende Voraussetzung ist das Wissen um die Möglichkeiten und Grenzen des medizinischen Parts. Da bei den Opfern eines sexuellen Missbrauchs in erster Linie Normalbefunde vorliegen, kommt der Aussage des Kindes für die Diagnose eine herausragende Bedeutung zu. Diese Erkenntnis muss in einen multiprofessionellen Ansatz integriert und kommuniziert werden.

Im Gegensatz zur emotionalen und oft unsachlichen öffentlichen Debatte über sexuellen Kindesmissbrauch haben Mediziner eine beträchtliche Verantwortung, zu einem rationalen und objektiven Herangehen bei der multidisziplinären Beurteilung, Diagnose und Therapie der Opfer beizutragen (»cool science for a hot topic«). Dennoch bleibt sexueller Missbrauch von Kindern auch für Ärzte ein emotional belastendes Thema und erfordert psychisches Gleichgewicht und Engagement.

! Der erste und wichtigste Schritt zur Diagnose von sexuellem Kindesmissbrauch ist, anzuerkennen, dass das Problem existiert. Das Erkennen von sexuellem Missbrauch erfordert ein hohes Maß an Aufmerksamkeit und Vertrautheit mit den anamnestischen, somatischen und psychischen Hinweisen. Die Diagnosestellung hängt beträchtlich von der Bereitschaft des Arztes ab, einen sexuellen Missbrauch überhaupt in Betracht zu ziehen.

7.2 Definition, Umstände, Folgen

Sexueller Kindesmissbrauch ist ein komplexes und traumatisierendes, zentrales Lebensereignis für das Kind oder den Jugendlichen. Der Missbrauch wird überwiegend von Eltern, nahen Angehörigen oder Vertrauenspersonen aus dem sozialen Umfeld des Kindes begangen. Er geschieht im Kontext von Beziehungsabhängigkeit und starken Autoritätsbeziehungen, denen das Kind nicht ausweichen kann. Der sexuelle Missbrauch ist gekennzeichnet durch ein hohes Wiederholungsrisiko und kann für die Opfer beängstigend, emotional und sexuell verwirrend, gewalttätig und schmerzhaft sein. Die Tat erzeugt bei den Opfern tiefgreifende Schuld- und Schamgefühle und führt zu einem geringen Selbstwertgefühl und familiärer sowie sozialer Isolation.

Aus der Sicht der Täter hat sexueller Missbrauch eine ausgeprägte »Sucht- und Geheimnisdynamik«. Die minderjährigen Opfer werden darin verstrickt und so korrumpiert, dass das vorherrschende Gefühl, »selbst Schuld zu sein«, das Aufdecken und die Intervention erheblich erschweren.

Der Beginn des sexuellen Missbrauchs liegt häufig in der Vorschul- und Grundschulzeit, mit häufig deutlich späterem Bekanntwerden der Taten.

Definition

Sexueller Kindesmissbrauch

Sexueller Kindesmissbrauch wird als die Einbeziehung und Nötigung von Kindern oder Jugendlichen zu sexuellen Aktivitäten definiert, die sie aufgrund entwicklungsbedingter Unreife nicht vollständig erfassen können, bei denen sie außerstande sind, bewusst einzuwilligen (»informed consent«) und bei dem soziale Tabus der Familie bzw. der Gesellschaft verletzt werden.
Erwachsene nutzen den bestehenden Macht- und Altersunterschied, um Kinder oder Jugendliche zur »Kooperation« zu überreden oder zu zwingen. Die Absicht des Erwachsenen, Kinder für seine (oder ihre) sexuelle Erregung und Befriedigung auszunutzen, ist ein zentrales Kennzeichen des Missbrauchs.

Sexueller Missbrauch umfasst ein **weites Spektrum verschiedenster sexueller Aktivitäten**. Diese reichen von nichtinvasiven Handlungen ohne Körperkontakt bis hin zu invasiver, penetrierender Gewalt in alle Körperöffnungen (Vergewaltigung). Im Gegensatz zur allgemeinen öffentlichen Vorstellung ist sexueller Missbrauch von Kindern im Regelfall eine sich über Monate und Jahre hinziehende, chronische sexualisierte Beziehung zwischen einer meist vertrauten Bezugsperson und dem Opfer. Der Missbrauch kann in der frühen Kindheit beginnen und sich bis ins Jugendalter erstrecken.

Die **Prävalenz** von sexuellem Missbrauch in Kindheit und Jugend mit Körperkontakt (»Hands-on-Kontakt«) wird nach konservativen Schätzungen mit 10–15% bei Mädchen und 5–10% bei Jungen angegeben. Bis zu 20% der Täter sind Jugendliche, 80–90% männlich (bei männlichen Opfern bis zu 25% weibliche Täter). Der Großteil entstammt aus dem familiären oder weiteren bekannten Umfeld. Bis zu 19% regelmäßiger jugendlicher Internetnutzer in den USA werden dort Opfer sexueller Belästigung.

Eine Vielzahl unmittelbarer und langfristiger Folgen, in erster Linie **Verhaltensauffälligkeiten**, wurden als Indikatoren und diagnostisch verwertbare Anzeichen eines sexuellen Missbrauchs identifiziert. Grundlegend wird in externalisierende und internalisierende Reaktionen auf erlittenen sexuellen Missbrauch unterschieden.

Sexualisiertes Verhalten. Unangemessenes sexualisiertes Verhalten muss als wichtiger Indikator, keineswegs aber als Beweis eines Missbrauchs interpretiert werden. Weniger als 1,5% nicht missbrauchter 2-bis 12-jähriger Kinder zeigen Verhaltensweisen wie den Mund ans Genitale führen, Geschlechtsverkehr durchführen zu wollen oder zu imitieren, Objekte in Vagina oder Anus einzuführen oder das Berühren des Anogenitalbereiches von Tieren. Andererseits schließt das Fehlen sexualisierten Verhaltens einen sexuellen Missbrauch keinesfalls aus.

Psychopathologische Langzeitfolgen. Sexueller Kindesmissbrauch kann die gesunde Entwicklung von Kindern und Jugendlichen erheblich beeinträchtigen und zu tiefgreifenden, mitunter lebenslangen seelischen Erkrankungen führen. Sexueller Kindesmissbrauch ist mit einem deutlich gesteigerten Risiko nachfolgender psychischer Störungen verbunden (▶ Kap. 13).

7.3 Medizinische Aspekte

Die Umstände der Vorstellung von Patienten in der Praxis oder Klinik im Zusammenhang mit einem möglichen sexuellen Missbrauch sind sehr variabel. Sie umfassen Äußerungen eines Missbrauchs durch das Opfer (»Aufdeckungen«), die Abklärung von spezifisch verdächtigen Verhaltensauffälligkeiten, die Abklärung von anogenitalen Auffälligkeiten (z. B. Lichen sclerosus oder Kondylome der Genitalregion) und gelegentlich akute Ereignisse. In diesen Fällen ist die Notwendigkeit der forensischen Befund- und Spurensicherung gegeben. Selten entsteht der Verdacht bei Routineuntersuchungen oder bei der medizinischen Untersuchung aufgrund anderer Erkrankungen. Die große Bandbreite der Übergriffe beeinflusst naturgemäß auch die Art der Befunde und ob überhaupt welche vorgefunden werden.

B

Sexuell missbrauchte Kinder und Jugendliche weisen überwiegend einen unauffälligen körperlichen Untersuchungsbefund auf.

Selbst bei zugegebener Penetration durch den Täter waren in einer Untersuchung noch knapp 40% der Opfer ohne körperliche Befunde (Muram 1989). Nachdem ältere Metaanalysen von über 50% Normalbefunden ausgingen und eine viel zitierte Arbeit bei 263 Opfern gerichtlich verurteilter Täter in mehr als 75% der Fälle normale oder unspezifische Befunde fand, wurde im Untertitel der Arbeit pointiert formuliert: »It's normal to be normal« (Adams et al. 1994). Neuere Arbeiten, teilweise an großen Kollektiven sexuell missbrauchter Kinder und Jugendlicher, wiesen Normalbefunde in mehr als 90% der Fälle nach (Tab.7.1).

Der wichtigste Grund für die relative Seltenheit pathologischer Befunde ist die Art des Missbrauchs selbst.

Häufig findet der sexuelle Missbrauch von Kindern ohne gewaltsamen körperlichen Kontakt statt, sodass keine akut oder später diagnostizierbaren Verletzungen entstehen. Dazu zählen Berührungen, oraler Missbrauch, Masturbation, Erstellen pornografischer Aufnahmen u. a.

Korrelation von subjektiver Empfindung, Aussage und medizinischem Befund. Insbesondere kleinere Kinder haben oft keine ausreichende Kenntnis von ihrer Anatomie, um zutreffend beschreiben zu können, was exakt wo mit bzw. an ihrem Körper passiert ist. Daher kann jeder unspezifische Schmerz im Anogenitalbereich subjektiv als invasiv oder penetrierend empfunden werden *(»Er hat ein Messer reingesteckt«)*. Es gibt keine Untersuchungen, ab welchem Alter Kinder entwicklungsbedingt in der Lage sind, z. B. »dran« von »drinnen« zu unterscheiden. In der Praxis kann es dann sehr schwer oder unmöglich sein, einen körperlichen Befund mit der anamnestischen Angabe seiner Entstehung zu korrelieren.

Präpubertäre Kinder. Präpubertäre Kinder werden selten akut vergewaltigt, und in der Mehrzahl der Fälle wird wenig oder keine physische Gewalt angewendet. Deshalb weisen nur einige der Opfer offensichtliche frische oder alte Verletzungen als Folge des sexuellen Missbrauchs auf. Zudem wird die große Mehrzahl der Opfer nicht zeitnah zur Tat vorgestellt. Die retrospektive Interpretation abgeheilter Verletzungen kann jedoch zu erheblichen Unsicherheiten in der Beurteilung der Befunde führen.

Pubertät. Jugendliche werden dagegen eher Opfer von Fremdtätern in Form von akuten Vergewaltigungen. Auch aufgrund familiärer Unterstützung werden sie häufiger unmittelbar nach der Tat vorgestellt. Die dann vorliegenden akuten Verletzungsbefunde sind offensichtlicher und leichter zu dokumentieren und zu interpretieren. Dennoch hat das Gewebe im Anogenitalbereich bei Kindern und Jugendlichen eine hohe Elastizität und zeigt einen raschen Verlauf der Wundheilung.

Tab. 7.1. Häufigkeit von Normalbefunden und diagnostischen Befunden

Literatur	Studienumfang	Anteil normal/unspezifisch	Anteil diagnostisch
Finkel (1989)	n=31[1]	40%	60%
Bays u. Chadwick (1993)	12 Studien[2]	50%	3–16%
Adams et al. (1994)	n=263[3]	77%	14%
Berenson et al. (2000)	n=192	98%	2%
Heger et al. (2002)	n=2384	96%	4%
Kelly et al. (2006)	n=2134	90%	5%

[1] Vom Täter zugegebene Penetration. [2] Metaanalyse, Bereich 26–73%. [3] Gerichtlich verurteilte Täter.

Anogenitale Gewebe bei Kindern und Jugendlichen haben ein enormes Potenzial zu rascher und oft vollständiger Heilung. Daher weisen Missbrauchsopfer häufig keine signifikanten Befunde auf, wenn sie ärztlich untersucht werden. Ein wichtiger Grund dafür ist, dass viele Opfer nicht zeitnah zur Tat bzw. zum erlittenen Trauma ärztlich vorgestellt werden.

Zahlreiche Kasuistiken und eine aktuelle deskriptive Multicenterstudie belegen, dass neben den in wenigen Tagen heilenden oberflächlichen Verletzungen, wie z. B. Schleimhautabrasionen, selbst Hymenaleinrisse in einem hohen Prozentsatz keine bleibenden Spuren hinterlassen (McCann et al. 2007).

Medizinisches System. Die Häufigkeit festgestellter und bestätigter Missbrauchsbefunde hängt auch von Variablen ab, die im versorgenden medizinischen System begründet sind. Dazu zählen insbesondere die fachliche Qualifikation und Bereitschaft des Untersuchers, entsprechende Befunde zu erheben, aber auch technische Voraussetzungen bei der klinischen Untersuchung wie eine ausreichende Beleuchtung oder das Vorhandensein eines Kolposkopes.

Wahrscheinlichkeit auffälliger Befunde nach sexuellem Kindesmissbrauch. Diese zu erheben und zu validieren hängt von folgenden Faktoren ab:

- Art und Invasivität des Missbrauchs und daraus resultierende Befunde,
- Zeitpunkt der Untersuchung und etwaig zwischenzeitlich erfolgter Wundheilung,
- Bereitschaft des Untersuchers, sexuellen Missbrauch als mögliche Differenzialdiagnose in Betracht zu ziehen,
- fachliche Qualifikation bzw. Ausbildungsstand des Untersuchers,
- qualifizierte und einfühlsame Vorbereitung des Kindes, um die Kooperation und Zustimmung zur Untersuchung zu erhalten,
- gute Untersuchungsbedingungen und technische Voraussetzungen,
- gute Dokumentationsmöglichkeit, u. a. für die spätere Überprüfung der Befunde und zum Einholen einer zweiten Meinung,
- angemessene organisatorische Voraussetzungen, wie ausreichende personelle Besetzung und Zeit für die Vorbereitung und Durchführung der Untersuchung.

7.4 Möglichkeiten und Grenzen des medizinischen Ansatzes

Aufgrund der erwähnten Häufigkeit normaler körperlicher Untersuchungsbefunde bei Opfern sexuellen Kindesmissbrauchs kann der forensische Aspekt der Untersuchung nicht das Haupt- oder gar das ausschließliche Ziel der Untersuchung sein.

Bei der Durchführung der medizinischen Untersuchung ist es entscheidend, dass die Bedürfnisse des Kindes Priorität vor dem Wunsch haben, forensisch verwertbares Beweismaterial zu sammeln.

Ärztliche Untersuchung und Reviktimisierung. Auch die ärztliche Untersuchung von sexuell missbrauchten Kindern kann u. U. zu einem emotional eingreifenden und traumatisierenden Erlebnis werden, wenn sie nicht qualifiziert und einfühlsam durchgeführt wird. Dieses Risiko wird als potenzielle Reviktimisierung (auch: sekundäre Traumatisierung) beschrieben.

Diese Sorge stellt für nichtmedizinische Fachleute, die mit sexuell missbrauchten Kindern arbeiten, ein mögliches Hindernis zur Überweisung dieser Kinder dar und beeinflusst somit die Selektion von Patienten für medizinische Untersuchungen. Dies unterstreicht die Bedeutung der interprofessionellen Kommunikation und Kooperation. Der medizinische Beitrag zur Diagnose eines sexuellen Missbrauchs und zur adäquaten Betreuung der minderjährigen Patienten hängt somit nicht nur von den Fähigkeiten und dem Engagement des involvierten Mediziners ab, sondern auch vom Vertrauen des zuweisenden Kinderschutzsystems in den einzelnen Arzt und dem Wissen um seine Arbeitsweise.

Essenzielle Voraussetzung zur Untersuchung möglicherweise missbrauchter Kinder und Jugendlicher ist daher, auf jeglichen Zwang, Druck oder massive Überredung zu verzichten.

B

Die Erfahrung spezialisierter Kinderschutz-Zentren zeigt, dass gut dokumentierte Erstuntersuchungen weitere, potenziell traumatisierende Wiederholungsuntersuchungen vermeiden helfen.

Die **emotionale Reaktion auf die ärztliche Untersuchung** wird nicht nur von Merkmalen der Untersuchungssituation selbst bestimmt, sondern mehr noch von präexistierenden Faktoren. Dazu zählen zum einen allgemeine Ängstlichkeit, vorhergehende Erfahrungen mit dem medizinischen System, das Alter und der Entwicklungsstand des Kindes. Zum anderen wirken sich die Besonderheiten und der Schweregrad des erfahrenen Missbrauchs aus.

Mehrere Untersuchungen mit kleinen Fallzahlen und der Eindruck erfahrener Experten zeigen, dass die meisten Kinder die Untersuchung gut tolerieren. Der Genital Examination Distress Scale (GEDS) ist ein hilfreiches Instrument, um die Auswirkungen der ärztlichen Untersuchung zu erfassen (Gully et al. 1999).

! Kinder und Jugendliche, die einen sexuellen Missbrauch erlitten haben, sollten aus verschiedenen Gründen medizinisch untersucht werden.

Forensische Aspekte. In den Fällen, in denen auf sexuellen Missbrauch hinweisende und damit auch forensisch bedeutsame Befunde vorliegen, können diese die Aussagen des Opfers zum Tatgeschehen untermauern oder in Einzelfällen sogar ersetzen. Dies hat insbesondere bei akuten Übergriffen, die deutlich häufiger Jugendliche betreffen, einen klaren forensischen Stellenwert für die Diagnose und kann in einer Minderzahl der Fälle für eine adäquate weitere Betreuung des minderjährigen Opfers und zur Beweissicherung für behördliche Verfahren bzw. Entscheidungen bedeutsam sein.

Idealerweise sollte, sofern indiziert und erfolgversprechend, eine kompetente forensische Befundsicherung erfolgen. Auch wenn sich daraus u. U. keine akuten Konsequenzen ergeben, kann zu einem späteren Zeitpunkt der Wunsch nach strafrechtlicher Verfolgung bzw. Bestrafung des Täters aufkommen. Dies kann für das Opfer mit zunehmendem Alter von größerer Bedeutung sein und zur Aufarbeitung der erlittenen Traumatisierung beitragen.

Eine potenziell noch größere Rolle spielt die Frage beweissichernder medizinischer Befunde gelegentlich bei entwicklungsgestörten und behinderten Kindern und Jugendlichen. Diese können aufgrund ihrer Behinderung oft weniger klare oder keine Ausführungen zum Tatgeschehen machen, insbesondere wenn die Behinderung die Kommunikationsfähigkeit deutlich beeinträchtigt. Entwicklungsgestörte und behinderte Kinder haben generell ein höheres Risiko, sexuell missbraucht zu werden. Im Einzelfall kann der erhobene medizinische Untersuchungsbefund den einzigen Hinweis auf einen sexuellen Kindesmissbrauch darstellen.

Ärztliche Therapie und Prophylaxe. Mögliche frische oder alte Verletzungen, anogenitale Infektionen, sexuell übertragene Erkrankungen oder die Möglichkeit einer Schwangerschaft abzuklären und die erhobenen Befunde zu beurteilen sind genuin ärztliche Aufgaben. Dazu gehört auch die Durchführung einer ggf. erforderlichen Therapie einschließlich präventiver Maßnahmen zur Verhütung einer Schwangerschaft oder Geschlechtskrankheit. Im Sinne einer Stärkung der familiären Unterstützung ist es bedeutsam, auf elterliche Sorgen bezüglich medizinischer Sachverhalte einzugehen, ebenso wie auf womöglich vorhandene emotionale Sorgen bezüglich einer späteren Konzeptionsfähigkeit sowie auf Fragen der »Intaktheit« bzw. »Jungfräulichkeit«.

Gestörtes Körperselbstbild. Die Mehrzahl missbrauchter Kinder weist eine gestörte und verzerrte Körperwahrnehmung auf. Insofern ist es von großer Bedeutung, dem Kind zu versichern, dass sein Körper normal, physisch unbeschädigt und intakt ist oder dass die Aussicht auf Heilung besteht. Insbesondere Kinderärzte, die Krankheit oder Wohlergehen in anderen medizinischen Situationen definieren, sind in dieser Hinsicht sehr glaubwürdige Autoritäten.

Die vom Kind aktiv bewältigte und einfühlsam und qualifiziert durchgeführte ärztliche Untersuchung kann somit ein positives Erlebnis für das Kind sein. Zusätzlich können in deren Verlauf bestärkende verbale Botschaften eingeflochten werden (▶ Kap. 8.2). Die Ergebnisse der Untersuchung müssen adäquat und altersgerecht kommuniziert werden. Hierdurch können Gefühle physischer Abnormität entlastet und das Gefühl, »normal« zu sein, wieder etabliert werden (»recovery«).

! Die Art und Weise der ärztlichen Untersuchung bietet ein enormes Potenzial, nicht nur eine therapeutische Botschaft in den diagnostischen Prozess zu integrieren, sondern auch den Prozess der psychischen Gesundung durch Etablierung eines positiven Körperselbstbildes mit zu initiieren. Dies wird als »primär therapeutischer Effekt der ärztlichen Untersuchung« bezeichnet.

Literatur

Adams JA, Harper K, Knudson S, Revilla J (1994) Examination findings in legally confirmed child sexual abuse: It's normal to be normal. Pediatrics 94: 310–317

Bays J, Chadwick D (1993) Medical diagnosis of the sexually abused child. Child Abuse Negl 17: 91–110

Berenson A, Chacko M, Wiemann C, et al. (2000) A case-control study of anatomic changes resulting from sexual abuse. Am J Obstet Gynecol 182: 820–824

Braun G (2002) Täterinnen beim sexuellen Missbrauch von Kindern. Kriminalistik, S. 23–27

Britton H (1998) Emotional impact of the medical examination for child sexual abuse. Child Abuse & Negl 22: 573–580

De San Lazaro C (1995) Making paediatric assessment in suspected sexual abuse a therapeutic experience. Arch Dis Child 73: 174–176

Dubowitz H (2007) Healing of hymenal injuries: Implications for child health care professionals. Pediatrics 119: 997–999

Du Mont J, White D (2007) The uses and impacts of medico-legal evidence in sexual assault cases: a global review. Sexual Violence Research Initiative, World Health Organization, SVRI New Publications

Finkel MA (1989) Anogenital trauma in sexually abused children. Pediatrics 84: 317–322

Finkel MA (1998) Technical conduct of the child sexual abuse medical examination. Child Abuse & Negl 22: 555–566

Gully KJ, Britton H, Hansen K, Goodwill K, Nope JL (1999) A new measure for distress during child sexual abuse examinations: the genital examination distress scale. Child Abuse Negl 23: 61–70

Heger A, Ticson L, Velasquez O, Bernier R (2002) Children referred for possible sexual abuse: Medical findings in 2384 children. Child Abuse & Negl 26: 645–659

Kelly P, Koh J, Thompson JM (2006) Diagnostic findings in alleged sexual abuse: Symptoms have no predictive value. J Pediatr Child Health 42: 12–117

Klopfstein U, Schön C, Plattner T (2006) Sexuelle Gewalt. Rechtliche und praktische Konsequenzen. gynäkol praxis 30: 709–721

McCann J, Miyamoto S, Boyle C, Rogers K (2007) Healing of Hymenal Injuries in Prepubertal and Adolescent Girls: A Descriptive Study. Pediatrics 119: e1094–e1106 www.pediatrics.org/cgi/content/full/119/5/e1094

Muram D (1989) Child sexual abuse: relationship between sexual acts and genital findings. Child Abuse Negl 13: 211–216

Palusci VJ, Cox EO, Shatz EM, Schultze JM (2006) Urgent medical assessment after child sexual abuse. Child Abuse & Neglect 30: 367–380

Rauch E, Weissenrieder N, Peschers U (2004) Sexualdelikte – Diagnostik und Befundinterpretation. Dtsch Ärztebl 101: B2257–2263

Schneider HJ (1997) Sexueller Missbrauch an Kindern. Neue kriminologische und viktimologische Erkenntnisse. Kriminalistik, S. 458–469

Thyen U, Schnitker A, Gerling I (2002) Ärztliches Verhalten bei sexuell übertragbaren Krankheiten im Kindesalter. In: Wolff H, Welzel J, v. Engelhardt (Hrsg) Ethik in der Dermato-Venerologie, S. 95–106

Anamnese und Untersuchung bei sexuellem Missbrauch eines Kindes

Vor der Untersuchung eines Kindes oder Jugendlichen bei Verdacht auf einen sexuellen Missbrauch muss eine sorgfältige Anamnese erfolgen. Deren Umfang hängt von den Umständen des Einzelfalles bzw. den Umständen der Vorstellung zur medizinischen Untersuchung ab. Schließlich bestimmt auch die Erfahrung des Untersuchers Art und Ausmaß sowohl der Anamneseerhebung als auch der durchzuführenden Untersuchungen. Bei fehlender Erfahrung ist es sinnvoller, an entsprechend ausgebildete Kollegen oder Zentren weiter zu verweisen.

Die Untersuchungssituation muss so gestaltet werden, dass die potenziellen Ängste der Kinder berücksichtigt werden. Jeglicher Zwang oder Druck, um die Untersuchung durchzuführen, sollte vermieden werden.

8.1 Anamneseerhebung

Es ist oft weder erforderlich noch ratsam, die Anamnese in allen Details zu wiederholen. Orientierende Informationen zum Ablauf des Missbrauchs können jedoch dazu beitragen, unspezifische physische Symptome im Zusammenhang mit der Anamnese zu interpretieren und zu bewerten.

! Ebenso wie die spätere Untersuchung sollte auch die Anamneseerhebung jegliche zusätzliche Traumatisierung des Kindes vermeiden. Es ist ratsam, eine separate Anamnese vom Kind und der Begleitperson zu erheben. Eine freundliche, interessierte, offene und nicht wertende Haltung des Untersuchers und eine ruhige und akzeptierende Atmosphäre sind wesentliche Voraussetzungen für das Gelingen des Gesprächs.

Eine vom Missbrauch unabhängige allgemeine pädiatrisch-internistische Anamnese (»review of systems«) und eine darüber hinausgehende kindergynäkologische Anamnese sollte immer Bestandteil der Vorgeschichte sein, ergänzt durch die Sozial-, Familien- und Verhaltensanamnese. Die für die Anamneseerhebung geltenden Grundsätze finden sich in der Übersicht.

B

Grundregeln der Anamneseerhebung bei Verdacht auf sexuellen Kindesmissbrauch

- Allgemein pädiatrisch-internistische Anamnese
- Kinder-/jugendgynäkologische Anamnese
- Eigen-, Familien-, Sozialanamnese
- Jede zusätzliche Traumatisierung vermeiden
- Forensisches Interview nur durch Geschulte (Kinder-/Jugendpsychiater, Psychologe)
- Keine Suggestivfragen
- Freundliche, ruhige Atmosphäre
- Möglichst separate Anamnese von Kind/Jugendlichem und Begleitpersonen/Eltern
- Wörtliche Dokumentation von spezifischen Äußerungen
- Keine Bewertungen oder Emotionen äußern
- Ausmaß der Anamnese abhängig von Umständen der Vorstellung und Vorerfahrungen des Untersuchers
- Therapeutische Botschaften einstreuen (»Es war gut, das zu sagen …«, »Ich kenne noch mehr Kinder, denen so etwas passiert ist …«).

Körperliche Symptome. Hier sollte gezielt nach anogenitalen Beschwerden, vaginalem Ausfluss, Blutung oder Juckreiz, Fremdkörper in der Scheide oder dem Anus, schmerzhaften Defäkationen, möglicherweise sexuell übertragenen Infektionen sowie allgemeinen psychischen Belastungsindikatoren wie Kopf- und Bauchschmerzen, Verstopfung, Colon irritabile, Enkopresis und (v. a. sekundärer) Enuresis gefragt werden.

Jugendliche. Bei Jugendlichen ist es erforderlich (in Abwesenheit der Eltern), Fragen zur allgemeinen Lebenssituation, Schule und Familie sowie nach Nikotin, Alkohol und Drogen zu stellen. Auch potenzielle Gewalt in der Familie sollte angesprochen werden.

Neben der allgemeinen medizinischen Anamnese ist die gynäkologische Anamnese bedeutsam: Menarche, Zyklus- und Blutungsdauer, letzte Periode, assoziierte Beschwerden, Tampon- oder Bindenbenutzung, vorherige sexuell übertragene oder andere Genitalinfektionen, Schwangerschaften, Aborte und bisherige gynäkologische Untersuchungen. Auch die Sexualanamnese muss behutsam, aber offen angesprochen werden: bisherige erwünschte oder unerwünschte Sexualkontakte, letzter Geschlechtsverkehr, assoziierte Symptome wie Blutung, Schmerzen beim Koitus, postkoitale Dysurie und etwaige Kontrazeptionsmethoden (Übersicht).

Kinder- und jugendgynäkologische Anamnese

- **Allgemeine Anamnese**
  - Allgemeine anogenitale Infektionen
  - Anogenitale Dermatitiden
  - Vaginaler Juckreiz
  - Vaginaler Ausfluss (Farbe? Konsistenz? Menge? Geruch?)
  - Vaginale Blutungen
  - Hygienepraktiken
  - Pubertätszeichen, Wachstum
  - Fremdkörper in Scheide oder Anus
  - Enuresis primär/sekundär, Enkopresis
  - Bauchschmerzen, schmerzhafte Defäkationen
  - Zurückliegende anogenitale Verletzungen
- **Bei Jugendlichen zusätzlich**
  - Menarche
  - Menstruation
  - Tampon-, Bindengebrauch
  - Vorherige gynäkologische Untersuchungen
  - Praktizierte Antikonzeptionsmethoden
  - Sexuell übertragene Infektionen
  - Einvernehmliche Sexualkontakte
  - Unfreiwillige Sexualkontakte
  - Aborte
  - Geburten

Verhaltensauffälligkeiten. Zahlreiche Auffälligkeiten wurden im Zusammenhang mit sexuellem Kindesmissbrauch beschrieben. Auch wenn sich daraus kein kausaler Zusammenhang ableiten lässt, müssen ungewöhnliche Änderungen und Auffälligkeiten des Verhaltens registriert bzw. aktiv erfragt werden (Übersicht).

Mögliche Verhaltensauffälligkeiten bei sexuellem Kindesmissbrauch
- Altersunangemessenes, sexualisiertes Verhalten
- Vorfälle mit sexueller Nötigung anderer, v. a. jüngerer Kinder
- Rückzugsverhalten
- Geringes Selbstwertgefühl
- Berichte von Albträumen
- Phobien
- Regression und Depressionen
- Essstörungen
- Posttraumatische Belastungsstörungen
- Soziale Adaptations- oder Interaktionsstörungen
- Aggressionen gegen andere oder sich selbst (selbstverletzendes Verhalten)
- Suizidversuche
- Delinquentes Verhalten
- Schulschwierigkeiten
- Drogenmissbrauch
- Weglaufen von Zuhause
- Prostitution

8.2 Medizinische Untersuchung

! Die Vorbereitung und Durchführung der ärztlichen Untersuchung von möglicherweise sexuell missbrauchten Kindern erfordert Zeit, Geduld und eine einfühlsame Haltung.

Die Untersuchung möglicherweise sexuell missbrauchter Kinder wirft eine Reihe von Einzelfragen auf: Wie dringlich ist die Untersuchung? Welche forensischen Aspekte sind zu beachten? Mit welchen Ängsten ist die Untersuchungssituation belastet? Wie kann das Kind in die Untersuchung einbezogen werden? Kann die Untersuchung in einem altersangemessenen Umfeld duchgeführt werden? Sind u. U. sedierende Maßnahmen erforderlich? Welche apparativen Hilfsmittel sind erforderlich?

Vorbereitung und Setting

Klärung der Dringlichkeit der Untersuchung. Die Wahl des angemessenen Untersuchungszeitpunktes ist der erste Schritt der Untersuchung. Häufig ergibt sich die Dringlichkeit der Vorstellung eher aus der emotionalen Befindlichkeit der betroffenen Eltern oder der zuweisenden Fachleute als aus einer medizinischen Notwendigkeit. Da viele Untersuchungen jedoch erst stattfinden, wenn der Missbrauch bereits längere Zeit zurückliegt, stellen sie üblicherweise keinen Notfall dar. Der vorgesehene Untersuchungszeitpunkt kann demnach sowohl den Bedürfnissen und dem Rhythmus des Kindes als auch denen der untersuchenden Institution angepasst werden.

Forensische Aspekte. Die meisten Untersucher stimmen aus forensischen Gründen überein, sofortige Untersuchungen durchzuführen, wenn der letzte sexuelle Kontakt vor weniger als 72 h stattfand, insbesondere bei Jugendlichen. Dasselbe gilt für akute, blutende anogenitale Verletzungen. Neuere Untersuchungen akut sexuell missbrauchter präpubertärer Kinder zeigen jedoch, dass forensisch bedeutsames Material später als 24 h nach dem sexuellen Kontakt nur noch auf der Kleidung der Kinder gefunden wird.

! Eine akute forensische bzw. rechtsmedizinische Untersuchung zur Asservierung bedeutsamer Spuren ist bei präpubertären Kindern im Regelfall nur bis zu ca. 24 h nach der Tat sinnvoll. Dennoch sollte bei wenige Tage zurückliegendem Ereignis eine baldmögliche kompetente medizinische Untersuchung des Opfers angestrebt werden, da dann die Rate weiterer auffälliger körperlicher Befunde und hinsichtlich des Tatgeschehens verwertbarer Äußerungen der Opfer höher ist.
Für Jugendliche gilt weiter der bei Erwachsenen übliche Zeitraum von 72 h.

Ängste vor der Untersuchung berücksichtigen. Die potenziellen Ängste von Kindern in der Untersuchungssituation vorherzusehen und zu berücksichtigen, ist für eine erfolgreiche Untersuchung entscheidend. Jüngere Kinder haben selten Probleme mit Scham. Sie fürchten eher schmerzhafte und ihnen unbekannte oder unvorhersehbare Ereignisse. Jede Form der Gewalt, des Drucks, gewaltsamen Festhaltens oder massiven Überredens ist zu vermeiden.

Ideal wäre bei Jugendlichen, insbesondere bei ausländischen Mädchen aus islamischen Ländern, die Wahlmöglichkeit zwischen einem weiblichen und männlichen Untersucher. Aus organisatorischen Gründen ist dies oft nicht möglich. Für die emotionalen Auswirkungen der Untersuchung scheint nach den vorliegenden Erfahrungen, die Art und Einfühlsamkeit der Untersuchung jedoch wesentlich entscheidender zu sein als das Geschlecht des Untersuchers.

Kontrolle. Dem Kind sollten während der Untersuchung möglichst oft Wahlmöglichkeiten und damit möglichst viel Kontrolle über die Situation und das Tempo der Untersuchung angeboten werden. Jeder Schritt muss in altersentsprechender Terminologie erklärt werden. Dem Kind sollte versichert werden, dass der Zweck der Untersuchung ist, sich zu vergewissern, dass alles »in Ordnung« ist, dass es gesund ist.

Altersangemessenes Umfeld. Neben einer freundlichen, ruhigen und zeitlich nicht drängenden Haltung des Untersuchers spielt die Atmosphäre des Untersuchungsraumes eine nicht unerhebliche Rolle für das Gelingen und die Kooperation der Kinder. Während präpubertär ein eher spielerisch gestalteter Untersuchungsraum beruhigend wirkt, können sich Jugendliche u. U. dadurch nicht ernst genommen fühlen. Allerdings können auch in dieser Altersgruppe stressbedingt »regressive« Bedürfnisse nach tröstender Umgebung bestehen. Dies ist im Einzelfall abzuschätzen.

Puppen. Puppen oder Kuscheltieren des Kindes können spielerisch in den Untersuchungsablauf einbezogen werden. Dies kann helfen, den Druck und den Fokus von dem Kind zu nehmen und ihm helfen, eine aktivere, das Kuscheltier tröstende Rolle einzunehmen.

Das spielerische Untersuchen einer lebendig wirkenden Puppe (Abb. 8.1; z. B. »Kumquats«, Fa. Degro und Bodrik, Ölbronn-Dürrn), über die der Untersucher oder eine Helferin alle potenziellen Ängste der Kinder verbal ausdrückt, kann den Kindern helfen, darüber hinaus mit ihren Ängsten aktiv umzugehen. Die Kinder werden aufgefordert, dem Arzt bei der Untersuchung der Puppe zu helfen. Dies lässt sie ihre eigene Untersuchung spielerisch vorwegnehmen. Durch das Beruhigen der Puppe können indirekt die eigenen Ängste der Kinder beruhigt bzw. bewältigt werden (»Kasseler Modell«). Die Verwendung von anatomisch korrekten Puppen ist umstritten und wird nicht empfohlen, da sie nachteilige suggestive Wirkungen auf die Kinder haben kann.

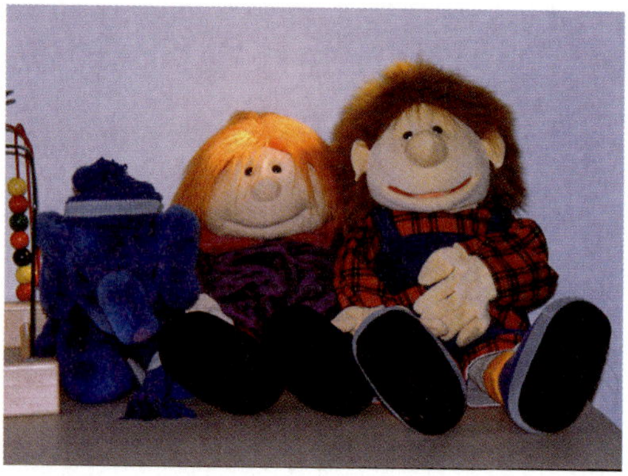

Abb. 8.1. Eine spielerische Umgebung hilft, Ängste zu mildern

Sedierung üblicherweise nicht indiziert. Die Frage, ob eine Sedierung oder Narkose des Kindes für die Untersuchung sinnvoll ist, ist umstritten. Obwohl manche Untersucher mit einer Reduktion des unmittelbaren Stresses der Untersuchungssituation argumentieren, ist sie üblicherweise nicht indiziert. Sie beraubt im Gegenteil die Kinder einer möglichen therapeutischen Erfahrung in der Untersuchungssituation durch die Rückversicherung körperlicher Integrität und durch das Bewältigen der Untersuchung selbst.

Erforderlich ist eine Sedierung oder Narkose bei schwerwiegenden, akuten, blutenden anogenitalen Verletzungen. Bei hoher Wahrscheinlichkeit forensisch bedeutsamer Befunde und einem nicht zur Kooperation fähigen Kind kann sie in Einzelfällen erwogen werden.

Ganzkörperuntersuchung. Auch für nichtpädiatrische Ärzte ist eine vollständige Untersuchung »von Kopf bis Fuß« obligatorisch. Sie sollte der anogenitalen Untersuchung immer vorausgehen, um nicht auf den anogenitalen Bereich zu fokussieren (wie es der Täter getan hat). Die implizite Nachricht ist, dass das ganze Kind wichtig ist. Dieses Vorgehen erlaubt auch, den Entwicklungsstand des Kindes insgesamt einzuschätzen und vermeidet das Übersehen extragenitaler Zeichen eines sexuellen Missbrauchs oder koexistierender Hinweise auf eine körperliche Misshandlung.

! Grundsätzlich ist die Untersuchung eines möglichen sexuellen Missbrauchs des präpubertären Kindes vornehmlich eine externe Visualisierung des Anogenitalbereiches durch das Variieren verschiedener Untersuchungsmethoden und Techniken und geeigneter Positionierung des Kindes. Zur Abklärung eines sexuellen Missbrauchs ist eine Palpation von Vagina oder Anus ebenso wie eine Vaginoskopie aufgrund ihrer Invasivität kontraindiziert.
Die Verwendung von Spekula bei Jugendlichen ist unter der Fragestellung missbrauchsassoziierter Befunde nicht zwingend erforderlich. Bei akuter Vergewaltigung müssen dadurch jedoch tiefere Verletzungen ausgeschlossen werden.

Apparative Hilfsmittel und Dokumentation

Der Einsatz technischer Hilfsmittel sollte gezielt und überlegt erfolgen. Aufgrund einer potenziellen Steigerung der Ängstlichkeit muss ein solcher Einsatz dem Kind oder Jugendlichen vor der Untersuchung erklärt und vertraut gemacht werden.

Technische Hilfsmittel bei der Untersuchung. Bei Jugendlichen ist die Verwendung von Spekula möglich, aber außer bei blutenden Verletzungen weder obligatorisch noch hilfreich für die Befunderhebung. Ein gynäkologischer Stuhl kann nach entsprechender Erklärung bei älteren Kindern und Jugendlichen verwendet werden, während er gerade bei jüngeren Kindern die Fremdheit und Ängstlichkeit steigern kann. Sein Einsatz hängt von der Fähigkeit des Untersuchers ab, dem Kind die Situation vertraut zu machen.

Wie bei jeder gynäkologischen Untersuchung ist es aufgrund der Möglichkeit von sexuell übertragenen und anderen Infektionen ratsam, Handschuhe zu tragen. Ein Otoskop ist für die anogenitale Untersuchung nicht geeignet.

Dokumentation: Immer schriftlich, Skizze und Foto. Eine sorgfältige schriftliche Dokumentation der Untersuchung und der Befunde in deskriptiver und standardisierter Terminologie ist für die weitere Beurteilung eines Falles von großer Bedeutung. Sie sollte in diesem Sinne medizinisch korrekt, aber auch für Nichtmediziner (u. a. für beruflich mit Kindesmisshandlung und Kindesmissbrauch befasste medizinische Laien) verständlich und nachvollziehbar sein. Selbst angefertigte oder in vorgegebene Schemata (▶ Anhang) eingezeichnete Skizzen der Befunde helfen dabei erheblich.

Aus verschiedenen Gründen sollte immer zusätzlich eine qualitativ gute Fotodokumentation erfolgen. Die erhobenen Befunde haben mitunter erhebliche juristische, psychische und soziale Konsequenzen. Daher müssen sie sowohl in fachlich-medizinischer als auch juristischer Hinsicht überprüfbar sein. Dies gilt insbesondere vor dem Hintergrund des sehr heterogenen Ausbildungsstandes im ärztlichen Bereich bezüglich anogenitaler Befunde bei sexuellem Kindesmissbrauch.

Fotografische und Videodokumentation. Argumente für eine fotografische Dokumentation sind in der Auflistung zu den Vorteilen der Kolposkopie enthalten (s. unten). Wie alle Schritte der Untersuchung sollte das Einverständnis des Kindes oder Jugendlichen zur Fotodokumentation eingeholt werden. Zu bedenken ist, dass manche Kinder pornografisch fotografiert wurden. Es ist sinnvoll, dem Kind gegenüber zu erwähnen, dass diese Art von Fotografie des Intimbereiches nur einem Arzt gestattet ist.

Für die Dokumentation anogenitaler Befunde hat die Digitalfotografie weitgehend die frühere konventionelle 35-mm-Spiegelreflexkamera mit Dia- oder Papierbilddokumentation abgelöst. Bei Verwendung eines Makroobjektives und Ringblitzes ist eine zufriedenstellende Qualität der Bilder möglich. Wie bereits dargelegt (▶ Kap. 2.3), gibt es keine juristischen Bedenken bezüglich der Manipulierbarkeit digitaler Bilder; der Arzt haftet für die Richtigkeit der Dokumentation.

B

Videoaufnahmen können durch das bewegte Bild den Untersuchungsablauf festhalten und beugen u. U. einer Fehlinterpretation bei der Begutachtung eines Einzelbildes vor. Polaroidaufnahmen sind generell aufgrund der geringeren Qualität, höherer Kosten und Probleme der Vervielfältigung und Lagerung ungeeignet. Fotos oder Videos ersetzen nicht die sorgfältige schriftliche Dokumentation.

Einsatz eines Kolposkops. Das Kolposkop hat mittlerweile eine große Bedeutung für die externe Visualisierung des Anogenitalbereiches erlangt (in Deutschland von den Firmen Leisegang und Leica angeboten). Meistens sind diese ursprünglich rein gynäkologischen Geräte zur Dokumentation mit einer 35-mm-Kamera ausgerüstet, mittlerweile zunehmend auch mit einem digitalen Foto- oder Videosystem. Besonders komfortabel ist die Kombination mit einem Patientenverwaltungs- und Dokumentationssystem, bei dem die Bilder oder Videos »live« auf einem angeschlossenen Laptop von den Patienten, Eltern oder anzulernenden Kollegen verfolgt werden können (◘ Abb. 8.2).

Weiterhin können die Bilddaten unmittelbar in die elektronische Patientenakte übernommen und zusammen mit dem Arztbrief gespeichert werden (z. B. bei der Software Leisecap der Fa. Leisegang). Obwohl in vielen Fällen die klinische Untersuchung und Freihandfotodokumentation zur Diagnosefindung möglich ist, hat sich das Kolposkop international mittlerweile als fachlicher Standard bei der Erhebung von Genitalbefunden bei vermutetem sexuellem Missbrauch etabliert.

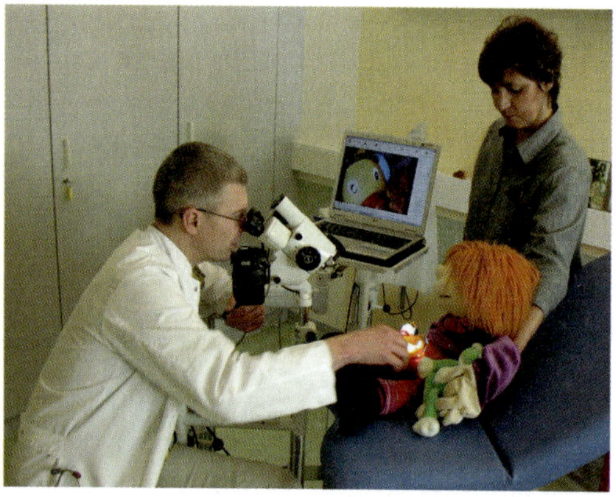

◘ **Abb. 8.2.** Untersuchungssituation mit Kolposkop und digitalem Dokumentationssystem

Vorteile kolposkopischer und fotografischer Untersuchungen und Dokumentation

- Variable Vergrößerung und potente Lichtquelle; dadurch verbesserte Visualisierung
- Trefferquote positiver Befunde leicht erhöht
- Ermöglicht das eigene Überprüfen und Überdenken von erhobenen Befunden und ihrer Bewertung
- Ermöglicht das Einholen einer zweiten Meinung und Peer Review
- Erleichtert die Verlaufskontrolle von Verletzungen im Vergleich zum Ausgangsbefund
- Qualitativ hochwertige und gerichtsverwertbare Dokumentation
- Befundfotos vermeiden Zweituntersuchungen, daher kein Risiko einer etwaigen zusätzlichen emotionalen Traumatisierung des Kindes
- Fotografische Befunde sind Grundlage für Forschung und Ausbildung
- Mittlerweile international als Standard etabliert
- Potenziell Qualitätsmerkmal einer Institution, die Kinder bei Verdacht auf sexuellen Missbrauch fachlich begutachtet

8.2.1 Ablauf der anogenitalen Untersuchung, Positionen und Techniken

Die anogenitale Untersuchung beginnt in der komfortabelsten und am wenigsten beängstigenden Position, in Rückenlage mit abduzierten Beinen (Froschhaltung, »frogleg position«; ◘ Abb.8.3a).

Besonders jüngere Kinder lassen sich aufgrund zu starker Ängstlichkeit gelegentlich nur auf dem Schoß der Mutter untersuchen (◘ Abb. 8.4).

Inspektion und Separation. Zunächst erfolgt die primäre, äußere Inspektion der Anogenitalregion bezüglich des Pubertätsstadiums nach Tanner, äu-

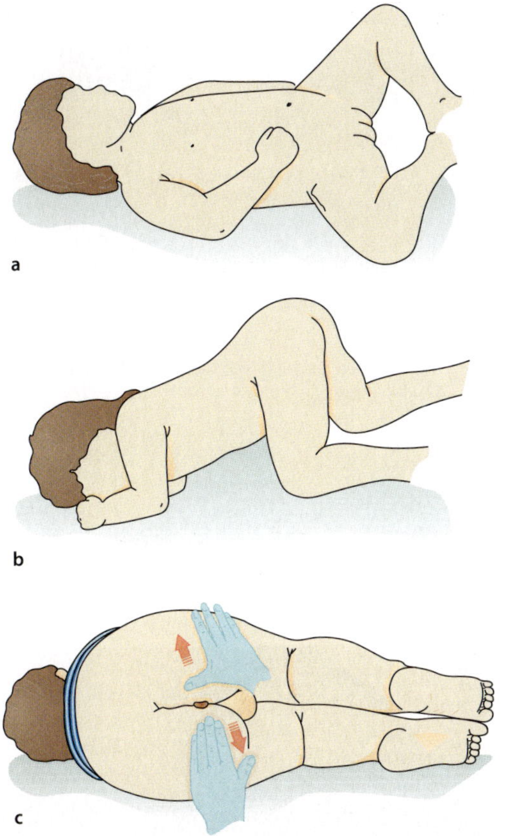

a
b
c

Abb. 8.3a–c. Untersuchungspositionen: **a** Froschhaltung, **b** Knie-Brust-Lage, **c** Seitenlage. (Aus: Banaschak u. Madea 2007)

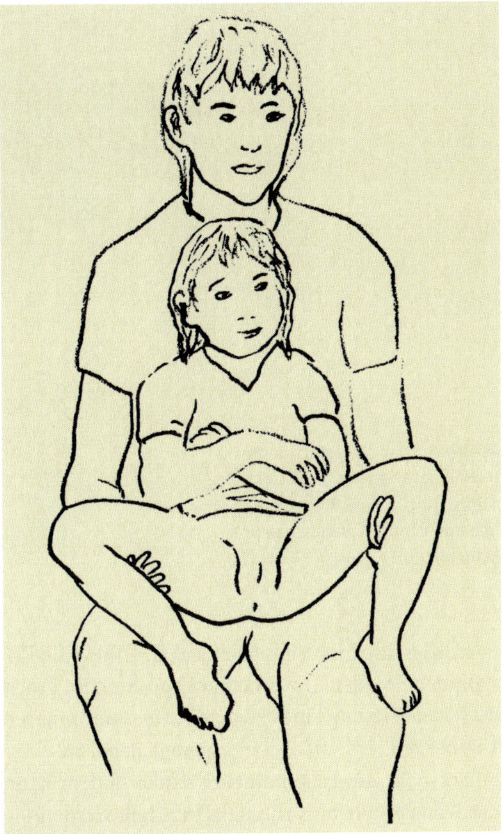

Abb. 8.4. Untersuchung auf dem Schoß der Mutter

ßerer Verletzungen oder Hauterscheinungen. Die Separationstechnik der großen Labien erlaubt einen ersten, orientierenden Überblick über die tiefer gelegenen Anteile des äußeren Genitales, das Vestibulum, die Fossa navicularis und das Hymen, das sich hierbei jedoch häufig nicht entfaltet (Abb. 8.5a).

Traktion. Obligat sollte darauf die Traktionstechnik folgen, die merklich die Visualisierung und Öffnung des Introitus verbessert, insbesondere bei schlechter Entfaltung des Hymens. Bei dieser Methode werden die großen Schamlippen zwischen Daumen und Zeigefinger gegriffen und eine leichte Traktion nach unten und außen ausgeübt (Abb. 8.5b).

Knie-Brust-Lage. Mittlerweile stimmen die meisten Untersucher darin überein, die Knie-Brust-Lage routinemäßig in die Untersuchung einzuschließen, mit Ausnahme der Fälle, in denen die Visualisierung in Rückenlage vollständig und zufriedenstellend ist. In Fällen mit unklaren oder verdächtigen Befunden in Rückenlage ist die Knie-Brust-Lage eine wertvolle Ergänzung, da durch die Schwerkraft die Entfaltung des Hymens merklich verbessert wird. Bei dieser Methode ruhen die Hände des Untersuchers auf dem Gesäß, mit den Daumen nach innen gerichtet, und ziehen die großen Schamlippen leicht aufwärts und lateral (Abb. 8.5c).

Die Persistenz von verdächtigen oder diagnostisch einen sexuellen Missbrauch belegenden Befunden in der Knie-Brust-Lage verbessert deren Aussagekraft und diagnostische Relevanz. Mittlerweile verlangt die Diagnose eines den sexuellen Missbrauch beweisenden Befundes nach der neu-

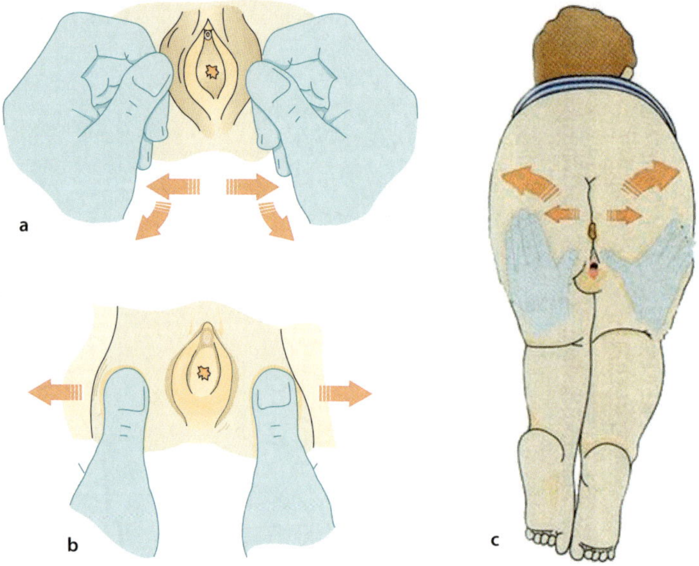

Abb. 8.5 a–c. Untersuchungstechniken: **a** Separation, **b** Traktion, **c** Spreizung in Knie-Brust-Lage. (**a,b** aus, **c** mod. n. Banaschak u. Madea 2007)

esten Klassifikation von Adams et al. (2005) die Bestätigung in allen Untersuchungspositionen. Auch die Visualisierung eines großen Anteils der inneren Vagina, teils bis zur Zervix, gelingt dabei in einer hohen Zahl von Fällen ohne Spekula. Zudem kann der Anus problemlos ebenfalls beurteilt werden.

Kinder, die eine anale Penetration erfahren haben, fühlen sich in der Knie-Brust-Lage möglicherweise unwohl und ängstlich. Das Verhalten und die affektive Reaktion des Kindes müssen daher bei Anwenden dieser Position sorgfältig beobachtet werden. Es kann für das Kind hilfreich sein, bei dieser Technik mit dem Untersucher Augenkontakt zu behalten.

Die Inspektion des Anus ist obligatorisch und kann in der Knie-Brust-Lage oder in der Linksseitenlage durchgeführt werden (Abb. 8.3). Letztere ist geeigneter bei Jungen, die häufiger anal missbraucht wurden.

Weitere Untersuchungstechniken. Jugendliche werden üblicherweise in der Lithotomieposition (Rückenlage mit angewinkelten Beinen) untersucht. Die Visualisierung des östrogenisierten und dadurch meist sehr wulstigen, gelappten und gefalteten pubertären Hymens kann schwierig sein. Um Verletzungen des Hymens zu identifizieren, ist es hilfreich, den Hymenalsaum mit einem angefeuchteten Wattestieltupfer zu umfahren (Abb. 9.5). Auch das Spülen des Hymens mit warmem Wasser kann die Darstellung verbessern (Abb. 8.6).

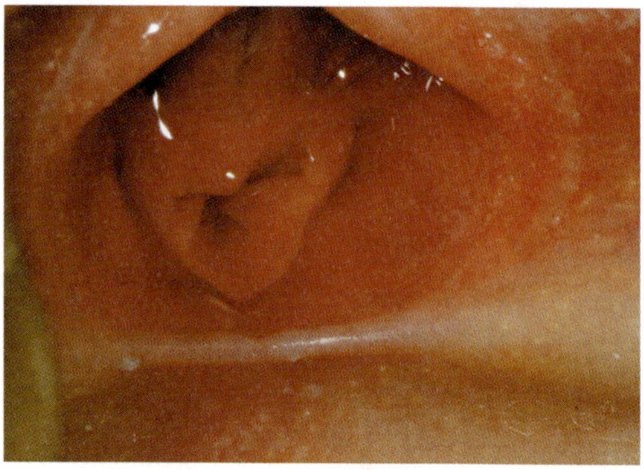

Abb. 8.6. Hymenalsaum eines östrogenisierten, pubertären Hymens »treibt« nach Spülung in warmem Wasser

Die sog. Foley-Kathetermethode wird von den meisten Untersuchern abgelehnt. Dabei wird der ungefüllte Ballon eines Blasenkatheters in den Introitus eingeführt, mit Wasser gefüllt und dann mit sanftem Zug herausgezogen, bis sich der Hymenalsaum um den Ballon entfaltet. Dies soll die Identifizierung von Unterbrechungen des Hymenalsaums erleichtern. Als potenziell invasiv erlebte Maßnahme ist sie kritisch zu beurteilen. In anderweitig indizierten Narkoseuntersuchungen kann sie jedoch hilfreich sein.

Verbale Kommunikation während der Untersuchung. Eine gute Kooperation und Entspannung des Kindes ist eine Voraussetzung für das Gelingen der Untersuchung. Gleichzeitig wird die Visualisierung der genitalen Strukturen durch geringere muskuläre Spannung an den genitalen Geweben verbessert. Deshalb sollte jeder Schritt der Untersuchung erklärt werden und mit dem Kind während der Untersuchung über nicht missbrauchsbezogene Angelegenheiten geredet werden. Man kann auch versuchen, das Kind zu motivieren, selbst eine Geschichte zu erzählen.

Im Allgemeinen sollte die Visualisierung und Fotodokumentation vor der Durchführung möglicher Abstriche erfolgen. Zum Abschluss sollten eine Bestärkung und ein Lob des Kindes erfolgen, dass es die Untersuchung gemeistert hat. Gerade für Adoleszente ist die erste »Frauenarztuntersuchung« mit erheblichen Ängsten verbunden, sodass dies explizit benannt und gewürdigt werden sollte.

Medizinische Terminologie ist ungeeignet, um dem Kind das Ergebnis der Untersuchung mitzuteilen. Im Falle auffälliger Befunde soll die Aussicht auf Heilung und Normalität betont und eine Kontrolluntersuchung vereinbart werden. Die Wahl der Worte bei der Befundmitteilung kann das Körperselbstbild des Kindes stark beeinflussen. So ist es beispielsweise günstiger, von einem »Kratzer« statt von einem »Riss« zu sprechen.

8.2.2 Labor- und weitere Diagnostik

Aufgrund der Seltenheit des Nachweises sexuell übertragener Infektionen (»sexually transmitted diseases«; STD) bei asymptomatischen Patienten wird präpubertär ein selektives Screening empfohlen. Zu Indikation, Art der Probenentnahme und Implikationen ► Kap. 10.

Da in Einzelfällen knöcherne Verletzungen wie Becken- oder Oberschenkelfrakturen bei Opfern akuten gewaltsamen sexuellen Kindesmissbrauchs gefunden wurden, ist bei entsprechender lokaler klinischer Symptomatik eine radiologische Diagnostik angezeigt.

Eine Zusammenfassung der Diagnostik bei Verdacht auf Kindesmissbrauch zeigt die Übersicht.

Untersuchung bei Verdacht auf sexuellen Kindesmissbrauch

- **Allgemeine Grundsätze**
  - Niemals Zwang oder verbaler Druck!
  - Untersuchungszeitpunkt nach forensischer Dringlichkeit
  - Sedierung in der Regel nicht indiziert
  - Potenzielle Ängste antizipieren
  - Grenzen respektieren, Zeit lassen
  - Altersgerechte Sprache verwenden
  - Geschlecht des Untersuchers variabel
  - Wahlmöglichkeiten und möglichst viel Kontrolle ermöglichen
  - Verhalten und Ängste registrieren
  - Sprachlich positive Aspekte betonen
  - Kind für das Gelingen der Untersuchung loben
- **Spezifischer Untersuchungsablauf**
  - Ganzkörperuntersuchung obligatorisch
  - Präpubertär keine Spekula, pubertär möglich, aber selten hilfreich
  - Keine vaginale/anale Palpation
  - Handschuhe tragen (Infektionskrankheiten)
- **Untersuchungspositionen und techniken**
  1. Rückenlage (Separation, Traktion)
  2. Knie-Brust-Lage
  3. Gegebenenfalls Linksseitenlage
  4. Auf dem Schoß der Mutter (falls erforderlich)
- **Reihenfolge beachten:**
  1. Fotodokumentation
  2. Forensische Abstriche
  3. Übrige Abstriche (falls indiziert)

Literatur

Adams JA (1997) The role of photo documentation of genital findings in medical evaluation of suspected child sexual abuse. Child Maltreatment 2: 341–347

Adams JA (2005) Approach to the interpretation of medical and laboratory findings in suspected child sexual abuse: a 2005 revision. APSAC Advisor 17(3): 7–13 [kommentierte Übersetzung: Herrmann B (2006) Interpretationshilfe

B

medizinischer Befunde bei Verdacht auf sexuellen Kindesmissbrauch. Informationsdienst der DGgKV 2/2006: 10–19; www.kindesmisshandlung.de]

Banaschak S, Madea B (2007) Kindesmisshandlung. In: Madea B (Hrsg) (2007) Praxis Rechtsmedizin, 2. Aufl. Springer, Berlin Heidelberg New York, S 265–276

Christian C, Lavelle J, Dejong A, Loiselle J, Brenner L, Joffe M (2000) Forensic evidence findings in prepubertal victims of sexual assault. Pediatrics 106: 100–104

Emans SJ (2000) Physical examination of the child and adolescent. In: Heger A, Emans SJ, Muram D: Evaluation of the sexually abused child. A medical textbook and photographic atlas. 2nd edition. Oxford University Press. New York, Oxford, pp 57–78

Finkel MA (1998) Technical conduct of the child sexual abuse medical examination. Child Abuse & Negl 22: 555–566

Finkel MA, DeJong AR (2001) Medical findings in child sexual abuse. In: Reece RM, Ludwig S (eds) Child abuse: Medical diagnosis and management. 2nd edition. Lippincott Williams & Wilkins, Philadelphia, Baltimore, New York, London, S 207–286

Levitt CJ (2000) The medical interview. In: Heger A, Emans SJ, Muram D: Evaluation of the sexually abused child. A medical textbook and photographic atlas. 2nd edition. Oxford University Press. New York, Oxford. S 41–56

McCann J, Voris J, Simon M, Wells R (1990a) Comparison of genital examination techniques in prepubertal girls. Pediatrics 85: 182–187

Palusci VJ, Cox EO, Shatz EM, Schultze JM (2006) Urgent medical assessment after child sexual abuse. Child Abuse & Negl 30: 367–380

Santucci KA, Nelson DG, McQuillen KK, Duffy SJ, Linakis JG (1999) Wood's lamp utility in the identification of semen. Pediatrics 104: 1342–1344

Young KL, Jones JG, Worthington T, Simpson P, Casey PH (2006). Forensic laboratory evidence in sexually abused children and adolescents. Arch Pediatr Adolesc Med 160: 585–588

Befunde und Klassifikation

Mittlerweile gibt es eine Fülle von wissenschaftlichen Daten über medizinische Befunde bei sexuell missbrauchten Kindern. Hinweise zu ihrer Beurteilung und Klassifizierung und zu ihrer Differenzierung von Normvarianten und anderen Differenzialdiagnosen existieren entsprechend. Dennoch ist der forensische medizinische Beweis eines sexuellen Missbrauchs die Ausnahme. Dies gilt für massive, akute anogenitale Verletzungen, die nicht akzidentell erklärbar sind, sowie bei einer gesicherten Gonorrhö oder Syphilis (nach Ausschluss einer angeborenen Infektion), bei einer Schwangerschaft oder beim Nachweis von Sperma in oder auf dem Körper eines Kindes. Für eine Reihe von Befunden, die als missbrauchsverdächtig gelten, ist die Zuordnung mit Unsicherheiten behaftet, da die Datenlage für eine definitive Bewertung noch unzureichend ist.

9.1 Anogenitale Befunde

Für Fachleute, die eine medizinische Untersuchung bei Verdacht auf einen sexuellen Missbrauch vornehmen, ist entscheidend, ein gründliches Verständnis der anogenitalen Anatomie zu entwickeln. Für die Einordnung von Befunden als pathologisch ist zunächst die Kenntnis der Normalbefunde und ihrer Variationen in jeder Altersstufe erforderlich.

9.1.1 Grundlagen, Anatomie und Terminologie

Im Vergleich zu den frühen, unpräzisen und teilweise irreführenden Arbeiten liegen heute zunehmende Kenntnisse über den sexuellen Kindesmissbrauch vor mit detaillierten makrophotographischen Analysen von auch subtilen anogenitalen Befunden. Als Folge dieser Entwicklung hat die Zahl der Befunde, die als normal oder unspezifisch (anormal, aber nicht mit Missbrauch assoziiert) angesehen werden, stetig zugenommen, während die Zahl der Diagnosen, die eindeutig ein Missbrauchstrauma anzeigen, abgenommen hat.

Im ersten Jahrzehnt der Erforschung medizinischer Befunde bei Opfern sexuellen Kindesmissbrauchs wurden viele zuvor nicht beschriebene Befunde aufgrund der Aussagen des Kindes kausal einem Missbrauch zugeschrieben. Viele dieser Befunde wurden später auch in Studien mit sorgfältig ausgesuchten, nicht missbrauchten Kindern nachgewiesen. Obwohl es offene methodische Fragen und Einschränkungen der sog. Normal-Studien gibt, haben diese Arbeiten sehr zum Verständnis medizinischer Befunde beim sexuellen Missbrauch von Kindern beigetragen. Eine grundsätzliche Frage ist, ob die Untersuchunginstrumente sensitiv genug sind, um in der angenommenen Normalpopulation unerkannten sexuellen Missbrauch auszuschließen. Einen hohen Stellenwert hat diesbezüglich das **Child Sexual Behavior Inventory** (CSBI nach Friedrich et al. 2001).

Terminologie. Die Beschreibung und Beurteilung von anogenitalen Befunden sollte anhand einer einheitlichen, deskriptiven und standardisierten Terminologie der normalen genitalen Strukturen erfolgen. In den letzten Jahren sind in den USA große Anstrengungen unternommen worden, um eine Vereinheitlichung der Terminologie herbeizuführen. Ärzte, die anogenitale Befunde erheben, sollten dieselbe Sprache sprechen und normale Variationen und pathologische Befunde in derselben Terminologie beschreiben. Im Folgenden werden die englischen Bezeichnungen im Text in Anführungszeichen mit angeführt, um den Zugang zur internationalen Literatur und Terminologie zu erleichtern.

Tipp

Die Dokumentation in der medizinischen Akte sollte so spezifisch wie möglich sein und allgemeine Begriffe wie »normale Genitalien« vermeiden, da sie die große Vielfalt der Normvarianten nicht widerspiegelt. »Vulva«, »Pudenda«, »Virgo intacta«, »virginaler Introitus«, »klaffende Vulva« oder »vergrößerte vaginale Öffnung« sind unzureichende, unpräzise und nicht deskriptive Begriffe. Ihre Verwendung entspricht keiner fachgerechten und forensisch verwertbaren Dokumentation anogenitaler Befunde.

Der Begriff »posterior fourchette« (wörtlich »hinteres Band«) ist in Deutschland nicht geläufig. Er beschreibt das gedachte posteriore Zusammentreffen der Labia minora, also das Frenulum labiorum pudendi minorum, das nicht mit der Commissura posterior identisch ist (Abb. 9.1). Dieser Bereich wird im Rahmen peniler Penetration relativ häufig traumatisiert.

Die Beschreibung genitaler Befunde sollte mit den externen, oberflächlichen Strukturen beginnen und entsprechend dem Untersuchungsgang mit den inneren Strukturen fortfahren (Abb.9.1).

Weite der hymenalen Öffnung (Introitus). Ein großer Teil der medizinischen Forschung über genitale Befunde bei sexuellem Kindesmissbrauch hat sich auf das Hymen konzentriert. Dies gilt besonders für das erste Jahrzehnt der Forschung in den 1980er Jahren, als beträchtliche Anstrengungen unternommen wurden, um die Wahrscheinlichkeit des sexuellen Missbrauchs mit der Weite der hymenalen Öffnung zu korrelieren. Paradise (1989) nannte ihre kritische Analyse dieser Debatte am Ende des Jahrzehnts »predictive accuracy and the diagnosis of sexual abuse: a big issue about a little tissue«. Sie wies darauf hin, dass die Diagnose eines sexuellen Missbrauchs nicht auf einer genitalen Messung beruhen kann, sondern sich zwingend auf die vom Kind gemachten Äußerungen beziehen muss. Die Weite der hymenalen Öffnung (Introitus) steigt mit dem Alter der Mädchen und wird zudem von ihrer Konstitution, dem Body Mass Index und weiteren Faktoren beeinflusst. Dazu gehören die Untersuchungsposition, die Untersuchungsmethode, das Ausmaß an herbeigeführter Traktion und der Grad der An- oder Entspannung des Kindes. Damit kann die Weite des Introitus u. U. während derselben Untersuchung beträchtlich variieren. Es wurde sogar in Kasuistiken über posttraumatische Vernarbungen und Verschlüsse des Introitus berichtet, die eine Hymenalatresie vortäuschen.

! Messungen spielen bei der Beurteilung genitaler Befunde mittlerweile keine Rolle mehr. Eine große Bedeutung kommt dagegen der Beurteilung der Konfiguration und Integrität des Hymenalsaums und der Beurteilung weiterer akuter und chronischer posttraumatischer Befunde im Anogenitalbereich zu.

Mit Ausnahme komplexer genitaler Fehlbildungen werden alle Mädchen mit einem Hymen geboren. In

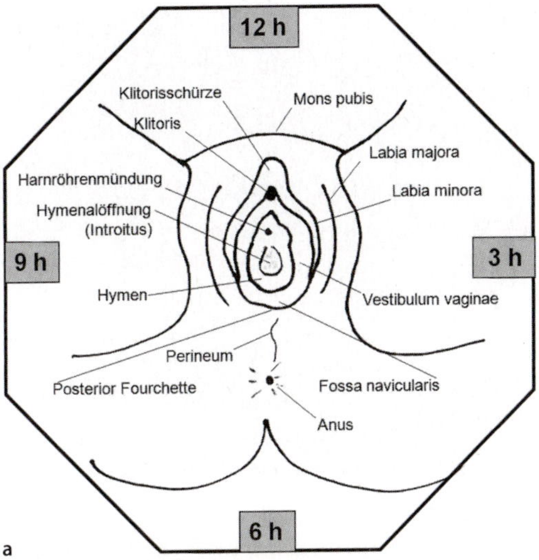

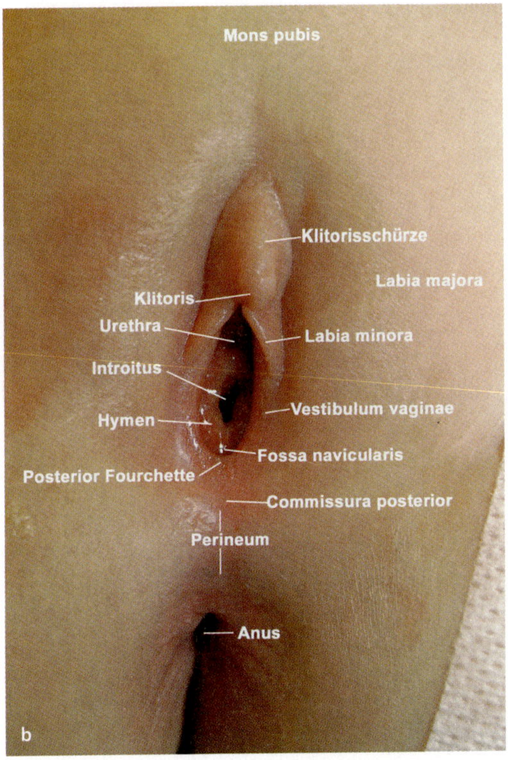

Abb. 9.1a, b. Anatomie und Terminologie des Anogenitalbereichs; **a** schematische Darstellung, **b** klinischer Aspekt

verschiedenen Studien an mehr als 26.000 neugeborenen Mädchen wurde in Abwesenheit komplexer urogenitaler Fehlbildungen nicht ein einziger Fall eines kongenital fehlenden Hymens dokumentiert.

9.1.2 Hymen – Anatomie und Variationen

Die geringe anatomisch-physiologische Bedeutung des Hymens kontrastiert erheblich zu seiner kulturell-religiösen Funktion und der Aufmerksamkeit, die es bei der Diagnostik sexueller Übergriffe erfährt. Bis heute bestehen bisweilen mehr mythologisch als physiologisch geprägte Vorstellungen von Entstehung, Funktion und Aussehen des Hymens und seiner Veränderung bei einvernehmlichem und erzwungenem Geschlechtsverkehr. Dies gilt in erster Linie für Laien und nichtmedizinische Fachleute im Kinderschutz- und Rechtssystem, allerdings in nicht zu unterschätzendem Ausmaß auch für nicht in der Thematik bewanderte Mediziner.

Zum Begriff »Virgo intacta«. Insbesondere der beliebte Begriff »Virgo intacta« suggeriert gerade Nichtmedizinern, die mit Missbrauchsfällen befasst sind, eine emotional weit über den anatomischen Befund hinausgehende Vorstellung einer »intakten Jungfrau«. Die Fragwürdigkeit des Begriffs verdeutlicht eine Studie von Kellog (2004), die nur bei 2 von 36 schwangeren Teenagern Hinweise auf eine zurückliegende Penetrationsverletzung fand. Eine kanadische Studie fand nur in 9% erwachsener, zuvor jungfräulicher Vergewaltigungsopfer Penetrationsverletzungen des Hymens (Biggs et al. 1998). In einer aktuellen WHO-Metaanalyse fanden sich in einem hohen Prozentsatz adoleszenter und erwachsener Opfer sexueller Gewalt keine anogenitalen Verletzungen und kein Spermanachweis (DuMont 2007).

! Die Verwendung einer bestimmten, irreführenden medizinischen Terminologie kann für die Glaubwürdigkeit der Opfer geradezu gefährlich sein. Die Implikationen und Beschränkungen bestimmter Begriffe mögen auch ärztlichen Kollegen nicht immer bewusst sein. Ihre Benutzung geschieht jedoch im Kontext kulturell, ethnisch, religiös, mythisch und allgemein geprägter Laienvorstellungen vom »bloody sheet«, also der zwangsläufigen Blutung im Rahmen der »Entjungferung« beim ersten Geschlechtsverkehr. Dadurch wird die Unmöglichkeit oder Unglaubwürdigkeit eines sexuellen Übergriffs

angesichts des medizinischen Befundes »Virgo intacta« suggeriert.
Im Zusammenhang mit einem möglichen sexuellen Missbrauch sollte der Begriff daher nicht mehr verwendet werden.

B

Embryonale Entwicklung des Hymens. Embryonal entsteht das Hymen aus der Fusion von Müller-Gang-Derivaten (Ductus paramesonephricus) mit dem Sinus urogenitalis (Verbindung zwischen Blase und Vestibulum). Aus der Fusion der mesodermalen Derivate des Müller-Ganges entsteht der uterovaginale Kanal. Dieser deszendiert und trifft in der 7. Woche auf den endodermalen Sinus urogenitalis. Dort bildet er etwa in der Mitte des Sinus urogenitalis sinuvaginale Höcker als dorsale Vorwölbungen. Diese verdicken sich durch Proliferation und induzieren das Gleiche im sinourogenitalen Epithel, es bildet sich die Vaginalplatte (12. Woche).

Die Verlängerung und Kanalisierung der vaginalen Platte beginnt im 3. Monat und ist im 5. Monat vollständig. Die oberen zwei Drittel der hierdurch gebildeten Vagina entstammen dem mesodermalen uterovaginalen Kanal (Müller-Gang-Derivat), das untere Drittel entstammt dem endodermalen Sinus urogenitalis.

Das Lumen zum Sinus urogenitalis bleibt jedoch zunächst durch eine persistierende Membran, die Hymenalplatte, verschlossen. Diese öffnet sich erst kurz vor der Geburt, sodass Harnröhre und Vagina jetzt gemeinsam in das Vestibulum vaginae münden. Diese partielle Auflösung bzw. Eröffnung geschieht meist zentral, sodass das Hymen als ringförmiges Überbleibsel der Hymenalplatte den Introitus der Vagina noch randständig partiell bedeckt (Abb. 9.2).

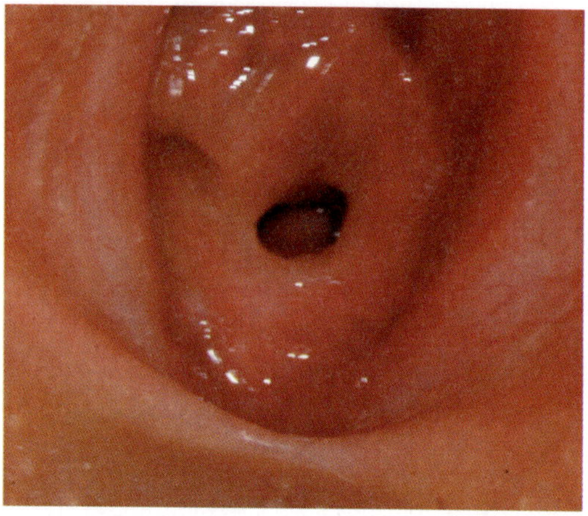

Abb. 9.2. Hymen anulare: Ringförmiges Überbleibsel der Hymenalplatte. Nebenbefundlich kleine unspezifische Adhäsion bei 11 h

Varianten der Hymenalöffnung. Es gibt zahlreiche Varianten der Erscheinungsform des Hymens. Bleibt die Eröffnung aus, liegt eine Hymenalatresie vor. Hinweisend darauf ist der fehlende vaginale Fluor beim weiblichen Neugeborenen bzw. der Aspekt eines sich aufgrund des Sekretstaus oft prall hervorwölbenden Tumors zwischen den großen Labien (Abb. 9.3).

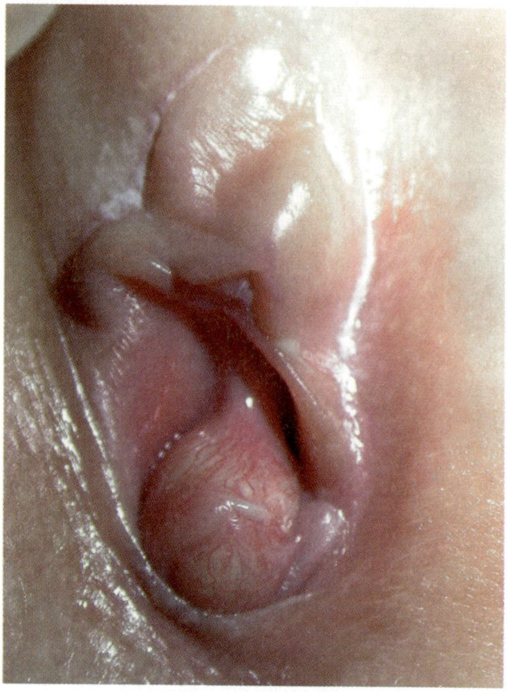

Abb. 9.3. Hymenalatresie bei Neugeborenem; Vorwölbung durch Sekretstau. Beachte: Kein neonataler Fluor!

Konfigurationen des Hymens. Die zahlreichen anatomischen Variationen des Hymens vermögen den mit der Frage eines möglichen sexuellen Übergriffs konfrontierten Diagnostiker bisweilen vor manches Rätsel zu stellen. Das Erscheinungsbild des Hymens wird von den oben erwähnten Fakto-

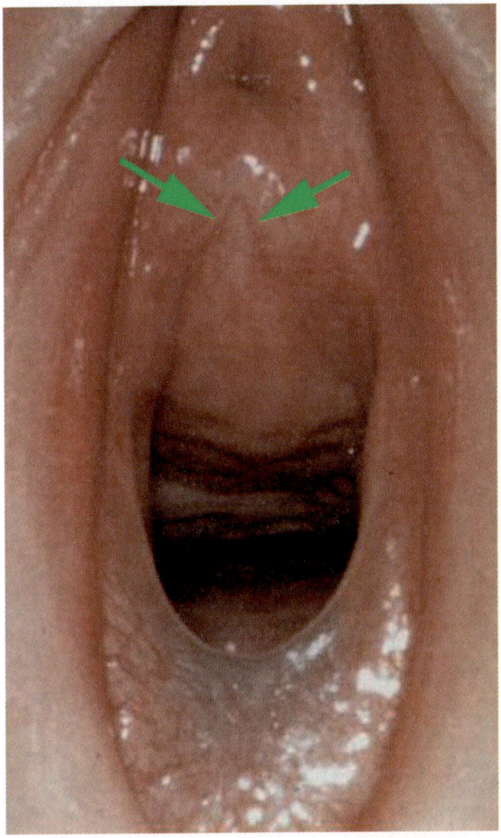

Abb. 9.4. Typische präpubertäre semilunare Konfiguration des Hymens; durchscheinender Aspekt und nebenbefundlich anteriore Kerbe *(Pfeile)*, hoher Hymenalsaum und kräftige Vaskularisierung (keine Entzündung!)

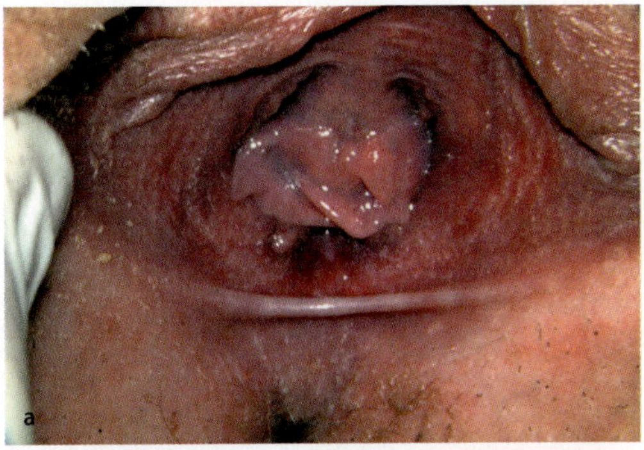

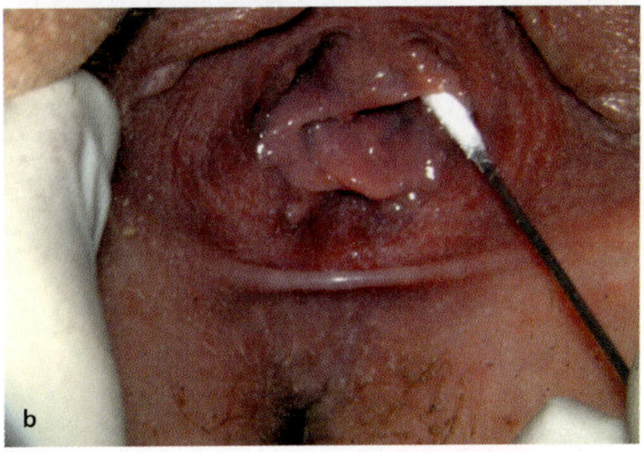

Abb. 9.5a, b. Östrogenisiertes, wulstiges, pubertäres Hymen mit physiologischem Fluor albus (**a**). Zur besseren Darstellung den Hymenalsaum mit angefeuchtetem Wattetupfer umfahren (**b**)

ren, vom Alter, der Konstitution und hormonellen Faktoren beeinflusst. Das weißlich-rosige Hymen neugeborener Mädchen ist meist anulär konfiguriert und aufgrund mütterlichen Östrogeneinflusses und noch empfänglicher Rezeptoren dick und wulstig. Das Erscheinungsbild ändert sich aufgrund der nachlassenden Östrogenwirkung im Laufe der ersten 2 Lebensjahre merklich.

Die sich hieraus ergebende Rückbildung des Hymenalgewebes führt bei den meisten Mädchen zu einer Auflösung des oberen Anteils. Dadurch entstehen anteriore Kerben (Abb. 9.4). Es bildet sich die typische semilunare oder halbmondförmige Konfiguration, die jetzt in variablem Ausmaß nur noch den unteren Anteil des Introitus bedeckt. Sie ist für die nachfolgende präpubertäre hormonelle Ruhephase typisch. Das Hymen ist jetzt eine dünne, gelegentlich durchscheinende, glattrandige Membran, die aufgrund guter Vaskularisierung einen stark rötlichen Aspekt erhält, der nicht mit einer Entzündung verwechselt werden darf.

Der einsetzende pubertäre Östrogenanstieg bewirkt dann wieder eine mattere, wulstigere und lockere Erscheinung und Proliferation des Hymenalgewebes (Abb. 9.5a). Dies erschwert die sichere Beurteilung der Kontinuität des Hymenalsaums erheblich. Hilfreich kann hierbei die Spülung mit Wasser (Abb. 8.6) oder das Umfahren mit einem angefeuchteten Wattestieltupfer sein (Abb. 9.5b).

Bei Kindern und Jugendlichen beschriebene Konfigurationen des Hymens finden sich in Tab. 9.1, die gängigsten Konfigurationen sind in Abb. 9.6. abgebildet.

Eine asymmetrische Erscheinungsform des Hymens ist häufig, nicht pathologisch und resultiert oft aus asymmetrischer Traktion durch den Untersucher. Das Hymen ist ein elastisches Gewebe. Im Gegensatz zur landläufigen und laienhaften Vorstellung ist es keine den Introitus verschließende Haut, ebenso wenig ähnelt es einem Stück Papier, das durch eine Penetration unwiderruflich zerrissen wird.

Die Elastizität des Hymens ist kaum graduierbar. Eine Penetration mit einem Finger führt in der Regel nur zu einer Dilatation des Introitus,

B

Tab. 9.1. Konfigurationen des Hymens

Konfiguration	Abb	Vorkommen/Bedeutung
Anulär (zirkulär, ringförmig, »annular«)	Abb. 9.2	Hauptsächlich bei Neugeborenen und Säuglingen
Semilunar (halbmondförmig, »crescentic, semilunar«)	Abb. 9.4	Typisch für präpubertäre hormonelle Ruhephase
Wulstig (fimbrienförmig, »fimbriated, denticular«)	Abb. 9.5	Neugeborene, Säuglinge, Pubertät
Varianten		
– **Kragenförmig** (Hymen altus)	Abb. 9.7	Normvariante
– **Septiert**	Abb. 9.8	Normvariante
– **Mikroperforiert** (cribriform)	Abb. 9.9	Normvariante
– **Imperforiert** (Hymenalatresie)	Abb. 9.3	Pathologisch

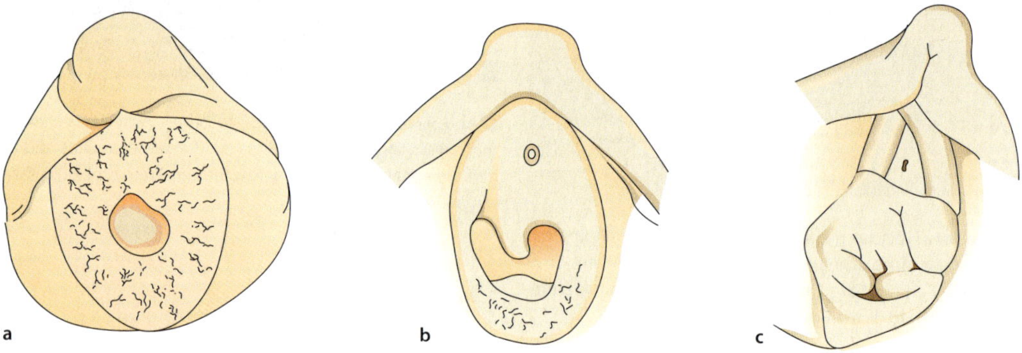

Abb. 9.6a–c. Schematische Darstellung der drei häufigsten Normalkonfigurationen des Hymens: **a** anulär, **b** semilunar, **c** wulstig-östrogenisiert. (Aus: Banaschak u. Madea 2007)

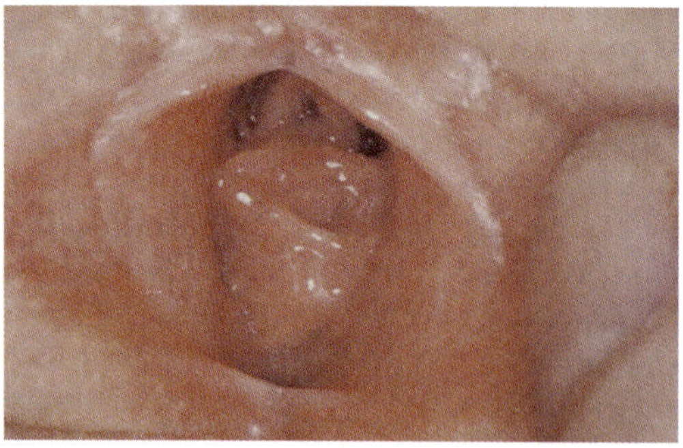

Abb. 9.7. Kragenförmiges Hymen (Hymen altus)

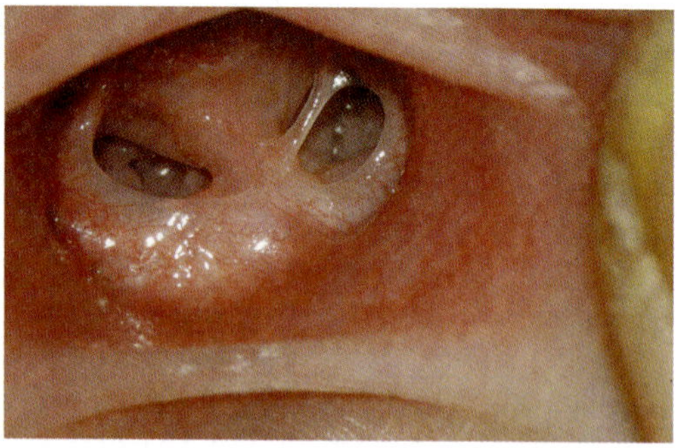

Abb. 9.8. Mehrfach septiertes Hymen durch inkomplette Auflösung der fetalen Hymenalplatte

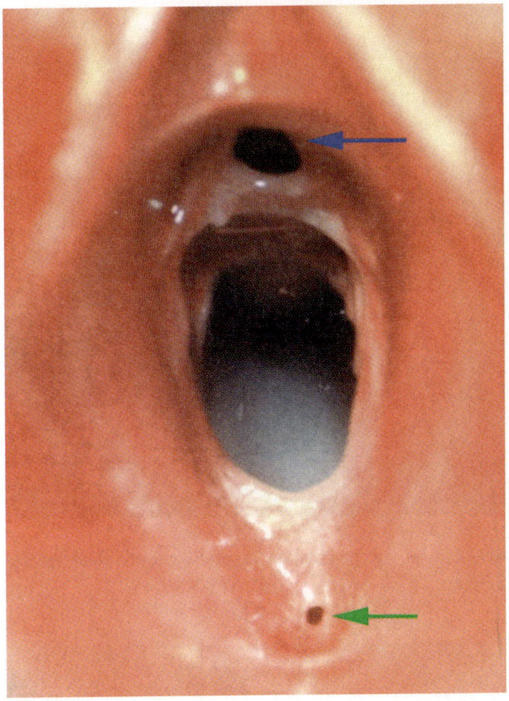

Abb. 9.9. Mikroperforiertes (cribriformes) Hymen *(grüner Pfeil)*; nebenbefundlich urethrale Dilatation *(blauer Pfeil)* und vestibuläre Rötung bei Vaginitis

jedoch nicht zu einem Einriss des Hymens. Die Verwendung von Tampons führt ebenfalls zu einer Vergrößerung der hymenalen Öffnung, aber zu keiner Verletzung der Integrität des Hymens. Masturbation bei präpubertären Mädchen erfolgt in der Regel klitoral und verursacht keine Verletzung des Hymens, insbesondere, weil das präpubertäre Hymen gut innerviert und damit äußerst schmerzanfällig ist. Auch physische Aktivitäten wie Gymnastik, Laufen, Springen oder Spagat führen nicht zu Einrissen des Hymens.

9.1.3 Klassifizierung von Befunden

Um anogenitale Befunde zu kategorisieren, entwickelten verschiedene Autoren Klassifizierungssysteme. Hierdurch sollen anogenitale Befunde in Bezug zu ihrer möglichen Verursachung durch einen sexuellen Missbrauch gesetzt werden.

Tab. 9.2. Adams-Klassifikation

Klasse	Befund
Adams I	Normalbefunde und medizinisch anderweitig erklärbare Befunde
Adams II	Befunde mit unklarer Signifikanz, verdächtig auf ursächlichen sexuellen Missbrauch
Adams III	Verletzungsbefunde, die die Diagnose eines sexuellen Missbrauchs erlauben

Adams-Klassifikation

Insbesondere die erstmals 1992 publizierte Adams-Klassifikation hatte sich zu einem populären und vielgenutzten Schema für die Beurteilung von klinischen wie auch Laborbefunden entwickelt. Neben der Bewertung klinischer anogenitaler Befunde erhoffte man sich von der Einbeziehung von Verhaltensmerkmalen und Aussagen der Kinder eine größere diagnostische Sicherheit.

Die Klassifikation war initial 5-stufig, zuletzt (2001) 4-stufig und enthält in der aktuell gültigen Form (2005) nur noch 3 Befundklassen (Tab. 9.2). Das mehrfach modifizierte Schema wurde kürzlich erstmals in einem langwierigen Konsensusprozess namhafter US-amerikanischer Experten kritisch gesichtet und deutlich überarbeitet. Die aktuelle Version ersetzt nunmehr alle vorherigen Klassifikationen. Der anamnestische und zusammenfassend bewertende Teil wurde aufgrund zu geringer Evidenz wieder verlassen. Es wird betont, dass das Schema als Interpretationshilfe zur Bewertung erhobener Befunde dienen soll, der Begriff »Klassifikation« wird dabei explizit vermieden. Aufgrund zu erwartender künftiger Studien auf dem Gebiet sind auch für diese Version fortlaufende Revisionen zu erwarten.

In der im ► Anhang vorliegenden, leicht modifizierten Übersetzung, wie auch im folgenden Text, wurden die englischen Bezeichnungen in Anführungsstrichen eingefügt, um den Zugang zur entsprechenden Literatur zu erleichtern.

American Academy of Pediatrics (AAP)

Aktuelle Richtlinien für eine Entscheidungsfindung werden auch regelmäßig vom Komitee zu Kindesmisshandlung und Vernachlässigung der

American Academy of Pediatrics (AAP) publiziert und aktualisiert. Das Adams-Schema weicht in einigen Punkten, die dort auch benannt werden, von den Empfehlungen der AAP zur Befundbewertung ab.

! Klassifizierungsschemata bieten Hilfsstrukturen, um Wahrscheinlichkeiten zu beurteilen. Sie dürfen jedoch niemals als starre Anweisungen verstanden werden, wie anogenitale Befunde zu interpretieren sind. Der gegenwärtige Stand des Wissens und seine Einschränkungen müssen stets beachtet und aktualisiert werden, wie dies für alle anderen medizinischen Disziplinen auch gilt.

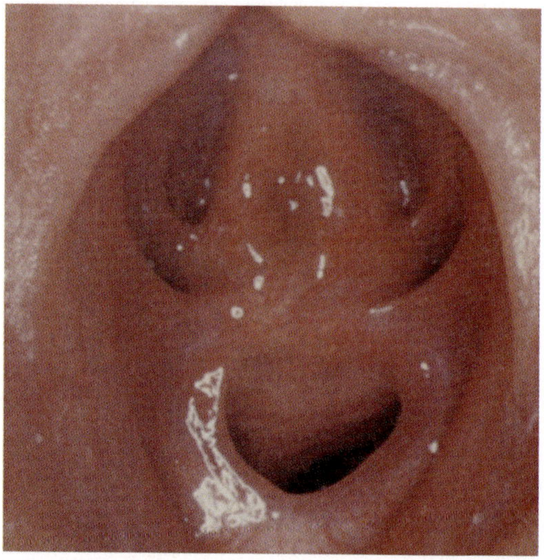

Abb. 9.10. Normvariante: Vestibuläre und periurethrale Bänder

9.2 Normale und medizinisch anderweitig erklärbare Befunde (Befunde der Klasse Adams I)

Im ersten Teil der Adams-Klasse I werden genitale Normvarianten erfasst, wie sie bei Neugeborenen und nicht missbrauchten Kindern vorkommen.

9.2.1 Genitale Befunde

Vestibuläre und periurethrale Bänder (»vestibular and periurethral bands«). Zu den genitalen Normvarianten zählen vestibuläre und periurethrale Bänder. Sie sind in früheren Studien mit posttraumatischen Narbenformationen verwechselt worden und werden zu 50–90% bei nicht missbrauchten Mädchen gefunden (Abb. 9.10).

Längsverlaufende intravaginale Grate (»longitudinal intravaginal ridges«). Im Gegensatz zu den querverlaufenden Rugae werden bei 25% bis 89% nicht missbrauchter Mädchen längsverlaufende intravaginale Schleimhautfalten gefunden. Die Diskrepanz reflektiert möglicherweise Alters- oder ethnische Unterschiede zwischen den Studien (Abb. 9.11, Abb. 9.29b, Abb. 9.30).

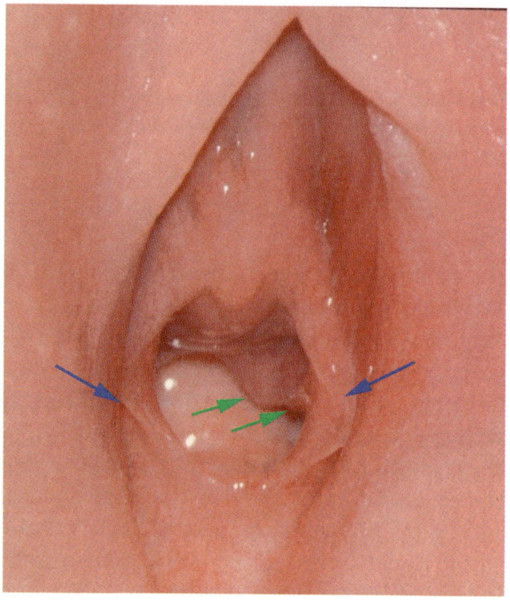

Abb. 9.11. Normvarianten: Längs verlaufende intravaginale Schleimhautfalte *(grüne Pfeile)*, nebenbefundlich Faltung des Hymenalsaums nach außen *(blaue Pfeile)*

»Vorsprünge« oder »Projektionen« (»projections«). Es handelt sich dabei um schmalbasige, lokalisierte Erhöhungen des Hymenalsaums. Sie können entstehen, wenn ein intravaginaler Längsgrat an das Hymen heranreicht oder als Überbleibsel eines fetalen, intrauterin gelösten, vertikalen Hymenalseptums (Abb. 9.8) persistiert. Sie können aber

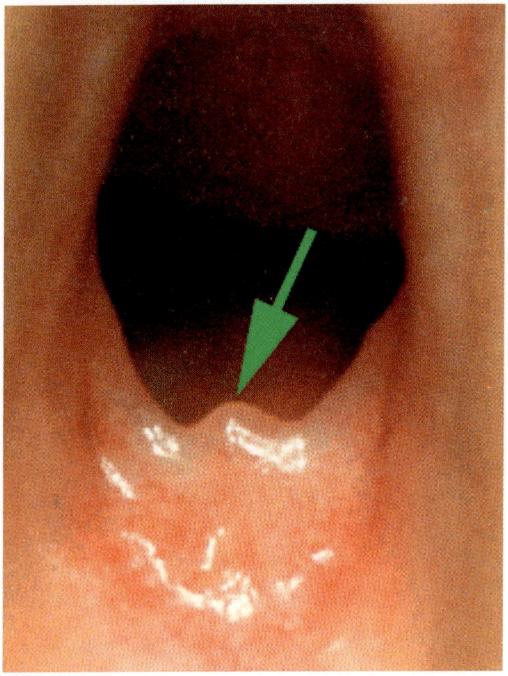

Abb. 9.12. Normvariante: Schmaler Vorsprung oder »Projektion« *(Pfeil)* des Hymenalsaums

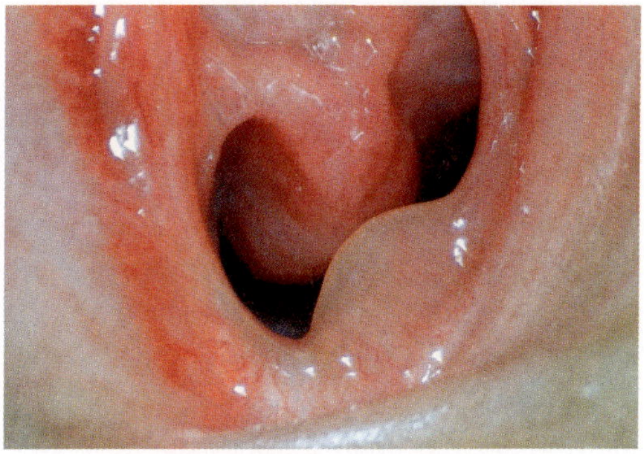

Abb. 9.13. Normvariante: Hügelartige Erhöhung (»Mound«)

auch als isolierter Befund existieren. Sie werden bei 7–34% der Normalpopulation gefunden. Auch diese Varianten sind in der Vergangenheit als Folgen eines Missbrauchstraumas im Sinne von Narbengewebe fehlinterpretiert worden (Abb. 9.12).

»Aufwerfungen«, Erhebungen (»bumps«, »mounds«). Diese sind breitbasige, lokalisierte, hügelartig geschwungene Erhöhungen des Hymenalsaums (Abb. 9.13).

Hymenalanhängsel (»tags«). Längliche, polypartige Überschussbildungen des hymenalen Randsaums werden oft terminologisch falsch als Hymenalpolypen bezeichnet (Abb. 9.14a). Polypen sind definitionsgemäß gutartige Schleimhauttumoren, die in ein präformiertes Lumen hineinwachsen. Diese können der Vaginalschleimhaut entspringen und nach außen prolabieren (Abb. 9.14b). Hymenalanhängsel dagegen können als Überbleibsel fetaler Septen, Fortsetzungen intravaginaler Schleimhautfalten oder isoliert vorkommen. Bisweilen erreichen sie eine beträchtliche Länge, bilden sich in der Regel jedoch spontan zurück und bedürfen keiner Therapie. Ihre Prävalenz reicht von 2–25%.

Linea vestibularis. Eine avaskuläre mediane Fusionslinie in der Fossa navicularis wird Linea vestibularis genannt. Sie wird bei bis zu 25% der Mädchen gefunden und kann ebenfalls mit Narbengewebe verwechselt werden (Abb. 9.15).

Kerben (»notches«). Unter den Variationen des Hymenalsaums stellt eine Kerbe eine eckige oder V-förmige Kontinuitätsunterbrechung der hymenalen Membran dar (Abb. 9.16). Sie wird Konkavität (»concavity«) genannt, wenn ihre Erscheinung gebogen oder U-förmig ist (Abb. 9.25).

Superiore oder anteriore Kerben. Diese werden oberhalb der 3-bis-9-Uhr-Linie in Rückenlage häufig bei nicht missbrauchten Kindern gefunden. Die nachlassende Östrogenwirkung bei Säuglingen führt zu einer Involution des bis dahin wulstigen und lockeren Hymenalgewebes. Dies kann im periurethralen Bereich zur Bildung von neuen anterioren Kerben führen, die als Normalbefunde gelten (Abb. 9.4).

Oberflächliche posteriore Kerben. Oberflächliche, geringgradige Kerben im unteren, posterioren Bereich werden mittlerweile ebenfalls den Normvarianten zugeordnet. Sie wurden lange Zeit zwingend als Folge einer Penetration interpretiert.

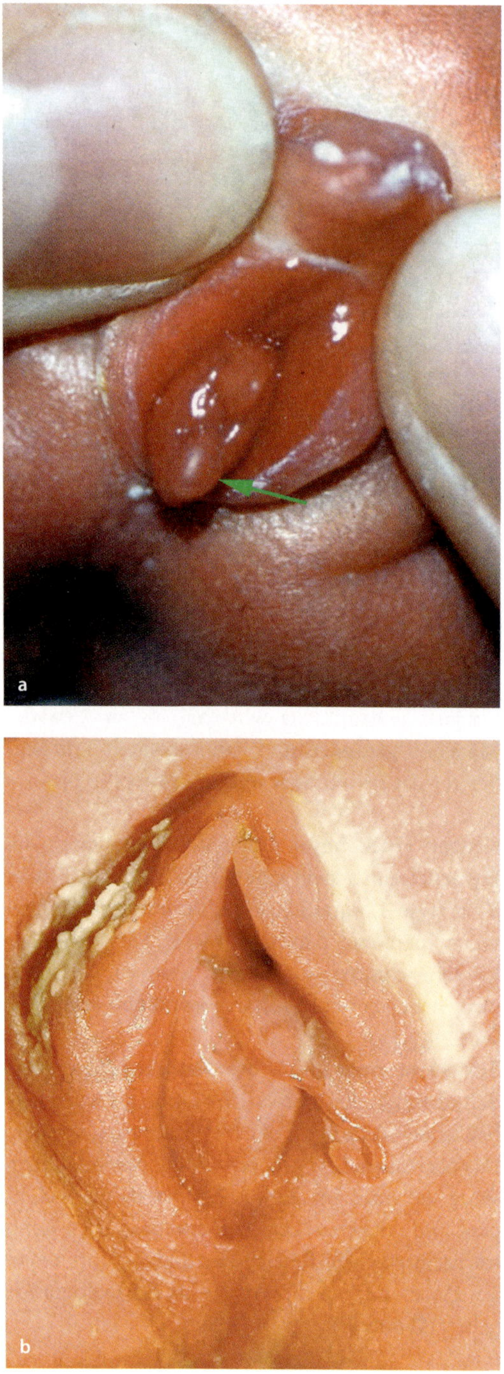

Abb. 9.14a, b. Normvariante: Hymenalanhängsel, »Pseudopolyp« (**a**). Aus dem Scheidenlumen nach außen prolabierender Schleimhautpolyp (**b**)

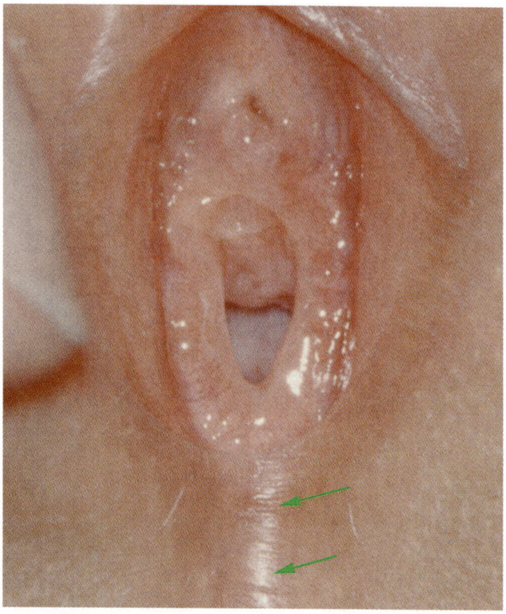

Abb. 9.15. Normvariante: Linea vestibularis *(Pfeile)*, avaskuläre mediane Fusionslinie, keine Narbe! Unauffälliges, semilunares Hymen

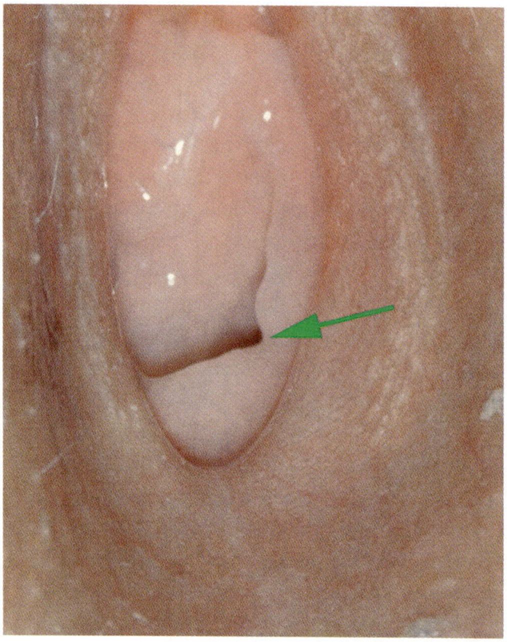

Abb. 9.16. Normvariante: Oberflächliche Kerbe (»superficial notch«). Cave: Dies wurde früher als Trauma interpretiert! Cave: Bei 8 h besteht keine Unterbrechung des Hymenalsaums; der Eindruck entsteht durch asymmetrische Traktion und Überlagerung durch die Labie

Auch wenn dies im Einzelfall möglich ist, kann der Umkehrschluss nicht gezogen werden.

! Im Gegensatz zu den anterioren Kerben werden vollständige, posteriore Kerben des Hymens, die sich bis zur vestibulären oder vaginalen Wand erstrecken, nur bei missbrauchten Kindern gefunden. Sie werden dann »Durchtrennungen« (»transections«) genannt. Zwischen 4 und 8 Uhr in Rückenlage wurden bei nicht missbrauchten Kindern keinerlei vollständige Kerben gefunden. Daher ist dieser Befund nur durch ein penetrierendes Trauma erklärbar.

Externe Grate oder Schleimhautfalten (»external ridges«). Sie zählen zu den weiteren Variationen des Hymens und werden auf seiner äußeren Oberfläche gefunden. Sie kommen häufig bei Neugeborenen vor und verlieren sich bei den meisten Mädchen bis zum Alter von 3 Jahren. Ihre Kenntnis ist insofern wichtig, als sie zuvor als Narbenformation nach Trauma fehlinterpretiert wurden.

Pigmentierung der Labia minora. Bei entsprechender Ethnizität (südeuropäisch, asiatisch, nahöstlich, dunkelhäutig) findet sich gehäuft eine vermehrte Pigmentierung der kleinen Labien, die mit einem Hämatom verwechselt werden kann (◘ Abb. 9.17).

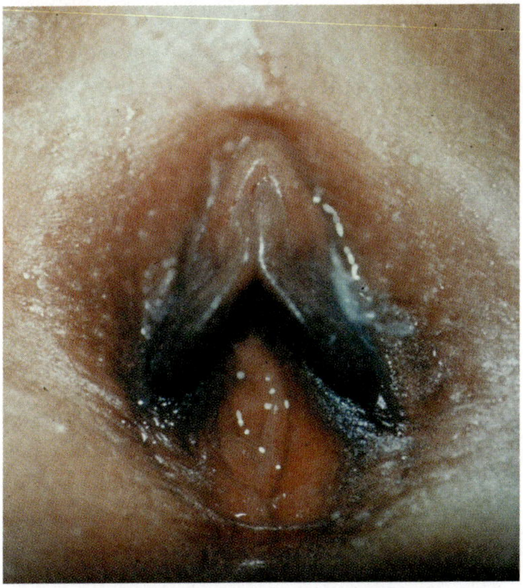

◘ **Abb. 9.17.** Normvariante: Vermehrte Pigmentierung der Labia minora (Neugeborenes)

Urethrale Dilatation. Eine urethrale Dilatation bei labialer Traktion (15% der Normalpopulation in einer Studie) ist ebenfalls in der Vergangenheit als Folge eines Missbrauchstraumas fehlinterpretiert worden (◘ Abb. 9.9).

Ein verdickt oder geschwollen wirkendes Hymen ist meist hormonell bedingt, kann aber auch auf einer Fältelung eines lockeren Hymenalsaums beruhen. Abzugrenzen sind hier infektiöse oder traumatische Ursachen, sodass eine Verlaufskontrolle ratsam ist.

Lymphatische Follikel. Sie können in der Fossa navicularis gelegen sein und zählen zu weiteren Variationen, die in einer Studie mit einer Häufigkeit von 34% gefunden wurden.

9.2.2 Anale Normalbefunde

Normale perianale Befunde. Eine vermehrte Pigmentierung (30%) sowie perianale Hautanhängsel (10%; »perianal skin tag«, ◘ Abb. 9.18) werden bei beiden Geschlechtern gefunden.

Diastasis ani. Glatte, keilförmige, in der Mittellinie ober- und unterhalb des Anus gelegene Bezirke, werden Diastasis ani genannt. Sie sind etwa bei 20–25% der Kinder nachweisbar (◘ Abb. 9.19). Sie resultieren aus einer angeborenen Variation bzw.

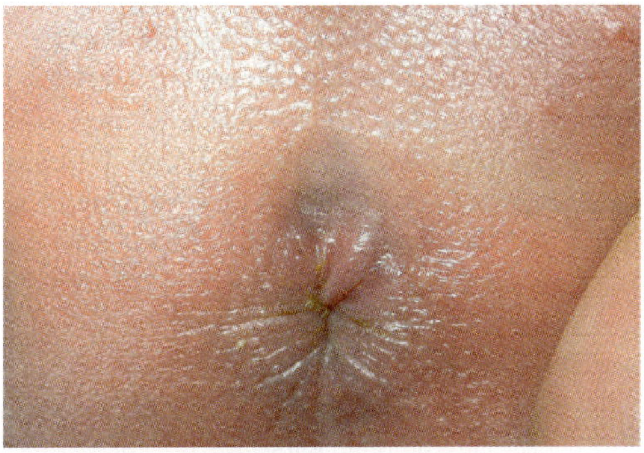

◘ **Abb. 9.18.** Analanhängsel

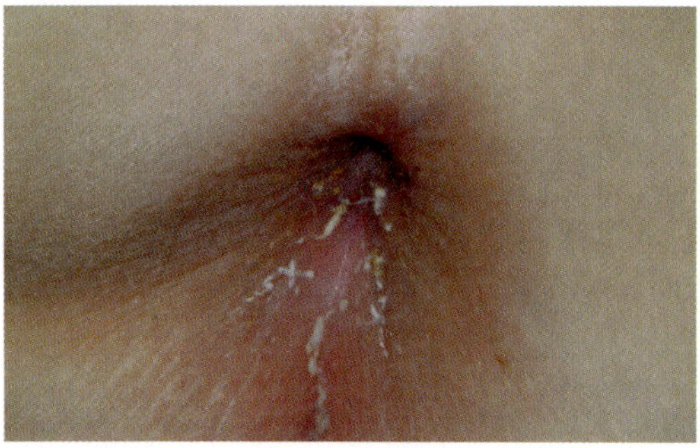

Abb. 9.19. Normvariante: Diastasis ani bei 6 h – keine Narbe

Kreuzungsanomalie von externen Schließmuskelfasern. Auch dieser Befund ist wiederholt als Narbengewebe fehlgedeutet worden. Eine neuere Studie fand subtile, aber signifikante anatomische Unterschiede zwischen Jungen und Mädchen, die als Folge unterschiedlicher Muskelanlage interpretiert wurden (Myhre et al. 2001).

9.2.3 Weitere medizinisch erklärbare Normalbefunde (Klasse Adams I)

Neben angeborenen bzw. präexistenten Normvarianten, die der Klasse Adams I zugeordnet werden, sind medizinisch erklärbare und anderweitig krankheitsbedingte Befunde abzuklären. Sie können im Einzelfall differenzialdiagnostisch an einen sexuellen Missbrauch des Kindes denken lassen, bei sorgfältiger Untersuchung und Beurteilung sind sie jedoch nicht missbrauchsbedingt.

Erytheme. Häufig werden eine Rötung bzw. Erytheme des Vestibulums, des Hymens oder perianaler Gewebe als auffällige Befunde benannt. Diese sind allerdings auch bei mehr als der Hälfte der nicht missbrauchten Kinder nachweisbar und beruhen häufig auf einer verstärkten Vaskularisierung der Schleimhaut, insbesondere des präpubertär oft sehr zart und dünn konfigurierten Hymens, im Sinne einer Normvariante. Differenzialdiagnostisch müssen Irritanzien (schleimhautreizende Substanzen, beispielsweise Dusch- oder Badezusätze), Infektionen oder ein Trauma in Betracht gezogen werden. Zur Bewertung ist eine Verlaufskontrolle erforderlich.

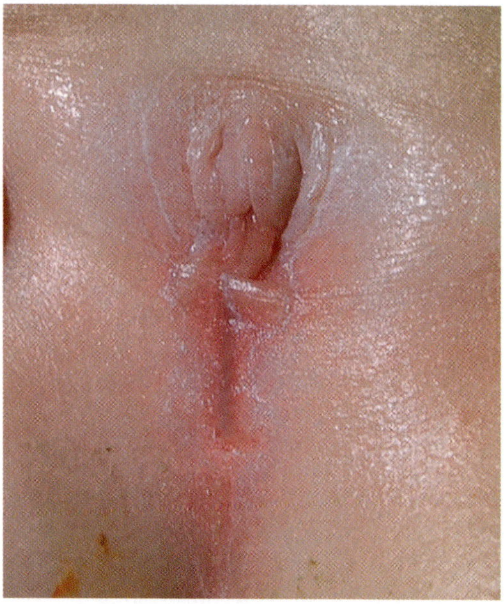

Abb. 9.20. Labiale Adhäsionen oder Synechien

Labiale Adhäsionen oder Synechien. Labiale Adhäsionen oder Synechien unterschiedlichen Ausmaßes fanden sich in einer Studie bei knapp 40% der untersuchten nicht missbrauchten Säuglinge bzw. Kinder. Diese Adhäsionen oder Synechien treten gehäuft bei Windelkindern als Folge chronischer oder rezidivierender Hautreizungen, Vulvitiden oder Urineinwirkung auf. Allerdings kann im Einzelfall auch eine rezidivierende mechanische Irritation durch Reiben im Rahmen missbräuchlicher Manipulationen ursächlich sein (Abb. 9.20). Terminologisch etwas unklar werden sie oft als Synechien der kleinen Labien bezeichnet, wobei das Zusammenwachsen tatsächlich die großen Labien betrifft, allenfalls ist die Lokalisation in einer gedachten Fortsetzungslinie der kleinen Labien nach dorsal zu finden.

Vaginaler Ausfluss. Hier ist ein breites Spektrum von Differenzialdiagnosen zu berücksichtigen. Erforderlich sind eine kindergynäkologische Abklärung und die Entnahme von Abstrichen für bakteriologisch-mikrobiologische Untersuchungen.

Brüchigkeit (»friability«) der »posterior fourchette«. Brüchigkeit oder leichte Verletzlichkeit

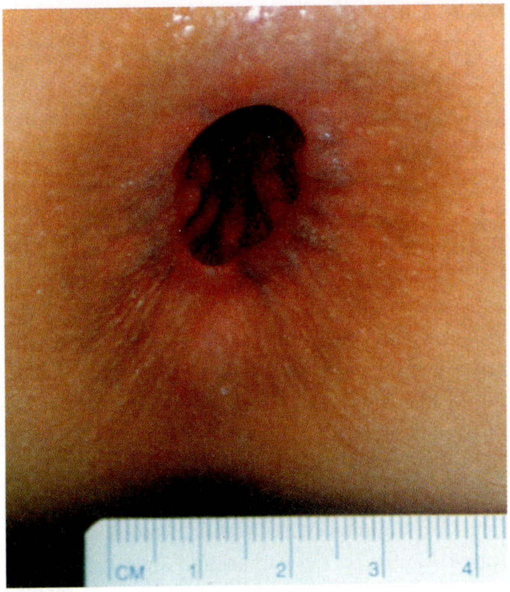

Abb. 9.21. Nicht signifikante anale Reflexdilatation von ca. 1,5 cm

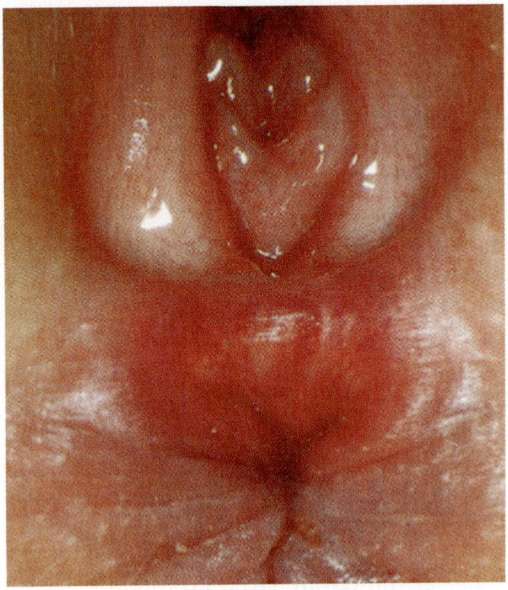

Abb. 9.22. Normvariante: Fehlende Fusion der Mittellinie. (Abbildung freundlicherweise überlassen von Dr. F. Navratil, Zürich)

wird häufig iatrogen durch zu starke Traktion an den großen Labien verursacht. Sie zeigt sich in Form eines oberflächlichen, bisweilen leicht blutenden Hautdefektes an der »posterior fourchette« oder hinteren Kommissur nach Traktion. Sie kann auch idiopathisch, durch Irritanzien oder im Rahmen genitaler Infektionen auftreten. Dieser Befund ist in früheren Publikationen als missbrauchsassoziierter Befund interpretiert worden.

Exkoriationen, Blutungen und vaskuläre Läsionen. Diese können auf Ekzemen, einer Seborrhö, einem Lichen sclerosus et atrophicus, einer anogenitalen Streptokokken-A-Infektion, einem Urethralprolaps oder auf Hämangiomen beruhen und bedürfen einer entsprechenden Abklärung.

Anale Fissuren. Anale Fissuren sind zumeist auf perianale Infektionen, Hautreizungen durch Irritanzien oder eine Obstipation zurückzuführen. Perianale venöse Stauungen oder Gefäßerweiterungen (»venous congestion«, »venous pooling«), die insbesondere in britischen Arbeiten als sog. »tyre sign« einem analen Missbrauch zugeordnet worden sind, finden sich häufig lagerungsbedingt oder bei einer Obstipation und werden heute nicht mehr als pathologisch gewertet.

Abgeflachte anale Fältelung. Eine abgeflachte anale Fältelung, früher oft als Folge repetitiver mechanischer Reizung bei Missbrauch interpretiert, findet sich bei einer untersuchungsbedingten Relaxation des externen Sphinkters und im Rahmen entzündlicher Schwellungen.

Anale Dilatation. Kontrovers diskutiert, jedoch insbesondere in britischen Arbeiten wohl überinterpretiert, ist die Signifikanz einer partiellen oder vollständigen analen (Reflex-)dilatation (»reflex anal dilation«; RAD). Beträgt sie weniger als 2 cm, kann sie als normaler Reflex, als Folge einer Obstipation oder Enkopresis und bei neuromuskulären Erkrankungen auftreten. Tritt sie im Rahmen einer Sedierung oder Narkose auf, ist sie als Befund nicht verwertbar.

Fehlende Fusion der Mittellinie. Eine perianale Furche (»groove«) oder eine fehlende Fusion der Mittellinie (»failure of midline fusion«) können bisweilen den Eindruck eines Schleimhautdefektes durch eine Verletzung erwecken (Abb. 9.22).

9.3 Befunde bei sexuellem Kindesmissbrauch

B

Die Gründe für die Häufigkeit von Normalbefunden bei sexuell missbrauchten Kindern sind zum Teil bereits diskutiert worden. Nach neueren Studien weisen über 90% der Opfer sexuellen Missbrauchs keine diagnostisch eindeutigen Befunde auf. Da die Täter häufig wenig physische Gewalt anwenden, sind viele der entstehenden genitalen Verletzungen oberflächlich und heilen rasch. Die meisten dieser oberflächlichen Abrasionen sind innerhalb von 2–3 Tagen nach dem Trauma visuell nicht mehr nachweisbar, was sich mit den Charakteristika der Wundheilung oberflächlicher Haut- und Schleimhautverletzungen gut vereinbaren lässt.

9.3.1 Grundlagen, Entstehung und Heilung von Befunden

Oberflächliche Verletzungen, wie kleinere Schleimhauteinrisse, heilen vollständig innerhalb von 5–7 Tagen durch Regeneration und ohne jegliche Narbenbildung. Tiefe, gewebezerstörende Wunden heilen durch Reparatur und können eine Narbe hinterlassen. Diese ist von deutlich geringerer Ausdehnung als die ursprüngliche Verletzung. Nahezu alle Verletzungen im Anogenitalbereich heilen jedoch ohne Narbenbildung ab.

Petechien der Schleimhaut sind etwa 48–72 h nachweisbar. Ausgeprägte Hämatome sind meist 10–15 Tage nachweisbar. »Blutblasen« der Schleimhaut wurden bis maximal 34 Tage posttraumatisch nachgewiesen.

! Anogenitale Befunde bei sexuellem Kindesmissbrauch variieren beträchtlich mit der Art, Intensität und Häufigkeit des Missbrauchs, hierbei verwendeten Objekten, dem Grad der angewendeten Gewalt und dem Alter des Kindes.

In zwei Studien waren die Zeit seit dem letzten traumatischen Ereignis und die Angabe von Schmerzen und/oder vaginaler Blutung beim Missbrauch die beiden einzigen Faktoren, die mit der abschließenden Diagnose eines sexuellen Missbrauchs korrelierten.

9.3.2 Genitalbefunde bei Mädchen

Die Mehrzahl der Studien zum sexuellen Missbrauch von Kindern beschreiben Befunde des weiblichen Genitales. Leichtere Verletzungen werden häufig durch genitale Manipulationen oder Reiben des Penis zwischen den Schamlippen (ohne Penetration des Introitus) verursacht. Dies führt meist zu unspezifischen Befunden wie Erythemen oder oberflächlichen Abrasionen der inneren Anteile der Labia minora, des periurethralen Bereichs, des Vestibulums oder der Klitoris. Diese Befunde heilen innerhalb weniger Tage ad integrum.

Genese und Lokalisation der Befunde

In Fällen digitaler Manipulation werden diese Befunde häufig in der superioren bzw. anterioren Region in Rückenlage (zwischen 9 und 3 Uhr) gefunden. Eine Anamnese von Dysurie ist eine wichtige Angabe, die mit dieser Art des sexuellen Missbrauchs vereinbar ist. Dysurie kann jedoch auch nach einem Koitus auftreten. Eine Penetration der hymenalen Öffnung mit einem kleinen Gegenstand, wie einem Finger, führt aufgrund der elastischen Natur des hymenalen Gewebes oft zu keinen sichtbaren Veränderungen. Zumeist ist eine Dehnung der Hymenalöffnung die Folge, die aufgrund Unkenntnis des Ausgangszustandes jedoch nicht verifiziert werden kann.

Wenn ein Objekt die Vagina mit starker Gewaltanwendung penetriert, sind die Folgen dann offensichtlich, wenn akut oder zeitnah untersucht wird. In seltenen Fällen kann eine Perforation des posterioren Fornix vaginae bis nach intraperitoneal reichen.

! Das Ausmaß der Verletzung steigt mit abnehmendem Alter des Opfers.

Missbrauchsassoziierte Befunde werden überwiegend im posterioren Bereich, also unterhalb der gedachten Linie von 3–9 Uhr in Rückenlage gefunden. Dieser Bereich umfasst den posterioren, unteren Anteil des Hymens, die Fossa navicularis, die »posterior fourchette«, die hintere Kommissur und die seitlichen Wände der Vagina. Eine jüngere und umfangreiche Multicenterstudie fand vermehrt Verletzungen auch in der anterioren

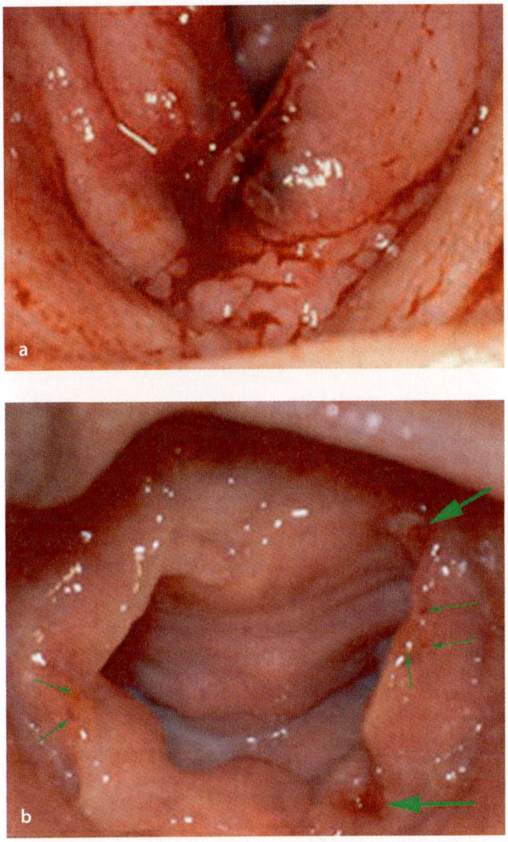

Abb. 9.23a, b. Akute Vergewaltigungen. **a** Frische Penetrationsverletzung bei 6 Uhr (Adams III). **b** Frische Penetrationsverletzung bei 5 h und 2 h *(kräftige Pfeile)*; daneben kleinere petechiale Kontusionen des Hymens *(schmale Pfeile)*. Es ist unklar, ob die Tiefe der Kerbe bei 5 h auf früherer Penetration beruht (Adams III). (Abbildungen freundlicherweise überlassen von Dr. F. Navratil, Zürich)

Region bei konsequenter Anwendung der Knie-Brust-Lage während der Untersuchung (McCann et al. 2007).

Akute Hymenaleinrisse durch Penetrationsverletzungen

Eine penile Penetration kann eine Unterbrechung des hymenalen Randsaums zwischen 3 und 9 Uhr (in Rückenlage) verursachen, wird aber zumeist im Bereich zwischen 5 und 7 Uhr angetroffen. Es kommt zu unvollständigen oder vollständigen Einrissen (»lacerations«) der Hymenalmembran (Abb. 9.23).

Chronische posttraumatische Hymenalsaumunterbrechungen

In der Regel ist der Zustand nach geheilter oder unvollständig geheilter Verletzung zu beurteilen. Es können sich als Folgezustand akuter Hymenaleinrisse chronische Unterbrechungen der Kontinuität des Hymenalsaums bilden. Diese werden i. Allg. mit dem Oberbegriff Konkavitäten (Einbuchtungen) bezeichnet, und als Spalten, wenn der Hymenalsaum vollständig unterbrochen ist, also eine Lücke aufweist. Wenngleich die Terminologie diesbezüglich nicht ganz einheitlich benutzt wird und im deutschen Sprachraum noch kaum etabliert ist, ergibt sich die folgende Unterteilung chronischer Hymenalbefunde (Abb. 9.24):

- **V-förmige, »scharfe« Kerben** (»notch«), eher frühes Heilungsstadium. Innerhalb von Tagen bis wenigen Wochen verlieren diese Kerben ihre eckige und scharf abgegrenzte Erscheinung und können sich abrunden; dann erscheinen sie als:
- **U-förmige, rundliche Ausbuchtungen**, häufig auch als Konkavitäten bezeichnet (»concavities«) (Abb. 9.25).
- **Parallel verlaufende Spalten** (»cleft«), als vollständige Lücken im Hymenalsaum (Abb. 9.29a, 9.31b).

Die Konkavitäten bzw. Einbuchtungen des Hymenalsaums werden nochmals nach ihrer Tiefe in Bezug zur Basis des Hymens unterteilt. Die Unterscheidung kann im Einzelfall schwierig sein und ist orientierend und nicht als mathematisch korrekte Festlegung zu verstehen (Abb. 9.26):

- **Oberflächlich** (»superficial«; weniger als 50% der Breite der Hymenalmembran) (Abb. 9.16).
- **Mittelgradig** (»intermediate«; etwa 50% Tiefe) (Abb. 9.25).
- **Tief** (»deep«; mehr als 50%) (Abb. 9.27).
- **Vollständig** (»transection«; komplette Durchtrennung bis zur Basis des Hymens) (Abb. 9.28).
- **Vollständig mit Ausdehnung** in die Vaginalwand (»transection with extension«, (Abb. 9.23a).

Höhe des Hymenalsaums

In einigen Fällen entwickelt sich eine bleibende Verschmälerung des posterioren Randsaums des Hymens (Abb. 9.30). Diese ist wiederum aufgrund des nicht bekannten Ausgangszustands vor der Ver-

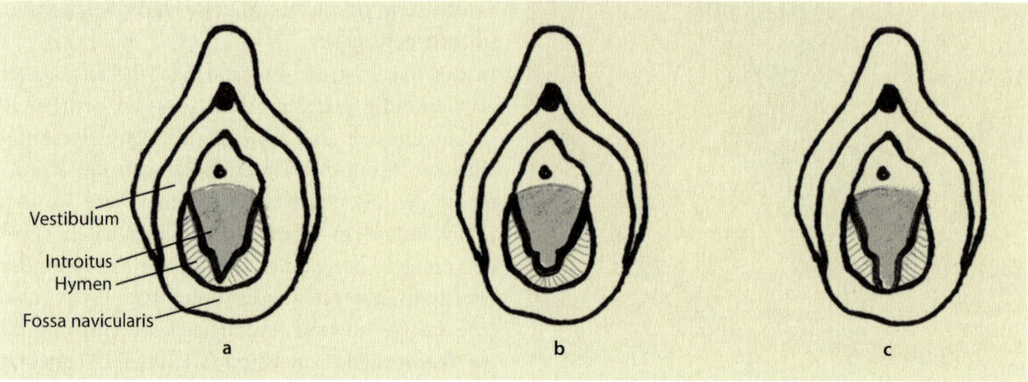

Abb. 9.24a–c. Unterschiedliche Konfigurationen von Hymenalsaumunterbrechungen: **a** Kerbe (»notch«), **b** Konkavität (»concavity«), **c** Spalte (»cleft«)

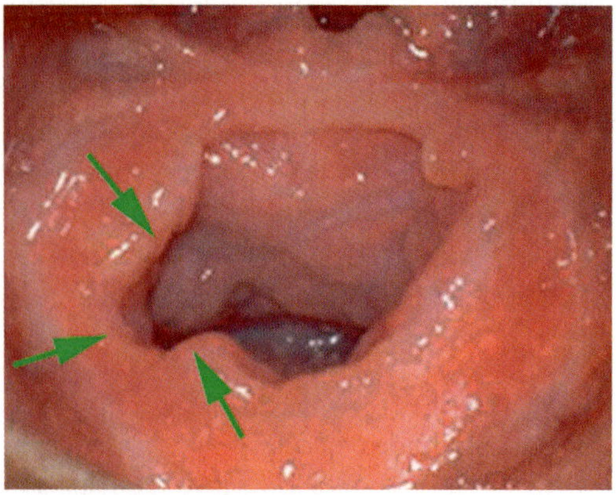

Abb. 9.25. U-förmige, rundliche Ausbuchtungen, häufig als Konkavitäten bezeichnet (Abbildung freundlicherweise überlassen von Dr. F. Navratil, Zürich)

letzung nicht quantifizierbar. Die früher bei Unterschreitung als pathologisch geltende Grenze von 1 mm verbleibendem Hymen im posterioren Bereich ist aus methodischen Gründen problematisch und hat an diagnostischer Relevanz verloren. Sie wird mit hoher Spezifität, aber sehr geringer Sensitivität auch in neueren Studien noch genannt.

Weite des Introitus

Die Ränder des Hymens können posttraumatisch verdickt oder gerollt wirken, und die intravaginalen Strukturen können deutlicher sichtbar werden. Selbst wenn wiederholte Penetrationen zu einer Vergrößerung des Introitus führen können, spielt die gemessene Weite des Introitus für die Diagnose eines sexuellen Missbrauchs keine Rolle mehr.

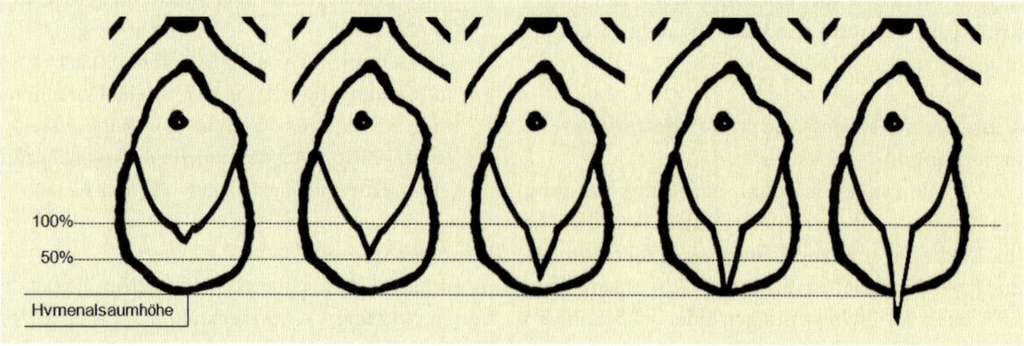

Abb. 9.26. Einteilung der Hymenalsaumunterbrechungen nach ihrer Tiefe

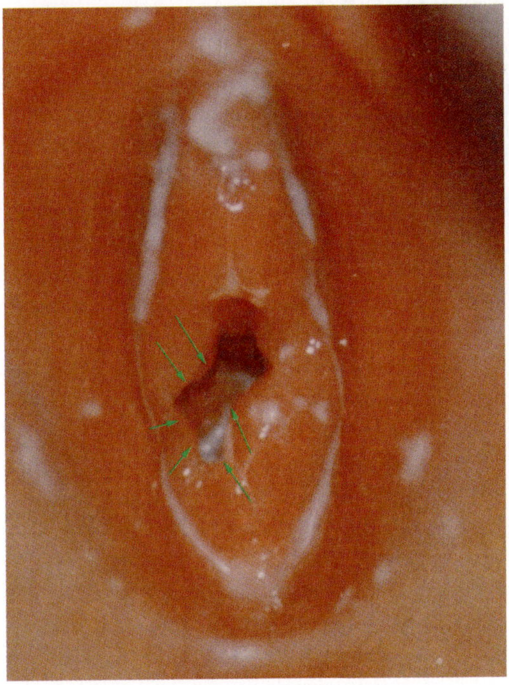

Abb. 9.27. Mehr als 50%ige, tiefe Kerbe des Hymenalsaums *(Pfeile)* (»deep notch«; Adams II)

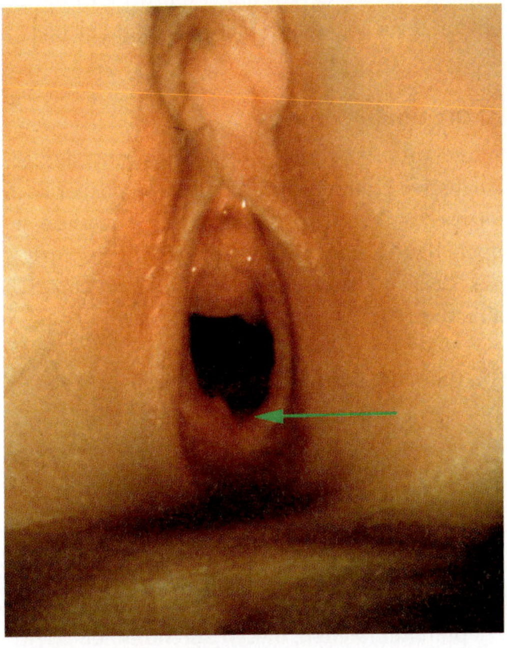

Abb. 9.28. Vollständige Kerbe bis zur Basis des Hymens *(Pfeile)* (»transection«; Adams III)

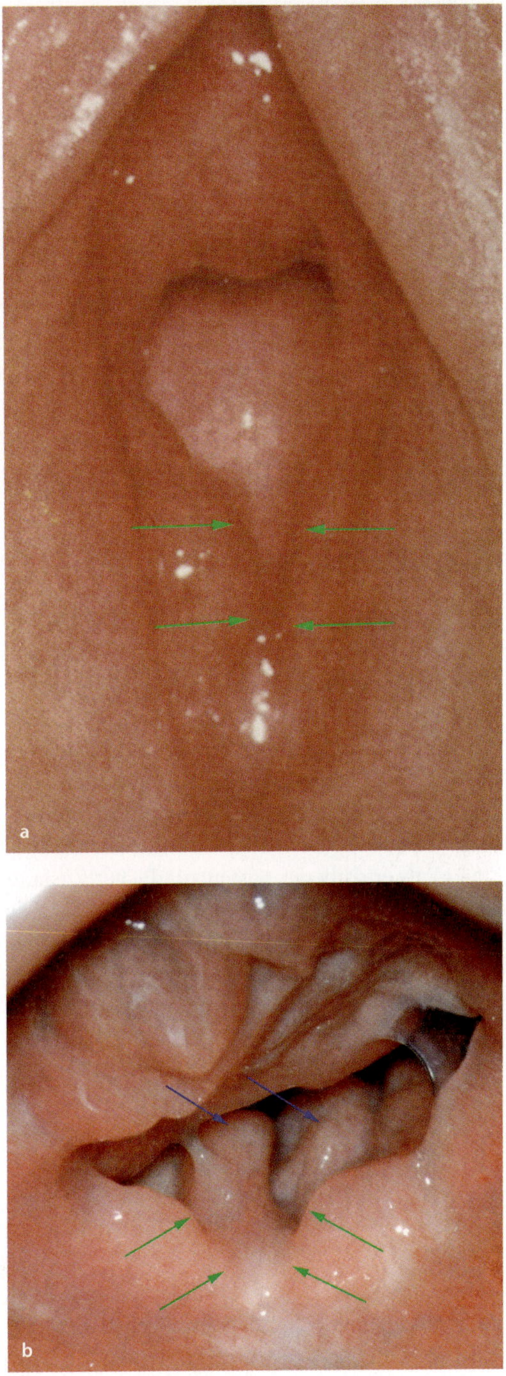

Abb. 9.29a, b. Vollständige Unterbrechung des Hymenalsaums. **a** Spalte *(grüne Pfeile)* (»complete cleft«; Adams III). **b** Spalte *(grüne Pfeile)* (»complete cleft«; Adams III). Nebenbefundlich intravaginale Längsgrate *(blaue Pfeile)*. (**b** Abb. freundlicherweise überlassen von Dr. F. Navratil, Zürich)

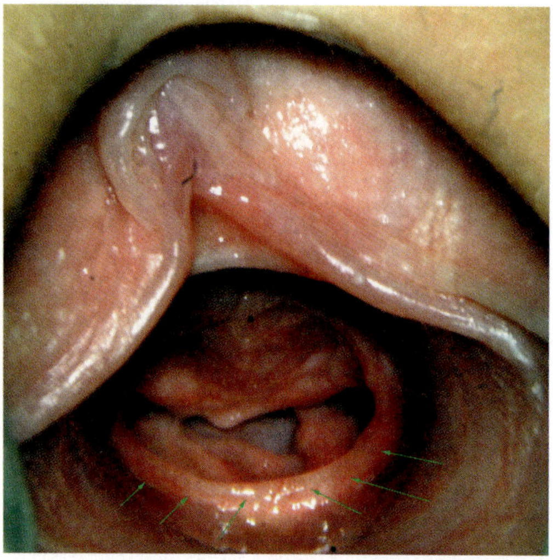

Abb. 9.30. Schmaler Hymenalsaum, genauer Unterrand schwer bestimmbar. (Adams II)

Rötungen und Reizungen

Wiederholte Irritationen der genitalen Mukosa können zu chronischer Entzündung und Reizzuständen wie rezidivierender Vulvovaginitis mit oder ohne persistierenden vaginalen Fluor führen. Diese werden ebenso wie labiale Adhäsionen (Synechien) als erworbener postentzündlicher Zustand bei missbrauchten Mädchen beschrieben. Beide Befunde sind jedoch in den meisten Fällen anderen medizinischen Ursachen zuzuordnen. Sie können mit einer entsprechenden Anamnese an Bedeutung gewinnen. Aufgrund ihrer unspezifischen Natur und ihrer Häufigkeit bei präpubertären Mädchen sollten sie isoliert nicht als Hinweis auf einen sexuellen Missbrauch interpretiert werden.

9.3.3 Genitalbefunde bei Jungen

Verletzungen der Genitalregion durch einen sexuellen Missbrauch werden bei Jungen deutlich seltener berichtet als entsprechende Befunde bei Mädchen (etwa 1,5% der männlichen Missbrauchsopfer). Beobachtet werden Fissuren oder oberflächliche Abrasionen des Penisschaftes und der Glans penis, Risse des Frenulums der Glans penis, Petechien sowie Biss- und Saugmarken.

9.3.4 Anale Befunde

Die Häufigkeit und Bedeutung analer Befunde werden in der Literatur höchst kontrovers diskutiert. In frühen britischen Arbeiten wurde eine hohe Prävalenz von 40–50% pathologischer analer Befunde bei missbrauchten Kindern berichtet. Eine signifikante Anzahl der als pathologisch interpretierten Befunde wurde in späteren amerikanischen Arbeiten auch bei nicht missbrauchten Kindern gefunden.

Der externe Schließmuskel ist in der Lage, beim Passieren großer Fäkalmengen ohne jegliche Verletzung beträchtlich zu dilatieren. Dies ist eine wesentliche Ursache für die Ungewissheit, mit der bestimmte anale Befunde auf einen sexuellen Missbrauch mit analer Penetration zurückgeführt werden können. Variablen, die die Prävalenz analer Befunde beeinflussen, umfassen die Größe des eingeführten Objekts, das Ausmaß an angewendeter Gewalt, das Alter des Opfers, die Verwendung von Gleitmitteln, die Häufigkeit der Episoden und die Zeit, die seit der letzten Episode vergangen ist. Die Interpretation von Befunden als Folge eines analen sexuellen Missbrauchs bei Jungen und Mädchen ist daher wesentlich umstrittener als die beschriebenen genitalen Hinweise bei Mädchen.

Akute anale Befunde

Akute subtile Befunde wie Abrasionen oder geringfügige Fissuren sind zunächst als unspezifisch anzusehen, können bei glaubhafter Anamnese jedoch deutlich an Signifikanz gewinnen. Ausgedehntere Verletzungen sind weniger problematisch zu interpretieren.

! Tiefe Schleimhauteinrisse, Ödeme und deutliche Hämatome der analen Schleimhaut (Abb. 9.31) und des perianalen Muskelgewebes sind offensichtliche Auswirkungen analer Penetrationen, sofern keine plausible und überzeugende Anamnese eines Unfallgeschehens angegeben wird. Dies gilt besonders, wenn die Einrisse bis zum externen Analsphinkter reichen, diesen durchtrennen oder zu Perforationen des Rektosigmoids führen. In diesen Fällen kann eine Anoskopie zur

Identifizierung von Verletzungen des inneren Analkanals hilfreich sein. Sie ermöglicht auch die Gewinnung forensisch bedeutsamer Spuren, in erster Linie Spermien.

Fehlen akute Befunde, ist eine Anoskopie nicht indiziert. Anale Schleimhautverletzungen heilen überwiegend ohne Narbenbildung.

Chronische anale Befunde

Die Interpretation chronischer analer Befunde ist wesentlich problematischer als die der akuten analen Befunde.

Anale Fissuren, abgeflachte anale Fältelung, anale Anhängsel. Anale Fissuren können sich als Folge einer Obstipation ergeben, werden bei obstipierten Kindern jedoch nicht häufig berichtet. Eine abgeflachte anale Fältelung ist jenseits des Windelalters ungewöhnlich. Anale Anhängsel werden vorwiegend in der Mittellinie auch häufig bei nicht missbrauchten Kindern gesehen.

Anale Reflexdilatation. Eine umfangreiche Kontroverse ist um die sog. »anale Reflexdilatation« (»reflex anal dilation«; RAD) entstanden (◘ Abb. 9.21). Obwohl britische Autoren in früheren Arbeiten diesem Befund bereits ab 0,5 cm Dilatation eine hohe diagnostische Bedeutung zumaßen, wird der Befund auch in ihren Übersichten mittlerweile relativiert:

> »Further research is needed to improve the understanding and […] significance of the association of RAD with respect to age, constipation, general anesthesia, post-mortem change and neurologic disorders […]« (Hobbs u. Wynne 1999)

Besonders die An- oder Abwesenheit von Stuhl in der rektalen Ampulle wird bei Interpretation der Relevanz der Reflexdilatation kontrovers diskutiert: Während amerikanische Autoren erst eine Dilatation des Anus über 2 cm mit gleichzeitiger Abwesenheit von Stuhl in der Ampulle als hinweisend werten, wird dies von englischen Autoren nicht als erforderliches Kriterium für die Interpretation als missbrauchsbedingter Befund angesehen.

Der Mangel an systematischen Untersuchungen zu chronischen analen Befunden durch sexu-

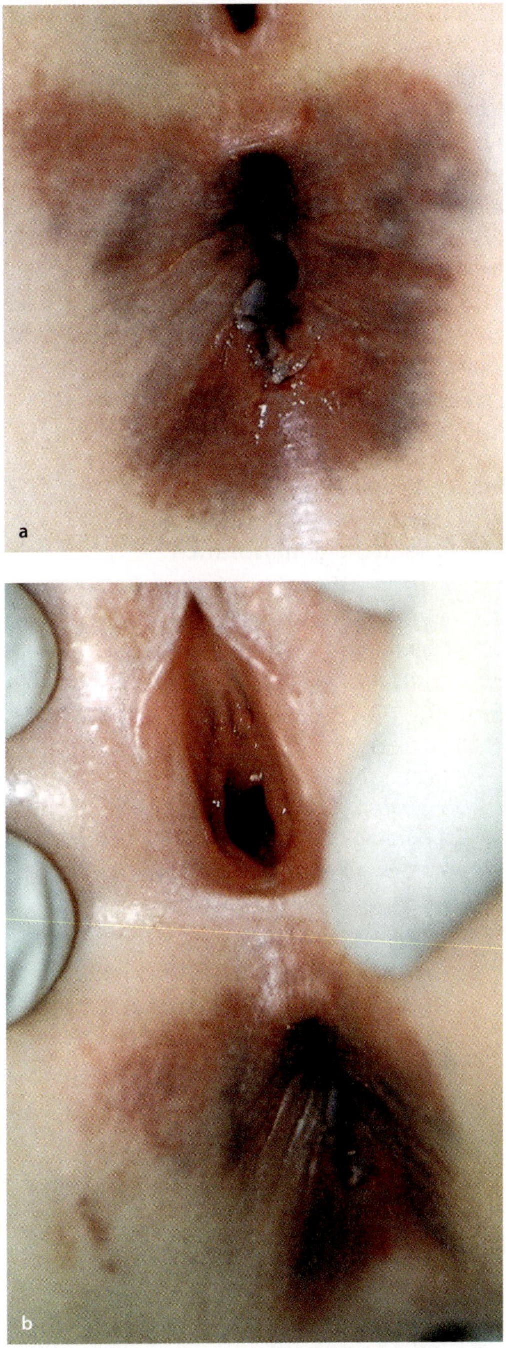

◘ **Abb. 9.31a, b.** Akute anale Penetrationsverletzung (**a**) mit ausgeprägter Kontusion, Hämatomen und Schleimhauteinriss bei 6 h (Adams III). **b** Zusätzlich zur akuten Verletzung ist eine ältere komplette Unterbrechung (Spalte) des Hymenalsaums bei 6 h (Adams III) dargestellt – es handelte sich 2 verschiedene Ereignisse

ellen Missbrauch lässt bislang keine abschließende Bewertung dieser Befunde zu. Nach unserer Einschätzung werden sie in englischen Studien möglicherweise überschätzt und in der amerikanischen Literatur seltener untersucht und womöglich unterschätzt. Als isoliertes Zeichen wird die Reflexdilatation nicht als diagnostisch wegweisend für einen sexuellen Kindesmissbrauch interpretiert. Eine Dilatation von mehr als 2 cm ohne sichtbaren Stuhl in der Ampulle ist jedoch verdächtig und sollte zu weiterer Evaluierung der Situation des Kindes Anlass geben. In Narkose oder Sedierung ist ein derartiger Befund allerdings nicht verwertbar.

9.3.5 Aktuelle Studienlage: anogenitale Befunde nach sexuellem Missbrauch

Jüngere, teils retrospektive, teils prospektive Untersuchungen und multizentrische Studien zu genitalen Auffälligkeiten nach sexuellem Kindesmissbrauch ergeben ein differenzierteres Bild hinsichtlich der Aussagekraft von Befunden (Übersicht).

Studienlage zu genitalen Auffälligkeiten nach sexuellem Kindesmissbrauch

- **Ingram et al. (2001):**
  1975 Mädchen im Alter von 3–12 Jahren mit Verdacht auf sexuellen Missbrauch. Der transverse hymenale Durchmesser (Introitus) korreliert nicht mit der abschließenden Diagnose eines sexuellen Kindesmissbrauchs.
- **Berenson et al. (2002):**
  189 Mädchen mit sexueller Missbrauchsanamnese im Vergleich zu einer Kontrollgruppe. Dabei war der transverse hymenale Durchmesser in der Missbrauchsgruppe signifikant größer als in der Kontrollgruppe, es bestand jedoch eine erhebliche Überlappung. Ein posteriorer Randsaum unter 1 mm wurde nur bei missbrauchten Mädchen gefunden, jedoch insgesamt selten (1–2%). Aus methodischen Gründen und bezüglich der Genauigkeit der Messungen wurde der Befund als problematisch eingestuft. Er habe zwar eine hohe Spezifität, aber sehr geringe Sensitivität und sei daher nicht als zuverlässiger Indikator zu werten.
- **Berenson et al. (2000):**
  192 sexuell missbrauchte, aber meist mit großem zeitlichem Abstand zum Trauma untersuchte 3- bis 8-jährige Mädchen. Im Vergleich zu einer sorgfältig ausgesuchten Kontrollgruppe (n=200) fanden sich nur geringe Unterschiede bei den anogenitalen Befunden.
  Somatische Hinweise auf sexuellen Kindesmissbrauch bestanden in 5%, und definitive Diagnosen wurden in 2,5% gestellt. Bei Letzteren imponierten tiefe oder vollständige Kerben des Hymens im posterioren Bereich, Perforationen, akute Einrisse der Vulva und Ekchymosen. Vaginaler Ausfluss und labiale Synechien kamen häufiger nach sexuellem Missbrauch vor, wurden aber auch in der Kontrollgruppe beobachtet. Oberflächliche Kerben des Hymens fanden sich in beiden Gruppen.
- **Heger (2002):**
  Prospektive Studie; 2384 unter Verdacht auf sexuellen Missbrauch vorgestellte Kinder wiesen nur in 4% diagnostische Befunde im Sinne eines sexuellen Missbrauchs auf. Bei der Subgruppe der aus medizinischen Gründen vorgestellten Kinder waren es hingegen 8%.
- **Kellog et al. (2004):**
  Nur 2 von 36 schwangeren Teenagern wiesen definitive Zeichen einer Penetrationsverletzung auf.
- **Heppenstall-Heger et al. (2003):**
  Prospektiv über 10 Jahre; 94 (81 weiblich, 13 männlich) akute Vorstellungen nach sexuellem Missbrauch. Dabei wurden 37 Hymenalverletzungen registriert. 15 komplette Einrisse des Hymens persistierten auch in den Kontrolluntersuchungen. Partielle Einrisse, Hämatome, Abrasionen heilten ad integrum. Anale Verletzungen heilten in 29 von 31 Fällen vollständig, nur in 2 Fällen kam es zu Narbenbildung.

- **Kelly 2006:**
  Retrospektiv über 6 Jahre; bei 2134 Vorstellungen unter dem Verdacht auf sexuellen Kindesmissbrauch fanden sich 69% Normalbefunde, 21% unspezifische, 5% verdächtige und in 5% diagnostische Befunde.
- **McCann et al. (2007):**
  Bislang größte Multicenterstudie mit 239 Verläufen akuter anogenitaler Verletzungen. Ziel war, charakteristische Zeichen von Missbrauchsverletzungen und zeitliche Kennzeichen der Heilung anogenitaler Verletzungen zu identifizieren. Die Studiengruppe bestand aus 113 präpubertären Kindern (21 Unfälle, 73 Missbrauchsfälle, 19 unbekannter Ätiologie) und 126 adoleszenten Mädchen (alle sexuell missbraucht).
  Außer bei tiefen Hymenaleinrissen heilten alle Verletzungen ad integrum: Abrasionen und kleinere Hämatome in 3–4 Tagen, Petechien in 48 h präpubertär und 72 h pubertär, deutliche Hämatome in 11–15 Tagen. Blutblasen waren bis 34 Tage nachweisbar. Viele Hymenaleinrisse (oberflächliche und tiefe) heilten folgenlos aus (präpubertär 15/18, pubertär 30/34), und es wurde nachfolgend ein glatter Hymenalsaum ohne Kontinuitätsunterbrechung gesehen. In keinem Fall wurde eine Narbenbildung beobachtet. Die Studie bestätigt bisherige Beobachtungen zu Heilungsverläufen.

9.3.6 Extragenitale Zeichen von sexuellem Missbrauch

Extragenitale Hinweise werden bei sexuellem Kindesmissbrauch insgesamt selten gefunden. Sie werden eher im Kontext einer akuten Vergewaltigung beobachtet. Dazu zählen Hämatome sowie Biss- und Saugmarken (Abb. 4.11 und 9.32) an den sog. erogenen Zonen, besonders den Oberschenkelinnenseiten, den Brüsten, am Hals und am Gesäß.

Weiterhin kann es zu Befunden am Hals im Zusammenhang mit komprimierender Gewalt kommen: Abschürfungen, Hämatome, Fingernägelabdrücke, Drosselmarken. Diese können zu Petechien an den Augenlidern, den Konjunktiven, der Schleimhaut des Mundvorhofs und der Haut hinter den Ohren führen. Auch Verletzungsbefunde durch gewaltsames Festhalten an den Extremitäten oder der Flankenregion bei gewaltsamem Analverkehr kommen vor. Durch gewaltsame orale Penetration kann es zu Petechien des weichen Gaumens oder Verletzungen des labialen Frenulums kommen.

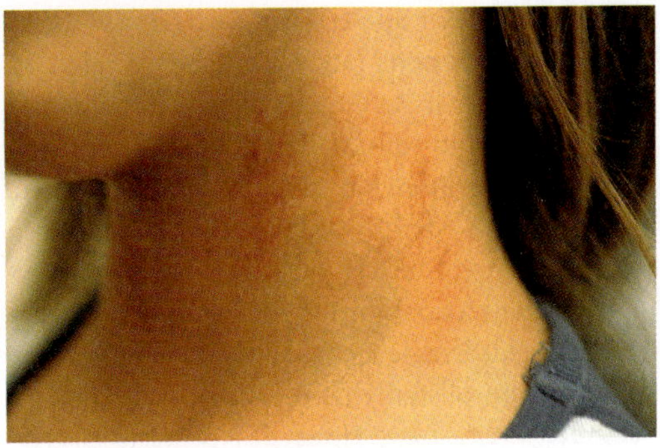

Abb. 9.32. Unregelmäßige petechiale Hämatome am Hals, anamnestisch durch Saugen

9.3.7 Befunde unklarer Signifikanz, verdächtig auf sexuellen Kindesmissbrauch (Adams II)

Diese Befunde – »indeterminate findings: insufficient or conflicting data from research studies« – erfordern u. U. zusätzliche Untersuchungen, um ihre Aussagekraft bewerten zu können. Sie untermauern eine vorliegende klare Aussage eines Kindes über einen sexuellen Missbrauch. In Abwesenheit einer solchen Aussage sind Befunde der Adams-II-Klassifikation jedoch mit Vorsicht zu bewerten und allenfalls als »verdächtige Befunde« zu benennen.

! Insbesondere bei den Kerben oder Spalten des Hymenalsaums hat sich eine Änderung der Bewertung im Vergleich zu früheren Klassifikationen und Studien ergeben. Selbst tiefere Kerben werden nicht mehr automatisch auf ein penetrierendes Trauma zurückgeführt, auch wenn sie nach wie vor stark verdächtig sind.

Tiefe Kerben oder Spalten des posterioren Randsaumes des Hymens (»deep notches or clefts«). Zu den Klasse-II-Befunden nach Adams zählen tiefe, aber nicht vollständige Kerben oder Spalten des posterioren Randsaums des Hymens im Gegensatz zu den vollständigen Einschnitten oder Durchtrennungen bis zur Basis des Hymens (»transections«). Letztere gelten als diagnostisch bedeutsame Befunde (Adams-Klasse III). Eine Fallkontrollstudie fand Kerben von mehr als 50% der Breite bzw. Höhe des posterioren Hymenalsaums nur bei Mädchen, die digitale oder penil-digitale Penetration berichteten; allerdings betraf das nur 2/192 Mädchen zwischen 3 und 8 Jahre mit entsprechenden Angaben (Berenson et al. 2000). Die Unterscheidung zwischen oberflächlichen Kerben, die weniger als 50% des posterioren Hymenalsaums (◘ Abb. 9.16) betreffen, und tiefen Kerben, die mehr als 50% des posterioren Hymenalsaums betreffen(◘ Abb. 9.25–9.27), kann schwierig sein.

Tiefe Kerben oder komplette Spalten bei 3 oder 9 Uhr bei Adoleszenten (»deep notches or complete clefts«). In einer Studie wurden adoleszente Mädchen, die einvernehmlichen Geschlechtsverkehr angaben, mit nicht sexuell aktiven Mädchen verglichen. Dabei fand sich kein statistisch signifikanter Unterschied in der Häufigkeit tiefer Kerben im posterioren Hymenalsaum, jedoch hatten mehr sexuell aktive Mädchen tiefe Kerben zwischen 3 und 9 Uhr (26% vs. 5%; $p<0{,}01$). Beide Befunde wurden jedoch auch bei 5 von 58 sexuell nicht aktiven Mädchen beobachtet (Adams 2004; ◘ Abb. 9.33).

Glatter, nicht unterbrochener Hymenalsaum mit weniger als 1 mm Breite (Höhe). Ein glatter, nicht unterbrochener Hymenalsaum mit weniger als 1 mm Breite zwischen 4–8 Uhr (in Knie-Brust-Lage oder in Rückenlage nach Spülung des Hymens mit Wasser oder Kochsalzlösung) ist aufgrund der Messungenauigkeit zurückhaltend zu bewerten. Er kann jedoch auf einem zurückliegenden geheilten partiellen Einriss des Hymens beruhen. Dies ist üblicherweise aufgrund der Unkenntnis des Vorbefundes jedoch nicht zu verifizieren (◘ Abb. 9.30).

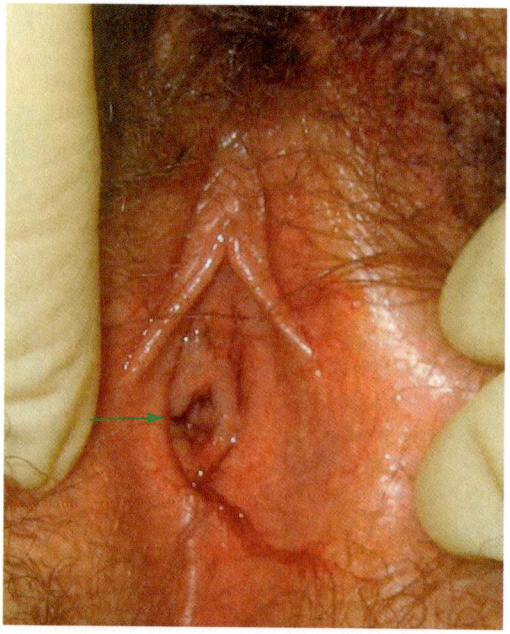

◘ **Abb. 9.33.** Vollständige Unterbrechung bzw. Kerbe bei 9 h bei adoleszentem Mädchen *(Pfeil)*; nebenbefundlich Menstruationsblutung, keine frische Verletzung (Adams II)

Anogenitale warzenartige Läsionen. Anogenitale warzenartige Läsionen können Hautanhängsel darstellen, nichtgenitale Warzen oder Condylomata acuminata (▶ Kap. 10). Bei anogenitalen vesikulären Läsionen oder Ulzera kommen infektiöse (HSV, Syphilis, Varizellen, andere Viren) und andere Ursachen in Frage (M. Behçet, M. Crohn, idiopathisch). Sie erfordern eine gezielte Diagnostik.

9.3.8 Diagnostische Befunde bei sexuellem Missbrauch – Adams III

Die folgenden Befunde der Adams-III-Klassifikation – »findings diagnostic of trauma and/or sexual contact« – untermauern die Anamnese eines sexuellen Missbrauchs des Kindes (»support a disclosure of sexual abuse«) und sind auch dann in höchsten Maße darauf hinweisend (»highly suggestive«), wenn entsprechende anamnestische Angaben fehlen. Ausnahme ist eine klare, zeitnah zu dem Ereignis erfolgte, plausible Beschreibung eines akzidentellen Verletzungsmechanismus durch das Kind, die Eltern oder Bezugspersonen.

! Es wird empfohlen, dass eine diagnostisch verwertbare, qualitativ gute Fotodokumentation der Untersuchungsbefunde erfolgt. Diese Dokumentation sollte zusätzlich von einem auf dem Gebiet erfahrenen Experten beurteilt werden, bevor eine endgültige Wertung als akutes oder geheiltes (Missbrauchs-)trauma erfolgt. Eine Kontrolluntersuchung der Verletzungsbefunde im Verlauf ist anzuraten.

Akute Schleimhauteinrisse oder ausgeprägte Hämatome (»acute lacerations«/»extensive bruising«). Akute Einrisse oder ausgeprägte Hämatome der Labien, des Penis, des Skrotums, perianaler Gewebe oder des Perineums sind Folge eines akuten gewaltsamen Übergriffs. Differenzialdiagnostisch kommen jedoch auch unbeobachtete akzidentelle Verletzungen oder eine körperliche Misshandlung in Betracht (◘ Abb. 9.23).

Akute Schleimhauteinrisse oder Einrisse der »posterior fourchette«. Akute Einrisse der »posterior fourchette«, auch ohne Hymenbeteiligung, sind Folge einer akuten Gewalteinwirkung auf diesen Bereich, in der Regel durch sexuelle Übergriffe. Differenzialdiagnostisch müssen aber durchtrennte labiale Adhäsionen, fehlende Fusion der Mittellinie, ein akzidentelles Trauma oder auch ein einvernehmlicher Geschlechtsverkehr bei Adoleszenten ausgeschlossen werden.

Perianale Narben. Perianale Narben werden eher selten gefunden, sind jedoch mit der Angabe einer analen Penetration vereinbar. Andere medizinische Ursachen wie ein M. Crohn, akzidentelle Verletzungen oder frühere medizinische Eingriffe müssen in Betracht gezogen werden.

Narben der »posterior fourchette« oder der Fossa navicularis. Narben der »posterior fourchette« oder der Fossa navicularis sind selten. Wenn sie nicht einer Linea vestibularis oder labialen Adhäsionen entsprechen, sind sie ebenfalls diagnostische Befunde im Sinne einer Zuordnung zur Klasse Adams III.

Penetrationsverletzungen. Verletzungen, die charakteristisch sind für ein penetrierendes Trauma, umfassen partielle oder vollständige Einrisse des Hymens (◘ Abb. 9.23). Dazu zählen auch Ekchymosen oder Hämatome auf dem Hymenalsaum. Differenzialdiagnostisch kommen für Letztere auch infektiöse oder entzündliche Prozesse und Gerinnungsstörungen in Frage. Tiefe perianale Einrisse bis zum externen Analsphinkter oder darüber hinaus (Analbefunde ► Kap. 9.3.3; ◘ Abb. 9.31) sind ebenfalls Folge einer Penetrationsverletzung. Eine fehlende Fusion der Mittellinie kann eine Verletzung der analen Schleimhaut vortäuschen (◘ Abb. 9.22).

Vollständige, tiefe Kerben oder Spalten bis zur Basis. Diagnostisch für eine penetrierende Verletzung sind vollständige Kerben oder Spalten bis zur Basis des Hymens, die zwischen 3 und 9 Uhr gelegen sind. Sie werden als Residuen einer geheilten Durchtrennung des Hymens (»hymenal transection«, »complete cleft«) interpretiert (◘ Abb. 9.28). Sie repräsentieren einen bis zur oder nahe der Basis durchgerissenen Bezirk, der den Eindruck eines dort fehlenden Hymens vermittelt. Bestätigt werden sollte der Befund durch zusätzliche Untersuchungstechniken, in erster Linie in der Knie-Brust-Lage oder Wasser- bzw. Kochsalzspülung des Hymens. Nur bei Adoleszenten zulässig ist das Umfahren des Hymens mit einem angefeuchteten Stieltupfer oder ausnahmsweise der Einsatz der Blasenkatherballonmethode.

Fehlendes Segment des Hymens. Ein fehlendes Segment des Hymens, also ein Bezirk des posterioren Hymenalsaums mit fehlendem Gewebe bis zur Basis, vom Charakter breiter als die vollständige Kerbe oder Spalte, muss durch zusätzliche Untersuchungstechniken bestätigt werden (◘ Abb. 9.29 und 9.31b). Der Befund ist nur durch eine zurückliegende Penetrationsverletzung erklärbar.

! Es bleibt jedoch festzuhalten, dass in den meisten Fällen die Diagnose eines sexuellen Kindesmissbrauchs nicht auf genitalen Befunden beruht, sondern auf der einfühlsam und fachkundig erhobenen Aussage des Kindes.

B

Literatur

AAP (American Academy of Pediatrics Committee on Child Abuse and Neglect) & Kellogg N (2005) The evaluation of sexual abuse in children: American Academy of Pediatrics Clinical Report. Pediatrics 116: 506–512 aappolicy.aappublications.org/cgi/reprint/pediatrics;116/2/506

Adams JA, Botash AS, Kellogg N (2004) Differences in hymenal morphology between adolescent girls with and without a history of consensual sexual intercourse. Arch Pediatr Adolesc Med 158: 280–285

Adams JA (2005) Approach to the interpretation of medical and laboratory findings in suspected child sexual abuse: a 2005 revision. APSAC Advisor 17: 7–13

Adams JA, Kaplan RA, Starling SP et al. (2007) Guidelines for medical care of children who may have been sexually abused. J Pediatr Adolesc Gynecol 20:163–172

APSAC (1995) Terminology Subcommittee of the American Professional Society on Abuse of Children Taskforce on Medical Evaluation of Suspected Sexual Abuse (APSAC). Practice guidelines: Descriptive terminology in child sexual abuse evaluation. S 1–8

Banaschak S, Madea B (2007) Kindesmisshandlung. In: Madea B (Hrsg) (2007) Praxis Rechtsmedizin, 2. Aufl. Springer, Berlin Heidelberg New York, S 265–276

Berenson AB (1993) Appearance of hymen at birth and one year of age: a longitudinal study. Pediatrics 91: 821–825

Berenson AB (1995) A longitudinal study of hymenal morphology in the first 3 years of life. Pediatrics 95: 490–496

Berenson AB (1998) Normal anogenital anatomy. Child Abuse & Negl 22: 589–596

Berenson AB, Heger A, Andrews S (1991) Appearance of hymen in newborns. Pediatrics 87: 458–465

Berenson AB, Heger A, Hayes JM, Bailey RK, Emans SJ (1992) Appearance of hymen in prepubertal girls. Pediatrics 92: 387–394

Berenson AB, Somma-Garcia A, Barnett S (1993) Perianal findings in infants 18 months of age or younger. Pediatrics 91: 838–840

Berenson A, Chacko M, Wiemann C et al. (2000) A case-control study of anatomic changes resulting from sexual abuse. Am J Obstet Gynecol 182: 820–824

Berenson AB, Chacko MR, Wiemann CM, Mishaw CO, Friedrich WN, Grady JJ (2002) Use of hymenal measurements in the diagnosis of previous penetration. Pediatrics 109: 228–235

Biggs M, Stermac LE, Divinsky M (1998) Genital injuries following sexual assault of women with and without prior sexual intercourse experience. CMAJ 159: 33–37

Botash AS, Jean-Louis F (2001) Imperforate hymen: congenital or acquired from sexual abuse? Pediatrics 108: e53 www.pediatrics.org/cgi/content/abstract/108/3/e53

Du Mont J, White D (2007) Uses and impacts of medico-legal evidence in sexual assault cases: A global review. Geneva: World Health Organization (WHO)

Ernst AA, Green E, Ferguson MT, Weiss SJ, Green WM (2000) The utility of anoscopy and colposcopy in the evaluation of male sexual assault victims. Ann Emerg Med 36: 432–437

Friedrich WN, Fisher JL, Dittner CA et al. (2001) Child sexual behavior inventory: Normative, psychiatric, and sexual abuse comparisons. Child Maltreatment 6: 37–49

Heger A, Ticson L, Velasquez O, Bernier R (2002). Children referred for possible sexual abuse: Medical findings in 2384 children. Child Abuse Negl 26: 645–659

Heppenstall-Heger A, McConnell G, Ticson L, et al. (2003) Healing patterns in anogenital injuries: A longitudinal study of injuries associated with sexual abuse, accidental injuries or genital surgery in the preadolescent child. Pediatrics 112: 829–837

Herrmann B, Navratil F (2006) Stellenwert medizinischer Diagnostik bei sexuellem Missbrauch von Kindern – sinnvoll, schädlich oder überflüssig? Päd Prax 68: 155–168

Herrmann B, Navratil F, Neises M (2002) Sexueller Missbrauch an Kindern. Bedeutung und Stellenwert der medizinischen Diagnostik. Monatsschr Kinderheilkd 150: 1344–1356

Hilden M, Schei B, Sidenius K (2005) Genitoanal injury in adult female victims of sexual assault. For Sci Int 154: 200–205

Hobbs CJ, Wynne JM (1986) Buggery in childhood – a common syndrome of child abuse. Lancet 8510: 792–796

Hobbs CJ, Wynne JM (1989) Sexual abuse of English boys and girls: the importance of an anal examination. Child Abuse Negl 13: 195–200

Hobbs CJ, Wynne JM (1999) Clinical aspects of sexual abuse. In: Hobbs CJ, Hanks HGI, Wynne JM: Child abuse and neglect. A clinician's handbook. 2nd edition. Churchill Livingstone. Edinburgh, London, Madrid, Melbourne, New York, Tokyo. S 191–271

Ingram DM, Everett VD, Ingram DL (2001) The relationship between the transverse hymenal orifice diameter by the separation technique and other possible markers of sexual abuse. Child Abuse & Negl 25:1109–1120

Kellogg ND, Menard SW, Santos A (2004). Genital anatomy in pregnant adolescents: »Normal« does not mean »Nothing happened.« Pediatrics 113: e67–69 www.pediatrics.aappublications.org/cgi/reprint/113/1/e67.pdf

Kelly P, Koh J, Thompson JM (2006). Diagnostic findings in alleged sexual abuse: Symptoms have no predictive value. J Pediatr Child Health; 42: 12–117

McCann J (1998) The appearance of acute, healing, and healed anogenital trauma. Child Abuse & Negl 22: 605–616

McCann J, Wells R, Simon M, Voris J (1989) Perianal findings in prepubertal children selected for nonabuse: a descriptive study. Child Abuse & Negl 13: 179–193

McCann J, Wells R, Simon M, Voris J (1990) Genital findings in prepubertal girls selected for nonabuse: a descriptive study. Pediatrics 86: 428–439

McCann J, Voris J, Simon M (1992) Genital injuries resulting from sexual abuse: a longitudinal study. Pediatrics 89: 307–317

McCann J, Miyamoto S, Boyle C, Rogers K (2007) Healing of Hymenal Injuries in Prepubertal and Adolescent Girls: A Descriptive Study. Pediatrics 119: e1094–1106 www.pediatrics.org/cgi/content/full/119/5/e1094

Muram D (1989) Child sexual abuse: relationship between sexual acts and genital findings. Child Abuse & Negl 13: 211–216

Myhre AK, Berntzen K, Bratlid D (2001) Perinanal anatomy in non-abused preschool children. Acta Pædiatr 90: 1321–1328

Myhre AK, Berntzen K, Bratlid D (2003) Genital anatomy in non-abused preschool girls. Acta Paediatr 92:1453–1462.

Paradise JE (1989) Predictive accuracy and the diagnosis of sexual abuse: a big issue about a little tissue. Child abuse Negl 13: 169–176

Pokorny S (2000) Anatomical terms of female external genitalia. In: Heger A, Emans SJ, Muram D (eds) Evaluation of the sexually abused child. A medical textbook and photographic atlas. 2nd edition. Oxford University Press. New York, Oxford. S 109–114

Sexuell übertragbare Erkrankungen und prophylaktische Maßnahmen

Sexuell übertragene Erkrankungen (»sexually transmitted diseases«; STD) können gelegentlich die einzigen medizinischen Hinweise auf einen sexuellen Kindesmissbrauch sein. Das American Center for Disease Control (CDC) erklärt, dass die Diagnose einer sexuell übertragenen Erkrankung bei einem Kind jenseits der Neonatalperiode, bis auf einige Ausnahmen, sexuellen Kindesmissbrauch nahe legt (CDC 2006). Die Wertigkeit unterscheidet sich entsprechend der jeweiligen Erreger bzw. Krankheit.

Sexuell übertragbare Erkrankungen werden in den USA bei 1–5% sexuell missbrauchter Kinder diagnostiziert. Zu berücksichtigen ist die dort generell höhere Prävalenz von sexuell übertragbaren Krankheiten bei Erwachsenen. Die zwangsläufige Übertragbarkeit der Zahlen aus den USA auf deutsche Verhältnisse ist somit nicht möglich. In einer neueren, retrospektiven neuseeländischen Studie wurden sexuell übertragbare Krankheiten bei 5,6% der Adoleszenten und 1,2% der präpubertären Kinder mit Missbrauchsverdacht gefunden. Keiner der davon Betroffenen war asymptomatisch (Kelly u. Koh 2006). Eigene Erfahrungen und die anderer Zentren deuten in Europa eine noch geringere Prävalenz sexuell übertragener Erkrankungen bei Opfern sexuellen Missbrauchs an.

Die Diagnostik sexuell übertragbarer Krankheiten unterliegt bei präpubertären Kindern altersgemäßen Besonderheiten, die bei der Abstrichentnahme, der Bewertung der Ergebnisse und bei der Therapie berücksichtigt werden müssen. Abstriche und Anlegen von Kulturen auf sexuell übertragbare Krankheiten sollten nur in ausgewählten Fällen durchgeführt werden, da die Ausbeute von positiven Befunden bei asymptomatischen Kindern extrem gering ist. Daher wird ein selektives Screening empfohlen (◘ Tab. 10.2). Indikationen für eine Postexpositionsprophylaxe (◘ Tab. 10.4) ergeben sich ausschließlich bei akuten Vergewaltigungen, in der Regel bei Adoleszenten.

! Ein generelles Screening auf sexuell übertragbare Krankheiten (STD-Screening) bei Verdacht auf sexuellen Kindesmissbrauch ist nicht indiziert.
Außer bei dokumentierten konnatalen Infektionen ist der positive, durch Referenzverfahren bestätigte Nachweis von Neisse-

ria gonorrhoe oder von Chlamydia trachomatis jenseits des 3. Lebensjahres bei einem präpubertären Kind sowie der serologische Nachweis einer erworbenen Syphilis oder HIV-Infektion ein sicherer Beweis eines sexuellen Missbrauchs.

B

Trichomonas vaginalis kann ebenfalls grundsätzlich perinatal übertragen werden und gilt erst jenseits des 1. Lebensjahres als diagnostisch (= einen sexuellen Missbrauch beweisend). Condylomata acuminata jenseits des 3. Lebensjahres sind ein möglicher, aber nicht sicherer Hinweis auf einen sexuellen Missbrauch. Herpes genitalis und Hepatitis B können sexuell übertragen werden, andere Infektionswege scheinen jedoch deutlich zu überwiegen.

Wahrscheinlichkeit, eine sexuell übertragene Erkrankung nachzuweisen. Diese hängt bei Opfern eines sexuellen Missbrauchs von verschiedenen Faktoren ab (Tab. 10.1):

- regionale Prävalenz der sexuell übertragbaren Erkrankung,
- Alter, hormonelle Reife und Immunität der betroffenen Personen,
- Art, Häufigkeit und Invasivität der sexuellen Übergriffe,
- Infektiosität und Inkubationszeit der Erreger,
- zwischenzeitliche antibiotische Behandlungen aus anderen Indikationen.

Insbesondere die Möglichkeit einer HIV-Infektion ist bei Jugendlichen nach akuter Vergewaltigung anzusprechen, auch wenn das Risiko nicht hoch zu sein scheint (▶ Kap. 10.2). Ebenso wie eine antibiotische Prävention hinsichtlich bakterieller sexuell übertragbarer Krankheiten ist die Indikation zu einer HIV-Postexpositionsprophylaxe (HIV-PEP) zu prüfen. Insbesondere bei ansonsten konsensuell sexuell aktiven Adoleszenten sollte als Ausgangsbefund ein Schwangerschaftstest (β-HCG im Urin) durchgeführt und die Indikation einer Notfallkontrazeption geprüft werden.

Tab. 10.1. Implikationen nachgewiesener und bestätigter Geschlechtskrankheiten

Geschlechtskrankheit	Nachweis
Gonorrhö	Diagnostisch[1]
Syphilis	Diagnostisch[1]
HIV	Diagnostisch[1]
Chlamydien (>3. Lebensjahr)	Diagnostisch[1]
Trichomonas (>1. Lebensjahr)	Diagnostisch[3] – hochverdächtig[2]
Kondylome (HPV) (>3–4 Lebensjahre)	Unklare Spezifität[3] – verdächtig[2]
Herpes simplex (genitale Lokalisation)	Ungewiss, möglich – verdächtig[2]
Hepatitis B	Ungewiss, selten möglich
Filzläuse (Pediculosis pubis)	Ungewiss, isoliert kein Hinweis
Bakterielle Vaginose[4]	Ungewiss, unwahrscheinlich
Isolierter Nachweis von Gardnerella vag.	Kein Hinweis
Candida	Kein Hinweis

[1] Wenn nicht perinatal übertragen; »diagnostisch« = die Annahme eines sexuellen Missbrauchs beweisend.
[2] AAP 2005, CDC 2006.
[3] Adams 2005.
[4] Polymikrobielle Mischinfektion mit Gardnerella vaginalis, Anaerobiern, Mykoplasmen.

10.1 Diagnostik sexuell übertragbarer Erkrankungen

Um ein diagnostisches sog. STD Screening zum Nachweis einer sexuell übertragbaren Krankheit zu veranlassen, bedarf es entsprechender Hinweise oder Verdachtsmomente.

Selektionskriterien für ein Screening auf sexuell übertragbare Krankheiten

- Vaginaler oder analer Fluor in der Anamnese oder bei der Untersuchung
- Täter mit bekannter oder vermuteter sexuell übertragbarer Krankheit
- Täter mit Hochrisikoverhalten (i.v. Drogenabusus, Promiskuität)
- Multiple und/oder unbekannte Täter
- Hohe regionale Prävalenz von Geschlechtskrankheiten
- Nachweis einer sexuell übertragbaren Infektion bei einem Geschwisterkind
- Anogenitale Befunde, die auf ein penetrierendes Trauma hinweisen
- Anamnese von anogenitalem Schleimhautkontakt
- Besorgnis des Kindes oder der Eltern
- Spezifische genitale Läsionen, die auf eine sexuell übertragbare Krankheit hinweisen: herpesverdächtige anogenitale Bläschen
- Condylomata acuminata
- Syphilitische Hauterscheinungen (Condylomata lata, Roseola, palmoplantares Syphilid)

Auch bei vorgesehener Postexpositionsprophlaxe (PEP) ist zuvor ein Screening durchzuführen. Wie alle Schritte der Untersuchung soll auch die Durchführung eines STD-Screenings in Kooperation und mit Einverständnis des Kindes erfolgen.

! Das Einführen von Abstrichtupfern hat einen invasiveren und somit potenziell traumatisierenderen Charakter als die auf eine Inspektion beschränkte sonstige Untersuchung.

10.1.1 Abstrichentnahme bzw. Probengewinnung beim STD-Screening

Das nicht östrogenisierte präpubertäre Hymen ist ausgesprochen schmerzempfindlich. Wenn ein Screening auf sexuell übertragbare Krankheiten indiziert ist, ist die Verwendung von angefeuchteten kleinen Urethraltupfern sinnvoll, da dies einen potenziell schmerzhaften Kontakt mit dem Hymen vermeiden hilft. Große Baumwolltupfer (wie die üblichen Bakteriologieabstriche) sollten bei präpubertären Kindern vermieden werden. Alternativ kann eine dünne Magensonde verwendet werden, um den hinteren Teil der Scheide mit etwas steriler Kochsalzlösung zu spülen, welche dann für das weitere Verarbeiten wieder aspiriert wird. Bei Durchführung des in ◻ Tab. 10.2 aufgeführten Screeningprogrammes ist zu berücksichtigen, dass die präpubertäre Gonorrhö und Chlamydieninfektion lokalisierte vaginale Infektionen sind. Abstriche müssen daher von der Vaginalwand jenseits des Hymens entnommen werden. Abstriche davor im Bereich des Vestibulums und der Fossa navicularis sind nicht repräsentativ und weisen eher Keime der Darmflora nach. Zervixabstriche sind erst im Adoleszentenalter indiziert.

10.1.1 Nachweismethoden

Kulturen gelten für die Gonorrhö und zum Chlamydiennachweis international als Goldstandard bei sexuell missbrauchten Kindern. Für beide werden in den letzten Jahren vermehrt Nukleinsäure-Amplifikations-Methoden (NAAT) propagiert. Während die Sensitivität bei Adoleszenten und Erwachsenen gesichert ist, sind sie bei präpubertären Kindern nicht evaluiert. Aufgrund der geringen Prävalenz der Infektionen ist der positiv prädiktive Wert gering. Sollten sie in dieser Altersklasse Anwendung finden, sind bei positivem Ergebnis Bestätigungstests erforderlich.

Tipp
Es ist immer ein eindeutiges Kennzeichnen und Handling der Proben erforderlich, da die Proben im Falle positiver Befunde erhebliche rechtliche Implikationen nach sich ziehen.

Daraus ergeben sich hohe forensische Ansprüche an die lückenlose Dokumentation der Probenentnahme und Weiterverarbeitung. Die Abläufe, adäquate und optimale Entnahmemethoden, Testmethoden und Kulturtechniken sind möglichst im Vorfeld mit dem zuständigen Labor zu klären.

Tab. 10.2. Screening-Programm bei Verdacht auf sexuell übertragene Infektionen (»STD-Screening«)

Nur indiziert, wenn Selektionskriterien erfüllt (s. oben)	
Generelles Screening	
Gonorrhö	vaginale[1] + anale + pharyngeale Kultur[2]
Chlamydien	vaginale[1] + anale PCR/LCR[3]
Trichomonaden	vaginaler Nativausstrich[1]
Syphilis, Hepatitis B	Serologie (Kontrolltiter nach 3 Monaten)
	Gram-Färbung von vaginalen oder analen Absonderungen
	Reserveserum und Urin einfrieren!
	Ergänzend Schwangerschaftstest (β-HCG im Urin)
Nur gezielt:	
HSV[4]	Virusanzucht verdächtiger Läsionen
HPV[5]-Typisierung	Stanzbiopsie in Narkose[6]
HIV	Serologie (Kontrolltiter nach 3, 6, 12 Monaten)
Kontrolluntersuchungen	
Kontrolluntersuchungen sollten nach 2–3 Wochen und 3–4 Monaten erfolgen, im Falle eines Screenings auf HIV auch nach 6 und 12 Monaten	

[1] Präpubertär vaginaler Abstrich jenseits des Hymens, erst pubertär Zervixabstrich!
[2] Immer durch Referenzverfahren zu bestätigen, falls positiv!
[3] International wird Kultur gefordert, in Deutschland wenig praktikabel, da kaum verfügbar.
[4] HSV = Herpes-simplex-Virus.
[5] HPV = Humanes Papillomavirus (Condylomata acuminata); Typisierung nur begrenzt aussagefähig.
[6] Nur wenn Operation aus therapeutischen Gründen indiziert.

10.2 Infektionen im Einzelnen

Spektrum sexuell übertragbarer Infektionen (Erreger bzw. Krankheiten)

- Condylomata acuminata (HPV-Viren)
- Gonorrhö (»Tripper«; Neisseria gonorrhoe)
- Chlamydieninfektion (Chlamydia trachomatis)
- Trichomoniasis (Trichomonas vaginalis)
- Humanes Herpes-simplex-Virus (HSV)
- Bakterielle Vaginose (Mischinfektion von Gardnerella vaginalis und Anaerobiern)
- Lues/Syphilis (Treponema pallidum)
- Hepatitis B und C
- Ektoparasitäre Infektionen
- Aids (»human immunodeficiency virus«; HIV)

Je nach vermutetem oder zu erwartendem Erreger stellt sich einerseits die Frage der korrekten Abstrichentnahme als auch der Auswahl der Medikamente für die postexpositionelle Prophylaxe, der etwaig erforderlichen Behandlung und der Notwendigkeit medizinisch indizierter Kontrolluntersuchungen. Die Therapie bei sexuell übertragbaren Infektionen zeigt Tab. 10.3 im Überblick.

Condylomata acuminata

Condylomata acuminata oder Feigwarzen zählen zu den durch humane Papillomaviren (HPV) übertragenen Infektionen, für die bei Erwachsenen überwiegend eine sexuelle Übertragung beschrieben ist. Sie werden bei 1–2% sexuell missbrauchter Kinder gefunden. Dabei liegen im Genitalbereich meist die HPV-Subtypen 6, 11, 18, seltener 16, 31, 33, 45, 52, 55 vor.

Die Bedeutung der Einteilung in »Low-risk-« (6, 11) und »High-risk-Typen« (16, 18, 31, 33, 45, 52) bezüglich einer späteren Zervix-, Vulva-, Penis- und Analkarzinomentstehung ist für Erwachsene, jedoch nicht für präpubertäre Kinder belegt. HPV kann auch die »normalen« Warzen an Händen, Füßen etc. hervorrufen (dann meist HPV Typ 1, 2, 3, 4). Eine DNA Subtypisierung mittels PCR ist möglich, bezüglich der Diagnose eines sexuellen Kindesmissbrauchs aber wenig aussagekräftig. Sowohl genitale wie auch digitale Subtypen können bei Kindern anogenital auftreten und im Rahmen

Tab. 10.3. Therapie sexuell übertragbarer Infektionen

Infektion	Mittel der 1. Wahl	Dosierung	Alternativen
Gonorrhö	Ceftriaxon	– <45 kg KG: 125 mg einmalig i.m./i.v. – >45 kg KG: 250 mg einmalig i.m./i.v.	– Cefixim 400 mg p.o. (einmalig)
Chlamydien	Erythromycinestolat	– <45 kg KG: 40 mg/kg KG in 2–3 ED, 10–14 Tage	– Azithromycin 10 mg/kg KG in 1 ED für 3 Tage (*>45 kg KG:* 1 g Einzeldosis) – *>9 Jahre*: Doxycyclin 2,5–4 mg/kg KG in 1 ED, 7 Tage (oder 2-mal 100 mg/Tag, 7 Tage) – *>10 Jahre auch*: Azithromycin 1 g oder Ciprofloxacin 0,5 g (jeweils einmalig)
	Clarithromycin	– 10–15 mg/kg KG in 2 ED, 7–10 Tage	
Trichomoniasis	Metronidazol	– 15 mg/kg KG in 3 ED p.o., 5–7 Tage >12 Jahre: 2 g (einmalig)	
HSV Infektion	Symptomatisch	– Ibuprofen 10 mg/kg KG alle 6h	
	Lokaltherapie	– Adstringierende Sitzbäder (Tannosynth/Tannolact)	– Kleie-Sitzbäder
	Aciclovir	– 15 mg/kg KG i.v. in 3 ED, 5–7 Tage, >10J.:5-mal 200 mg/Tag p.o., 5–7 Tage	
Lues	Benzathin-Benzylpenicillin[1]	– 50.000 EH/kg KG bis zur -Maximaldosis 2,4 Mega, einmalig i.m.	– Erythromycinestolat 40 mg/kg KG p.o., 14 Tage. – >9 Jahre: Doxycyclin 2-mal 100 mg/Tag p.o., 14 Tage
HIV-Infektion	Differenzierte Therapie	– Nur durch pädiatrisches HIV Zentrum	
Bakterielle Vaginose	Metronidazol	– 15 mg/kg KG in 3 ED p.o., 7 Tage – >12 Jahre: 1 g in 2 ED p.o., 7 Tage	– Clindamycin: 40 mg/kg KG in 2 ED p.o., >12 Jahre: 600 mg in 2 ED p.o., jeweils für 7 Tage. – Lokal intravaginal: Metronidazol oder Clindamycin
Filzläuse	Permethrin 1%	– Infectopedicul-Lösung	
Kondylome	Chirurgische Therapie	– Exzision – Lasertherapie – Kryotherapie	– Trichloressigsäure-, Podophyllin-, Imiquimod-Lokaltherapie evtl. bei Jugendlichen
Hepatitis B/C	Keine Akuttherapie verfügbar		– α-Interferon (chronische Infektionen

[1] Retacillin, Pendysin, Tardocillin.

eines sexuellen Missbrauchs übertragen worden sein. Nichtgenitale Subtypen können dabei von den Händen eines Täters oder einer Täterin stammen.

Die Inkubationszeit beträgt 1–20 Monate, nach perinataler Transmission ist das Auftreten der Kondylome bis zu 2–3 Jahre später beschrieben worden. Ab dem Alter von 3–5 Jahren steigt die Wahrscheinlichkeit eines zugrunde liegenden sexuellen Missbrauchs, allerdings sind auch hier andere Übertragungswege möglich. Die Transmission kann über anogenitalen Schleimhautkontakt erfolgen (Missbrauch), über befallene Finger oder Hände (Pflege-

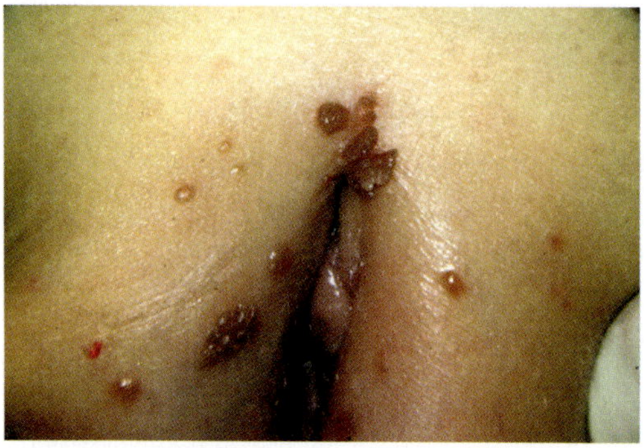

Abb. 10.1. Übertragung von HPV mit Ausbildung von Condylomata acuminata

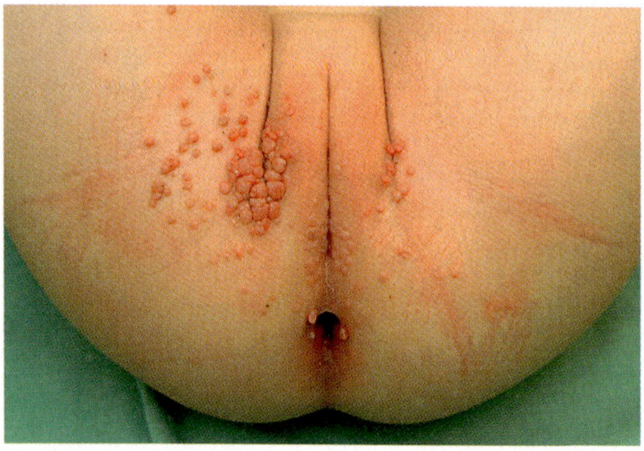

Abb. 10.2. Perianale Condylomata acuminata, jeweils mit analer Reflexdilatation in Narkose (nicht verwertbar)

handhabungen, Autoinokulation oder Missbrauch) oder perinatal durch (oft asymptomatisch infizierte) mütterliche Geburtswege. Dabei kann es neben anogenitaler Manifestation (Abb. 10.1 und 10.2) zu einer Larynxpapillomatose des Kindes kommen.

Nachdem in früheren Arbeiten die Wahrscheinlichkeit einer sexuellen Übertragung höher angesiedelt wurde als heute, ist der aktuelle Stand der Literatur äußerst widersprüchlich. So ist die konnatale Transmission in manchen neueren Arbeiten äußerst gering (Smith et al. 2004), in anderen sehr hoch (Rintala 2006), wobei eine schlechte Korrelation der betroffenen Organsysteme zwischen Eltern und Kindern besteht. Bei nicht missbrauchten 5–6-jährigen norwegischen Kindern war HPV-DNA in 3,4 % der genitalen und 1,2% der analen Proben von Mädchen positiv (Myhre et al. 2003).

! Demnach können Condylomata acuminata u. U. auf eine sexuelle Transmission hinweisen und bedürfen einer diesbezüglichen weiteren Abklärung. Aufgrund der widersprüchlichen Datenlage sind sie als alleiniger Befund jedoch nicht diagnostisch für einen sexuellen Missbrauch.

Empfohlenes Procedere. Derzeit wird empfohlen, einen kompetenten kindergynäkologischen Status mit der Frage nach missbrauchsassoziierten Befunden zu erheben. Zusätzlich sollte ein Screening auf etwaig koexistierende sexuell übertragene Erkrankungen und eine explizite Anamnese auf Verhaltensauffälligkeiten durchgeführt werden. In den meisten Fällen findet sich trotz erweitertem Screening kein gesicherter Übertragungsweg.

Therapie. Laser- oder Kryoexzision oder Abtragung mit scharfem Löffel in Narkose. Trichloressigsäure-, Podophyllin- und Imiquimod-Lokaltherapien werden präpubertär aufgrund der starken Reizwirkung nicht empfohlen.

Prophylaxe. Neuerdings mit HPV-Impfstoffen (Gardasil, Cervarix) für Mädchen im Alter von 12–17 Jahren vor dem ersten Geschlechtsverkehr verfügbar (3 Dosen: 0–2–6 Monate) und von der STIKO (Ständige Impfkommission des Robert Koch-Instituts) empfohlen. Die Effektivität als postexpositionelle Maßnahme liegt unter 30%.

Gonorrhö

Inkubationszeit 2–7 Tage. Gonorrhö-Infektionen finden sich in den USA bei 1–3% der sexuellen Missbrauchsopfer. Insbesondere pharyngeal, urethral und anal sind sie häufig asymptomatisch. Genital sind sie nahezu immer symptomatisch und zeigen eine oft ausgeprägte, purulente Vaginitis mit grünlich-eitrigem, stark riechendem Fluor, Dysurie, Erythem und Pruritus. Präpubertär ist die vaginale Schleimhaut befallen, es kommt nicht zu aufsteigenden Infektionen. Erst im Jugendalter tritt die bei Erwachsenen bekannte Zervizitis und Adnexitis auf. Dies ist bei der Abstrichentnahme dringend zu berücksichtigen.

Goldstandard zur Diagnose ist der Thayer-Martin-Nährboden oder Schokoladen-Blut-Agar.

Insbesondere bei alleiniger mikroskopischer Diagnose und Nachweis intraleukozytärer, gramnegativer Diplokokken besteht eine Verwechslungsgefahr mit nicht humanpathogenen Neisserienstämmen und anderen Spezies. Daher ist immer ein Bestätigungstest bzw. eine Kultur erforderlich. Es gibt in der Literatur keine überzeugenden Belege für nichtsexuelle Übertragung von Gonokokken durch Gegenstände, auch wenn dies in einer neueren Arbeit postuliert wird.

Die Spontanheilungsrate der Gonorrhö ist hoch.

Therapie. Ceftriaxon (<45 kg KG 125 mg einmalig i.m./i.v., >45 kg KG 250 mg einmalig i.m./i.v., alternativ 400 mg Cefixim p.o.).

Chlamydia trachomatis

Inkubationszeit 1 Woche. Bei perinataler Übertragung kann es zu einer purulenten, Aminoglykosid-resistenten Konjunktivitis kommen, die typischerweise nach 7–10 Tagen postnatal auftritt. Im ersten Lebenshalbjahr kommt es zu Pneumonien. Perinatal erworbene Infektionen (vertikales Transmissionsrisiko etwa 50%) können bis zu 2 Jahre im Genitalbereich und bis zu 3 Jahre im Rachen persistieren. Infektionen, die nach den ersten 3 Lebensjahren auftreten, sind Indikatoren eines sexuellen Kindesmissbrauchs. Sie werden in den USA bei 2–5% der Missbrauchsopfer gefunden.

Klinisch imponiert eine purulente Vaginitis mit teils blutigem Fluor, vaginaler Blutung, Urethritis, Pyurie, Dysurie, Erythem und Pruritus. Unbehandelt kann die Infektion chronifizieren und zu Sterilität führen. Nach amerikanischen Empfehlungen ist die Kultur Goldstandard in der Diagnostik für präpubertäre Kinder, sie ist in Deutschland jedoch nicht gebräuchlich. Bei IFT- (Immunfluoreszenz-) und DNA-Testungen sind falsch positive Ergebnisse möglich, daher sollte ein positives Ergebnis mit einer Referenzmethode überprüft werden. Da es sich um obligat intrazelluläre Erreger handelt, muss die Abstrichentnahme so erfolgen, dass Epithelzellen gewonnen werden. Von der Chlamydienserologie zur Diagnosefindung wird abgeraten.

Therapie. <45 kg KG: Erythromycinestolat 40 mg/kg KG in 2–3 ED für 10–14 Tage, Clarithromycin 10–15 mg/kg KG in 2 ED für 7–10 Tage oder Azithromycin 10 mg/kg KG in 1 ED für 3 Tage (>45 kg KG auch 1 g Einzeldosis möglich). Über 9 Jahre auch Doxycyclin 2,5–4 mg/kg KG in 1 ED für 7 Tage (lt. CDC: 2-mal 100 mg/Tag). Über 10 Jahre auch Azithromycin 1 g oder Ciprofloxacin 0,5 g als Einzeldosis.

Trichomonas vaginalis

Inkubationszeit 1 Woche. Perinatal erworben führen Trichomonaden zu einer über mehrere Monate persistierenden Vaginitis. Jenseits des 1. Lebensjahres finden sich ausschließlich sexuelle Übertragungen. Bei Adoleszenten gehören sie neben der bakteriellen Vaginose zu den häufigsten Geschlechtskrankheiten, die bei männlichem Wirt in der Regel asymptomatisch verläuft.

Klinisch imponieren dünnflüssig-schaumiger, grau-grün-gelblicher Fluor und eine diffuse Vulvovaginitis, Urethritis und präpubertär deutlicher Pruritus. Die mikroskopische Diagnose mit Nachweis der begeißelten, birnenförmigen Flagellaten im Nativpräparat hat nur eine Sensitivität von 50%, und es besteht eine Verwechslungsgefahr mit intestinalem Trichomonas hominis. Bei positivem Mikroskopiebefund muss daher immer eine Kultur erfolgen. Sie hat eine Sensitivität von 95%.

Therapie. Metronidazol 15 mg/kg KG in 3 ED p.o. über 5–7 Tage, über 12 Jahre 2 g Einmaldosis.

Herpes-simplex-Virus; HSV

Der Infektionsort ist nicht typspezifisch. Schleimhäute jeglicher Lokalisation können durch HSV 1 und 2 befallen sein. Demnach kann auch ein genitaler Herpes durch beide Typen verursacht sein. Dennoch überwiegt Typ 2 genital; sexuelle Übertragungen sind dokumentiert worden und betreffen 0,1–1% der missbrauchten Kinder. Bei Typ 1 ist eine Autoinokulation bei Infektion des Respirationstrakts möglich. HSV tritt auch als konnatale Infektion auf.

Klinisch imponieren vaginale Papeln und gruppierte Vesikel, die nach 1–3 Tagen schmerzhaft ulzerieren (◘ Abb. 10.3). Zusätzlich bestehen Pruritus, Weichteilschwellung und eine schmerzhafte inguinale Lymphadenopathie. Anal kann es zu einer akuten schmerzhaften, blutig-schleimigen Proktitis mit Tenesmen kommen. Begleitend sind

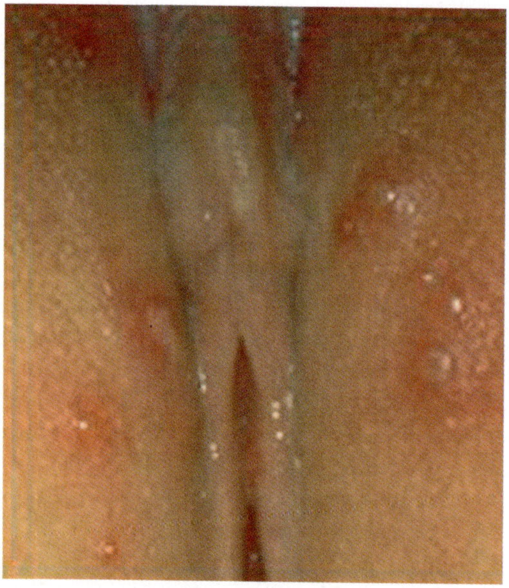

Abb. 10.3. Herpes genitalis Infektion mit typischen schmerzhaften Bläschen. (Abbildung freundlicherweise überlassen von Dr. F. Navratil, Zürich)

Allgemeinsymptome wie Fieber, Zephalgien und Myalgien möglich. Die Diagnose wird durch Virusanzucht bzw. PCR aus Bläscheninhalt gestellt.

Therapie. Symptomatisch analgetisch-antiinflammatorisch (z. B. Ibuprofen 10 mg/kg KG alle 6 h), lokal mit adstringierenden (z. B. Tannosynth/Tannolact) oder Kleiesitzbädern. Bei schweren Verläufen Aciclovir 15 mg/kg KG i.v. in 3 ED für 5–7 Tage, Adoleszente auch 5-mal 200 mg/Tag p.o. für 5–7 Tage.

Bakterielle Vaginose

Darunter versteht man eine polymikrobielle Mischinfektion mit Gardnerella vaginalis, Mycoplasma hominis und Anaerobiern (Mobiluncus, Bacteroides) und gramnegativen Erregern, die bei Adoleszenten und Erwachsenen als Marker sexueller Aktivität gilt. Nicht selten besteht sie als Koinfektion bei anderen Geschlechtskrankheiten. Präpubertär werden jedoch auch bei nicht sexuell missbrauchten Mädchen asymptomatische Kolonisierungen mit Gardnerella vaginalis gefunden. Der Befund rechtfertigt allerdings isoliert nicht die Diagnose einer bakteriellen Vaginose.

Klinisch findet sich ein trüb-wässriger Fluor mit »fischigem« Geruch, der im Rahmen des sog. Whiff-Tests nach Zusatz von 10%iger Kalilauge (KOH) deutlich zunimmt. Mikroskopisch finden sich »clue cells«, Epithelzellen mit Bakterienclustern.

Therapie. Metronidazol 15 mg/kg KG in 3 ED p.o., über 12 Jahre 1g in 2 ED p.o., jeweils für 7 Tage; alternativ Clindamycin 40 mg/kg KG in 2 ED p.o., über 12 Jahre 600 mg in 2 ED p.o., jeweils für 7 Tage. Auch eine lokale intravaginale Metronidazol oder Clindamycin Therapie ist effektiv.

Lues/Syphilis (Treponema pallidum)

Inkubationszeit 10–90 Tage. Wird selten bei missbrauchten Kindern gefunden (unter 1 %). Als syphilitischer Primäraffekt kommt es zu einem indolenten Primärulkus (harter Schanker), meist genital oder anal. Nach 6 Wochen derbe, schmerzlose inguinale Lymphadenopathie. Im Sekundärstadium kommt es zu einem unspezifischen makulopapulösen Exanthem (Roseola), das leicht mit einem Virusexanthem verwechselt werden kann sowie einem palmoplantaren Ausschlag. Zudem können breit aufsitzende, hautfarbene, hochinfektiöse Warzen anogenital auftreten (Condylomata lata). Diagnostisch wird die TPHA oder FTA-Abs Serologie empfohlen, die nach 2–3 Wochen positiv ist.

Therapie. Benzathin-Benzylpenicillin (Retacillin, Pendysin, Tardocillin) 50.000 EH/kg KG bis zur Maximaldosis für Erwachsene von 2,4 Mega, einmalig i.m. (Das früher verwendete Clemizol-Penicillin ist nicht mehr auf dem Markt). Bei Penicillinallergie Erythromycinestolat 40 mg/kg KG p.o. für 14 Tage, über 9 Jahre Doxycyclin 2-mal 100 mg/Tag p.o. für 14 Tage.

Hepatitis B und C

Beide sind potenziell sexuell übertragbare Erkrankungen. In den meisten Fällen erfolgt die Infektion allerdings anderweitig. Übliche Übertragungswege sind bei der Hepatitis B vertikale Transmissionen unter der Geburt: 3–5% der Neugeborenen HBV-positiver Mütter werden intrauterin infiziert, die Übertragungsrate sub partu beträgt 70–95%. Blutprodukte spielen heutzutage kaum noch eine Rolle bei der Transmission. Gefährdet sind Immunsupprimierte und Kinder mit chronischen Hautkrankheiten, insbesondere bei engem Kontakt zu Hbs-Antigenträgern im Haushalt.

Die Hepatitis C (Inkubationszeit 8 Wochen) wird bei etwa 5% HCV-positiver Mütter durch vertikale Transmission unter der Geburt übertragen. In früheren Jahren trat sie auch bei Patienten mit Hämophilie, Hämodialyse und Bluttransfusionen auf. Hepatitis B und C können durch gemeinsames Benutzen von Injektionskanülen bei drogenabhängigen Jugendlichen auftreten. Hepatitis B-Infektionen werden aufgrund der hohen Infektiosität und der geringen erforderlichen Virusmenge (im Gegensatz zu HIV!) auch bei akzidenteller, nichtberuflicher Exposition wie Nadelstichverletzungen auf Spielplätzen beobachtet.

Bislang fehlen hinreichende statistische Belege für eine Transmission von Hepatitis B und C durch sexuellen Kindesmissbrauch. Im Einzelfall ist eine derartige Übertragung jedoch möglich. Daher sollte aufgrund des potenziellen Risikos für eine chronische Hepatitis mit nachfolgender Leberzirrhose und Leberzellkarzinom nach akuten Vergewaltigungen eine Postexpositionsprophylaxe für Hepatitis B durchgeführt werden. Für Hepatitis C steht sie bislang nicht zur Verfügung.

Eine kausale Therapie ist für beide akuten Infektionen nicht verfügbar, chronische Verläufe werden mit α-Interferon behandelt. Hepatitis und C sind meldepflichtige Infektionen nach dem Infektionsschutzgesetz (IfSG).

Ektoparasitäre Infektionen

Filzläuse (Pediculosis pubis) und Skabies (Sarcoptes scabiei, Krätzemilbe) gelten bei Erwachsenen, aufgrund des erforderlichen engen Körperkontaktes für eine Infektion, als sexuell übertragene Erkrankungen. Für Kinder wird dies für Filzläuse zwar vereinzelt vermutet, Belege dafür fehlen allerdings bislang. Allein aufgrund einer isolierten Infektion mit Filzläusen ist die Diagnose eines sexuellen Missbrauchs nicht zulässig. Es ist einerseits nach weiteren Hinweisen (auffällige Befunde, koexistierende Geschlechtskrankheiten, Verhaltensauffälligkeiten) zu suchen, andererseits die Infektionsquelle, wenn möglich, zu eruieren. Für eine sexuelle Übertragung von Krätzemilben bei Kindern gibt es keine Hinweise.

Therapie. Permethrin (Infectopedicul-Lösung, Infectoscab 5% Creme).

HIV-Infektion

Die Inzidenz bei Missbrauchsopfern ist unbekannt. Auch wenn sie generell als gering gilt, wird sie möglicherweise unterschätzt. Gellert (1993) fand bei 5622 Kindern, die unter dem Verdacht auf einen sexuellen Kindesmissbrauch untersucht und auf HIV getestet wurden, 41 HIV-Positive, davon 28 durch den Missbrauch selbst (0,5%). Von 9136 Kindern mit HIV oder Aids unter 13 Jahren, die im amerikanischen Surveillance-System bis 1996 registriert waren, hatten 26 Kinder (0,2%) die Infektion durch sexuellen Kindesmissbrauch erworben (Lindegren 1998).

Bei Erwachsenen mit einvernehmlichem Sexualkontakt liegt das **HIV-Transmissionsrisiko** bei einmaligem rezeptivem Vaginalverkehr bei HIV-positivem Partner, je nach dessen aktueller Viruslast, bei 0,01–0,3%, bei einmaligem rezeptivem Analverkehr bei 0,82% (0,24–2,76%), bei rezeptivem Analverkehr und unbekanntem HIV-Serostatus bei 0,27% (0,06–0,49%). Für rezeptiven oralen Verkehr ist das Risiko nicht bekannt. Es wird als gering eingeschätzt, wobei Einzelfälle beschrieben sind. Koexistierende andere Geschlechtskrankheiten, eine frische Infektion des Täters mit hoher Viruslast und die Invasivität eines Übergriffs erhöhen das Transmissionsrisiko.

Nach einem akuten Übergriff ist sowohl die Indikation zur Testung auf HIV als auch hinsichtlich einer Postexpositionsprophylaxe zu thematisieren. Die Variablen hinsichtlich eines STD-Screenings wurden bereits erläutert und gelten weitgehend auch für die HIV-Testung. Vorgeschlagene Indikationen sind: ein Täter mit bekannter oder vermuteter HIV-Infektion oder mit Hochrisikoverhalten (i.v. Drogenabusus, Promiskuität, Homosexualität), multiple Täter, hohe regionale Prävalenz, anogenitale Befunde, die auf ein penetrierendes Trauma hinweisen, eine Anamnese von Anogenital-zu-Anogenital-Kontakt oder die entsprechende Besorgnis des Kindes oder der Eltern.

Nukleinsäuresequenzanalysen des Virusgenoms können mitunter bei tatsächlich infizierten Kindern helfen, einen potenziellen Täter zu identifizieren (Banaschak 2000).

B

10.3 Postexpositionsprophlaxe (PEP) nach sexuellen Übergriffen

Die Indikation zu einer Prophylaxe nach sexuellen Übergriffen muss individuell gestellt werden. Sie hängt von verschiedenen Faktoren ab, die sich zu einem Großteil mit den Indikationen, überhaupt ein Screening auf sexuell übertragbare Krankheiten durchzuführen, decken. Die Maßnahmen im Einzelnen zeigt ▣ Tab. 10.4.

Tipp

Aufgrund der forensischen Implikationen nachgewiesener sexuell übertragbarer Infektionen sollte vor jeder Prophylaxe ein STD-Screening durchgeführt werden.

Postkoitale Kontrazeption

Eine postkoitale Kontrazeption muss bei allen adoleszenten Opfern thematisiert werden, wenn der letztmalige Geschlechtsverkehr maximal 72 h zurückliegt. Sie darf erst nach Ausschluss einer Schwangerschaft per β-HCG Bestimmung im Urin erfolgen. Die höchste Effektivität besteht allerdings nur in den ersten 12 h. In der Regel wird die Prophylaxe gut vertragen. Dosierung ▣ Tab. 10.4.

Bakterielle Infektionen

Zur Prophylaxe bakterieller Infektionen empfiehlt das amerikanische Center for Disease Control (CDC) die Kombination von 125 mg Ceftriaxon i.m. plus 2 g Metronidazol p.o. plus 1 g Azithromycin p.o..

Hepatitis-B-Infektion

Ungeimpfte oder Personen, die bekanntermaßen auf eine Impfung mit zu geringer Antikörperbildung reagiert haben, sollten innerhalb von 24 h zur Verhütung einer Hepatitis-B-Infektion eine kombinierte aktive und passive Impfung (HBIG, Hepatitis-B-Immunglobulin) erhalten (▣ Tab. 10.4).

HIV-Postexpositionsprophylaxe

Der potenzielle Nutzen der HIV-Postexpositionsprophylaxe (HIV-PEP) ist aufgrund der geringen Fallzahlen für nichtberufliche Exposition nicht zuverlässig evaluierbar. Die Überlegung, sie dennoch in Betracht zu ziehen, ist theoretischer Natur und aus der Erfahrung mit beruflicher perkutaner Exposition extrapoliert, ihre Effektivität demnach nicht nachgewiesen. Der theoretisch zu erwartende Nutzen ist dem vermuteten Risiko einer Infektion, der Toxizität der Maßnahmen und den potenziell letalen Folgen einer nicht verhüteten HIV-Infektion gegenüberzustellen. Die bei der Testung aufgeführten Indikationen können auch bei der Entscheidung, eine HIV-PEP durchzuführen, hilfreich sein.

Bei zunehmender Verfügbarkeit effektiver und relativ gut verträglicher antiretroviraler Medikamente ist unklar, ob die Indikation nach akuter

▣ Tab. 10.4. Mögliche Postexpositionsprophylaxe (PEP) nach akuter Vergewaltigung (immer individuell entscheiden, Indikation prüfen, nie schematisch)

Postkoitale Kontrazeption[1]	Innerhalb von 12 h (maximal 72 h): – 1,5 mg Levonorgestrel p.o.(1 Tbl. Unofem 1,5 mg oder 2 Tbl. Levogynon à 0,75 mg)	
Simultane passive und aktive Hepatitis-B-Prophylaxe	– 0,06 ml/kg KG Hepatitis-B-Immunglobulin (Hepatitis B Immunglobulin Behring; 1 ml = 200IE) i.m. – 0,5 ml (=10 µg) Hepatitis-B-Impfstoff i.m. (<16 Jahre) – 1,0 ml (=20 µg) Hepatitis-B-Impfstoff i.m. (≥16 Jahre) (z. B. Engerix, HBVAXPRO)	
Prophylaxe bakterieller STD	– 125 mg Ceftriaxon i.m.	– plus 2 g Metronidazol p.o. – plus 1 g Azithromycin p.o.
(Mögliche[2]) HIV-PEP (Therapiedauer 4 Wochen)[3]	– Zidovudin[4] (AZT, Retrovir) 2-mal 180 mg/m²/Tag	– plus Lamivudin[4] (Epivir) 2-mal 4 mg/kg KG/Tag – plus Nelfinavir (Viracept) 3-mal 30 mg/kg KG/Tag

[1] Vorher Schwangerschaft ausschließen!
[2] Alternativen möglich – (RKI 2004).
[3] Immer Rücksprache mit pädiatrischem HIV-Zentrum! (www.kinder-aids.de/zentren.htm).
[4] >16 Jahre oder 50 kg KG: AZT + Lamivudin (Combivir).

Vergewaltigung großzügiger gestellt werden sollte. Bislang gibt es keine generellen Empfehlungen oder verbindliche Richtlinien. Das Robert Koch-Institut legt sich für Deutschland für Erwachsene wie folgt fest:

> »Bei Opfern einer Vergewaltigung ist angesichts der epidemiologischen Situation in Deutschland ein routinemäßiges Anbieten oder Empfehlen einer HIV-PEP im Allgemeinen nicht gerechtfertigt«.

Die HIV-PEP wird in Zentren, die sexuell missbrauchte Kinder behandeln, sehr unterschiedlich gehandhabt. Nach publizierten Erfahrungen erscheint gut ein Drittel der Patienten, die die HIV-PEP begonnen haben, nicht zu einer erneuten Vorstellung, und nur etwa 10% führen sie über die erforderlichen 4 Wochen Therapiedauer durch.

! Die HIV-PEP sollte allerdings zwingend nach einer akuten Vergewaltigung thematisiert und das Für und Wider in jedem individuellen Fall sorgfältig abgewogen werden.

Die höchste Effektivität der HIV-PEP besteht bei Beginn bis 24 h, besser noch innerhalb von 1–2 h nach dem Ereignis. Sie kann mit abnehmender Wirksamkeit spätestens bis 72 h nach dem Ereignis erfolgen. Bei verfügbarem Täter besteht die Option, die HIV-PEP primär zu beginnen und nach negativer Testung des Täters zu beenden. Es sollte immer die Zusammenarbeit mit einem pädiatrischen HIV-Zentrum (Adressen unter www.kinderaids.de/zentren.htm) gesucht werden.

10.4 Nach dem Infektionsschutzgesetz (IfSG) meldepflichtige sexuell übertragbare Krankheiten

Das am 01.01.2001 in Kraft getretene Infektionsschutzgesetz (IfSG) löste das Geschlechtskrankheitengesetz und das Bundesseuchengesetz ab und enthält in § 6 eine Liste meldepflichtiger Krankheiten, bei denen der Krankheitsverdacht, die Erkrankung sowie der Tod namentlich zu melden sind.

Ebenfalls namentlich meldepflichtig ist der Nachweis von in § 7 IfSG gelisteten Krankheitserregern, soweit die Nachweise auf eine akute Infektion hinweisen. Danach ist die namentliche Meldung des direkten oder indirekten Nachweises mit Hinweisen auf eine akute Infektion erforderlich bei Hepatitis B und C, eine nichtnamentliche Meldung ist vorgesehen für Treponema pallidum und HIV (§ 7 Abs. 3 IfSG).

Keine Meldepflicht gibt es für eine Infektion mit Gonokokken, auch nicht, wenn nach sexuellem Missbrauch das (minderjährige) Opfer an Gonorrhö erkrankt. Das gleiche gilt für Erreger, nach denen mittels Kulturen entsprechend den Empfehlungen der WHO gesucht werden soll: Chlamydia trachomatis und Trichomonas vaginalis, aber auch für den serologischen Nachweis von humanen Papillomaviren, wenn durch eine Typisierung der Übertragungsweg belegt werden kann.

Literatur

AAP (American Academy of Pediatrics) (1998) Gonorrhea in Prepubertal Children. Committee on Child Abuse and Neglect. Pediatrics 101: 134–135; aappolicy.aappublications.org/cgi/content/full/pediatrics;101/1/134

AAP (American Academy of Pediatrics) (2005) Kellogg N and the Committee on Child Abuse and Neglect The evaluation of sexual abuse in children: American Academy of Pediatrics Clinical Report. Pediatrics; 116: 506–512; aappolicy.aappublications.org/cgi/reprint/pediatrics;116/2/506

Adams JA (2005) Approach to the interpretation of medical and laboratory findings in suspected child sexual abuse: a 2005 revision. APSAC Advisor 17(3): 7–13 [kommentierte Übersetzung: Herrmann B (2006) Interpretationshilfe medizinischer Befunde bei Verdacht auf sexuellen Kindesmissbrauch. Informationsdienst der DGgKV 2/2006: 10–19; www.kindesmisshandlung.de]

Banaschak S, Werwein M, Brinkmann B, Hauber I (2000) Human immunodeficiency virus type 1 infection after sexual abuse: value of nucleic acid sequence analysis in identifying the offender. Clin Infect Dis 31: 1098–1100

Beck-Sagué CM, Solomon E (1999) Sexually transmitted diseases in abused children and adolescent and adult victims of rape: Review of selected literature. Clin Infect Dis 28: S74-S83

CDC (Centers for Disease Control and Prevention) (2006) Sexually transmitted disease treatment guidelines, 2006 – Sexual assault on children. Morbid Mortal Wkly Rep 55 (No.RR-11): 83–85

Clarke J (1998) `How did she get these warts ?' Anogenital warts and sexual abuse. Child Abuse Rev 7: 206–211

Connors JM, Schubert C, Shapiro R (1998) Syphilis or abuse: Making the diagnosis and understanding the implications. Pediatr Emerg Care 14: 139–142

Gellert GA, Durfee MJ, Berkowitz CD, Higgins KV, Tubiolo VC (1993) Situational and sociodemografic characteristics of children infected with human immunodeficiency virus from pediatric sexual abuse. Pediatrics 91: 39–44

Havens PL and the Committee on Pediatric AIDS (2003) AAP Clinical report: Postexposure prophylaxis in children and adolescents for nonoccupational exposure to human immunodeficiency virus. Pediatrics 111: 1475–1489 pediatrics.aappublications.org/cgi/reprint/111/6/1475.pdf

Ingram DL, Everett D, Lyna PR, White ST, Rockwell LA (1992) Epidemiology of adult sexually transmitted disease agents in children being evaluated for sexual abuse. Pediatr Infect Dis J 11: 945–950

Ingram DM, Miller WC, Schoenbach VL, Everett VD, Ingram DL (2001) Risk assessment for gonococcal and chlamydial infections in young children undergoing evaluation for sexual abuse. Pediatrics 107: e73 www.pediatrics.org/cgi/content/full/107/5/e73

Kelly P, Koh J (2006) Sexually transmitted infections in alleged sexual abuse of children and adolescents. J Paediatr Child Health 42: 434–440

Kohlberger P, Bancher-Todesca D (2007) Bacterial Colonization in Suspected Sexually Abused Children. J Pediatr Adolesc Gynecol 20: 289–292

Lindegren ML, Hanson IC, Hammett TA, Beil J, FleminS PL, Ward JW (1998) Sexual abuse of children: Intersection with the HIV epidemic and the sexual transmission of HIV infection in children working group. Pediatrics 102: e46; http://pediatrics.aappublications.org/cgi/reprint/102/4/e46.pdf

Merchant RC, Keshavarz R (2001) Human immunodeficiency virus postexposure prophylaxis for adolescents and children. Pediatrics 108: e38 www.pediatrics.org/cgi/content/full/108/2/e38

Muram D, Stewart D (2000) Sexually transmitted diseases. In: Heger A, Emans SJ, Muram D: Evaluation of the sexually abused child. A medical textbook and photographic atlas. 2nd edition, Oxford University Press. New York, Oxford. S 187–224

Myhre AK, Dalen A, Berntzen K, Bratlid D (2003) Anogenital human papillomavirus in non-abused preschool children. Acta Paediatr 92: 1445–1452

Rintala MAM, Grenman SE, Puranen MH, et al. (2005) Transmission of high-risk human papillomavirus (HPV) between parents and infant: A prospective study of HPV in families in Finland. J Clin Microbiol 43: 376–381

RKI (Robert-Koch-Institut) (2004) Postexpositionelle Prophylaxe der HIV-Infektion. Deutsch-Österreichische Empfehlungen. Letzte Aktualisierung August 2004. www.rki.de

Siegel RM, Schubert CJ, Myers PA, Shapiro RA (1995) The prevalence of sexually transmitted diseases in children and adolescents evaluated for sexual abuse in Cincinnati: rationale for limited STD testing in prepubertal girls. Pediatrics 96: 1090–1094

Sinclair KA, Woods CR, Kirse DJ, Sinai SH (2005) Anogenital and respiratory tract human papillomavirus infections among children: Age, gender, and potential transmission through sexual abuse. Pediatrics 116: 815–825

Smith EM, Ritchie JN, Yankowitz J, et al. (2004) Human papillomavirus prevalence and types in newborns and parents: Concordance and modes of transmission. Sex Transm Dis 31: 57–62

Thyen U, Schnitker A, Gerling I (2002) Ärztliches Verhalten bei sexuell übertragbaren Krankheiten im Kindesalter. In: Wolff HH, Wenzel J, v. Engelhardt D (Hrsg) Ethik in der Dermato-Venerologie. Lübeck, Hansisches Verlagskontor. S 95–106

WHO (2003) Guidelines for medico-legal care for victims of sexual violence.

Differenzialdiagnosen bei Befunden nach sexuellem Missbrauch eines Kindes

Neben den normalen Befunden, Normvarianten und unspezifischen Befunden gibt es eine Anzahl wichtiger Differenzialdiagnosen, die bei der medizinischen Beurteilung von Befunden möglicherweise missbrauchter Kinder zu berücksichtigen sind. Aufgrund der erheblichen psychosozialen und juristischen Implikationen einer falsch positiven Diagnose eines sexuellen Kindesmissbrauchs ist die Kenntnis dermatologischer, infektiöser, systemischer und anderer Erkrankungen im Anogenitalbereich von großer Bedeutung. Dies gilt insbesondere angesichts der geringen Rate diagnostischer Befunde bei missbrauchten Kindern. Die Differenzierung kann nach der Ätiologie (◘ Tab. 11.1) oder nach dem klinischen Bild (◘ Tab. 11.2 und 11.3) erfolgen.

11.1 Akzidentelle genitale Verletzungen

Akzidentelle genitale Verletzungen geben nicht selten Anlass zur Sorge, die Verletzungen könnten auf einer sexuellen Traumatisierung beruhen. Das Muster der Verletzung und die begleitende Anamnese liefern jedoch in den meisten Fällen ausreichende Informationen zur Differenzierung von einem Missbrauchstrauma. Die meisten Unfälle resultieren, wenn Kinder rittlings auf Gegenständen sitzen und dann abrutschend auf harte Objekte wie einen Fahrradholm oder ein Möbelteil mit dem Genitalbereich aufprallen. Üblicherweise führt dies zu einer Prellung der äußeren genitalen Strukturen, die zwischen dem einwirkenden Objekt und den darunter liegenden Knochen gequetscht werden. Die Verletzungen betreffen die Labia majora und minora und die Klitoris und selten die tiefer und geschützt liegenden Strukturen wie das Hymen und die »posterior fourchette« (◘ Abb. 11.1 und 11.2).

Bei Jungen sind Reißverschlüsse und Toilettendeckel klassischerweise verantwortlich für Unfallmechanismen, die zu Verletzungen der Glans penis, seltener des Skrotums führen.

B

Tab. 11.1. Differenzialdiagnosen anogenitaler Befunde nach Ätiologie

Trauma	Akzidentelle Verletzungen
Infektionen	Unspezifische Vulvovaginitiden, β-hämolysierenden Streptokokken der Gruppe A, Impetigo, Varizellen, Mollusca contagiosa, EBV, Oxyuriasis, Tinea corporis, CMV
Hauterkrankungen	Lichen sclerosus et atrophicus, Psoriasis, Kontaktdermatitis, lichenoide Dermatosen (Lichen planus, Lichen striatus und Lichen niditus), linearer epidermaler Nävus, pseudoverruköse Papeln und Knötchen, seborrhoische Dermatitis
Systemische/genetische Erkrankungen	Medikamentenausschlag, bullöses Pemphigoid, Pemphigus vulgaris, Behçet-Krankheit, Langerhans-Zellhistiozytose, Darier-Krankheit
Vaskuläre Fehlbildungen	Hämangiome
Strukturelle Veränderungen	Urethralprolaps
Haut- und vaginale Blutungen	Tab. 11.3

Tab. 11.2. Differenzialdiagnosen anogenitaler Befunde nach klinischem Bild

Anogenitale Warzen	Anogenitale Ulzerationen und Blasen
Condylomata acuminata (▶ Kap. 10.2)	HSV Typ 1 und 2 (▶ Kap. 10.2)
Condyloma lata (▶ Kap. 10.2)	Varizellen
Verruca vulgaris	EBV-Infektion
Kutaner M. Crohn	M. Crohn (anogenitale Fisteln)
Mollusca contagiosa	Behçet-Krankheit
Pseudoverruköse Papeln und Knötchen	
Darier-Krankheit	Pemphigus vulgaris
Neurofibromatose	Bullöses Pemphigoid
Lymphangioma circumscriptum	Epidermolysis bullosa
Linearer epidermaler Nävus	

Tab. 11.3. Differenzialdiagnose anogenitaler Blutungen nach Lokalisation

Blutungslokalisation	Differenzialdiagnosen
Hautblutungen	Lichen sclerosus et atrophicus, Leukämie, disseminierte intravasale Koagulation (DIC), Purpura fulminans, Hämophilie, von-Willebrand-Krankheit, Immunthrombozytopenie und andere Gerinnungsstörungen, Vaskulitiden (Purpura Schoenlein-Henoch), Hämangiome
Urethrale Blutungen	Urethralprolaps, Polypen, Hämangiome oder Papillome der Urethra
Vaginale Blutungen	Vaginitis (70%), Pubertas praecox, Sarcoma botryoides (embryonales Rhabdomyosarkom), vaginaler Fremdkörper, hormonelle Medikation
Artifiziell	Münchhausen-Syndrom-by-Proxy, körperliche Misshandlung

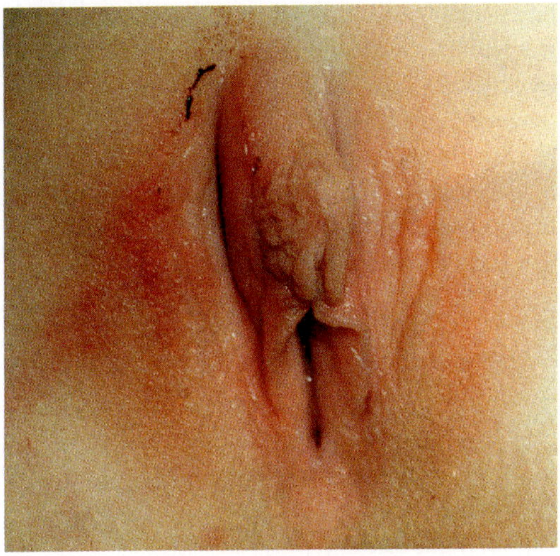

Abb. 11.1. Typische außen und einseitig gelegene genitale Unfallverletzung der großen Labien

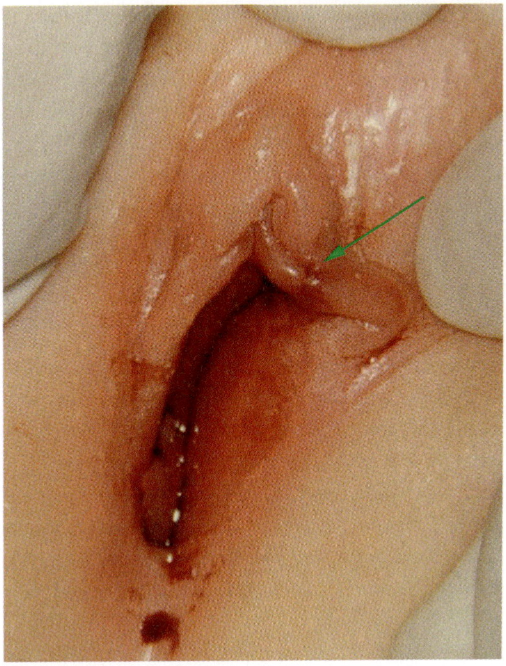

Abb. 11.2. Typische einseitig gelegene genitale Unfallverletzung (*Pfeil*) der kleinen Labien

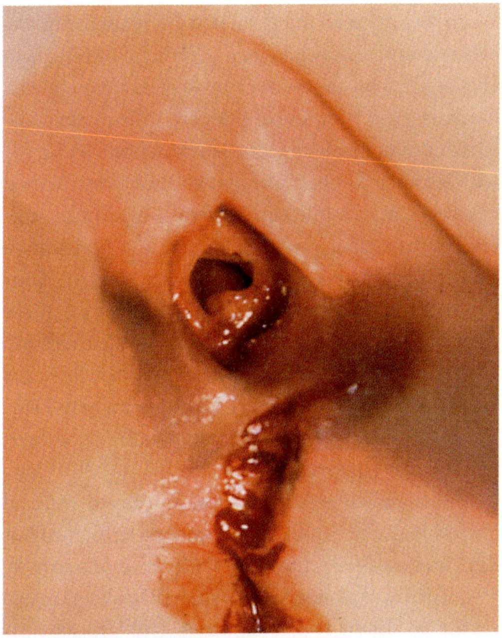

Abb. 11.3. Ausgedehnte Rissverletzung vom Perineum bis in die Fossa navicularis durch abruptes Grätschtrauma beim Inline Skaten

Kennzeichen akzidenteller anogenitaler Verletzungen

- Überwiegend geringfügig, oberflächlich
- Meist anterior, äußerlich, einseitig gelegen
- Tiefer und geschützt gelegene Strukturen (Hymen) sind selten durch eine akzidentelle Penetration betroffen
- Akutes Aufsuchen ärztlicher Behandlung
- Anamnese akut, spontan, konsistent und konstant

Ausnahmen stellen seltene Fälle von akzidentellen penetrierenden Verletzungen dar, beispielsweise durch Spielzeug bei Hineinrutschen in eine Badewanne. Andere in der Literatur berichtete Verletzungsmechanismen sind ein posteriorer Einriss der Vaginalwand durch einen Unfall auf einer Wasserrutsche, eine genitale Verletzung durch einen Sicherheitsgurt bei einem Autounfall und ausgedehnte, bis ans Hymen reichende Einrisse des Perineums durch ein abruptes Grätschtrauma beim Inlineskaten (Abb. 11.3).

Alle Arbeiten betonen die herausragende Bedeutung der **Anamnese**, die üblicherweise spontan berichtet wird und ein akutes, dramatisches Trauma schildert. Die Anamnese korrespondiert mit den diagnostizierten Verletzungen und ändert sich nicht über die Zeit, auch die Angaben der verschiedenen betreuenden Erwachsenen oder zwischen den Betreuern und dem Kind bleiben konstant. Das unmittelbare Aufsuchen medizinischer Hilfe spricht ebenfalls für die Diagnose einer akzidentellen genitalen Verletzung.

11.2 Infektiöse Erkrankungen

Im Anogenitalbereich lokalisierte infektiöse Erkrankungen können mit Hautreizungen und Abrasionen nach genitaler Manipulation verwechselt werden, mit HSV-Infektionen bei Blasen und Ulzerationen oder mit Condylomata acuminata bei warzenartigem Aussehen. Am häufigsten wird in dem Zusammenhang die Vulvovaginitis genannt. Weitere Beispiele sind in Tab. 11.2 dargestellt.

Rezidivierende unspezifische Vulvovaginitiden

Rezidivierende Vulvovaginitiden sind oft ein Anlass zur Sorge, insbesondere, wenn sie im Kontext von Sorgerechtsstreitigkeiten beobachtet werden. Das Kind, das vom getrennt lebenden Vater nach einem Wochenendbesuch mit geröteten Genitalien zurückkehrt, kann ebenso gut einen väterlichen Mangel an Hygiene erlebt haben oder dessen Abneigung, die Genitalregion adäquat zu pflegen, weil er eben die Anschuldigungen des sexuellen Missbrauchs fürchtet. Dennoch können Manipulationen oder Reiben des Penis im Vestibulum vaginae (»vestibular coitus«) in Einzelfällen natürlich auch für Abrasionen und entzündliche Veränderungen der Haut im Anogenitalbereich verantwortlich sein. Obwohl nicht offengelegter sexueller Missbrauch eines Kindes zur elterlichen Trennung beitragen kann, berichtet die Literatur in diesem Kontext keine vermehrte Häufigkeit von sexuellem Missbrauch als Ursache rezidivierender Vulvovaginitiden.

Eine Vulvovaginitis ist das häufigste kindergynäkologische Problem überhaupt und umfasst ein breites Spektrum an Differenzialdiagnosen (Übersicht). Am häufigsten sind präpubertäre Infektionen durch Hygienemängel. Unklare und rezidivierende Vaginitiden erfordern eine gründliche kindergynäkologische Untersuchung und Aufarbeitung. Bakteriologische Abstriche sollten dabei intravaginal, also hinter dem Hymen entnommen werden. Die Entnahme im äußeren Vestibulum weist in der Regel lediglich Darmkeime ohne pathogene Bedeutung nach.

Auch wenn vaginaler Fluor bei missbrauchten Mädchen in Studien häufiger auftritt als in den Kontrollgruppen, sind andere medizinische Ursachen in den allermeisten Fällen dafür verantwortlich.

Differenzialdiagnose der Vulvovaginitis

- Soor (präpubertär nur äußerlich – präpubertär gibt es aufgrund des hohen pH-Wertes keine intravaginalen Mykosen)
- Windeldermatitis, Sandkastenvulvitis
- Fremdkörper
- Unspezifisch, Hygienemängel
- Bade- oder Duschzusätze
- »Gynäkologischer Schnupfen« (Begleitreaktion bei viralen Atemwegsinfekten)
- Physiologische Leukorrhö
- Konnatale oder erworbene Geschlechtskrankheiten (selten)
- Missbrauch (selten)
- Vaginale Oxyurenbesiedelung

Symptomzuordnung der Vulvovaginitis

- Vulvitis:
  geringer Schmerz nach Beginn der Miktion, kaum Miktionsangst
- Urethritis:
  starker Schmerz zu Beginn der Miktion, Angst vor der Miktion
- Zystitis:
  geringer Schmerz am Ende der Miktion, kaum Miktionsangst

Therapie. Therapeutisch sind neben der Hygieneberatung meist Sitzbäder mit Kleiezusatz, Tanninen oder Polyvidonjodlösung effektiv. Kamille ist aufgrund der potenziellen Allergenität zurückhaltend einzusetzen. Antibiotische Therapien aufgrund des Nachweises von Darmkeimen aus dem äußeren Scheidenbereich sind ineffizient und nicht indiziert. Aufgrund der guten Verträglichkeit kann ex juvantibus eine Behandlung mit Mebendazol oder Pyrantel gegen etwaige Oxyuren erfolgen.

11.2.1 Infektionen mit β-hämolysierenden Streptokokken

Eine Infektion durch β-hämolysierende Streptokokken der Gruppe A kann eine hochrote, stark entzündliche, ödematöse, genitale oder perianale Entzündung verursachen. Diese kann von verschiedensten Formen eines Fluors begleitet sein: dünn-serös, dick-rahmig, blutig, weiß, gelb oder grün. Spezifische Kulturen müssen ausdrücklich angefordert werden, da Streptokokken nicht auf routinemäßigen Medien wachsen. Die Behandlung wird entsprechend der Streptokokkentonsilleninfektion mit einer 10-tägigen oralen Penicillintherapie durchgeführt.

11.2.2 Weitere Infektionen oder Infestationen

Oxyuren können durch lokale Reizung zu einem Ausschlag perianal oder auf der Vulva sowie zu einer Vaginitis führen. Genitale Bläschen oder Ulzerationen werden bei Varizellen (◻ Abb. 11.4), Mollusken, EBV-Infektionen und Impetigo beobachtet.

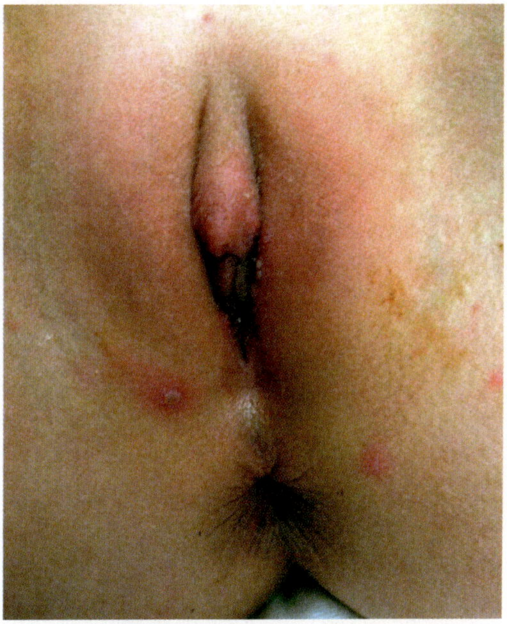

◻ **Abb. 11.4.** Genital gelegene Varizelleneffloreszenzen

11.3 Hauterkrankungen

Dermatologische Erkrankungen, die von sexuellen Missbrauchsbefunden abgegrenzt werden müssen, umfassen unspezifische Exantheme, Kontaktdermatitis, Hautirritationen durch schleimhautreizende Substanzen (Schaumbad, Seifen, kosmetische Pflegeprodukte) oder Hygienemängel. Weiterhin sind zu nennen: Windeldermatitis und Windelsoor, seborrhoische Dermatitis, Psoriasis, lichenoide Dermatosen (Lichen planus, Lichen striatus und Lichen niditus), linearer epidermaler Nävus und pseudoverruköse Papeln und Knötchen, eine benigne Erscheinung, die mit chronischen Hautirritationen assoziiert ist.

Lichen sclerosus et atrophicus

Am eindrücklichsten und am ehesten zu einer Fehldiagnose verleitend ist der Lichen sclerosus et atrophicus. Klinisch imponiert diese schubweise verlaufende, ätiologisch unklare Dermatose anfangs durch weiße, wenig erhabene Papeln, die sich im Verlauf als weiße Plaques ausbreiten und konfluieren. Die Haut wirkt brüchig, »zigarettenpapierartig« und atroph (◻ Abb. 11.5 und 11.6). Sie ist äußerst anfällig gegenüber geringfügigen Traumata wie dem Abwischen mit Toilettenpapier oder banalen Prellungen im Genitalbereich. Häufig führt dies zu Fissuren oder subepidermalen, teils schweren Einblutungen. Diese können auch spontan auftreten und dann den Eindruck eines zurückliegenden Traumas vermitteln.

Es besteht in der akuten Phase ein erheblicher Juckreiz, der durch die nachfolgenden Manipulationen der Kinder zu einer weiteren Verschlechterung des Hautzustandes führt. Die typische Präsentation chronischer, fortgeschrittener Krankheitsbilder vermittelt den Eindruck einer »Sanduhr«, ein Bezirk verminderter Pigmentierung, der in Form einer Achterfigur um die Labia majora und den Anus zieht.

Therapie. Therapeutisch wird in einem differenzierten Stufenschema eine gute Basishautpflege, sorgfältige Anogenitalhygiene und Juckreizstillung (Antihistaminika) empfohlen. Bei Exazerbationen

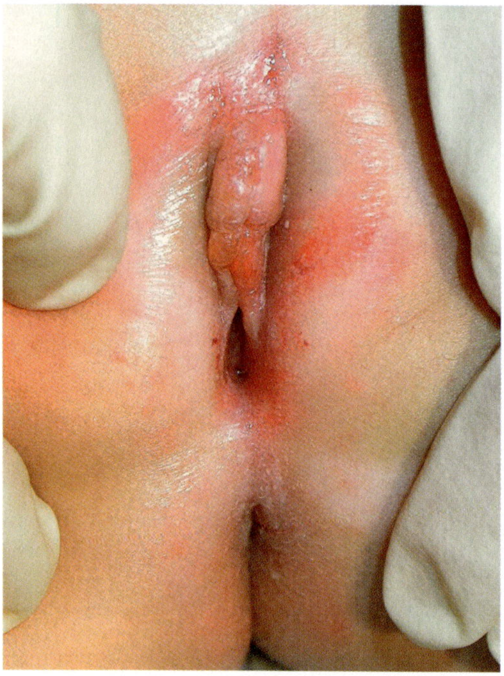

Abb. 11.5. Typischer Aspekt eines Lichen sclerosus et atrophicus mit perianogenitaler Abblassung (Achterfigur; »Sanduhr«), pergamentartiger Hautatrophie und Hauteinblutungen

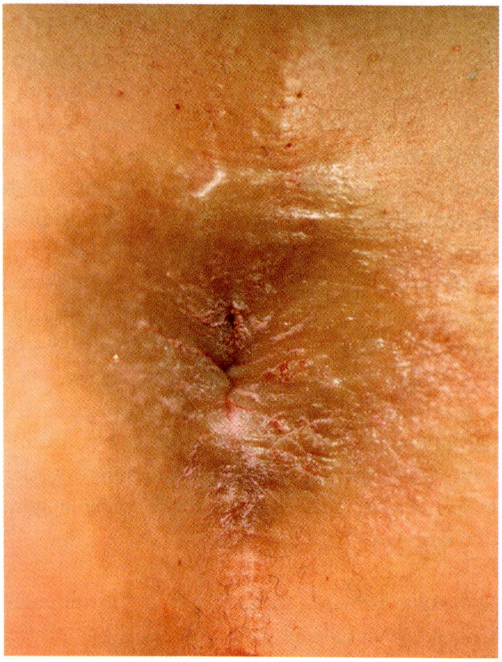

Abb. 11.6. Perianaler Lichen sclerosus et atrophicus

wird eskalierend von schwachen Steroidexterna der Klasse I (Hydrokortison 0,5%), über Klasse II–III (Mometason 0,1%, z. B. Ecural-Creme) bis zu potenten, synthetischen Steroiden der Klasse IV (Betamethason 0,1%, z. B. Betnesol-V-Creme; Clobetasol 0,05%, z. B. Dermoxin-Creme) über 2–4 Wochen therapiert, um dann über schwächere Steroide auszuschleichen.

Topische Immunmodulatoren wie Tacrolimus (Protopic Salbe 0,1%) oder Pimecrolimus (Elidel 1% Creme), jeweils einmal/Tag über 4 Wochen, können in schweren, therapieresistenten Fällen versucht werden. Die Effizienz ist uneinheitlich, die Zulassung für diese Indikation fehlt, und es wird aufgrund vereinzelter Beobachtungen karzinogener Effekte in hohen Dosen bei Versuchstieren zu einem restriktiven Einsatz geraten. Die Anwendung darf in solchen Fällen nur nach entsprechend gründlicher Aufklärung als »off label-use« erfolgen.

11.4 Systemische Erkrankungen

Systemische Erkrankungen, die zu auffälligen anogenitalen Befunden führen können, sind allergische Reaktionen auf Medikamente, eine Langerhans-Zellhistiozytose und im Kindesalter seltene Erscheinungen wie bullöses Pemphigoid, Pemphigus vulgaris, Behçet-Krankheit und Darier-Krankheit.

11.5 Blutungen im Anogenitalbereich

Hierbei wird häufig vorschnell ein ursächlich zugrunde liegender sexueller Kindesmissbrauch angenommen. Viel häufiger sind jedoch andere Ursachen. Die Differenzialdiagnose zeigt Tab. 11.3.

Urethrale Blutungen

Urethrale Blutungen werden eher von einem urethralen Prolaps als durch einen Missbrauch verursacht. Auch Polypen, Hämangiome oder Papillome der Urethra können zu Blutungen führen.

Vaginale Blutungen

Vaginale Blutungen erfordern eine sorgfältige Untersuchung und Differenzierung der zugrunde liegenden Ursachen. Am häufigsten werden sie durch eine Vaginitis (in etwa 70%) verursacht. Andere weniger häufige Ursachen umfassen eine Pubertas praecox vera, eine isolierte prämature Menarche, ein Sarcoma botryoides (embryonales Rhabdomyosarkom), einen vaginalen Fremdkörper oder die innerliche oder äußerliche Anwendung hormoneller Medikamente.

Trotz der in diesen Fällen zwingend indizierten Vaginoskopie lässt sich ein Teil der Blutungen nicht ätiologisch klären. Auch eine artefizielle Beibringung oder Vortäuschung im Rahmen eines Münchhausen-Syndroms-by-Proxy (MSbP) ist zu bedenken. Postnatal kann es zu physiologischen Entzugsblutungen kommen (◘ Abb. 11.7).

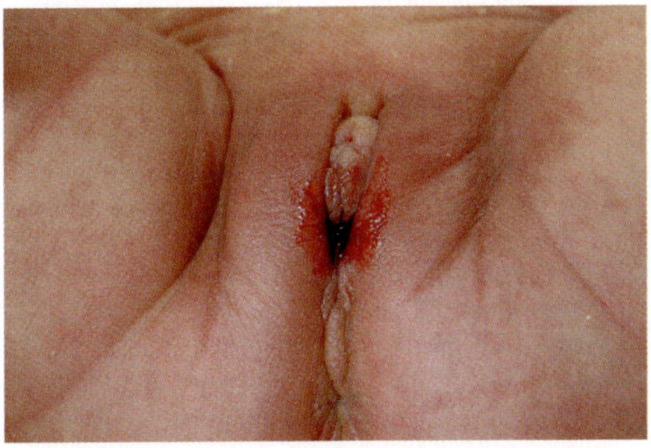

◘ **Abb. 11.7.** Neonatale hormonelle Entzugsblutung

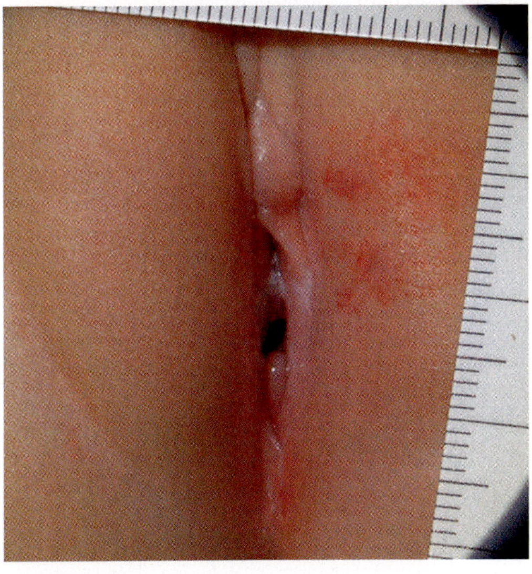

◘ **Abb. 11.8.** Hämangiom der Vulva

Hämangiome

Hämangiome des Hymens, der Scheide oder der Schamlippen können den Eindruck eines Hämatoms erwecken oder aber bluten und ulzerieren (◘ Abb. 11.8).

11.6 Kongenitale und erworbene strukturelle Veränderungen

Fehlende Fusion der Mittellinie

Es handelt sich um eine Fehlbildung, die einem frischen Hautdefekt oder Narbengewebe ähneln kann (◘ Abb. 9.22). Manchmal ist sie mit einem anteponierten Anus vergesellschaftet.

Urethralprolaps

Dieser imponiert als erbs- bis kirschgroße hämorrhagische Schwellung oberhalb oder im Introitus vaginae (◘ Abb. 11.9) und kann bei der Untersuchung bereits wieder spontan zurückgebildet sein. Die auf eine Bindegewebsschwäche zurückgehende Erscheinung wird gehäuft bei afroamerikanischen Mädchen beobachtet und ist relativ häufig Ursache genitaler Blutungen. Die Therapie besteht in adstringierenden Sitzbädern (Tannine, z. B. Tannolact oder Tannosynt). Die Prognose ist gut.

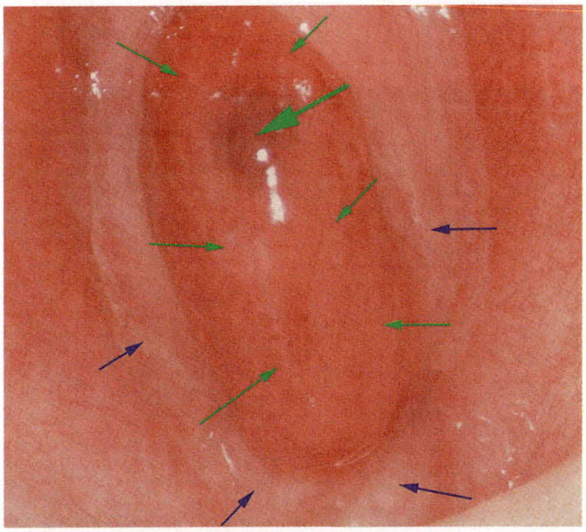

◘ **Abb. 11.9.** Glasig geschwollen imponierender, in den Introitus ragender Urethralprolaps *(dünne grüne Pfeile)*, Urethralöffnung im oberen Drittel *(kräftiger grüner Pfeil)*; Hymen randständig verdrängt *(blaue Pfeile)*

B

11.7 Differenzialdiagnose analer Befunde

Anale Befunde, die von einem Missbrauch differenziert werden müssen, sind:
- **Fissuren** bei chronischer Obstipation,
- **M. Crohn** (auch genital möglich; ◘ Abb. 11.10),
- **Rektumprolaps** (◘ Abb. 11.11 – Vorkommen bei 20% der Kinder mit Pankreasinsuffizienz, insbesondere bei Mukoviszidose, bei Malnutrition, chronischer Obstipation, chronischen Durchfällen; bei Immigrantenkindern aus Drittweltländern an Ancylostoma duodenale denken!),
- Perianale **entzündliche Veränderungen** (Streptokokken der Gruppe A, Herpes-simplex-Virus, Zytomegalieviren).

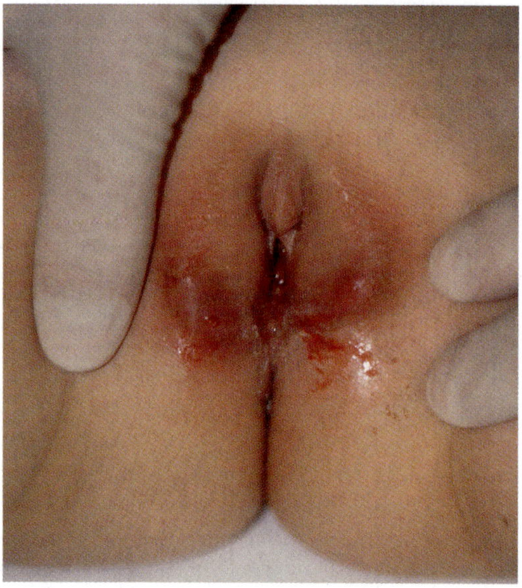

◘ **Abb. 11.10.** Genitale Fisteln und entzündliche Veränderungen bei M. Crohn

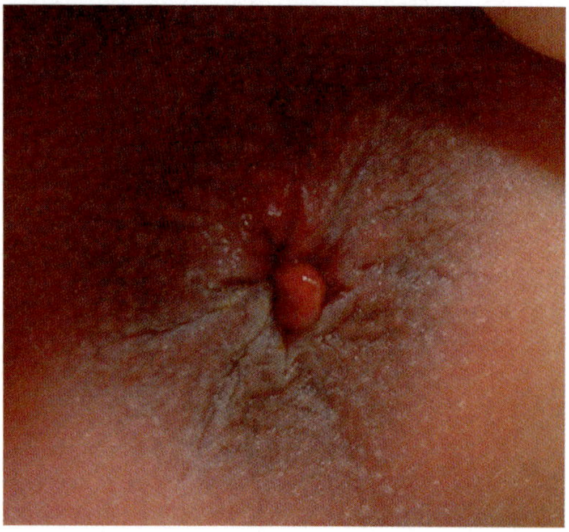

◘ **Abb. 11.11.** Rektumprolaps

Literatur

Banaschak S, Brinkmann B (1999) The role of clinical forensic medicine in cases of sexual child abuse. For Sci Int 99: 85–91

Bays J (2001) Conditions mistaken for child sexual abuse. In: Reece RM, Ludwig S (eds) Child abuse: Medical diagnosis and management. 2nd edition. Lippincott Williams & Wilkins, Philadelphia, Baltimore, New York, London. S 287–306

Bond GR, Dowd MD, Landsman I, Rimsza M (1995) Unintentional perianal injury in prepubescent girls: a multicenter, prospective report of 56 girls. Pediatrics 95: 628–631

Boos SC (1999) Accidental hymenal injury mimicking sexual trauma. Pediatrics 103: 1287–1289

Dowd MD, Fitzmaurice L, Knapp JF, Mooney D (1994) The interpretation of urogenital findings in children with straddle injuries. J Pediatr Surg 29: 7–10

Frasier LD (2002) the anogenital exam: Diagnostic dilemmas, mimics of abuse. In: Finkel MA, Giardino AP. Medical evaluation of child sexual abuse. 2nd edition, Sage Publications, Thousand Oaks, London, New Delhi. S 159–182

Herrmann B, Crawford J (2002). Genital injuries in prepubertal girls from inline skating accidents. Pediatrics 110: e 16 pediatrics.org/cgi/content/full/110/2/e16

Herrmann B, Veit S, Neises M (1998) Lichen sclerosus et atrophicus. Wichtige Differentialdiagnose zu sexuellem Mißbrauch von Kindern. Päd Prax 55: 319–324

Jenny C, Kirby P, Fuquay D (1989) Genital lichen sclerosus mistaken for child sexual abuse. Pediatrics 83: 597–599

Johnson CF (1991) Prolapse of the urethra: confusion of clinical and anatomic characteristics with sexual abuse. Pediatrics 87: 722–725

Mogielnicki NP, Schwartzman JD, Elliott JA (2000) Perineal group A streptococcal disease in a pediatric population. Pediatrics 106: 274–281

Pokorny SF, Pokorny WJ, Kramer W (1992) Acute genital injury in the prepubertal girl. Am J Obstet Gynecol 166: 1461–1466

West R, Davies A, Fenton T (1989) Accidental vulval injuries in childhood. BMJ 298: 1002–1003

C Vernachlässigung und emotionale Misshandlung

Vernachlässigung von Kindern

Eine Definition des Begriffs »Kindesvernachlässigung« hängt davon ab, welche Fürsorge für Kinder als ausreichend und welche als Vernachlässigung bewertet wird. Dies ist von gesellschaftlichen Normen abhängig, die einem ständigen Wandel unterworfen sind.

12.1 Hintergrund und Begriffsbestimmung

Bei Vernachlässigung und Verwahrlosung können als Normen nur sehr abstrakte und wenig konkrete Rechtsgüter herangezogen werden, wie z. B. das Recht der Kinder auf eine möglichst weitgehende Verwirklichung ihres Entwicklungspotenzials. Vernachlässigung ist zu definieren im Spannungsfeld der Rechte des Kindes gemäß der UN-Kinderrechtskonvention und der Verantwortung von Eltern und Gesellschaft, diese Rechte zu verwirklichen.

Körperliche Vernachlässigung

Zur körperlichen Vernachlässigung gehören mangelnde Ernährung, unzureichende Pflege und gesundheitliche Fürsorge bis hin zur völligen Verwahrlosung. Körperliche Zeichen einer Vernachlässigung, insbesondere bei jungen Kindern, sind die nichtorganische Gedeihstörung, die Folgen gravierender Fehl- und Mangelernährung und das Auftreten vermeidbarer Erkrankungen wie Rachitis oder Infektionskrankheiten bei versäumten Impfungen. Letzterer Punkt wird von einigen Eltern, den sog. Impfgegnern, bestritten.

Seelische Vernachlässigung

Seelische Vernachlässigung bedeutet die unzureichende Beachtung und Erfüllung der Entwicklungsbedürfnisse des Kindes nach sozialer Bindung und Verbundenheit. Sie zeigt sich klinisch in mangelnder Anteilnahme und Interesse seitens des Kindes, durch zurückgezogenes oder distanzloses Verhalten und in Entwicklungsrückständen, ins-

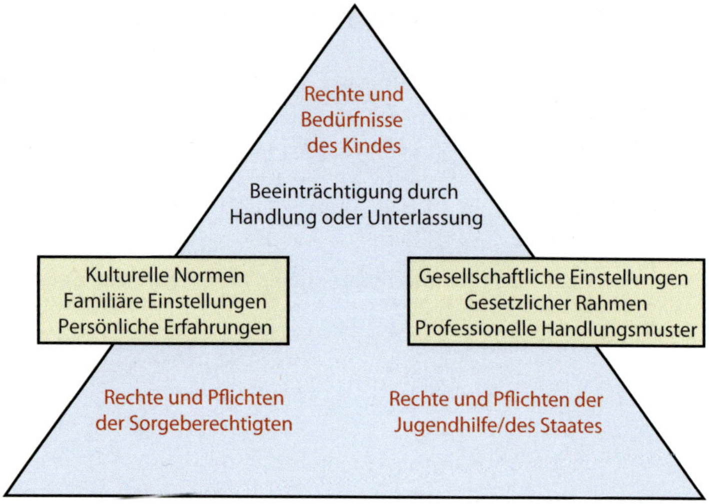

Abb. .12.1. Vernachlässigung im Spannungsfeld von Kindeswohl und Verantwortung von Familie und Gesellschaft

besondere in der sozial-emotionalen und sprachlichen Entwicklung.

> **! Die Vernachlässigung stellt eine besondere Form sowohl der körperlichen als auch der seelischen Kindesmisshandlung dar. Eltern können Kinder vernachlässigen, indem sie ihnen Zuwendung, Liebe und Akzeptanz, Betreuung, Schutz und Förderung verweigern, oder indem die Kinder physischen Mangel erleiden müssen.**

Ein Verständnis der Auswirkungen von Vernachlässigung erfordert gründliche Kenntnisse der altersabhängigen Bedürfnisse und Entwicklungsaufgaben des Kindes (Risikofaktoren). Von Bedeutung ist außerdem das Wissen um Anhaltspunkte für bedeutsame Entwicklungsverzögerungen in verschiedenen Entwicklungsbereichen sowie Grundkenntnisse über die Bedeutung und Strategien elterlicher Fürsorge. Meistens überlappen sich verschiedene Formen der Vernachlässigung, d. h. körperliche, soziale und emotionale Vernachlässigung gehen oft miteinander einher.

Definition

Vernachlässigung

Deegener u. Körner (2005) definieren Vernachlässigung als eine ausgeprägte, andauernde oder wiederholte Beeinträchtigung oder Schädigung der Entwicklung von Kindern durch die sorgeberechtigten und -verpflichteten Personen. Dies geschieht durch unzureichende Pflege und Kleidung, mangelnde Ernährung und gesundheitliche Fürsorge, zu geringe Beaufsichtigung und Zuwendung, nachlässigen Schutz vor Gefahren sowie durch nicht hinreichende Anregung und Förderung motorischer, geistiger, emotionaler und sozialer Fähigkeiten.

Die andauernde oder wiederholte Unterlassung fürsorglichen Handelns kann aktiv oder passiv, aufgrund unzureichender Einsicht oder unzureichenden Wissens erfolgen. Sie ist Ausdruck einer stark beeinträchtigten Beziehung zwischen Eltern und Kind. Schone et al. (1997) betonen die langfristigen Auswirkungen von Vernachlässigung, die zu gravierenden bleibenden Schäden oder gar zum Tode des Kindes führen können.

Epidemiologie

Aufgrund der Schwierigkeiten in der Definition des Begriffes »Vernachlässigung« liegen keine verlässlichen Daten zum Ausmaß der Vernachlässigung von Kindern vor. Nach einer Untersuchung von Münder et al. (2000) nennen Fachkräfte der Jugendämter bei der Anrufung des Familiengerichts in zwei Drittel der Fälle Kindesvernachlässigung als Gefährdungsmerkmal. Ein Drittel dieser

Kinder entstammte der Altergruppe der 0- bis 3-Jährigen.

Diese Daten decken sich mit den Erfahrungen aus den Vereinigten Staaten. Aus den Meldungen des amerikanischen Pflichtmeldesystems wird vom US Department of Health & Human Services jährlich der sog. National Child Abuse and Neglect Data Survey (NCANDS) erhoben. Dieser beschreibt für das Jahr 2003 bei knapp einer Million bestätigter Fällen von etwa 3 Millionen gemeldeten Verdachtsfällen einen Anteil von 61% Vernachlässigungen. 42% von 1271 gesicherten Todesfällen im Meldesystem der USA gingen 1994 allein auf Vernachlässigung zurück, weitere 4% auf eine Kombination aus körperlicher Misshandlung und Vernachlässigung. Somit waren mehr Todesfälle auf Vernachlässigung zurückzuführen als auf körperliche Misshandlung.

Kindesvernachlässigung ist ein sehr heterogenes Phänomen und variiert in Erscheinungsform, Schweregrad und Dauer sowie aktuellen und langfristigen Beeinträchtigungen. Wegen dieser Heterogenität, fehlender einheitlicher Definition, unzureichenden Statistiken in der Jugendhilfe oder im Gesundheitswesen können über die Häufigkeit von Vernachlässigung ohne Todesfolge keine verlässlichen Angaben gemacht werden.

Vernachlässigung der Vernachlässigung

Im Gegensatz zu körperlicher Misshandlung und sexuellem Missbrauch ist Vernachlässigung bisher weniger beachtet worden, abgesehen von spektakulären Fällen wie das Aussetzen von Neugeborenen oder das Verhungern-lassen mit Todesfolge (▶ Kap. 14 und 15). Die Vernachlässigung der Vernachlässigung ist jedoch problematisch angesichts der besonders gravierenden Konsequenzen für die sozial-emotionale Entwicklung von Kindern durch Deprivationserfahrungen, unsichere Bindung und unzureichende Ernährung in den ersten Lebensjahren. Die Schwierigkeit in der Intervention besteht darin, dass die Vernachlässigung gravierend sein muss, bevor eindeutige körperliche Folgen und Schäden entstanden sind, und dass viele Monate oder Jahre vergehen können, bevor sich die emotionalen Beeinträchtigungen zeigen (▶ Kap. 13.5).

Wenige Langzeitstudien geben Aufschluss über die Folgen bestimmter psychosozialen Belastungen, aber auch die ihnen entgegenwirkenden Ressourcen in der Kindheit im Hinblick auf die spätere Entwicklung. Da das Hilfesystem sich noch immer eher an manifesten Schäden und weniger an potenziellen Langzeitschäden orientiert, gelingt eine frühzeitige, sekundär präventive Intervention nur selten. Dies gilt insbesondere auch deshalb, weil Interventionen in vernachlässigenden Familien ein erhebliches Maß an personellem und finanziellem Einsatz bedeuten. Einen Überblick über die Erscheinungsformen körperlicher und emotionaler Vernachlässigung geben die Übersichten.

Körperliche Vernachlässigung

- **Unzureichende qualitative und/oder quantitative Ernährung**
  - Dystrophie, nichtorganische Gedeihstörung
  - Psychosozialer Minderwuchs
- **Unzureichende medizinische Vorsorge**
  - Nichtwahrnehmen der Vorsorgeuntersuchungen
  - Keine Zahnvorsorgeuntersuchungen oder Kariesprophylaxe
  - Keine oder unzureichende Impfungen
- **Prä- und perinatale Vernachlässigung**
  - Drogen, Alkohol, Nikotin in der Schwangerschaft
  - Fehlende medizinische Vorsorge bzw. Betreuung
- **Verweigerung oder Verzögerung medizinischer Behandlung bei Erkrankungen**
  - Kein Aufsuchen medizinischer, zahnmedizinischer oder psychologischer Behandlung
- **Missachtung körperlicher Grundbedürfnisse**
  - Keine adäquate Unterkunft
  - Keine angemessene Bekleidung, Hygiene und Körper- und Zahnpflege
- **Mangelnde Beaufsichtigung**
  - Keine Sicherheit vor alltäglichen Gefahren
  - Mangelnde Supervision und Aufsicht
  - Ungesicherte Gefahrenquellen im Haushalt (Medikamente, Putzmittel)

▼

C

Emotionale Vernachlässigung
- Fehlende Zuwendung, Liebe, Respekt, Geborgenheit
- Mangelnde Anregung und Förderung (»stimulative Vernachlässigung«)
- Mangelndes Wahrnehmen und Unterstützung des Schulunterrichtes
- Permissive Eltern bei Schulschwänzen, Delinquenz, Alkohol- oder Drogenabusus
- Keine Förderung der Ausbildung und Erwerb sozialer Kompetenz
- Keine Hilfe zur »Lebenstüchtigkeit«, Selbstständigkeit und zur Bewältigung von Alltagsanforderungen
- Kein angemessenes Setzen von Grenzen, keine Belehrung über Gefahren
- Aussetzen chronischer Partnergewalt der Eltern
- Verweigerung oder Verzögerung psychologischer oder psychiatrischer Hilfe bei entsprechender Erkrankung

12.2 Mangelnde Fürsorge und Aufsicht

Vernachlässigung der gesundheitlichen Fürsorge

Die Vernachlässigung der gesundheitlichen Fürsorge ist durch folgendes Verhalten gekennzeichnet:
- Gesundheitliche Probleme werden nicht wahrgenommen oder nicht angemessen behandelt.
- Empfohlene Vorsorge- und Früherkennungsuntersuchungen werden nicht angenommen.
- Die Gesundheit wird durch fahrlässiges Verhalten gefährdet.

Die Beurteilung eines solchen Verhaltens unterliegt kulturellen Standards und gilt nicht unwidersprochen als Kindesmisshandlung. Die Beurteilung, ob die Gesundheitsfürsorge durch die Sorgeberechtigten noch ausreichend oder nicht mehr ausreichend ist, hängt davon ab, wie viel Freiraum Eltern in ihrer Verantwortung für das Kind gelassen werden soll.

Mit Blick auf den in Deutschland zunehmenden religiös-weltanschaulichen Pluralismus lautet die derzeit zentrale familienrechtliche Fragestellung, ob bzw. inwieweit die Einflüsse einer religiösen oder weltanschaulichen Gruppe auf die elterliche Erziehung dem Kindeswohl schaden oder dieses gefährden. Dabei muss ein Ausgleich gefunden werden zwischen der Religionsfreiheit der Sorgeberechtigten und den Gefahren für das Wohl des Kindes Dies gilt besonders, wenn aus z. B. weltanschaulichen Gründen medizinisch indizierte Maßnahmen wie Impfungen, Behandlung von bösartigen oder schweren Erkrankungen oder Bluttransfusionen auf Verlangen der Eltern unterlassen werden sollen.

Ein Beispiel mag verdeutlichen, wie sehr auch gesellschaftliche Normen und Bewertungen die Klassifikation einer unterlassenen Gesundheitsfürsorge beeinflussen. Erkrankt ein Kleinkind an Rachitis, weil die Eltern aus weltanschaulichen Gründen keine Vitamin-D-Prophylaxe gegeben haben, wird dies zwar kritisiert, in der Regel aber nicht als körperliche Vernachlässigung bewertet. Wie wird die Situation beurteilt, wenn die Eltern in chaotischen Lebensumständen leben und trotz wiederholter Aufforderung der Gabe von Vitamin D nicht nachkommen und empfohlene Vorsorgen nicht annehmen? Zu einer Schädigung des Kindes ist es in beiden Fällen gekommen. Die Intervention in der Familie wird sich also nach den individuellen Umständen richten müssen.

Nicht angemessene Kleidung

Vernachlässigung unzureichender oder der Witterung nicht angemessener Kleidung führt im Extremfall zu Unterkühlungen, Erfrierungen oder schweren Sonnenbränden, in weniger schweren Fällen zu einer Infektgefährdung durch ständige Unterkühlung. Ein kontrovers diskutierter Sachverhalt ergibt sich, wenn Eltern ihr Kind zwingen, in den Augen des Kindes peinliche oder lächerliche Kleidung zu tragen oder die Kleidung des anderen Geschlechts, was ggf. als emotionale Misshandlung gewertet werden kann.

Vernachlässigung in Erziehung und Ausbildung

Eine solche Vernachlässigung kann bereits im Kleinkindesalter und Kindergartenalter vorkommen, wenngleich die Gefahr für die Kindesentwicklung durch nicht ausreichende Bildungs- und außerfamiliäre Beziehungsangebote bislang noch selten als Kindeswohlgefährdung angesehen wird. Dies könnte sich ändern, wenn Angebote entweder universell und ohne Kosten für Familien vorgehalten werden (kostenloses Kindergartenjahr vor der Schule), oder wenn Fördermaßnahmen dringend empfohlen, aber von den Eltern nicht wahrgenommen werden.

Die gegenwärtige Debatte um die Aufnahme eigener Kinderrechte ins Grundgesetz verdeutlicht, dass es zum jetzigen Zeitpunkt noch schwierig ist, das Recht des Kindes auf Bildung und Entwicklungsförderung justiziabel zu machen. Es würde wohl auch bedeuten, dass sehr viel mehr hochqualifizierte Betreuungs- und Bildungsmaßnahmen für sehr junge Kinder angeboten werden müssten.

Verletzung der Schulpflicht

Eine rechtlich bedeutsame und justiziable Vernachlässigung tritt aber auf jeden Fall bei Verletzung der Schulpflicht ein. Regelmäßiger Schulbesuch ist für Kinder von großer Bedeutung im Interesse einer gesunden psychosozialen Entwicklung und ihrer Teilhabe am gesellschaftlichen Leben sowie am späteren Arbeitsleben. Versäumnisse werden leider häufig von Seiten des Schulsystems nicht mit Nachdruck verfolgt, auch aufgrund fehlender Kooperation des Schul- und Sozialwesens, mangelnder Informationsweitergabe bei Umzug der Familie und fehlenden An- und Abmeldungen durch die Familie. Es gibt auch in der Bundesrepublik Deutschland immer wieder Kinder und Jugendliche, die jahrelang keine Schulbildung erhalten haben.

Schüler mit schweren Verhaltensstörungen, insbesondere Aggressivität, die vorübergehend ausgeschult werden oder längere Zeit in kinder- und jugendpsychiatrischer Betreuung waren, sollten ein Monitoring durch die Schulbehörde erfahren, ob sie nach der Behandlung wieder regelmäßig zum Schulbesuch erscheinen. Schulverweise erschweren die Situation, wenn von der Schule kein alternatives Angebot gemacht wird.

Mangelnde Beaufsichtigung

Die mangelnde Beaufsichtigung von Kindern oder ihrem Entwicklungsstand unangemessenes Alleinlassen beeinträchtigt die Sicherheit und den Schutz der Kinder und kann zu (vermeidbaren) Unfällen führen. Auch hier kann die Grenzziehung zwischen (gerade) noch angemessener Fürsorge und eindeutig schädigendem elterlichem Verhalten schwierig sein. Oft wirken sich in diesem Kontext schwierige Lebensumstände aus:

- eine Wohnung in oberen Stockwerken mit ungesicherten Fenstern,
- auf Balkonen abgestellte Möbel, durch die die Brüstung überwunden werden könnte,
- ungesicherte Herdplatten, Wassererhitzer oder Boiler,
- nicht verschlossene Medikamente oder Reinigungsmittel,
- Zugang zu Alkohol oder anderen Suchtmitteln in der Wohnung,
- unkontrollierter Zugang zur Nachbarschaft und/oder zu Spielplätzen.

Zu den Maßnahmen der präventiven Verhaltensbeeinflussung zählen öffentliche Kampagnen für mehr Kindersicherheit, vorbeugende Aufklärung durch Informationsmaterial der Bundeszentrale für gesundheitliche Aufklärung (BZgA), Beratungen im Rahmen der gesetzlichen Früherkennungsuntersuchungen in der kinderärztlichen Praxis und Elternkurse. Daneben müssen im Sinne der Verhältnisprävention ordnungspolitische und gesetzliche Maßnahmen zum Schutz von Kindern in den Bereichen Wohnungsbau, Verkehr, Zugang zu Suchtmitteln und Kindersicherheit bei technischen Geräten verstärkt werden.

12.3 Mangelnde Ernährung und nichtorganische Gedeihstörung

Eine Vernachlässigung der Ernährung kann quantitativ oder qualitativ erfolgen. Am häufigsten zeigt sie sich in einer zwar kalorisch ausreichenden, aber qualitativ mangelhaften Ernährung. Diese Form der Fehlernährung kann insbesondere bei kleinen Kindern zu Mangelerscheinungen wie Anämie und Vitaminmangelzuständen führen und damit Wachstum und Entwicklung ernsthaft gefährden.

! Das Leitsymptom der Gedeihstörung ist eine verzögerte somatische Entwicklung.

Diese zeigt sich durch Unterschreiten der 3. Perzentile für Körpergewicht und Körperlänge, durch ein erniedrigtes Längensollgewicht (s. unten) oder einen Abfall der Gewichts- und Wachstumsperzentile im Vergleich zu den Voruntersuchungen um mehr als 2 Hauptperzentilen. Begleitende klinische Hinweise auf eine Gedeihstörung sind eine verzögerte Knochenreifung und Pubertätsentwicklung sowie motorische oder psychosoziale Entwicklungsstörungen.

Zusätzlich zu den quantifizierbaren Daten finden sich klinische Zeichen der Unterernährung wie reduziertes Unterhautfettgewebe und gering ausgebildete Muskulatur (Greisengesicht der Säuglinge, Tabaksbeutelgesäß), häufig ein prominentes Abdomen, trockene Haut und spärlicher Haarwuchs).

Nicht organische Gedeihstörung

Unterkalorische Ernährung kommt vor, wenn die Eltern das Kind absichtlich nicht ausreichend ernähren, beispielsweise Nahrungsentzug als Strafmaßnahme nutzen (Abb. 12.2a und b), oder aufgrund inadäquater Verwendung von Nahrungsmitteln, insbesondere bei Säuglingen. Auch eine Appetitstörung im Rahmen einer frühkindlichen Depression bei gestörter Eltern-Kind-Bindung oder Nahrungsverweigerung durch das Kind selbst aufgrund eines unangemessenen Erziehungsverhaltens der Eltern führen zu mangelnder Kalorienzufuhr und Beeinträchtigung der körperlichen Entwicklung. In all diesen Fällen spricht man von nichtorganischer Gedeihstörung.

Die Kinder zeigen eine Gewichtsentwicklung, die allmählich den individuellen Perzentilenbereich verlässt (»nach unten abknickt«), und schließlich auch ein »Abknicken« des Längenwachstums nach sich zieht (Abb. 12.3). Schwere akute und chronische Unterernährung und Nichtwahrnehmung bzw. fehlende Fürsorge für das hungernde, zunehmend schwache und apathische Kind führen zu lebensbedrohlichen Situationen und Todesfällen.

Die Diagnose einer nichtorganischen Gedeihstörung setzt den Ausschluss von Erkrankungen voraus, die zu einer Malabsorption (unzureichende Digestion oder Resorption von Nährstoffen) oder einem gesteigerten Energieumsatz (erhöhter Verbrauch) führen. Dennoch lässt sich auch bei gründlicher Diagnostik ein bedeutsamer Anteil der Gedeihstörungen nicht als eindeutig organisch oder nichtorganisch, d. h. durch vernachlässigendes Verhalten erklären. Neuere Arbeiten vermuten für diese Fälle subtile Störungen der orofazialen Motorik oder Variationen der Appetitregulation

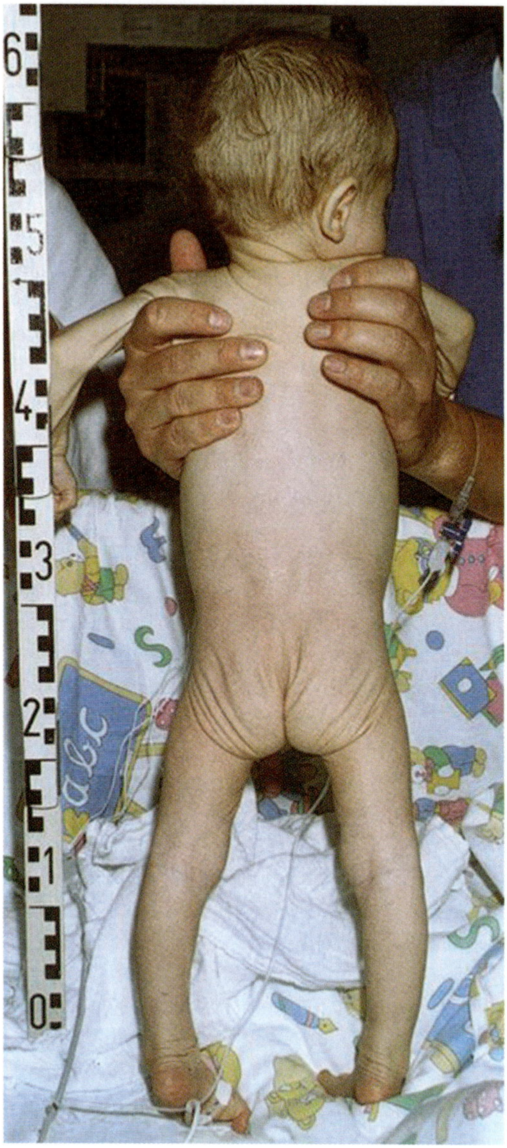

Abb. 12.2. 12 Monate altes Mädchen nach akuter intensivmedizinischer Behandlung mit schwerer Dystrophie, Untertemperatur und Herzrhythmusstörungen. Das Aufnahmegewicht betrug 5100 g, laborchemisch Hinweise auf eine Rachitis und Hypothyreose, sonographisch beginnende Leberzellverfettung

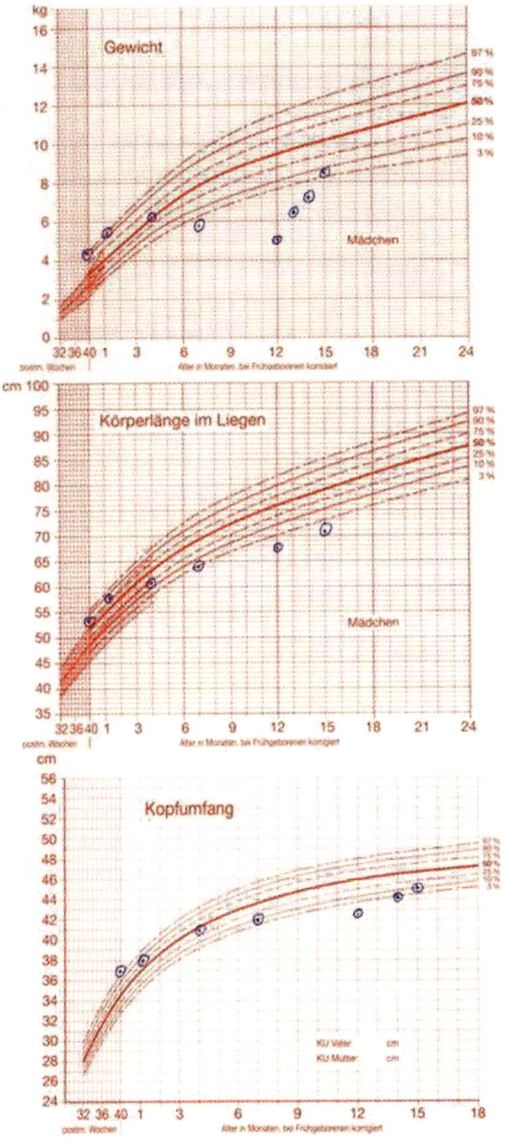

Abb. 12.3. Gleiches Kind wie in Abb. 12.2. Die Perzentilenkurven zeigen im Kindervorsorgeheft dokumentierte Körpermaße

des Kindes, die je nach Reaktion der Eltern darauf zu Interaktions- und Fütterstörungen führen können. Die Diagnose einer nichtorganischen Gedeihstörung ist daher keineswegs automatisch mit einer Vernachlässigung oder Misshandlung gleichzusetzen, auch wenn es sich um eine bedeutsame Differenzialdiagnose handelt.

Die Abklärung einer nichtorganischen Gedeihstörung folgt einem **standardisierten Algorithmus**. In einer genauen Anamneseerhebung werden folgende Aspekte erfragt und dokumentiert:

Körperdaten. Wachstumskurven, Geburtsmaße und weitere Daten von Gewicht, Länge und Kopfumfang sowie abgeleitete Daten (Längensollgewicht, Wachstumsgeschwindigkeit) ergeben einen Einblick in die Dynamik der Entwicklung der Gedeihstörung. Besteht sie von Anfang an, sind insbesondere bei begleitendem Erbrechen möglicherweise frühe Fütterstörungen bei Frühgeburtlichkeit oder intrauteriner Dystrophie oder syndromale Erkrankungen des Kindes in Betracht zu ziehen.

Findet sich ein »Abknicken der Perzentilen« in der Gewichtskurve, kann eine mangelnde Zufuhr oder eine mangelnde Verwertung von Kalorien verantwortlich sein. Bei dieser Konstellation findet sich immer eine Beeinträchtigung der Gewichtsentwicklung, bevor die Längenentwicklung betroffen ist. Nur bei schwerer unterkalorischer Ernährung zeigt sich auch ein mangelndes Kopfwachstum in der Folge, meist jedoch erst Monate später.

! Bei der Einschätzung des Schweregrads der Gedeihstörung sollte eine Perzentilenkurve verwendet werden, in der das Gewicht auf die Länge bezogen wird:
Längensollgewicht in % = Körpergewicht/ Gewichtsmedian für die Körpergröße ×100 (Norm: 90–110%)
Normal ist ein auf die Länge bezogenes Gewicht im mittleren Normbereich. Als leichte bis mittlere Gedeihstörung wird ein Gewicht unterhalb der 1. Standardabweichung, als schwere Gedeihstörung unterhalb der 2. Standardabweichung bezeichnet.

Anamnese. Eine weitere Säule der Diagnostik nach Erstellen der Perzentilenkurven ist die Ernährungsanamnese. Zentral dabei ist die Frage nach der Einführung von Beikost bei Säuglingen, Einführung von bisher nicht gegebenen Nahrungsmitteln, Unverträglichkeitsreaktionen, Erbrechen und Durchfällen.

Zur Einschätzung, ob die derzeitige Kalorienzufuhr ausreichend ist, sollte ein genaues Nahrungsprotokoll für mindestens 3 Tage geführt werden. In der Regel kann dieses Protokoll ambulant durch die Eltern im häuslichen Umfeld erstellt werden. Bei Hinweisen auf eine mangelnde Compliance oder falsche Angaben sollte dies unter stationären Bedingungen erfolgen. Eine Ökotrophologin oder Diätassistentin kann aus dem Protokoll sowohl die Zufuhr von Kalorien als auch von Eiweiß, Kohlenhydraten, Fetten, Spurenelementen und Vitaminen berechnen und entsprechende Korrekturen vorschlagen. Das Ernährungsprotokoll sollte weiterhin Angaben zur Tagesstruktur (Regelmäßigkeit der Mahlzeiten), zu Zeitpunkt und Umständen der Mahlzeiten (gemeinsam mit der Familie, am Tisch, Verfügbarkeit von Lebensmitteln zwischen den Mahlzeiten) enthalten.

Klinische Beobachtung. Bei Hinweisen auf eine nicht ausreichende Kalorienzufuhr sollte vor weiterer invasiver Diagnostik eine klinische, in der Regel stationäre Beobachtung des Essverhaltens des Kindes folgen. Zeigen sich ein gutes Essverhalten und eine rasche Gewichtszunahme, liegt eine Vernachlässigung oder schwere Interaktionsstörung im häuslichen Umfeld vor und muss durch entsprechende psychosoziale Interventionen behoben werden.

Wichtig ist hier auch die Verhaltensbeobachtung des Kindes allgemein und insbesondere während des Fütterns bzw. beim Einnehmen der Mahlzeiten. Abwehr, Wutausbrüche, aggressives oder zurückgezogenes Verhalten deuten auf eine Interaktionsstörung hin. Die Beziehungen zwischen Eltern und Kind, die Kommunikationsstruktur, das elterliche Erziehungsverhalten können durch eine detaillierte psychosoziale Anamnese, besser aber durch eine direkte Verhaltensbeobachtung evaluiert werden.

Nicht selten ergibt sich die Konstellation, dass eine organische Ursache durch eine gestörte Eltern-Kind-Interaktion verschlimmert wird. Die Eltern können enttäuscht sein durch das schlechte Essverhalten und das unzureichende Gedeihen des Kindes. Manchmal entwickeln die Eltern auch traumatisierende Fütterpraktiken (bezüglich daraus resultierender Verletzungen ▶ Kap. 6.1), sodass Eltern und Kind in einen Teufelskreis sich verstärkender negativer Interaktion geraten.

Differenzialdiagnose. Differenzialdiagnostisch müssen Erkrankungen, die mit Schwierigkeiten der Nahrungsaufnahme oder gestörter Verwertung der Nahrung assoziiert sind, in Betracht gezogen werden. Mangelnde Gewichtszunahme bei noch erhaltenem Längenwachstum nach dem Abstillen weist auf eine Malabsorption hin. Beispiele hierfür sind Allergien gegen Kuhmilchprotein oder andere Nahrungsbestandteile, Unverträglichkeit von Laktose, Fruktose oder Gluten (Zöliakie), Immundefekte, und chronisch entzündliche Darmerkrankungen. Letztere sind im Säuglings- und Kleinkindesalter jedoch sehr selten.

Begleitsymptome wie Erbrechen und Durchfälle erfordern ebenfalls eine weitere medizinische Abklärung. Dafür sind Laboruntersuchungen oder bildgebende Untersuchungen zur Darstellung von Fehlanlagen, Reflux oder Passagehindernissen erforderlich, wie sie beispielsweise in den Leitlinien der Gesellschaft für Pädiatrische Gastroenterologie und Ernährung empfohlen werden (Nützenadel u. Zimmer 2007).

Jede chronische körperliche Erkrankung wie ein Herzfehler, Niereninsuffizienz, Immundefekte, Störungen des Vitamin-D-Stoffwechsels (Rachitis), chronische Lungenerkrankungen (insbesondere Mukoviszidose) oder chronische Adenoide können zu mangelndem Appetit bzw. unzureichender Nahrungsaufnahme bei eingeschränkter Leistungsfähigkeit oder erhöhtem Kalorienverbrauch führen. In aller Regel ergeben sich aus der Anamnese und sorgfältigen körperlichen Untersuchung wegweisende Befunde, die zur Abklärung dieser Erkrankungen führen. Hinweise auf mögliche Ursachen für Gedeihstörungen gibt die Übersicht.

Mögliche Ursachen für Gedeihstörungen

- **Qualitativ oder quantitativ nicht ausreichende Ernährung:**
  Fehlernährung, Diäten, psychische Erkrankungen, Appetitstörungen u. a.
- **Vermehrte Verluste durch Erbrechen:**
  Gastroösophagealer Reflux, Niereninsuffizienz, metabolische Erkrankungen, neurologische Erkrankungen u. a.

▼

- **Verminderte Aufnahme bzw. Kalorienverluste:**
  Chronische Lebererkrankungen, Zöliakie, chronisch entzündliche Darmerkrankungen, Mukoviszidose, Kohlenhydratmalabsorption, parasitäre Infektionen, Niereninsuffizienz u. a.
- **Vermehrter Verbrauch, erhöhter Umsatz:**
  Chronische Infektionen, chronische kardiale, pulmonale, metabolische, endokrine (Hyperthyreose) Erkrankungen, onkologische Erkrankungen u. a.

Psychosozialer Minderwuchs

Bei ausreichender Gewichtsentwicklung, aber mangelndem Längenwachstum oder ausbleibendem Kopfwachstum sind in aller Regel nicht Gedeihstörungen oder Vernachlässigung ursächlich, sondern körperliche Erkrankungen, die entsprechend weiterer Abklärung bedürfen. Eine Ausnahme bildet der psychosoziale Minderwuchs, der durch eine fehlende pulsatile Ausschüttung von Wachstumshormon während des Schlafes entsteht. Bei Kindern in chaotischen oder beängstigenden Lebensumständen, die keinen ausreichenden oder ständig gestörten Nachtschlaf haben, kann es zu dieser sehr seltenen, durch Anamneseerhebung, klinische Untersuchungen und Hormontests gut nachweisbaren Folge von Deprivation kommen.

Intervention

Nach Sicherung der Diagnose einer nichtorganischen Gedeihstörung wird unter Berücksichtigung der sozialen und emotionalen Entwicklungsbedürfnisse des Kindes und der elterlichen Kompetenzen ein Behandlungsplan erstellt. In vielen Situationen genügt eine Beratung und engmaschige Begleitung der Eltern, um die Ernährungssituation nachhaltig zu verbessern, insbesondere wenn mangelndes Wissen und negative, aber beeinflussbare Erziehungspraktiken eine Rolle spielen.

Bei fehlender elterlicher Kompetenz oder psychischen Erkrankungen der Eltern (auch Suchterkrankungen) sind komplexe Interventionen erforderlich, die soziale, erzieherische und gesundheitsbezogene Maßnahmen beinhalten müssen. In der Regel ist dies ohne die Gewährung einer begleitenden Unterstützung im Elternhaus nicht zu erreichen. Meistens ist eine multiprofessionelle Betreuung und interdisziplinäre Kooperation im Management erforderlich, wichtige Komponenten sind die kinder- und jugendärztliche, diätetische, sozialpädagogische, ggf. psychologische oder psychiatrische Betreuung.

In vernachlässigenden Familien muss in der Regel ein Teil der Betreuung durch aufsuchende Hilfen (Sozialpädagogen, ambulante Kinderkrankenpflege, Familienhebammen, sozialpsychiatrische Dienste, Hausbesuche durch hausärztlichen Kinderarzt) erbracht werden. Zentral bei allen Bemühungen ist es, die Selbstwirksamkeit und das Management durch die Eltern zu stärken und ihre aktive Teilnahme an allen Maßnahmen sicherzustellen. In Familien mit interkulturellem Hintergrund müssen ggf. spezifische Beratungsstellen und Mediatoren eingesetzt werden.

Schwere Interaktionsstörungen

Bei schweren Interaktionsstörungen, bestehenden Risiken und eingetretenen Folgen bzw. Schäden sind ein stationäres Angebot zur psychotherapeutischen Behandlung und ein Interaktionstraining indiziert. Eine Fremdunterbringung ist erforderlich, wenn die angebotenen Hilfen nicht angenommen werden können, erfolglos oder ohne Aussicht auf Erfolg sind.

! In den ersten 3 Lebensjahren sind wegen der raschen Entwicklung des noch unreifen kindlichen Gehirns eine rasche Verbesserung der Kalorienzufuhr und die Sicherstellung einer ausgewogenen Ernährung wichtig, da es sonst zu irreversiblen Verlusten des Entwicklungspotenzials mit intellektuellen Einbußen kommen kann. Es sollten daher klare Ziele und ein klarer Zeitplan zur Erreichung der Ziele zwischen allen Helfern abgesprochen werden. Bei bereits bestehendem Entwicklungsrückstand müssen gleichzeitig entwicklungsfördernde Maßnahmen eingeleitet werden. Ein sorgfältiges Monitoring der Entwicklung in etwa 3-monatlichen Abständen ist ebenso wichtig wie die engmaschige Beobachtung des körperlichen Gedeihens.

Literatur

Deegener G, Körner W (2005) Kindesmisshandlung und Vernachlässigung – Ein Handbuch. Hogrefe, Göttingen, Bern, Toronto

Dubowitz H (1999) Neglected Children: Research, Practice and Policy. Sage Publications, Thousand Oaks, London, New Delhi

Frank R, Kopecky-Wenzel M (2002) Vernachlässigung von Kindern. Monatsschr Kinderheilkd 150: 1339-1343

Herrmann B (2005) Vernachlässigung und emotionale Misshandlung von Kindern. Kinder- und Jugendarzt 36: 393-402

Münder J, Mutke B, Schone R (2000) Kindeswohl zwischen Jugendhilfe und Justiz. Professionelles Handeln in Kindeswohlverfahren. Münster: Votum

Nützenadel W, Zimmer P (2007) Gedeihstörung. AWMF – Leitlinien der Gesellschaft für Pädiatrische Gastroenterologie und Ernährung (GPGE). www.uni-duesseldorf.de/AWMF/ll/068-002.htm

Schone R, Gintzel U, Jordan E, Kalscheuer M, Münder J (1997) Kinder in Not. Vernachlässigung im frühen Kindesalter und Perspektiven sozialer Arbeit. Münster: Votum

Zenz WM, Bächer K, Blum-Maurice R (Hrsg) (2004) Die vergessenen Kinder. Vernachlässigung, Armut und Unterversorgung in Deutschland. PapyRossa-Verlag Köln

C

Risikofaktoren, emotionale Misshandlung und psychische Folgen von Kindesmisshandlung und Vernachlässigung

Kinder haben vielfältige Entwicklungsbedürfnisse, die nur in einem sozialen Kontext verwirklicht werden können, der zumindest ausreichenden Schutz, Ernährung, Sicherheit und menschliche Zuwendung garantiert. Die Unreife des Gehirns des menschlichen Säuglings bei der Geburt und in den ersten Lebensjahren bietet große Chancen, das biologische Potenzial durch positive Einflüsse zu nutzen und zu stärken, aber auch Risiken, dies durch negative Einflüsse einzuschränken.

Das Wechselspiel der biologischen Mitgift des Individuums, sensorischer Kontaktaufnahme und Reaktion auf äußere Einflüsse, Bezugnahme auf innere und äußere Aktivitäten und Wahrnehmung, Interaktion mit anderen Menschen im Kontext einer sozialen Umwelt und Herausbildung einer inneren Welt wird durch die Vernetzung von entwicklungspsychologischer und neurobiologischer Forschung zunehmend besser verstanden. Dabei zeigt sich, dass ein einfaches Risiko-Folgen-Modell zu schädlichen Einflüssen die Wirksamkeit von schützenden personenbezogenen und umweltbezogenen Faktoren zu wenig beachtet hat. Das psychosoziobiologische Modell zur Entstehung von Funktions- und Teilhabestörungen (International Classification of Functioning, Disability and Health, WHO) und Antonovskys Konzept der Salutogenese (Gesundwerdung) sind hilfreich zum Verständnis der Anpassungsprozesse nach Gewalterfahrungen. Diese Modelle unterscheiden sich damit von traditionellen, auf negative Veränderungen fixierten Konzepten der Pathogenese.

13.1 Hintergrund

Der Begriff der Gesundheit wird hier in einem sehr breiten Sinn verstanden, der über das körperliche Wohlbefinden hinausgeht und Aspekte der seelischen und sozialen Gesundheit einschließt. Er berücksichtigt die Dynamik von Entwicklungsprozessen und nutzt eine Perspektive von Übereinstimmung oder Diskrepanzen zwischen Entwicklungspotenzialen und -chancen einerseits und Entwicklungshemmnissen und -problemen andererseits. Gesundheit kann nach diesen Konzepten nur im Kontext der aktuellen Lebensumstände eines jeden Individuums verwirklicht werden.

Aus entwicklungspsychologischer Sicht lässt sich die seelische Schädigung des Kindes nur bedingt aus der Schwere der sichtbaren Misshandlung, d. h. den Handlungen und Unterlassungen der Erwachsenen, ableiten. Dafür sind im Wesentlichen 3 Gründe anzuführen:

- **Komplexität der Misshandlungs- und Vernachlässigungserfahrung:**
  Die verschiedenen schädigenden Einflüsse kommen fast nie isoliert voneinander vor. Kinder, die körperlich misshandelt werden, erleben häufig auch emotionale Ablehnung oder unzuverlässige Zuwendung und mangelnde Förderung. Kinder, die sexuell misshandelt werden, sind oft in der Vorgeschichte vernachlässigt worden oder haben Verwahrlosung erlebt.
  Aus diesem Grund sind Entwicklungsstörungen nicht einzelnen, spezifischen Ursachen oder Handlungsmustern zuzuordnen.
- **Entwicklungsspezifische Aufgaben:**
  Das Ausmaß der Folgen hängt sowohl vom Alter des Kindes zum Zeitpunkt der Misshandlungen oder der Vernachlässigung ab als auch vom Zeitpunkt der (Nach-) Untersuchung. Die Beeinträchtigungen werden beeinflusst vom aktuellen Entwicklungsstand des Kindes und manifestieren sich darin, dass altersentsprechende Aufgaben bzw. Herausforderungen nicht bewältigt werden können oder aber latente Störungen im Rahmen neuer Entwicklungsaufgaben manifest werden. Seelische Folgen von Gewalterfahrungen werden oft erst Jahre später erkennbar, wenn schwierige Entwicklungsübergänge nicht gelingen oder eine Retraumatisierung auftritt.
  Die Folgen von Misshandlung und Vernachlässigung können nur vor dem Hintergrund der Entwicklungsbedürfnisse und -potenziale von Heranwachsenden verstanden werden.
- **Balance von Risiken und Ressourcen**
  Eine Vielzahl verschiedener Faktoren beeinflusst die Entwicklungsprognose ehemals misshandelter Kinder. Die schädigenden Einflüsse werden umweltbezogen als Risikofaktoren und personenbezogen als Vulnerabilität bezeichnet, während die schützenden Einflüsse umweltbezogen als Ressourcen und personenbezogen als Resilienz (Widerstandsfähigkeit) des Kindes aufgefasst werden können.

Die schädigenden und schützenden Einflüsse auf die Kindesentwicklung wirken nicht immer gleichartig, sondern abhängig vom Alter und Entwicklungsstand des Kindes. Schützende Einflüsse finden Kinder auch häufig in Personen ihres sozialen Nahfeldes oder in einer insgesamt an haltenden und fördernden Beziehungsangeboten reichen Umgebung. Kindesmisshandlung wirkt am gravierendsten dort, wo spezifische Entwicklungsprozesse und Entwicklungsaufgaben des Kindes massiv behindert oder gestört werden. Gerade die am schwierigsten zu behandelnden Beziehungskonstellationen zeichnen sich häufig durch eine massive Ressourcenarmut aus.

13.2 Entwicklungsbedürfnisse von Kindern

Die Entwicklungsbedürfnisse von Kindern sind vielfältig. Zunächst sind hier die basalen Bedürfnisse insbesondere des jungen Kindes zu nennen, die befriedigt werden müssen: Hunger und Durst, Pflege (Wärme, Sauberkeit und Schutz), Ruhe, Entspannung und Schlaf, sowie emotionale Bedürfnisse nach Bindung, Kontakt, Wahrnehmung und Kommunikation. Kinder brauchen daher Eltern als verantwortliche und verlässliche erwachsene Personen, die sie annehmen und lieben. Diese Bedürfnisse können nur realisiert werden, wenn die Eltern über die notwendigen persönlichen intuitiven und kognitiven Kompetenzen verfügen und ausreichende äußere Lebensbedingungen für die Familie vorhanden sind.

Eltern und Familien gestalten einen überschaubaren sozialen Nahraum, in dem sich ihre sozialen und emotionalen Kompetenzen im Austausch mit anderen Menschen verwirklichen können (Dornes 2000). Bei den elterlichen Kompetenzen spielen die Fähigkeit zur offenen Begegnung, zur passenden Einfühlung und nicht zuletzt die Fähigkeit,

Tab. 13.1. Entwicklungsbedürfnisse des Kindes, elterliche Kompetenzen und Umweltfaktoren

Entwicklungsbedürfnisse des Kindes	Elterliche Kompetenzen	Lebensbedingungen
– Emotionale Entwicklung und Erziehung – Verlässliche familiäre und soziale Beziehungen – Bildung – Seelische und körperliche Gesundheit – Persönliche Identität und Selbstständigkeit – Soziale Repräsentation und Partizipation – Erfahrungen mit Konflikten und hinreichend guter Lösung – Regulation	– Sicherstellen der Grundversorgung – Sicherheit und Schutz gewähren – Emotionale Wärme – Anregung und Anleitung – Stabilität in der Lebensführung – Kontinuität in der Lebensführung – Abgrenzung eigener Bedürfnisse – Intuition	– Ressourcen der Gemeinschaft – Soziale Integration der Familie – Arbeit und finanzielle Lage – Kindgerechtes Wohnumfeld – Kontext der erweiterten Familie einschließlich Verwandtschaft – Gestaltung des sozialen Nahfeldes – Schutz vor äußeren Gefahren und schädigenden physischen und sozialen Einflüssen

sich am Kind und dessen Entwicklung zu freuen, eine wesentliche Rolle (Tab. 13.1).

Die Verwirklichung der Entwicklungsbedürfnisse ermöglicht die Herausbildung einer persönlichen Identität, soziales Wohlbefinden und Selbstwirksamkeit in der Begegnung mit Herausforderungen aus der Um-, Mit- und Innenwelt. Die Möglichkeiten der Eltern, dies anzubieten, hängen wiederum vom Kontext und der Lebenswelt der Familie ab. Insbesondere zählen dazu Ressourcen der Gemeinschaft, die soziale Integration der Familie, ökonomische Möglichkeiten und Erwerbstätigkeit, Wohnraum und Zusammenleben sowie Gestaltung verwandtschaftlicher und freundschaftlicher Beziehungen. Daneben

13.3 Eltern-Kind-Interaktion und -Bindung

Vernachlässigung wie auch Misshandlung sind in der Regel Folge einer Dysfunktion im System Eltern-Kind-Umgebung. Für eine fördernde Eltern-Kind-Beziehung sind 4 wesentliche Eigenschaften von Eltern erforderlich. Diese sollten in **hinreichendem** Maß vorhanden sein:

- die Fähigkeit der Empathie und Kommunikation mit dem Kind,
- die Fähigkeit, das Kind realistisch wahrzunehmen,
- die Fähigkeit zu realistischen Erwartungen an das Kind,
- die Fähigkeit, aggressives Verhalten gegenüber dem Kind zurückzuhalten.

! Nur wenn Eltern diese Funktionen in ausreichendem Maß anbieten können, kann das Kind eine sichere Bindung entwickeln, die zum Modell für zukünftige menschliche Beziehungen wird.

13.3.1 Erforderliche Fähigkeiten der Eltern

Fähigkeit der Empathie und Kommunikation mit dem Kind

Nach der Bindungstheorie ist dies eine grundlegende elterliche Fähigkeit für die Entwicklung von Kindern. Eltern müssen in der Lage sein, ihre eigenen Interessen zurückzustellen, um die Situation des Kindes zu verstehen. Sie müssen emotional verfügbar sein für das Kind, wenn das Kind sie braucht. In der Kommunikation mit dem Kind haben Eltern sowohl die Aufgabe, die Autonomie und Würde des Kindes zu achten als auch in Bezug auf seinen Entwicklungsstand angemessen zu antworten. Dies impliziert die grundlegende Fähigkeit, sich emotional in das Kind hineinzuversetzen.

Fähigkeit, das Kind realistisch wahrzunehmen

Es ist nicht ungewöhnlich, dass misshandelnde Eltern ein verzerrtes Bild von ihren Kindern haben und von dem, was sie entsprechend ihrem Alter und ihrem Entwicklungsstand leisten können. Hierzu gehören insbesondere überhöhte Anforderungen an die Selbstständigkeit, z. B. an die Sauberkeitsentwicklung des Kindes. Auch unzureichende Aufsicht des Kindes, mangelnde Sicherheit und Übertragung nicht altersgemäßer Aufgaben fallen in diesen Bereich.

Fähigkeit zu realistischen Erwartungen an das Kind

In manchen Familien erwarten die Eltern von ihren Kindern Fürsorge und Trost statt umgekehrt. Es lastet ein großer Druck auf dem Kind, Bedürfnisse zu erfüllen, die hätten erfüllt werden müssen, als die Eltern selbst Kinder waren. In dieser Situation fordern Eltern dann von ihren Kindern zweierlei: Die Kinder sollen die Eltern für das entschädigen, was die eigenen Eltern ihnen selbst vorenthalten haben, und sie sollen die Eltern für die mit den eigenen Eltern erlittenen Frustrationen trösten.

In dem Bestreben, von ihren Eltern anerkannt zu werden, versuchen viele Kinder, ihren Eltern diese liebevollen Ersatzeltern zu bieten. In dem Konflikt zwischen den eigenen kindlichen Bedürfnissen nach Versorgung sowie Anerkennung und dem Zwang, sich ihren Eltern zur Verfügung zu stellen, werden sie jedoch früher oder später überfordert sein.

Fähigkeit, aggressives Verhalten dem Kind gegenüber zurückzuhalten

Eltern müssen in der Lage sein, ihren eigenen Schmerz und/oder ihre eigene Aggression zurückzuhalten, also nicht gegenüber den Kindern auszuleben. Wir sprechen von der Fähigkeit, Impulse zu kontrollieren. Dies ist ein wichtiger Aspekt bei drogen- bzw. alkoholabhängigen und/oder psychisch kranken Eltern.

! Von Eltern wird die Fähigkeit erwartet, den Bedürfnissen eines Kindes Vorrang vor den eigenen Bedürfnissen einzuräumen. Eltern müssen in der Lage sein, eigenen Schmerz und eigene Aggressionen zu kontrollieren.

13.3.2 Bindungstheorie

Die Bindungstheorie, entwickelt von John Bowlby und Mary Ainsworth (2005), hat einen wesentlichen Beitrag zum Verständnis der Entwicklung des jungen Kindes in der Familie geleistet. Sie beschreibt drei grundsätzliche Bindungsmuster.

Sichere Bindung. Hier vertraut das Kind darauf, dass ein Elternteil oder eine Elternfigur verfügbar, verständnisvoll und helfend ist, wenn es in eine feindliche oder erschreckende Situation kommt. Mit dieser Sicherheit fühlt es sich frei, die Welt zu erkunden. Dieses Muster wird von Eltern gefördert, die bereitwillig zur Verfügung stehen, die empfindsam für die Signale ihres Kindes sind und die ihm liebevoll entgegenkommen, wenn es Schutz oder Trost sucht.

Angstbindung. Hier ist das Kind unsicher, ob die Elternperson verfügbar sein wird, Antworten geben oder helfen wird, wenn es (akut) erforderlich ist. Aufgrund dieser Unsicherheit ist das Kind immer wieder von Trennungsangst bestimmt, neigt dazu, zu klammern und hat Angst, die Welt zu erkunden. Dieses Muster, in dem der Konflikt offensichtlich ist, wird durch Eltern gefördert, die manchmal verfügbar und hilfreich sind und manchmal nicht.

Bindungsvermeidung. Hier hat das Kind kein Vertrauen, dass hilfreich auf seinen Bedarf auf Fürsorge reagiert wird. Im Gegenteil erwartet es, zurückgewiesen zu werden. Wenn diese Erfahrung in ausgeprägtem Maß vorliegt, versucht eine solche Person, ihr Leben ohne die Liebe und Unterstützung durch andere zu leben, sie versucht, emotional selbstgenügsam zu werden und mag später als narzisstisch eingestuft werden. Dieses kindliche Verhaltensmuster, in dem sich der Eltern-Kind-Konflikt stärker verdeckt darstellt, ist das Ergebnis permanenter Zurückweisung des Kindes durch die Eltern, wenn es sich, Trost oder Schutz suchend, an sie wendet.

13.4 Risikofaktoren

Gewalt gegen Kinder ist sowohl Ausdruck gestörter Beziehungen zwischen Erwachsenen und Kindern als auch Ausdruck gestörter familiärer Systeme. Der soziale Kontext einer Familie spielt jedoch eine entscheidende Rolle bei der Frage, ob sich Risiken derart auswirken, dass sie zu einer Misshandlung oder Vernachlässigung des Kindes führen. Sozioökonomische Belastungen bzw. Ar-

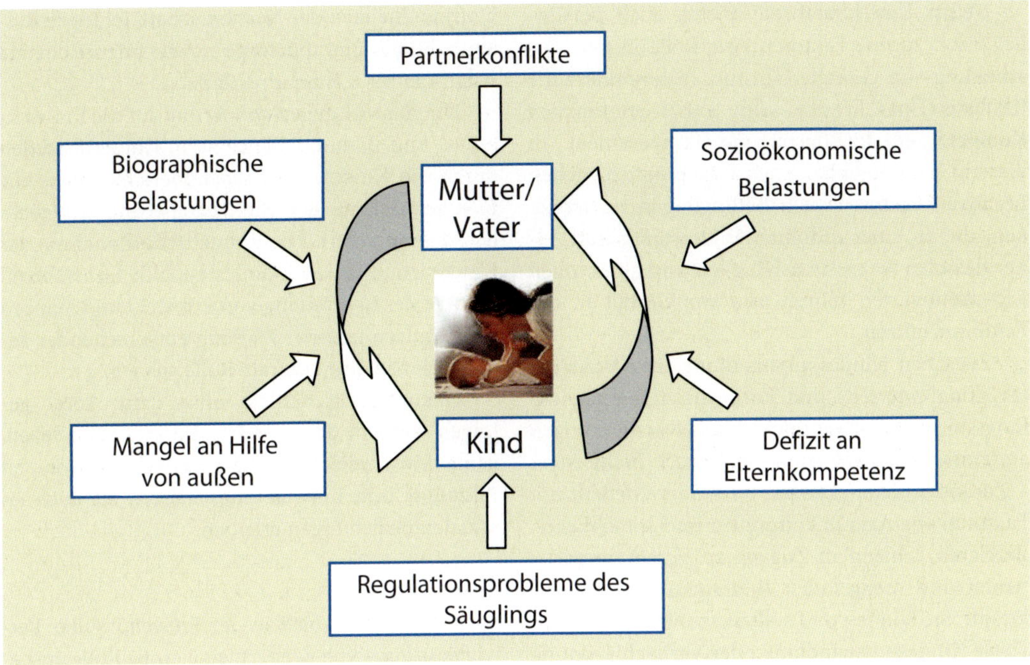

Abb. 13.1. Einflüsse auf eine gelingende Eltern-Kind-Interaktion

mutsverhältnisse spielen eine nicht unbedeutende Rolle, weil sie Familien mit geringen sozialen und emotionalen Kompetenzen zusätzlich vulnerabler machen (Abb. 13.1).

13.4.1 Problemlagen von Familien

Risikofaktoren im sozialen Bereich für Kindesmisshandlung und Vernachlässigung

- Armut
- Sehr junge Elternschaft
- Alleinerziehender Elternteil
- Psychosozialer Stress
- Sozial verarmte Nachbarschaften
- Erkrankungen der Eltern, insbesondere Suchterkrankungen (Alkohol, Drogen)

Die in der Übersicht genannten Umstände erhöhen das Risiko für ein Kind, misshandelt zu werden. Allerdings sind diese Risikofaktoren untauglich, im Einzelfall zur diagnostischen Klärung beizutragen. Es handelt sich um statistisch verifizierte Risiken bezogen auf ein größeres Kollektiv. Gesichert ist, dass die Mehrzahl der ökonomisch und sozial benachteiligten Eltern ihre Kinder nicht vernachlässigt, misshandelt oder sexuell missbraucht. Dennoch muss im Rahmen präventiver Bemühungen die Kenntnis über die Auswirkungen von belastenden Risikofaktoren dazu führen, dass Familien in schwierigen Lebensverhältnissen ggf. unterstützt werden.

Es sind vermutlich nicht einzelne Risikofaktoren, die für sich das Gewaltpotenzial in einer Familie erhöhen können, denn das Risiko kann durch protektive Faktoren wie ein unterstützendes soziales Umfeld, Kinderfreundlichkeit der umgebenden Lebenswelt, ausreichende außerfamiliäre Betreuung und proaktive Hilfesysteme vermindert werden. Eine defizitorientierte Sicht ist abgelöst worden von einer Analyse sowohl der Risiken als auch der Ressourcen, der Möglichkeiten und der Barrieren.

Neben Umfeldfaktoren spielen auch persönlichkeitsbezogene Faktoren eine Rolle in der Verarbeitung von Gewalterfahrung, insbesondere die Resilienz eines Kindes, seine sozial-emotionalen Kompetenzen, Intelligenz und Temperament. In diesem Zusammenhang wird es möglich, neben negativen Faktoren auch Bedingungen zu verstehen, die zu einer erhöhten Widerstandskraft, einer flexiblen Anpassungsfähigkeit und glückvollen Lebensentwürfen führen und vor Gewalt in der Familie schützen.

Zwischen Kindesmisshandlung und Vernachlässigung einerseits und unspezifischen Entwicklungsstörungen sowie Entwicklungsverzögerungen andererseits besteht ein – wenn auch nicht enger – Zusammenhang: Letztere sind unzweifelhaft mit Faktoren wie Armut, kulturellen und sprachlichen Barrieren, fehlendem Zugang zu Versorgungssystemen und mangelnden Bildungsangeboten verknüpft. Sie können und sollten aber nicht als justiziable Kindesmisshandlung oder Vernachlässigung gewertet werden, weil es sich häufig eher um eine gesellschaftliche Form der Kindeswohlgefährdung handelt.

Vielfach ist in Familien, in denen sich Vernachlässigung ereignet, ein Defizit an Hilferessourcen im Umfeld vorzufinden. So sind z. B. familiäre Zerwürfnisse mit Kontaktabbrüchen anzutreffen, oder es ist soziale Isolation eingetreten bezogen auf die Nachbarschaft und den Bekanntenkreis. Sozioökonomische Belastungen können zu Unsicherheit, Zukunftsängsten, Resignation und Perspektivlosigkeit führen und damit zur Eskalation beitragen. Eine Gewichtung der beteiligten Faktoren ist aufgrund der Komplexität psychosozialer Prozesse in der Regel erst durch eine differenzierte Analyse des Einzelfalls möglich.

Lebenswelten

Die Lebenswelten von Familien und die Struktur sozialer, gesundheitlicher und pädagogischer Versorgungssysteme sind in einen gesellschaftlichen, politischen und kulturellen Kontext eingebettet. Die Lebenswelten von Familien werden entscheidend von der Ökologie des Zusammenlebens beeinflusst, die Urie Bronfenbrenner (1981) erforscht und beschrieben hat. Neben ökonomischer Deprivation spielen auch verarmte soziale Beziehungen, Unfreundlichkeit der Nachbarschaft, fehlende Rollenvorbilder und Fürsorge sowie unzureichende Angebote für Kinder eine Rolle.

Die Auswirkungen von Armut auf die Entwicklungs- und Bildungschancen von Kindern werden durch die Kinder- und Jugendberichte sowie die Familienberichte der Bundesregierung eindrücklich dokumentiert. Die dramatische Zunahme der Kinderarmut in der Bundesrepublik Deutschland muss in der Beurteilung von Entwicklungschancen von Kindern und der Planung entsprechender Interventionen eine zentrale Rolle spielen.

Gesamtgesellschaftlich muss dafür Sorge getragen werden, dass Kinder, die in Armut leben, keine Einschränkungen der Teilhabe sowohl an Bildungs- und Entwicklungschancen als auch an sozialen Beziehungen erleiden.

Soziale Isolation

Soziale Isolation spielt in der Entstehung der Vernachlässigung von Kindern eine große Rolle, insbesondere bei einem alleinerziehenden Elternteil (fast immer ist dies die Mutter). Vernachlässigungsfamilien sind überdurchschnittlich häufig arme Familien. Häufig fehlen den Eltern Schulabschluss oder Berufsbildung, sie sind abhängig von Einkommenstransfer und leben in weniger attraktiven oder gefährlichen Wohngegenden. Vernachlässigende Familien sind häufig desorganisiert, die Eltern übernehmen manchmal nicht die Aufgaben und Funktionen von Erwachsenen, sondern verhalten sich selbst noch infantil. Diese Eltern scheitern an den wichtigsten Aufgaben, das Kind vor Gefahren zu schützen und es in der Entwicklung zu fördern. Allerdings ist ein Teil der Gefahren und Problemlagen in den Lebenswelten von jungen Familien, insbesondere solchen in prekären Lebensverhältnissen, nicht von den Eltern zu verantworten und von ihnen selbst nicht abzuwenden.

13.4.2 »Schwierige Kinder« mit Regulations- und Interaktionsstörungen

Die Verwirklichung elterlicher Kompetenzen und das Herstellen einer sicheren Eltern-Kind-Bindung kann durch ein »schwieriges« Temperament des

Kindes und Regulationsstörungen erheblich beeinträchtigt werden. Zu solchen **Regulationsstörungen** gehören

- exzessives Schreien des Säuglings,
- Fütterstörungen,
- Tonusregulationsstörungen,
- andere transitorische neurologische Beeinträchtigungen,
- Schlafstörungen,
- Schwierigkeiten des Säuglings, Blickkontakt aufzunehmen und zu halten.

Es handelt sich dann um sog. »schwierige« Säuglinge und Kinder, die Eltern mit begrenzten psychosozialen Ressourcen und Kompetenzen überfordern können.

Entwicklung des Säuglings

Eine der wesentlichen Entwicklungsaufgaben für den Säugling besteht in den ersten Lebensmonaten darin, die Regulation grundlegender Verhaltenszustände zu erlernen, wie z. B. die Schlaf-Wach-Regulation, die Regulation eigener Affektzustände oder der Nahrungsaufnahme. Die Bezugspersonen übernehmen in diesem Zusammenhang eine Hilfsfunktion, indem sie sich intuitiv auf die Kommunikationsmöglichkeiten des Säuglings einstellen.

Sie versuchen, seine Bedürfnisse zu deuten und zu befriedigen, indem sie ihn trösten, füttern, beschäftigen, zu Bett bringen usw. Es entsteht ein interaktives Wechselspiel, in dem im Idealfall der Säugling die Befriedigung seiner Bedürfnisse sowie Anregungen und Hilfe beim Erlernen der Selbstregulation erfährt und die Bezugsperson Genugtuung und Befriedigung aus der gelungenen Interaktion erlebt. Der Säugling kann Reifungsschritte vollziehen, die ihn selbstständiger machen und den Grad seiner Abhängigkeit verringern.

Übersteigen auftretende Irritationen und Störungen in diesem Wechselspiel ein Maß, das durch die Bezugsperson nicht mehr kompensiert werden kann, so sind vermehrte Fehlregulationen des Säuglings, z. B. in Form von exzessivem Schreien, Fütterstörungen oder Einschlafproblemen wahrscheinlich. Auf Seiten der Bezugsperson bleibt die Genugtuung und Befriedigung der gelungenen Interaktion aus, das Verhalten des Säuglings wird zum Stressfaktor. Kann dieser Stress nicht bewältigt werden und erfolgt keine Unterbrechung der Interaktion von außen (z. B. Entlastung durch eine weitere Bezugsperson), so kann die Dynamik zwischen Bezugsperson und Kind in einen sich selbst verstärkenden Prozess münden, dessen destruktiver Endpunkt Misshandlung oder Vernachlässigung sind.

Frühgeborene

Die oben genannten Schwierigkeiten kommen bei ehemaligen **Frühgeborenen** häufiger vor als bei reifgeborenen Kindern, und die frühe Trennung von den Eltern durch die notwendige Intensivpflege erschwert eine frühe Bindung. So wurde vielfach die Vermutung geäußert, dass diese Kinder ein besonders hohes Risiko für Vernachlässigung oder Misshandlung hätten. Verlässliche Daten liegen hierzu jedoch nicht vor. Wahrscheinlicher erscheint, dass soziale Deprivationsverhältnisse sowohl vermehrt zu Frühgeburtlichkeit als auch zu Vernachlässigung führen.

Chronische Gesundheitsstörungen und Behinderungen

Andere kindbezogene Risikofaktoren für Vernachlässigung liegen möglicherweise in chronischen Gesundheitsstörungen und Behinderungen, z. B. höhergradigen Seh- und Hörstörungen. Auch hier liegen nur Hinweise, aber keine verlässlichen Daten vor. Der insgesamt schwache Zusammenhang zwischen Geburtsrisiken und Entwicklungsstörungen und dem Auftreten von Misshandlung bzw. Vernachlässigung lässt sich möglicherweise dahingehend verstehen, dass Eltern mit geringen psychosozialen Ressourcen auf erhöhte Erziehungs- und Fürsorgeanforderungen mit aggressiver Überforderung oder Rückzug reagieren. Kinder mit Entwicklungsrückständen und körperlichen, sensorischen, sprachlichen oder geistigen Behinderungen sind in den Statistiken der Jugendhilfe über eingehende Gefährdungsmeldungen überrepräsentiert.

13.4.3 Elterliche Risikofaktoren

Zum Zusammenhang elterlicher Charakteristika und dem Misshandlungsrisiko liegen sehr heterogene Erkenntnisse vor. Entgegen früheren Annahmen scheint es die klassischen Persönlichkeitsmerkmale misshandelnder Eltern nicht zu geben, auch finden sich in der Regel keine definierten (ICD-10) Diagnosen.

Psychische/psychiatrische Auffälligkeiten der Eltern

Dass keine entsprechende Diagnose vorliegt, bedeutet jedoch nicht, dass keine psychische Störung vorliegt, sondern hängt eher damit zusammen, dass interpersonale Störungen in der ICD-10 nicht klassifiziert werden. Auch wenn die psychischen Störungen keinen Krankheitswert im psychiatrischen Sinn erreichen, ist die Frage zu stellen, ob nicht alle Eltern, die Kinder vernachlässigen oder misshandeln, als im medizinischen Sinne seelisch krank anzusehen sind. Insbesondere chronische Depressivität von Eltern in Multiproblemfamilien, bei passiven, sozial randständigen, »sprachlosen« Eltern, die ihr eigenes Leiden stark abwehren und die eigene, nicht bearbeitete Traumatisierung an ihre Kinder weitergeben, ist zumindest von einer Beeinträchtigung psychischer Funktionen und damit sozial-emotionaler Rollenerfüllung auszugehen. Kontrovers ist auch, inwieweit Dissozialität als psychische Störung anzusehen ist.

Der Rückschluss, dass psychische Erkrankungen regelmäßig zu Misshandlung oder Vernachlässigung führen, ist sicherlich falsch, aber sie erhöhen das Risiko dafür. Psychische Erkrankungen oder gravierende psychosoziale Belastungen können positive, intuitive Kommunikationsmuster zwischen Eltern und Kindern vorübergehend oder dauerhaft beeinträchtigen.

Genauere Längsschnittuntersuchungen von Kindern psychisch kranker Eltern sind dringend erforderlich. Kinder psychisch kranker Eltern tragen u. U. ein genetisches Risiko, selbst zu erkranken; schwerwiegender sind vermutlich aber die Auswirkungen einer gestörten Eltern-Kind-Interaktion. Hier spielen insbesondere Depressionen, Suizidalität, Angststörungen und Abhängigkeitserkrankungen eine Rolle. Elterliche Persönlichkeitsstörungen, die mit Gewalt und einer Suchtproblematik einhergehen, haben vermutlich die gravierendsten Folgen für die Entwicklung des Kindes. Während seelisch gesunde Eltern Notlagen und Krisen erkennen können und entsprechende Hilfe aufsuchen, sind psychisch belastete Eltern in ihrer Fähigkeit zur Reflexion eingeschränkt und weniger in der Lage, soziale Unterstützung zu suchen.

Wenn das Kind die Rolle der unterstützenden Person übernimmt, kommt es zur **Rollenumkehr** und **Parentifizierung** des Kindes, was dieses in seinen Entwicklungsmöglichkeiten und in seiner Teilhabe an altersentsprechenden Erfahrungen und Interaktionen einschränkt.

Defizit an Elternkompetenz

Schließlich kann auch ein Defizit an Elternkompetenz eine Rolle spielen. Dies kann sehr junge Eltern betreffen, die nur wenig Gelegenheit hatten, in ihrer Umgebung im Umgang mit Säuglingen vertraut zu werden und mit einer unrealistischen und idealisierten Haltung an die Elternschaft herangehen. Auch können eigene defizitäre Kindheitserfahrungen bzw. selbst erlebte Misshandlungen oder Vernachlässigung zu einem problematischen verinnerlichten Elternbild beitragen. Schließlich gibt es auch Eltern, die ihr Kind vorwiegend als Last empfinden bzw. es ablehnen und sich und anderen dies nicht eingestehen wollen oder können.

Biografische Belastungen. Biografische Belastungen der Eltern spielen vermutlich eine große Rolle (transgenerationaler Ansatz), aber die Verarbeitung von Kindheitstraumata ist sehr variabel.

! Untersuchungen zeigen, dass Gewalt ausübende Menschen selbst Gewalt erfahren haben – spätere Täter sind frühere Opfer. Ausübung von Gewalt wird als vertrautes Verhaltensmuster übernommen.

Zwar führen eigene Gewalterfahrungen nicht zwangsläufig zu Gewalthandeln, sie erzeugen diesbezüglich jedoch ein hohes Risiko. Unverarbeitete Konflikte aus der Biografie der Eltern treten als belastende Faktoren in Erscheinung, wenn schwieriges kindliches Verhalten in die verinnerlichte problematische Beziehungsgeschichte eingereiht wird. Das Verhalten des Säuglings wird dann z. B. nach dem Muster fehlinterpretiert: *»Mein Säugling mag mich nicht«* (so wie ich mich als Kind nicht geliebt gefühlt habe) oder *»Sie/Er will mich tyrannisieren«* (so wie mich Mutter/Vater unterdrückt hat).

Es kommt zu projektiven transgenerationalen Vorgängen und Wiederholungen. Die Folge kann dann eine Aktivierung von Verletztheit, Ärger und Wut aufseiten des Elternteils sein, es entsteht ein Teufelskreis mit den Reaktionen des Kindes, das kein empathisches, reaktionsfähiges Gegenüber findet und sich in einem entfremdenden Zerrspiegel selbst kennen lernt.

Transgenerationale Vermittlung von Gewalterfahrung

Die Häufigkeit der körperlichen Misshandlung in der bislang größten deutschen epidemiologischen Studie über Misshandlungserfahrungen in der Kindheit durch Wetzels (1997) wird mit 10% angegeben. Die zitierte Niedersachsen-Studie zeigte, dass etwa 70% der Eltern, die in ihrer Kindheit häufiger geschlagen oder von ihren Eltern misshandelt worden waren, nutzten in der Erziehung ihrer Kinder auch Körperstrafen, während Eltern ohne eigene Gewalterfahrung dies nur in 24% taten. Immerhin bedeutet dies, dass ein Drittel der Eltern, die körperliche Gewalt in der Kindheit erlebten, gewaltfreie Erziehungsmethoden einsetzen.

Transgenerationale Einflussfaktoren können die Partnerwahl unbewusst beeinflussen. Ob den Eltern (oder Misshandlern) ähnliche Partner im Sinne eines Wiederholungszwangs gesucht werden, oder ob die Fähigkeit zur »heilsamen« Neugestaltung der Beziehung besteht, beeinflusst das elterliche Verhalten gegenüber den eigenen Kindern wesentlich.

13.4.4 Partnergewalt/häusliche Gewalt

In der Niedersächsischen Gewaltstudie (Wetzels 1997) war die Angabe, körperliche Misshandlung in der Kindheit erlebt zu haben, bei gleichzeitigem Miterleben von gewaltsamen Auseinandersetzungen der Eltern auf das 8-Fache erhöht. Die Angabe, sexuelle Misshandlungen erlebt zu haben, war bei Kindern, die Zeugen partnerschaftlicher Gewalt wurden, auf das 3-Fache erhöht. Während Befragte, die nie elterliche Partnergewalt beobachteten, zu 4,1% Opfer sexuellen Kindesmissbrauchs mit Körperkontakt waren, beläuft sich die Opferrate bei häufiger Beobachtung elterlicher Partnergewalt auf 13,5%. Elterliche Partnergewalt ist signifikant häufiger in Familien aus unteren sozioökonomischen Gruppen.

Das Kind als Zeuge elterlicher Gewalt

Etwas mehr als die Hälfte derjenigen, die Zeuge elterlicher gewalttätiger Auseinandersetzungen wurden, wurden nicht selbst körperlich misshandelt, aber psychisch durch die gewalttätigen Auseinandersetzungen der Eltern belastet. Gewalt unter den Eltern bedeutet für Kinder regelmäßig eine Beeinträchtigung der Beziehung zu beiden Elternteilen. Diese Elternteile sind in unterschiedlicher Weise in ihrer Verantwortung als Eltern eingeschränkt und nicht in der Lage, angemessen auf kindliche Bedürfnisse, v. a. auf das Bedürfnis nach Struktur und Orientierung, einzugehen.

Gewalttätige Konflikte in der Partnerschaft korrelieren fast immer mit Inkonsistenz in der Erziehung. Die Erfahrung von Nichtvorhersagbarkeit und Nichtbeeinflussbarkeit spielt eine wichtige Rolle in der Entstehung von Gewaltbereitschaft aufseiten der betroffenen Jugendlichen und Kinder. Hinzu kommt oft, dass die empathische Zuwendung zum Kind eingeschränkt ist. Die Erwachsenen nehmen oft nicht wahr, in welcher Weise ihre Kinder betroffen sind und wie sehr sie leiden. Das nachhaltige Leiden der Kinder an der Gewalt zwischen ihren Eltern resultiert also nicht nur aus der seelischen Belastung durch das reale Ereignis, sondern ebenso aus dem damit einhergehenden Verlust oder Fehlen eines strukturierenden und haltgebenden Umfeldes.

Gefühle wie Schuld und Scham, beschuldigendes und beschämendes Verhalten prägen den Erziehungsstil und die nicht selten gefundene Wechselhaftigkeit der Erziehung, die kein gesundes Ich-Gefühl von Selbsteffizienz in einer verständlichen und vorhersagbaren – und damit angstarmen – Welt entstehen lässt.

Kinder erleben widerstreitende Gefühle, die ihr Selbstgefühl wesentlich mitprägen:

- Angst vor der Vernichtung der eigenen Existenz (besondere Aufmerksamkeit erfordern hier kleine Kinder; Sie erleben die Bedrohung ihrer Bindungsperson v. a. als eigene existenzielle Bedrohung, als Angst vor Vernichtung),
- Angst vor dem Verlust der Mutter,

- Hilflosigkeit, Ohnmacht,
- Schuldgefühle, der »Anlass« für Auseinandersetzungen zwischen den Eltern zu sein,
- Schuldgefühle, das Opfer nicht geschützt zu haben,
- Scham über das eigene »Versagen«,
- Sprachlosigkeit und Leiden unter dem Schweigen und dem Schweigegebot,
- Loyalitätskonflikte,
- Verlust oder Fehlen eines strukturierenden und Halt gebenden Umfeldes und dadurch Schwächung der eigenen inneren Steuerungsmechanismen,
- Überflutung mit inneren Triebkräften und Gefühlen,
- Schuld- und Angstgefühle wegen der eigenen aggressiven Phantasien,
- multiple Beziehungsmikrotraumata im Sinne eines kumulativen Traumas durch chronisches Versagen der Eltern in ihren unterstützenden und kommunikativen Funktionen.

Kinder, die Gewalt des Vaters gegen die Mutter miterleben, neigen häufiger zu sozial wenig angepassten Konfliktbewältigungsmustern. Zwar sind Konflikte notwendig für die Entwicklung und Sozialisation, zentral ist jedoch die Erfahrung von Konflikt **und** Lösung. Betroffene Kinder haben geringere soziale Fähigkeiten im Umgang mit Gleichaltrigen. Eine zusätzliche Belastung stellt die Tatsache dar, dass es zwischen den Erwachsenen und den Kindern oft keine (Aus-) Sprache über das Geschehene gibt.

Vielen Eltern (Misshandlern wie Opfern) sind die Auswirkungen des Miterlebens der Gewalt für ihre Kinder nicht bewusst, sie nehmen oft nicht wahr, wie sehr die Kinder beteiligt sind, verbieten ihnen aber u. U., darüber zu sprechen. So ist bekannt, dass die familiäre »Affektsprache«, die Vielfalt genutzter Gefühlsworte im Vorschulalter wesentlich die Konfliktlösunfähigkeit in der Adoleszenz prägt.

Auch gegenüber Dritten sprechen betroffene Kinder und Jugendliche eher nicht über diese Erfahrungen. Wie bei anderen Traumata entsteht dann oft eine »doppelte Mauer«: Die Kinder können oder dürfen nicht darüber sprechen, die Umwelt will es gleichzeitig auch nicht hören.

13.5 Emotionale Misshandlung und emotionale Vernachlässigung

! Die Erfahrung von emotionaler Gewalt und Vernachlässigung in der Kindheit kann als der potenziell schwerwiegendste Einflussfaktor für eine beeinträchtigte seelische oder geistige Entwicklung des Menschen gelten.

Sie ereignet sich im engsten sozialen Nahfeld, dem Terrain, in dem das Kind soziale Interaktionsmuster erkennen und verstehen lernen muss. Andererseits kann von bestimmten Handlungen und Unterlassungen der Bezugsperson nicht oder nur ungenau die zukünftige Entwicklungsprognose eingeschätzt werden, da sowohl persönliche Ressourcen des Kindes wie auch psychosoziale Schutzfaktoren in der Umwelt den Effekt verstärken oder mildern können. Gewalterfahrung und Vernachlässigung können unter günstigen Umständen oder durch geeignete Hilfen bewältigt werden. Sie sind jedoch in so hohem Maße **potenziell schädigend** für die Kindesentwicklung, dass alle Anstrengungen darauf gerichtet sein müssen, sie frühzeitig zu verhüten.

Emotionale Misshandlung

Es hat sich aus mehreren Gründen als schwierig erwiesen, seelische Misshandlung klar zu definieren. In der Literatur werden zwei Formen beschrieben – je nachdem, ob bei der Gefährdung elterliches Tun oder Unterlassen im Vordergrund steht.

Definition

Emotionale Misshandlung

Die erste, aktive Form der emotionalen Misshandlung beinhaltet feindliche, abweisende oder ignorierende Verhaltensweisen von Eltern oder Erziehenden gegenüber einem Kind. Diese Form wird dann als emotionale Misshandlung bezeichnet, wenn sie zum festen Bestandteil der Erziehung eines Kindes gehört. Die zweite, durch Unterlassen gekennzeichnete Form wird als Vorenthalten

▼

> der für eine gesunde emotionale Entwicklung notwendigen Erfahrungen von Beziehung definiert.
>
> Bei nahezu jeder Form von körperlicher oder sexueller Misshandlung oder schwerer Vernachlässigung liegt auch eine seelische Misshandlung vor.
>
> Seelische Misshandlungen führen zu schweren Beeinträchtigungen einer vertrauensvollen Beziehung zwischen Bezugsperson und Kind, gefährden die geistig-seelische Entwicklung des Kindes zu einer autonomen und lebensbejahenden Persönlichkeit.

Seelische Gewalt liegt insbesondere dann vor, wenn:

- dem Kind ein Gefühl der Ablehnung vermittelt wird, indem es gedemütigt und herabgesetzt wird,
- das Kind durch Liebesentzug, Zurücksetzung, Gleichgültigkeit und Ignorieren bestraft wird,
- es öffentlich lächerlich gemacht, beschämt oder bestraft wird,
- es durch verbale Gewalt terrorisiert, eingeschüchtert oder bedroht wird,
- persönliche Gegenstände des Kindes zerstört oder Haustiere gequält werden,
- es eingesprerrt, alleingelassen oder von sozialen Kontakten isoliert wird,
- Eltern ihre Kinder in einem extrem überzogenen Maß beschimpfen oder das Kind automatisch für Probleme, Schwierigkeiten oder Pannen zu Hause verantwortlich machen (»Sündenbockfunktion«),
- Eltern ihre Kinder durch unkontrollierte Impulsdurchbrüche und Wutanfälle in ständigen Schrecken versetzen.
- Auch überbehütendes und überfürsorgliches Verhalten kann zu seelischer Gewalt werden, wenn es Ohnmacht, Wertlosigkeit und Abhängigkeit vermittelt.
- Chronisch überhöhte, dem Leistungsvermögen des Kindes unangemessene Erwartungen hinsichtlich der Schulleistungen oder sportliche und künstlerische Anforderungen überfordern das Kind und können ggf. auch als emotionale Misshandlung bewertet werden.

Emotionale und körperliche Verwahrlosung

Diese droht, wenn das elterliche Zusammenleben von Hass, Feindseligkeit und Partnergewalt gekennzeichnet ist. Eltern missbrauchen ihre Kinder für ihre eigenen Bedürfnisse, indem sie ihnen zumuten, sich elterliche Streitereien anzuhören, oder wenn sie ihre Kinder in Beziehungskonflikten instrumentalisieren. Die Kinder sind ängstlich und verwenden viel Kraft darauf, sich um sich selbst, die Geschwister und oft auch paradoxerweise um die Eltern zu kümmern.

Häufig identifizieren sich die Kinder mit der Rolle eines Elternteils, d. h. entweder mit dem, der die Übergriffe ausführt (meist, aber nicht immer der Vater), oder der sich unterwirft (meist, aber nicht immer die Mutter). Kinder von Alkohol- und Drogenabhängigen erleben Eltern, die sehr mit sich selbst beschäftigt sind und die ihrerseits die eigenen Kinder wenig oder inkonstant wahrnehmen. Manchmal kommt es zur Umkehr des Generationenverhältnisses und zur Parentifizierung der Kinder, die sich um ihre bedürftigen Eltern kümmern (▶ Kap. 13.4.3).

In diesem Kontext von unsicherer Bindung, Vernachlässigung und einer Alkoholproblematik kommt es häufig auch zu körperlichen und sexuellen Übergriffen durch die Erwachsenen. Das Kind ist aufgrund wiederholter Ablehnung oder Nichtbeachtung eigener Bedürfnisse nicht in der Lage, klar Wünsche oder Ablehnung zu äußern, Grenzen zu setzen oder Übergriffe anderen Personen zu berichten.

Emotionale Vernachlässigung

Emotionale Vernachlässigung und frühkindliche Deprivation von Säuglingen und Kleinkindern wird nach wie vor zu wenig erkannt und entsprechend beachtet, obwohl aus entwicklungspsychologischer Sicht diese Form möglicherweise das Kernstück aller Misshandlungsformen bildet und die schwersten psychosozialen Folgen für das Kind haben dürfte. Sie ist im Wesentlichen gekennzeichnet durch fehlende Berücksichtigung der Entwicklungsbedürfnisse von Kindern (▶ Kap. 13.2) und Störungen der gesunden Eltern-Kind-Interaktion und -Bindung (▶ Kap. 13.3). Emotionale Vernachlässigung kommt in verschiedenen Erscheinungsformen vor (▶ Übersicht).

C

Formen emotionaler Vernachlässigung

- Mangelnde emotionale Zuwendung
- Dem Alter nicht angemessenes Sich-selbst-Überlassen
- Fehlende Unterstützung bei der Bewältigung von Entwicklungsaufgaben
- Fehlende erzieherische Zuwendung bei Suchtmittelgebrauch des Kindes/Jugendlichen
- Fehlende erzieherische Zuwendung bei Entwicklung delinquenten Verhaltens
- Weigerung der Eltern, dringend erforderliche psychologische, soziale oder erzieherische Unterstützung und Hilfen für das Kind zuzulassen

Die Früherkennung von Formen und Folgen früher Deprivation und Vernachlässigung ist schwierig, da Säuglinge, Kleinkinder oder Vorschulkinder teilweise erst geringe klinische Symptome ihrer gestörten Entwicklung zeigen. Sie entwickeln und nutzen Überlebensstrategien im Sinne komplizierter Anpassungsleistungen, um das Leben zu bewältigen. Frühe und dezente Warnzeichen für eine Gefährdung der Entwicklung lassen sich jedoch in der Beziehung und der Interaktion zwischen Kind und Bezugspersonen identifizieren. Bei vernachlässigten und misshandelten Kindern wird eine Störung des Bindungsverhaltens beobachtet, überwiegend eine Mischung aus Angstbindung und bindungsvermeidendem Muster. Dies zu erkennen setzt jedoch entsprechendes Training beim Beobachter voraus (▶ Kap. 13.3.2).

Das Versagen eines angemessenen elterlichen Verhaltens muss frühzeitig wahrgenommen und angesprochen werden, damit es gelingt, den Schutz und die Entwicklungsförderung des Kindes präventiv und nicht reaktiv zu gestalten.

! Schwere und früh einsetzende Vernachlässigung eines Kindes führt zu
- **nichtorganischen Gedeihstörungen (▶ Kap. 12.3),**
- **Sprachentwicklungsverzögerung,**
- **frühkindlichen Depressionen und**
- **schweren, langfristigen Störungen in der psychoemotionalen Entwicklung.**

13.6 Psychische Folgen von Kindesmisshandlung und Vernachlässigung

In allen Entwicklungsphasen werden emotionale Störungen mit Depressivität und/oder Ängstlichkeit, regressivem Verhalten, Entwicklungsstillstand oder -rückschritten, Regulationsstörungen wie Ess- und Schlafstörungen oder chronischen nichtorganischen Schmerzen (z. B. Bauchschmerzen) beobachtet. Eher entwicklungsgebundene Auffälligkeiten sind in ◘ Tab. 13.2 dargestellt. Im Jugend-

◘ Tab. 13.2. Übersicht psychischer Folgen von Gewalterfahrung in Abhängigkeit vom Alter des Kindes

Säuglingsalter	Kleinkindalter	Schulalter
– Gedeihstörung – Apathie (»frozen watchfulness«: leerer Blick, fehlendes soziales Lächeln; ◘ Abb.13.2) – Regulationsstörungen (»Schreikind«) – Motorische Unruhe, Stereotypien – Nahrungsverweigerung, Erbrechen, Verdauungsprobleme – Psychomotorische Retardierung – Mangelndes Interesse und Motivation – Ausbleibende Sprachentwicklung	– Spielstörung und gestörte Interaktion mit anderen Personen – Freudlosigkeit, Furchtsamkeit – Passivität, Zurückgezogensein – Aggressivität, Autoaggressionen – Distanzschwäche – Sprachstörung – Motorische Störungen und Jaktationen – Stereotypien – Ausscheidungsstörungen – Sexualisiertes Verhalten	– Kontaktstörungen – Schulverweigerung, Abnahme der Schulleistungen, Konzentrationsstörungen – Mangel an Ausdauer, Initiativverlust, Depression – Hyperaktivität, »Störenfried-Verhalten« – Ängstlichkeit, Schüchternheit, Misstrauen – Suizidgedanken, Versagensängste – Narzisstische Größen- und Gewaltphantasien, Tagträumereien – Weglaufen von zu Hause

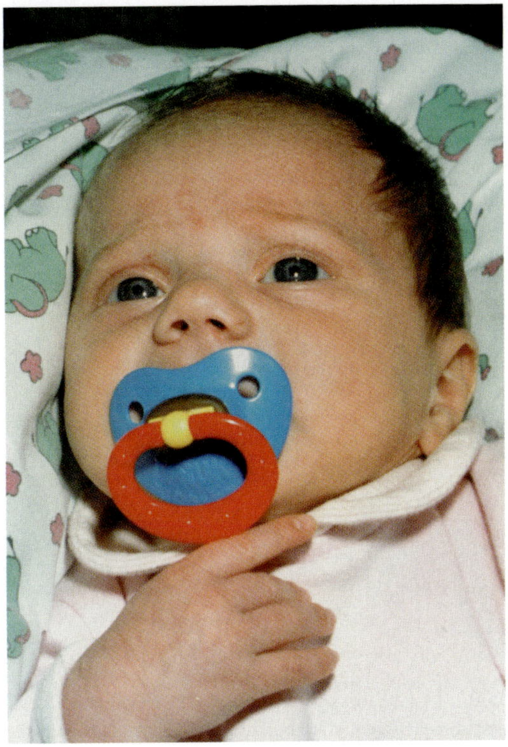

Abb. 13.2. Typischer Gesichtsausdruck bei Zustand nach schwerer körperlicher und seelischer Misshandlung: »frozen watchfulness« bei 9 Monate altem Säugling. (Aus: Thyen 1986)

alter können Weglaufen von zu Hause, Ablehnung des eigenen Körpers, Essstörungen, Alkohol- und Drogenmissbrauch, Stehlen und anderes delinquentes Verhalten auf eine zurückliegende Gewalterfahrung hinweisen.

13.6.1 Entwicklungsstörungen

Säuglinge und Kleinkinder

Bei sorgfältiger Beobachtung fällt manchmal die »frozen watchfulness« (gefrorene Wachsamkeit) von Säuglingen auf, die Traurigkeit ihres Gesichtsausdrucks, die übermäßige Passivität oder auch Ängstlichkeit. Eingeschränktes Lautieren, verzögerte Sprachentwicklung und fehlende Freude an Kommunikation und Interaktion deuten auf eine Deprivation in der Interaktion mit Bezugspersonen hin. Mangelnde Motivation, die Umgebung zu explorieren, lässt an wiederholte negative Erfahrungen bei der Vergrößerung des Aktionsradius und bei Eigenaktivitäten wie auch an eine fehlende positive Verstärkung und an fehlendes Lob denken. Eine feindselige oder negative Einstellung der Eltern gegenüber dem Kind wird sich in Rückzug, Apathie und einer verzögerten psychomotorischen Entwicklung zeigen.

Im Gegensatz dazu fallen Kleinkinder manchmal durch Distanzlosigkeit oder übergroße Lebhaftigkeit auf, wobei sie durch ihr Verhalten teils nach Aufmerksamkeit suchen, auch wenn sie negative Reaktionen zu befürchten haben, oder intuitiv vom elterlichen Verhalten ablenken.

Kleinkindes- und Vorschulalter

Im Kleinkindes- und Vorschulalter fallen Kinder durch zurückgezogenes, ängstliches oder trauriges Verhalten auf, dies ist insbesondere die Folge von emotionaler Misshandlung und Vernachlässigung, für das René Spitz den Begriff der »anaklitischen Depression« geprägt hat (Abb. 13.3). Andere Kinder fallen bereits durch externalisierende Verhaltensstörungen oder im Fall von sexueller Misshandlung durch unangemessenes sexualisiertes Verhalten einschließlich Distanzlosigkeit (Abb. 13.4) auf.

Eine offene, im Verhalten wahrnehmbare oder sprachlich geäußerte Ablehnung der Eltern durch das kleine Kind ist eine seltene Folge von Kindesmisshandlung und Vernachlässigung. Kinder sind in der Regel loyal ihren Eltern gegenüber. Dafür sind im Wesentlichen folgende Gründe anzuführen: Das Kind wird nicht nur negative Seiten der Eltern kennenlernen, sondern durchaus auch zugewandte, liebevolle. Aus diesen Begegnungen schöpft es immer wieder Hoffnung auf eine positive Veränderung. Für das Kind sind diese Eltern die einzigen, die es hat. Das Kind möchte den Verlust der »guten Eltern« vermeiden und schützt sich selbst vor der emotional verstörenden Erkenntnis, dass die Eltern nicht in der Lage sind, für es zu sorgen, es zu beschützen und in schwierigen Situationen zu trösten. Damit wird jedoch in der Folge das Selbstbild des Kindes, sein Bild von anderen Persnoen, von menschlichen Beziehungen, Lebenszielen und Lebensstrategien beeinträchtigt.

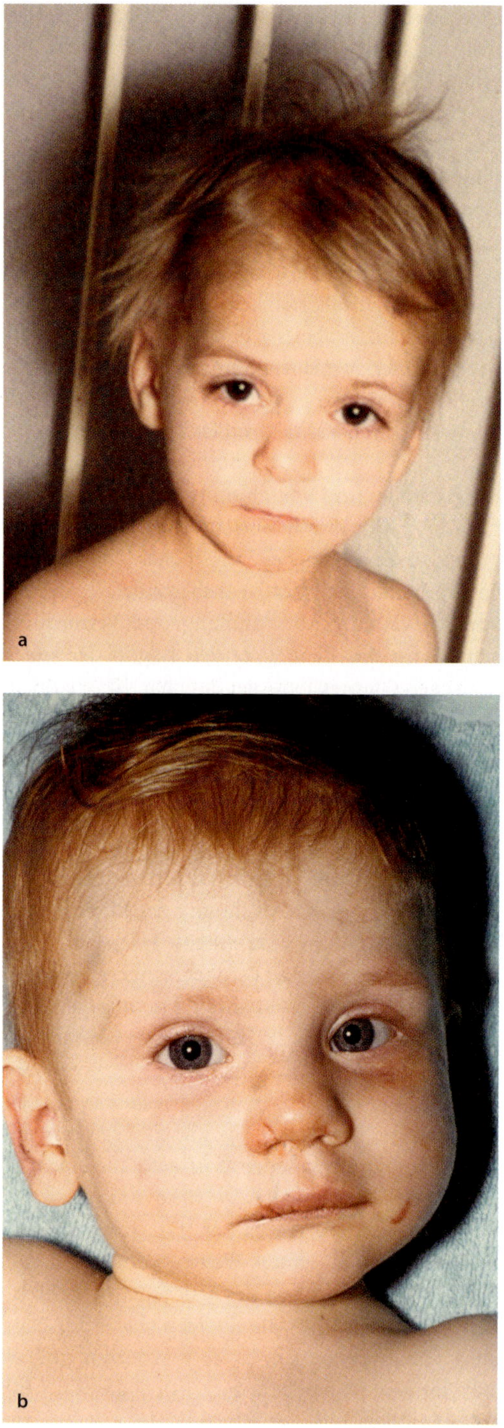

Abb. 13.3a, b. Typische Bilder einer frühkindlichen Depression nach seelischer Misshandlung und Vernachlässigung bei 3 Jahre (**a**) und 18 Monate (**b**) alten Kleinkindern (Aus: Thyen 1986)

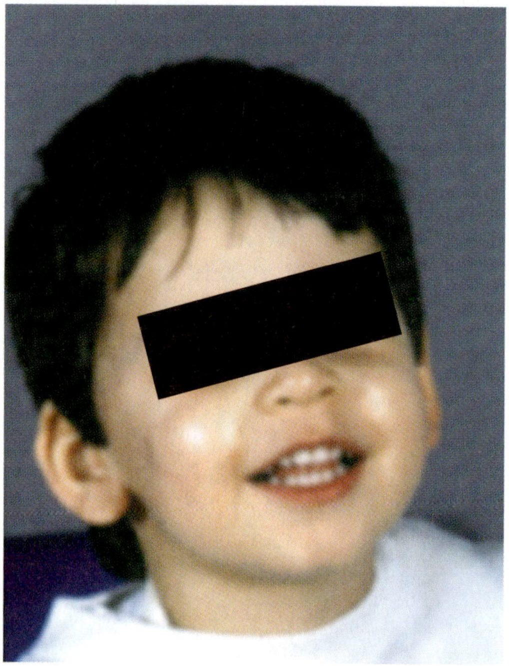

Abb. 13.4. Knapp 3-jähriger Junge mit Hämatomen im Gesichtsbereich, weiterhin bestand eine Schlüsselbeinfraktur nach erstmaliger körperlicher Misshandlung. Freundliches, distanzloses Wesen und mäßige Sprachentwicklungsverzögerung als Hinweis auf eine inkonstante elterliche Zuwendung und mangelnde Förderung

! DieLoyalität des Kindes zu seinen Eltern ist bei der Intervention und Therapie misshandelter und vernachlässigter Kinder zu bedenken und zu berücksichtigen. Anderenfalls besteht die Gefahr, dass der professionelle Helfer enttäuscht ist, dass sich das Kind nicht von den Eltern distanziert, sie schützt und sich gar nicht »retten« lassen will.

13.6.2 Seelische Schäden, Verhaltens- und Entwicklungsstörungen

Seelische Schäden, Verhaltens- und Entwicklungsstörungen sind die weitaus häufigsten Folgen von Kindesmisshandlung. Sie sind auch in Deutschland in einigen größeren Langzeitstudien gut dokumentiert worden. In der Mannheimer Langzeitstudie über Risikokinder wurde im Alter von 12 Monaten ein signifikanter Entwicklungsrückstand festgestellt bei Kindern von Müttern, die sich im Kindesalter von 3 Monaten ablehnend oder vernachlässigend verhielten. Der Entwicklungsrückstand war auch im Alter von 4 Jahren noch nachweisbar (Esser 1997; Laucht et al. 2000).

Eine Langzeitstudie am von Haunerschen Kinderspital in München konnte zeigen, dass misshandelte und vernachlässigte Kinder 3½ Jahre nach dem Klinikaufenthalt wesentlich häufiger Störungen der emotionalen und sozialen Entwicklung zeigten als Kinder in einer Kontrollgruppe. 27 von 41 Kindern (65%) in der misshandelten Gruppe zeigten Verhaltensstörungen, im Vergleich zu 16 von 41 Kindern (39%) in der Kontrollgruppe; die erstere Gruppe war signifikant mehr negativen psychosozialen Faktoren ausgesetzt (Franck u. Kopecky-Wenzel 2002).

Verhaltens- und Entwicklungsstörungen sind keine spezifischen Folgen von Misshandlungen oder Vernachlässigung, kommen aber bei Kindern mit Gewalterfahrung häufiger vor als bei anderen.

Mittlere Kindheit

In der mittleren Kindheit zeigen Kinder nach überwiegend körperlicher Misshandlung eine deutlich höhere Problembelastung durch externalisierende Verhaltensauffälligkeiten (z. B. Unruhe, Aggressivität). Dabei besteht ein sog. **Dosiseffekt**: Je schwerwiegender und chronischer Kinder misshandelt wurden, desto stärker ist Mittel die Belastung durch Verhaltensauffälligkeiten. Insbesondere männliche Jugendliche, die in der Kindheit misshandelt wurden, zeigen überdurchschnittlich häufig Verwicklungen in strafbare Handlungen. Zwar betrifft dies nur eine Minderheit körperlich misshandelter Kinder und Jugendlicher; da sich bei Betroffenen aber vielfach chronische antisoziale Entwicklungsverläufe entfalten und die Schwelle zum Einsatz von Gewalt herabgesetzt scheint, handelt es sich um eine besonders schwerwiegende Problematik. Hier ist die Gefahr transgenerationaler Wiederholungen besonders ausgeprägt.

Werden aber die in verschiedenen Studien genannten Risiken für die Entwicklung psychischer Störungen betrachtet, zeigt sich für depressive Erkrankungen – häufiger bei weiblichen Jugendlichen – in den meisten Untersuchungen eine 3- bis 4-fache Erhöhung der Auftretenswahrscheinlichkeit, bei Störungen des Sozialverhaltens liegen die berechenbaren »risk ratios« zwischen den Werten 3 und 8, für Suizidversuche zwischen 3 und 6 (Kindler et al. 2006).

13.6.3 Folgen körperlicher Vernachlässigung

Die Folgen von körperlicher Vernachlässigung zeigen sich oft in Verzögerungen im körperlichen Wachstum und Rückständen in der motorischen Entwicklung (◻ Abb. 13.5). Diese können in der Regel jedoch wieder aufgeholt werden. Beeinträchtigungen der weiteren geistigen und sozialen Entwicklung sind jedoch schwerwiegender und zeigen oft langfristige Folgen. Dies ist mit der raschen Reifung des kindlichen Gehirns in den ersten Lebensjahren zu erklären, die bei Substratmangel, aber auch mangelnder Anregung und fehlenden Sinneseindrücken sowie unzureichender Kommunikation im Wachstum zurückbleibt und irreversible Einbußen erleiden kann.

Neuerdings hat die Forschung begonnen, sich mit der Frage zu beschäftigen, inwieweit Folgen von Vernachlässigung im Entwicklungsverlauf eine Entsprechung in nachweisbaren neurophysiologischen oder neuroendokrinologischen Veränderungen besitzen. Belegbar erscheint dabei zum gegenwärtigen Zeitpunkt, dass schwere Formen der Vernachlässigung mit einem verlangsamten Gehirnwachstum in den ersten Lebensjahren und einem herabgesetzten Stoffwechsel in einigen Gehirnarealen einhergehen. Die neurobiologischen, meist tierexperimentellen Studien untersuchen das komplexe Zusammenwirken von endogenen Reifungsprozessen, Umweltreizen und Interaktion von Stresshormonen und Neurotransmittern. Gezeigt wurde dabei, dass Misshandlung als chronische Stresseinwirkung auf den Organismus zu Dysregulationen in der Hypothalamus-Hypophysen-Nebennieren-Achse, im Parasympathikus und dem Katecholaminsystem führt. Die chronische katecholaminerge Hyperstimulation scheint sich direkt hemmend auf die Entwicklung und Differenzierung der Neurone und Axone auszuwirken. Als Folge sind verschiedentlich messbare Verringe-

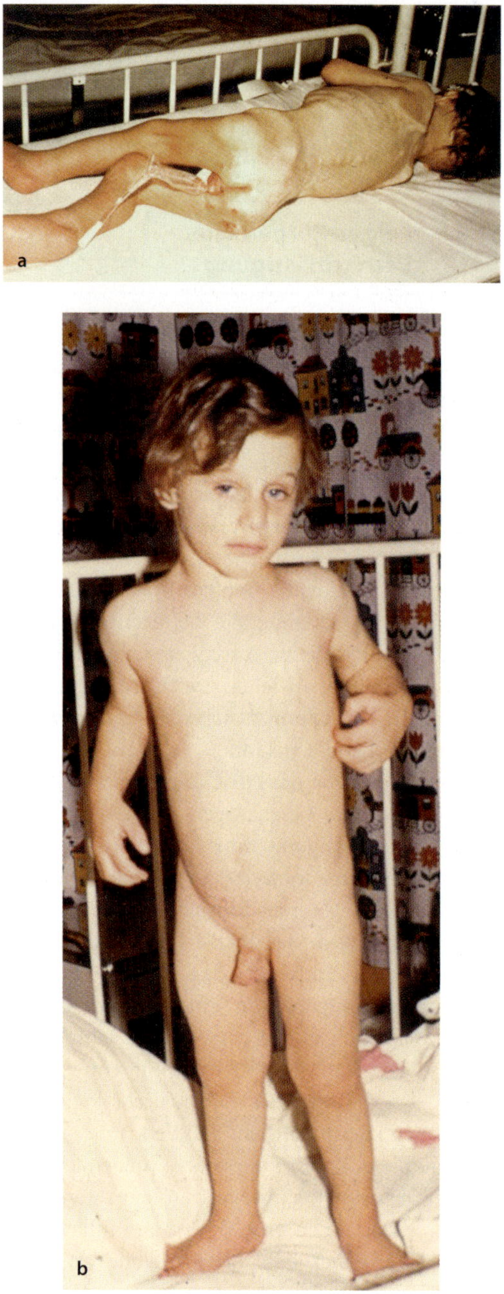

Abb. 13.5a, b. 6-jähriger Junge, stationär intensivmedizinisch behandelt wegen schwerster Kachexie (**a**) mit Hungerödemen (**b**). Im weiteren Verlauf gute Gewichtsentwicklung, leichter Kleinwuchs, aber deutliche Entwicklungsverzögerung und Störung der emotionalen Entwicklung, zu der allerdings auch zahlreiche Wechsel des Aufenthaltsortes und der Bezugspersonen vor dem stationären Aufenthalt beigetragen haben können (Aus: Thyen 1986)

rungen des Hirnvolumens, insbesondere im Hippokampus, Corpus callosum und der Amygdala beschrieben worden (Glaser 2002).

Die hier beschriebene Verknüpfung neurobiologischer, also zellulärer, biochemischer und neurophysiologischer Prozesse mit kognitiven, emotionalen und Verhaltensaspekten mag eine Erklärung bieten für die bei vernachlässigten Kindern häufig beobachtbaren Störungen der sozial-emotionalen Entwicklung und der kognitiven Leistungen.

13.6.4 Seelische Folgen sexueller Misshandlung

Die seelischen Folgen von sexueller Misshandlung sind im Wesentlichen durch rückblickende Befragungen von mittlerweile erwachsenen Opfern sexuellen Missbrauchs in der Kindheit ermittelt worden. In einer Hamburger Befragung von Richter-Appelt (1994) bei Universitätsstudenten berichteten 16%, dass sie in der Kindheit sowohl körperlich als auch sexuell misshandelt wurden. Von diesen sagten 21%, dass sie in der Kindheit oder Jugend an Essstörungen litten (Vergleichspersonen 8%), 26% berichteten zerstörendes und 8% selbstverletzendes Verhalten (Vergleichspersonen: 1%), 26% selbst begangene Diebstähle (Vergleichspersonen: 6%) und andere Formen von Jugenddelinquenz. Im Erwachsenenalter rauchten 62% dieser Personen (Vergleichspersonen: 16%), 22% tranken regelmäßig Alkohol (Vergleichspersonen: 5%), 18% konsumierten Drogen (Vergleichspersonen: 3%), 15% litten an Bulimie (Vergleichspersonen: 3%) und 7% an Anorexie (Vergleichspersonen: 7%). 16% hatten Selbstmordversuche unternommen (Vergleichspersonen: 2%) und 60% berichteten über sexuelle Schwierigkeiten (Vergleichspersonen: 15%) (Richter-Appelt 1994). Langzeituntersuchungen von Kindern nach sexueller Misshandlung liegen noch nicht vor.

Sicher erscheint, dass Frauen, die in der Kindheit sowohl Opfer von sexuellem Missbrauch waren als auch gewalttätige Auseinandersetzungen zwischen ihren Eltern erlebt hatten, deutlich häufiger Opfer erneuter sexueller Gewalt durch ihre Partner im Erwachsenenleben werden als Frauen ohne diese Kindheitserfahrungen. Dies belegt die These eines erworbenen Risikos für eine Reviktimisierung nach erlittener Gewalt. Bei Prostituierten ließ sich in verschiedenen Studien ein hoher Anteil von Opfern sexueller Gewalt in der Kindheit nachweisen.

Mehrere Faktoren tragen zur großen Variabilität der langfristigen psychischen Folgen eines sexuellen Missbrauchs bei, die von schwerwiegend bis zu asymptomatisch reichen.

Determinanten der langfristigen psychischen Folgen eines sexuellen Kindesmissbrauchs

- Alter des Kindes/Jugendlichen zum Zeitpunkt des Missbrauchs
- Schweregrad und Dauer bzw. Häufigkeit des Missbrauchs
- Intensität gleichzeitig erlittener physischer und emotionaler Gewalt oder Vernachlässigung
- Art der Beziehung und Nähe zum Täter
- Präexistierende psychosoziale Risiken und fehlende ausgleichende Schutzfaktoren wie soziale Unterstützung
- Positive oder negative Auswirkungen der Offenlegung der Tat
- Auswirkungen etwaig nachfolgender, professioneller Interventionen und Therapien

Trotz der bei misshandelten und vernachlässigten Kindern und Jugendlichen als Gruppe sichtbar werdenden Belastungen und Entwicklungsbeeinträchtigungen ist doch nicht jedes Kind gleich schwer von solchen Folgen betroffen. Nach wiederholten und schwerwiegenden Misshandlungen sind aber, selbst nach Interventionen der Jugendhilfe, positive Entwicklungsverläufe eher die Ausnahme als die Regel, zumindest wenn mehrere Entwicklungsbereiche gleichzeitig betrachtet werden. Ohne geeignete Interventionen der Jugendhilfe, ohne Maßnahmen der Entwicklungsförderung und der psychotherapeutischen Hilfen – so ist anzunehmen – hätten betroffene Kinder eine noch geringere Chance, sich zu kompetenten und gesunden Erwachsenen entwickeln zu können.

Allerdings werden die positiven oder negativen Effekte von Interventionen bei Kindeswohlgefährdung in keiner einzigen Langzeitstudie untersucht, sodass zuverlässigere Aussagen dazu nicht möglich sind.

Literatur

Bowlby J, Ainsworth MS (2005) Frühe Bindung und kindliche Entwicklung. Reinhardt, München, 5. Auflage

Bronfenbrenner U (1981) Die Ökologie der menschlichen Entwicklung. Stuttgart, Klett-Cotta-Verlag

Dornes M (2000) Vernachlässigung und Mißhandlung aus Sicht der Bindungstheorie. In Egle UT, Hoffmann SO & Joraschky P (Hrsg.) Sexueller Mißbrauch, Misshandlung, Vernachlässigung. Schattauer-Verlag, Stuttgart, S. 70–83

Esser G (1997) Die Auswirkungen von Ablehnung und Vernachlässigung für die Mutter-Kind-Beziehung und die weitere Kindesentwicklung. Monatsschrift Kinderheilkunde 145:998

Frank R, Kopecky-Wenzel M (2002) Vernachlässigung von Kindern. Monatsschrift für Kinderheilkunde 150:1339–1343

Garbarino J, Gilliam G (1986) Understanding Abusive Families. Lexington, Lexington Books; DC Heath

Glaser D (2002) Kindesmisshandlung und -vernachlässigung und das Gehirn: Ein Überblick. Kindesmisshandlung und -vernachlässigung 5: 38–103. Engl. Orginal: Glaser D (2000) Child Abuse and Neglect and the Brain – A review. Child Psychol Psychiatry 41: 97–116.

Grossmann KE, Grossmann K, Kindler H, Scheuerer-Englisch H, Spangler G, Stöcker K, Suess G, Zimmermann P (2003) Die Bindungstheorie: Modell, entwicklungspsychologische Forschung und Ergebnisse. In: Keller H (Hrsg.) Handbuch der Kleinkindforschung, 3. Aufl., Bern, Huber-Verlag, S. 223–282.

Kavemann B, Kreyssig U (Hrsg.) (2006) Handbuch Kinder und häusliche Gewalt. VS Verlag für Sozialwissenschaften

Kindler H, Werner A (2005) Auswirkungen von Partnerschaftsgewalt auf Kinder: Forschungsstand und Folgerungen für die Praxis. In: Deegener G, Körner W (Hrsg.) Kindesmisshandlung und Vernachlässigung. Göttingen, Hogrefe-Verlag, S. 104–127

Kindler H, Lillig S, Blüml H, Meysen T, Werner A (Hrsg.) (2006) Handbuch Kindeswohlgefährdung nach § 1666 BGB und Allgemeiner Sozialer Dienst (ASD), München, Deutsches Jugendinstitut

Laucht M, Esser G Schmidt MH (2000) Längsschnittforschung zur Entwicklungsepidemiologie psychischer Störungen: Zielsetzung, Konzeption und zentrale Befunde der Mannheimer Risikokinderstudie. Zeitschrift für Klinische Psychologie und Psychotherapie 29: 246–262

Richter-Appelt H (1994) Sexuelle Traumatisierungen und körperliche Misshandlung. Eine Befragung von Studentinnen und Studenten. In: Rutschky, K, Wolff, R, Handbuch Sexueller Missbrauch, Hamburg, S. 116–142

Spitz RA (1945) Hospitalism: An inquiry into the genesis of psychiatric conditions in early childhood. In: Eissler RS (ed) Psychoanalytic study of the child. New Haven: Yale

University Press [Deutsche Ausgabe: Spitz R (1976) Vom Säugling zum Kleinkind. Naturgeschichte der Mutter-Kind-Beziehungen im ersten Lebensjahr. 5. Auflage 1976, 1. Auflage 1963. Klett, Stuttgart]

Thyen U (1986): Kindesmißhandlung und Vernachlässigung; Themen der Kinderheilkunde, Bd. 4. Hansisches Verlagskontor, Lübeck

Thyen U, Johns I (2003) Recognition and prevention of child sexual abuse in Germany. In: May-Chahal C & Herczog M, Child sexual abuse in Europe. Council of Europe Publishing, Strasbourg, France, S. 79–100

Thyen U, Kirchhofer F, Wattam C (2000) Gewalterfahrung in der Kindheit – Risiken und gesundheitliche Folgen. Das Gesundheitswesen 62: 311–319

Wetzels P (1997) Gewalterfahrung in der Kindheit. Interdisziplinäre Beiträge zur kriminologischen Forschung, Bd. 8, Baden-Baden

D Kindstötung

Grundlagen

Tötungen von Neugeborenen, Säuglingen, Kleinkindern und Kindern sind insgesamt selten. Vor allem die Zahl der Tötungen von Neugeborenen hat im Vergleich zu der Situation vor der Liberalisierung des Schwangerschaftsabbruchs deutlich abgenommen, ebenso wie die Müttersterblichkeit nach illegalen Schwangerschaftsabbrüchen (z. B. beim sog. »Seifenabort«). Obwohl in Anbetracht der Berichterstattung in den Medien der Eindruck entstehen kann, es sei in den letzten Jahren und Jahrzehnten zu einer Zunahme von Tötungsdelikten an Säuglingen und Kindern gekommen, lässt sich eine solche Entwicklung statistisch nicht belegen.

Pro Jahr sterben ca. 30 meist von den Müttern ausgesetzte Neugeborene bzw. Säuglinge, z. B. an den Folgen einer Unterkühlung. Dieser Situation wird teilweise mit der Einrichtung sog. Babyklappen begegnet, deren protektive Wirkung jedoch sehr umstritten ist.

Davon abzugrenzen sind Tötungsdelikte an Säuglingen ohne zeitliche Nähe zur Geburt. Tötungen von Säuglingen und Kleinkindern kommen vor als Folge grober Gewalteinwirkung (Schläge, Tritte etc.), als Ersticken durch weiche Bedeckung, aber auch in seltenen Fällen als Folge einer längerdauernden Vernachlässigung mit erheblicher Unterernährung (Malnutrition). Ebenfalls selten sind Tötungsdelikte an Säuglingen und Kleinkindern durch Intoxikationen, etwa nach Beibringung einer Überdosis von Schlafmitteln oder Drogen.

Bei älteren Kindern als Gewaltopfer dominiert die stumpfe Gewalt und die kompriminierende Gewalt gegen den Hals (Erwürgen, Erdrosseln). Im Einzelfall tötet der Täter (sehr selten die Täterin) das Opfer nach vorangegangenem sexuellem Missbrauch. Wenn die psychische und/oder physische Misshandlung ein älteres Kind, selten vor dem 12. Lebensjahr, in den Suizid treibt, dann werden diese Suizide in der Literatur nicht der Rubrik »Kindestötung« zugeordnet, dennoch ist auch in diesen Fällen im Einzelfall ein kausaler Zusammenhang zu einer vorangegangenen Kindesmisshandlung bzw. einer (emotionalen) Kindesvernachlässigung aus kinder- und jugendpsychiatrischer Sicht zu bejahen.

Nicht nur juristisch ist zu differenzieren zwischen der
- vorsätzlichen Tötung eines Kindes (Mord, Totschlag) und dem
- leichtfertig oder fahrlässig in Kauf genommenen Tod als Folge einer schweren Misshandlung (fahrlässige Tötung, Körperverletzung mit Todesfolge).

Unterschieden werden sollten:
- die Tötung eines Neugeborenen unter und unmittelbar nach der Geburt (bis zum maximal 8. Lebenstag) von
- Tötungsdelikten bzw. schweren, tödlich verlaufenden Säuglingsmisshandlungen (im 1. Lebensjahr),
- letalen Misshandlungen von Kleinkindern (bis zum vollendeten 6. Lebensjahr) und
- letalen Misshandlungen von Kindern (bis zum vollendeten 14. Lebensjahr).

D

Tab. 14.1. Vergleichende Daten zur Abgrenzung von plötzlichem Kindstod, Tötungsdelikt (Infantizid) und Münchhausen-Syndrom-by-Proxy in Form des Erstickens. (Mod. nach und orientiert an Noeker u. Keller 2002 sowie Häßler et al. 2007)

SIDS	Infantizid	MSbP
– 1.–12. Lebensmonat	– Grundsätzlich jedes Alter	– Säuglinge und Kleinkinder; letale Verläufe in ca. 10–15%
– Auffinden nach längerer Schlafphase, d. h. Intervall zwischen letztem Kontakt und Tod >2 h	– Akutes Geschehen; selten nach längerer Schlafphase	– Kaum nach längerer Schlafphase
– Todeseintritt unbeobachtet im Schlaf	– Tötung zumindest in Anwesenheit des Täters	– Täter(in) war allein mit dem Kind
– Säugling meist ohne klinische Krankheitssymptome	– Säugling/Kleinkind ohne relevante Krankheitssymptome	– Täter(in) berichtet häufig von akuter, lebensbedrohlich imponierender Symptomatik (Schreien, Augen verdrehen, blau anlaufen etc.)
– Obduktion und Folgeuntersuchungen decken keine Todesursache auf	– Obduktion und Folgeuntersuchungen führen in der Regel zum Nachweis der Todesursache	– Obduktion und Folgeuntersuchungen z. T. wie bei SIDS, gelegentlich diskrete suspekte Befunde wie Petechien in der Gesichtshaut und/oder den Lidbindehäuten beim Ersticken durch weiche Bedeckung – Bei lebenden Opfern: Symptome finden keine medizinische Erklärung
– Kein Täter, natürlicher Tod	– Täter mehrheitlich männlich	– Täter(in) mehrheitlich weiblich
– Auffindesituation häufig morgens in Bauchlage	– Unterschiedliche Auffindezeiten	– Geschehen häufiger am späten Nachmittag und am Abend
– In der Regel kein Wiederholungsfall in der Familie	– In der Regel keine Wiederholungstat	– Nicht selten sind mehrere Kinder betroffen
– Eltern psychisch unauffällig	– Tatspezifische psychische Besonderheiten möglich	– Täter(in) häufig psychisch auffällig, jedoch ohne eindeutige psychiatrische Diagnose
– Keine vorherige stationäre Behandlung des Säuglings	– Besondere Umstände im Einzelfall	– Auffällig häufig mehrfache ambulante und/oder stationäre ärztliche Konsultation – Rückbildung der Symptome, wenn das Kind von dem/der Täter(in) getrennt wird
– Mütter verheiratet oder eher in fester Beziehung lebend		– Eher distanzierte Partnerschaft – Vordergründung überbesorgte Mutter – Beziehungssuche zum Klinikpersonal
– Vorangegangene Apnoen oder sog. ALTE werden kaum berichtet	– Gelegentlich »unklare Verletzungen« in der Vorgeschichte	– Häufiger zuvor Einweisungen zur Behandlung, z. T. mit sog. ALTE-Symptomatik

SIDS = »sudden infant death syndrome« (plötzlicher Kindstod); MSbP = Münchhausen-Syndrom-by-Proxy; ALTE = »apparent life threatening event«.

Angaben zur Differenzialdiagnose von plötzlichem Kindstod, Tötungsdelikt (Infantizid) und Münchhausen-Syndrom-by-Proxy sind in ◻ Tab. 14.1 aufgelistet.

14.1 Körperliche Vernachlässigung mit Todesfoge

Die körperliche Vernachlässigung mit Todesfolge (Verdursten, Verhungern) ergibt sich häufig aus den Gesamtumständen, dennoch kann im Einzelfall der Ausschluss anderer Todesursachen erforderlich sein; insbesondere konsumierende Erkrankungen, kongenitale Vitien sowie Malabsorptions- und Malassimilationssyndrome kommen hier in Betracht.

Körperliche Vernachlässigung, einhergehend mit einer erheblichen Unterernährung, führt in Extremfällen zum Tod des Kindes als Folge unzureichender Versorgung mit Nahrung (Verhungern; Proteinenergiemalnutrition; PEM). Die wichtigsten Symptome der körperlichen Vernachlässigung mit Todesfolge bzw. die Folgen der längerfristigen unterkalorischen Ernährung bei der ärztlichen Leichenschau sind in der Übersicht dargestellt.

Ärztliche Leichenschau: die wichtigsten Symptome der körperlichen Vernachlässigung

- Hochgradige Abmagerung bis zur »Skelettierung«
- Vertrocknete Haut mit stehenden Hautfalten (Exsikkose, ◻ Abb. 14.1)
- Verschmutzungen und Verkrustungen in den Hautfalten
- Nicht selten schwere sog. Windeldermatitis (◻ Abb. 14.2)
- »Greisengesicht« mit eingesunkenen Augen
- Fehlendes Unterhautfettgewebe
- Selten: (selbst) ausgerissene Haare
- Ulzera an Aufliegestellen: Steiß, Hüfte, Ferse, Hinterkopf, Rücken, Kniekehlen
- Verfilzte Haare (Läuse?)
- Extreme Anämie
- »Urinekzem« sowie urindurchtränkte und kotbeschmierte Kleidung

▼

- Eventuell Tod durch Unterkühlung
- Zeichen einer Rachitis: bei unzureichender Versorgung mit Vitamin D und fehlender UV-Lichtexposition (Unterbringung in dunklen Räumen!)
- Radiologisch ein zurückgebliebenes Skelettalter mit deutlicher Entkalkung (u. a. schmale Kompakta der langen, gebogenen Röhrenknochen)

Bei der Obduktion sind neben den genannten Auffälligkeiten weitere Befunde zu erheben (Übersicht).

Obduktion: zusätzlich zu erhebende Befunde

- Fehlender Wangenfettpfropf (Bichat-Fettpfropf)
- Kein subkutanes Fettgewebe
- Fehlendes bzw. stark reduziertes Fettgewebe im Körperinneren
- Ubiquitäre Ödeme als Ausdruck eines hochgradigen Proteinmangelsyndroms (»Hungerödeme«)
- Reduzierte Organgewichte, bezogen auf das Alter des Kindes
- Kotsteine
- Abweichung im Längenwachstum (Abgleich der individuellen Perzentile mit früheren Messwerten)
- Final hinzugetretener akuter Flüssigkeitsverlust
- Final häufig ein interkurrenter exazerbierter Infekt (Pneumonie?)

Auch postmortal kann die unzureichende Versorgung mit Flüssigkeit und Nahrung durch biochemische Befunde nachgewiesen werden: erhöhter Harnstoffgehalt in der Glaskörperflüssigkeit, entsprechend dem sog. Dehydratationsmuster (»dehydration pattern«), Nachweis eines chronischen Vitamin-D-Mangels. Autoptisch festgestellte Länge und Gewicht des Kindes können korreliert werden mit den zu erwartenden Normwerten, sodann kann die Unterernährung z. B. nach der häufig verwendeten Waterlow-Klassifikation (Waterlow

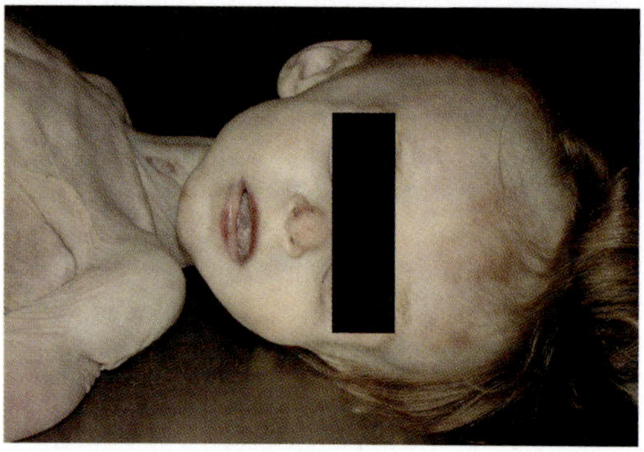

Abb. 14.1. Tödliches Verhungernlassen, hochgradige Exsikkose mit deutlich stehenden Hautfalten (14 Monate alt gewordenes Mädchen). (Abb. freundlicherweise überlassen von Prof. Dr. med. Riße, Gießen)

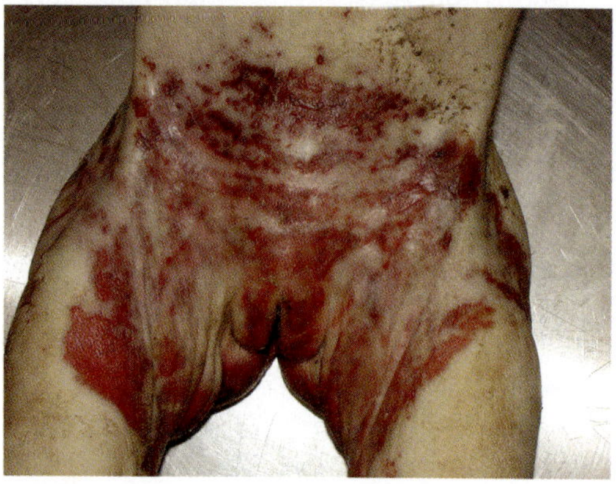

Abb. 14.2. Tödliches Verhungernlassen mit schwerster sog. Windeldermatitis (14 Monate alt gewordenes Mädchen). (Abb. freundlicherweise überlassen von Prof. Dr. med. Riße, Gießen)

1973) graduiert werden (Graduierung der Proteinenergiemalnutrition).

Als unmittelbare Todesursache finden sich Infektionen wie eine Pneumonie oder eine aszendierte eitrige Pyelonephritis. Histologisch sieht man gelegentlich eine Aspiration von Mageninhalt (Pneumomalacia acida?), ein interstitielles Ödem in den inneren Organen als Folge des Proteinmangels und Knochenumbauzonen mit vermehrten mehrkernigen Osteoklasten sowie Resorptionslakunen im Sinne einer Rachitis.

Auf die körperliche Vernächlässigung eines Neugeborenen mit Todesfolge wird gesondert eingegangen (▶ Kap. 15).

14.2 Suizide im Kindesalter

Im Einzelfall muss daran gedacht werden, dass ein Kind durch die Misshandlung und/oder den sexuellen Missbrauch in den Suizid getrieben wurde, wenngleich Suizide im Kindesalter (<14 Jahre) sehr selten sind. Kinder, die einen sexuellen Missbrauch erlebt haben, weisen später ein 3- bis 4-fach erhöhtes Suizidrisiko auf. Suizide von Kindern sind dennoch häufig ohne belegbaren Bezug zu einer konkreten Misshandlung oder einem sexuellen Missbrauch.

Suizide bzw. Suizidversuche im Kindesalter basieren wesentlich auf einer gestörten Sozialisation und auf konfliktbesetzten familiären Verhältnissen. Häufig sind die erwachsenen Bezugspersonen (Eltern) selbst psychisch instabil und nicht in der Lage, dem Kind bei der individuellen Krisenbewältigung stützend zur Seite zu stehen.

Suizide von Kindern vor dem 10. Lebensjahr sind extrem selten, in Deutschland kommen ca. 30–40 Suizide pro Jahr in der Altersgruppe zwischen dem 10. und 14. Lebensjahr vor. Bei den 15- bis 19-Jährigen ist der Suizid hingegen die zweithäufigste Todesursache mit pro Jahr mehr als 200 Teenager-Suiziden.

Aus den USA wird in jüngerer Zeit von relativ gehäuften Suiziden bei Kindern berichtet, die Antidepressiva aus der Gruppe der selektiven Serotonin- bzw. Serotonin-Noradrenalin-Wiederaufnahmehemmer (SSRI bzw. SNRI) bekamen wegen einer schweren Depression. In Deutschland ist von den genannten Medikamenten lediglich Fluvoxamin (SSRI) für Kinder ab 8 Jahren zugelassen, aber nur bei Zwangsstörungen. Die amerikanische Food and Drug Administration (FDA) betonte bereits im Jahr 2003, dass sich im Vergleich zur Placebo-Behandlung Fallberichte gehäuft hätten über Suizidalität bei Kindern unter Antidepressiva. Diese Wirkstoffe sollten bei Kindern nur mit größter Vorsicht angewendet und nicht abrupt abgesetzt werden.

Literatur

▶ Kap. 16

Tötung von Neugeborenen und Säuglingen

Die Art und Weise der Tötung von Säuglingen und Kindern ist unterschiedlich: Ersticken, Erdrosseln, Ertränken, stumpfe Gewalt, scharfe Gewalt (sog. »Fontanellenstich«), Verbrennen und Vergiften durch aktives Begehen, gelegentlich kommt es zum Tod als Folge eines Schütteltraumas (▶ Kap. 3). Zu nennen ist weiterhin das Töten durch Unterlassen erforderlicher Hilfs- und Schutzmaßnahmen: inneres Ersticken durch Liegenlassen nach z. B. Mekonium- oder Blutaspiration, Ertrinkenlassen, z. B. im Toilettenbecken, sehr selten: Verblutenlassen aus einer Nabelschnurverletzung, Unterkühlenlassen oder unterlassene Versorgung mit Flüssigkeit und Verhungernlassen.

Besondere Beachtung verdienen an dieser Stelle das Ersticken durch weiche Bedeckung und das Töten durch Entzug der erforderlichen Nahrung im Rahmen der körperlichen Vernachlässigung. Das Ersticken durch weiche Bedeckung kann sehr spurenarm bis spurenfrei erfolgen! Insbesondere sind Fälle von Ersticken durch Bedecken der Atemöffnungen im Einzelfall dem Phänomen des sog. plötzlichen Kindstodes (»sudden infant death syndrome«; SIDS) zugeordnet worden (◘ Tab. 14.1). Erst das Geständnis des Täters führte zur Aufdeckung des Tatgeschehens. In einzelnen Fällen erfolgte ein tödliches Ersticken durch weiche Bedeckung (auch nach zuvor nicht tödlichem »Anersticken«) im Rahmen eines sog. Münchhausen-Syndroms-by-Proxy (MSbP; ▶ Kap. 3).

15.1 Tötung unter und unmittelbar nach der Geburt (Neugeborenentötung)

Die Tötung von Neugeborenen ist auch heute in der rechtsmedizinischen Praxis kein ganz seltenes Ereignis. Dennoch gibt es häufig erhebliche Probleme beim Nachweis einer kausal zweifelsfreien Todesursache. Töten kann erfolgen durch Unterlassen erforderlicher Hilfs- und Schutzmaßnahmen: inneres Ersticken durch Liegenlassen nach z. B. Mekonium- oder Blutaspiration, Ertrinkenlassen z. B. im Toilettenbecken, sehr selten Verblutenlassen aus einer Nabelschnurverletzung (umstritten; s. unten), Unterkühlenlassen oder unterlassene Versorgung mit Flüssigkeit.

Die Umstände der Neugeborenentötung zeigen eine Reihe von Charakteristika bei den Kindesmüttern bzw. den Umständen der Schwangerschaft. Die Kindesmütter

- sollen mehrheitlich unter 25 Jahre sein (16–38 Jahre),
- leben häufig allein oder noch im Elternhaus,
- sind zu mehr als 80% nicht verheiratet,
- haben häufig die Schwangerschaft geleugnet oder verdrängt und
- selbst nahe Angehörige und den Kindesvater nicht informiert,
- werden von den einsetzenden Wehen unvorbereitet getroffen,
- sollen tendenziell infantil, passiv und gefühlskalt sein,
- sind seltener älter, seltener verheiratet und haben seltener bereits mehrere Kinder.

Wird ein Neugeborenes tot gefunden, so konzentriert sich die Tätigkeit der Ermittlungsbehörden und die rechtsmedizinische Diagnostik auf mehrere Fragen, einerseits hinsichtlich des Neugeborenen, andererseits im Hinblick auf die Mutter als potenzielle Beschuldigte bzw. Täterin (Übersicht). Vorrangig geht es um den Nachweis des Neugeborenseins, der Reife bzw. Lebensfähigkeit des Neugeborenen und des tatsächlichen Gelebthabens.

Fragestellungen bei einem gefundenen/ausgesetzten toten Neugeborenen

- **Neugeborenes**
  - Schwangerschaftsdauer bzw. Reife/Alter
  - Lebensfähigkeit
  - Lebensdauer nach der Geburt (»Gelebthaben«)
  - Zeichen des Neugeborenseins und Art der Abnabelung
  - Todesursache
  - Rekonstruktive Aussagen zum Geschehen
- **Kindesmutter**
  - Identifikation der Kindesmutter
  - Diagnose der kurz zuvor erfolgten Geburt
  - Zeitliche Eingrenzung des Zeitpunktes der Geburt
  - Korrelation von Geburtszeitpunkt und Liegezeit des Neugeborenen
  - Aussage zur Geburt und zum Tathergang
  - Verbleib der Plazenta, der Nabelschnur

15.1.1 Untersuchung der Kindesmutter

Grundsätzlich kann eine Frau bei begründetem Verdacht als Beschuldigte einer ärztlichen Untersuchung zugeführt werden zur Abklärung der Frage einer kürzlich stattgehabten Schwangerschaft (Rechtsgrundlage: § 81a StPO; ► Kap. 22). Diese Untersuchung sollte von einem Gynäkologen durchgeführt werden zur Klärung der in der Übersicht dargestellten Punkte.

Untersuchung bei Verdacht auf eine kürzlich stattgehabte Geburt

- Größe und Konsistenz des Uterus
- Fundusstand
  - Unmittelbar post partum: 2 Querfinger oberhalb des Nabels
  - 1. Tag post partum: 1 Querfinger oberhalb des Nabels oder in Nabelhöhe
  - 2. Tag post partum: 1–2 Querfinger unterhalb des Nabels
  - 3. Tag post partum: 3 Querfinger unterhalb des Nabels
  - 7. Tag post partum: 2 Querfinger oberhalb der Symphyse
  - 10. Tag post partum: in Höhe der Symphyse
- Lage des Uterus
- Weite von Portio und Cervix uteri
- Abgang von Lochialsekret
- Zustand der Mammae einschließlich der Mamillen
- Eingrenzung des Geburtszeitpunktes
- Gegebenenfalls Probenentnahme für eine DNA-Analyse (Rechtsgrundlage: § 81e StPO; ► Kap. 22) zur Klärung der Mutterschaft

Tipp
Kommt eine größere Gruppe oder gar eine Vielzahl von Frauen als Kindesmutter in Betracht, so ist auf der Grundlage des neugeschaffenen § 81h StPO auch ein Massengentest möglich, wie er ebenso zulässig ist bei der Suche nach einem Sexualstraftäter (▶ Kap. 22).

15.1.2 Untersuchung des Neugeborenen

Bei der rechtsmedizinischen Untersuchung des Neugeborenen ist zunächst zu beachten, dass ein Tötungsdelikt nur vorliegen kann, wenn das Neugeborene zum Zeitpunkt des Einsetzens der Presswehen oder danach außerhalb des Mutterleibes gelebt hat. Ist das Ungeborene intrauterin vor diesem Zeitpunkt gestorben und wurde tot geboren, so kommt strafrechtlich – wenn überhaupt – allenfalls ein Verstoß gegen die §§ 218 ff. StGB in Betracht. Daher ist einerseits der Nachweis der Lebensfähigkeit und des Gelebthabens des Neugeborenen durch Feststellung von Reifezeichen etc. zu erbringen, andererseits müssen geburtsbedingte und andere konkurrierende Todesursachen ausgeschlossen werden.

Ein Neugeborenes kann allein aufgrund einer relativ kurzen Schwangerschaft noch unreif und dadurch nicht lebensfähig gewesen sein. Die typischen Reifezeichen des Neugeborenen sind in ◻ Tab. 15.1 zusammengefasst.

In der Literatur finden sich umfangreichere Tabellen zur Abschätzung des Gestationsalters bzw. Reifegrades eines Neugeborenen unter Berücksichtigung von Länge, Körpergewicht, biparietalem Durchmesser, Organgewichten, Plazentagewichten und z. B. Ossifikationen bzw. Ossifikationskernen.

Von einer potenziellen Lebensfähigkeit des Neugeborenen kann etwa ab der 22./23. Schwangerschaftswoche ausgegangen werden, regelmäßig ist Lebensfähigkeit gegeben ab der 32. Schwangerschaftswoche und einer Körperlänge von ca. 35 cm. Allerdings müssen Erkrankungen, die mit einer Lebensfähigkeit nicht vereinbar sind oder begründete Zweifel an der Lebensfährigkeit wecken, ausgeschlossen sein. Dazu gehören solche, die bei der Geburt auftreten können, und vorbestehende sowie erworbene, insbesondere infektiöse Erkrankungen. Derartige konkurrierende Todesursachen sind:

- geburtsbedingte Todesursachen (z. B. intrakranielle Blutungen, protrahierte Geburt, selten Ersticken durch über die Atemöffnungen gelegene Eihäute, Erdrosseln durch intrauterine Nabelschnurumschlingung),
- kongenitale Fehl- und Missbildungen, insbesondere des kardiovaskulären Systems (Herz- bzw. Gefäßfehler),
- Letale intrauterine Infektionen (Chorioamnionitis mit Amnioninfektionssyndrom),
- Plazentogene Todesursachen (Insertio velamentosa, Plazentainfarkte, Plazentitis, Plazentareifungsstörungen, vorzeitige Plazentalösung).

Unabhängig von der Frage der Lebensfähigkeit kann jedoch bei zeitnah zur Geburt gefundenen toten Neugeborenen einerseits der Nachweis des Neugeborenseins geführt werden, und andererseits

◻ **Tab. 15.1.** Typische Reifezeichen eines Neugeborenen

Kriterium	Grenzwert bzw. Ausprägungsgrad
Körpergröße	48 cm
Körpergewicht	2.500 g
Kopfumfang	Ca. 34–35 cm
Nabelschnurlänge	Ca. 50 cm
Plazentagewicht	Ca. 500 g
Fingernägel	Überragen die Fingerkuppen
Zehennägel	Überragen die Zehenkuppen
Lanugobehaarung	Nur noch an den Schultern
Genitale	Deszensus der Hoden, Labia majora bedecken Labia minora
Schulterbreite	12,5 cm
Hüftbreite	9,5 cm
Beclard-Knochenkern (distale Femurepiphyse)	5 mm

können bei der Obduktion Vitalitätszeichen bzw. Zeichen des Gelebthabens gefunden werden. Ist das Neugeborene noch nicht von Blut und Vernix caseosa (»Käseschmiere«) gereinigt und weist die Nabelschnur noch keine Zeichen der Demarkation am Hautnabel auf, dann darf zwangslos von einem Neugeborenen ausgegangen werden. Vernix caseosa ist u. U. auch nach Reinigung des Körpers v. a. an den Haaren, in den Achselhöhlen und in den Leistenbeugen noch anzutreffen. Auch eine sog. Geburtsgeschwulst kann auf ein Neugeborensein hinweisen.

Der Nachweis des tatsächlichen Gelebthabens kann im Regelfall bei fehlenden Zeugen nur im Rahmen einer Obduktion geführt werden. Von Bedeutung sind dabei die in ◘ Tab. 15.2 genannten Kriterien.

Bei fehlendem Nachweis des Gelebthabens kommt ein Tod unmittelbar unter der Geburt in Betracht oder ein intrauteriner Fruchttod. Eine

D

◘ Tab. 15.2. Zeichen des Gelebthabens bei einem Neugeborenen

Kriterium	Befund
Lungenflügel	Füllen die Pleurahöhlen vollständig aus
Lungenkonsistenz	Luftkissenartig; Knistern bei Betasten
Lungenoberflächen	Hellgrau-rötlich mit eingesunkenen Atelektasen
Schwimmproben	Im Ganzen und in Teilen
Halsorgane + Lungen + Mediastinum	– Schwimmprobe positiv, wenn die Lungen oben schwimmen und das Organpaket »halten«
– Lungenflügel allein	– Positiv
– Lungenlappen allein	Positiv (u. U. von Bedeutung, wenn die erste Lungenschwimmprobe mit Organpaket nicht eindeutig positiv war!) – **Cave:** Lungenschwimmprobe falsch positiv bei Fäulnis oder künstlicher Beatmung, falsch negativ bei Tötung vor dem ersten Atemzug oder Aspiration von Flüssigkeit
– Magen-Darm-Trakt	– In der Regel erst nach Belüftung der Lungen positiv durch »Verschlucken von Luft«, daher zeitnah zur Geburt eher positive Lungen- und negative Magen-Darm-Schwimmprobe – **Cave:** Bei Behinderung der Atmung kann auch Luft allein in den Magen gelangen
Lebensdauerbestimmung durch Magen-Darm-Schwimmprobe	
– Luft nur im Magen und oberen Duodenum	– Wenige Minuten bis maximal 30 min
– Luft im Duodenum, Jejunum und Ileum	– Rund 6 h
– Luft im gesamten Kolon	– Rund 12 h
Lebensdauerbestimmung durch Mekoniumuntersuchung	
– Mekonium noch im gesamten Kolon	– Weniger als 2 Tage
– Mekonium nur noch in den Darmbuchten	– 2–3 Tage, evtl. 5 Tage
Vorhandensein einer Geburtsgeschwulst	Kann fehlen bei kleinen Neugeborenen, weitem Becken der Mutter und rascher Geburt

Aussage zum Zeitpunkt des intrauterinen Fruchttodes erlaubt der Mazerationsgrad des Feten bzw. Totgeborenen.

Aus medizinischer Sicht lebt ein Neugeborenes, wenn Kindsbewegungen vorhanden sind und Herztöne nachgewiesen werden, zu beurteilen auch indirekt am Pulsieren der Nabelschnur. Beide Angaben sind jedoch häufig nicht erhältlich und belegen noch nicht zwingend die Lebensfähigkeit des Säuglings. Bei der Obduktion und für die Beweisführung vor Gericht entspricht daher das »Gelebthaben« praktisch dem »Geatmethaben«.

Sind das Neugeborensein, die Lebensfähigkeit und das tatsächliche Gelebthaben (Geatmethaben) belegt, so ist die Frage der Todesursache zu klären. Dabei müssen einerseits natürliche Todesursachen in Betracht gezogen werden, andererseits bei Ausschluss einer natürlichen Todesursache eine gewaltsame Tötung des Neugeborenen. Die wichtigsten natürlichen Todesursachen können z. B. sein: Übertragung, Unreife des Neugeborenen, Fehl- bzw. Missbildungen innerer Organe, intrauterine Asphyxie, Geburtstraumata, Nabelschnurumschlingung und plazentogene Ursachen (s. oben).

Die Neugeborenentötung erfolgt v. a. durch
- Komprimierende Gewalt gegen den Hals (Würgen, Drosseln),
- Verschluss der Atemöffnungen (mit der Hand, einem Tuch, Knebeln mit Rachenverletzungen o. Ä.) – zugleich auch, um das Schreien des Kindes zu unterbinden,
- stumpfe Gewalt (Schläge, Tritte, Schädelhirntrauma etc.),
- Stich- und/oder Schnittverletzungen mit Verbluten,
- Ertränken,
- unversorgtes Ablegen des lebenden Neugeborenen, das an Unterkühlung stirbt oder verdurstet.

Einlassungen der Kindesmutter müssen mit den erhobenen Befunden korreliert werden. Je nach Todesursache ist ein entsprechendes Geschehen zu erwarten oder auch auszuschließen. Zu den häufigeren Angaben der Kindesmutter gehört, sie sei unter der Geburt nicht mehr handlungsfähig gewesen, es sei zu einer überraschenden sog. »Sturzgeburt« auf der Toilette gekommen und/oder die Nabelschnur sei zerrissen und das Neugeborene sei dann verblutet.

Handlungsfähigkeit der Neugeborenenmutter. Im Hinblick auf das Gelebthaben des Säuglings können Angaben der Kindesmutter von Bedeutung sein, sie sei unter der Geburt oder sofort danach bewusslos geworden und habe das Kind daher nicht versorgen können. Bewusstlosigkeit der Mutter unter oder sofort nach der Geburt ist ein sehr seltenes Ereignis. Denkbare Erklärungen sind eine Eklampsie bzw. ein epileptischer Anfall, sehr selten ein erheblicher Blutverlust der Mutter. Letzteres kann durch eine zeitnahe Bestimmung des Hb-Wertes bei der Mutter überprüft werden.

Sturzgeburt. Nicht selten gibt die Kindesmutter an, es sei nach plötzlichem Stuhldrang überraschend zur Geburt des Kindes in die Toilettenschüssel gekommen. Die dabei zu unterstellende »Sturzhöhe« bei Hockstellung der Mutter ist jedoch einerseits nicht geeignet, zum Tod des Säuglings zu führen. Andererseits wären bei der Obduktion entsprechende Sturzverletzungen zu erwarten. Gelegentlich ist auch zu prüfen, ob eine Geburt in das Wasser der Toilette erfolgte mit einem Ertrinkungstod des Neugeborenen.

Zerreißen der Nabelschnur und Tod durch Verbluten. Gelegentlich kommt die Frage auf, ob der Säugling nach einem Riss der Nabelschnur verblutet sein könne. Ein Zerreißen der Nabelschur ist nur schwer möglich, setzt eine entsprechende Sturzhöhe voraus und Befunde an der Durchtrennungsstelle, die sich mit einem Riss vereinbaren lassen: evtl. hervorstehende Gefäßstümpfe, fetzige Ränder und eine schräge Rissfläche sind mit der Angabe eines Nabelschnurrisses vereinbar, glatte Ränder der Gefäße oder zipfelige Fortsetzungen des Nabelschnurendes mit glatten Rändern sprechen gegen einen Riss.

Darüber hinaus ist ein Verbluten selbst bei zerrissener Nabelschnur sehr unwahrscheinlich, weil derartige Blutungen im Regelfall spontan zum Stillstand kommen nach Kontraktion der Umbilikalarterie, die ohnehin nur einen relativ niedrigen Blutdruck aufweist, sowie wegen der postpartalen Blutumverteilung in den kleinen Kreislauf.

15.1.3 Rechtslage bei Neugeborenentötung

Die Problematik der intrauterinen Körperverletzung oder Tötung eines Embryos bzw. Feten stellt sich gelegentlich bei der Ausübung körperlicher Gewalt in der Partnerschaft, z. B. in Form von Schlägen und Tritten gegen den Bauch der Schwangeren. Derartige Taten mit Schädigung des Embryos bzw. Feten werden nicht von den Körperverletzungs- und Tötungsdelikten des Strafgesetzbuches erfasst. Eine Strafbarkeit gemäß §§ 218 ff. StGB ist gegeben bei Herbeiführung eines Schwangerschaftsabbruchs außerhalb der gesetzlich zugelassenen Varianten. So ist z. B. das Verprügeln einer Schwangeren mit dadurch induzierter nachfolgender Fehlgeburt ein strafbarer Schwangerschaftsabbruch, jedoch kein Tötungsdelikt am Kind. Betrachtet man den Embryo bzw. Feten als integralen Bestandteil des Körpers der Schwangeren, dann liegt aber in diesen Fällen immer ein Körperverletzungsdelikt an der Schwangeren vor.

D

Tipp

Die Tötungsdelikte des StGB (§ 211 – Mord; § 212 – Totschlag) schützen menschliches Leben erst ab dem Beginn der Presswehen. Da bei Neugeborenentötungen regelmäßig eine vaginale Entbindung stattgefunden hat, kommen grundsätzlich auch die Straftatbestände Mord und Totschlag in Betracht.

Nach Anordnung einer gerichtlichen Obduktion von einem Richter oder Staatsanwalt (§ 87 StPO) findet bei der Obduktion Neugeborener § 90 StPO Anwendung:

§ 90 StPO
[Kinderleichen]

Bei Öffnung der Leiche eines neugeborenen Kindes ist die Untersuchung insbesondere darauf zu richten, ob es nach oder während der Geburt gelebt hat und ob es reif oder wenigstens fähig gewesen ist, das Leben außerhalb des Mutterleibes fortzusetzen.

Bis zum 01.04.1998 gab es im Strafgesetzbuch mit § 217 StGB eine Sonderregelung für Fälle von Neugeborenentötungen:

Früherer § 217 StGB
[Kindestötung]

(1) Eine Mutter, welche ihr nichteheliches Kind in oder gleich nach der Geburt tötet, wird mit Freiheitsstrafe nicht unter drei Jahren bestraft.
(2) In minder schweren Fällen ist die Strafe Freiheitsstrafe von 6 Monaten bis zu 5 Jahren.

Nach Abschaffung des § 217 StGB sollen Fälle von Neugeborenentötungen als minder schwerer Fall des Totschlags von § 213 StGB erfasst werden in der Variante »sonst ein minder schwerer Fall« (▶ Kap. 22).

§ 213 StGB
[Totschlag]

War der Totschläger ohne eigene Schuld durch eine ihm oder einem Angehörigen zugefügte Misshandlung oder schwere Beleidigung von dem Getöteten zum Zorn gereizt und hierdurch auf der Stelle zur Tat hingerissen worden oder liegt sonst ein minder schwerer Fall vor, so ist die Strafe Freiheitsstrafe von einem Jahr bis zu zehn Jahren.

15.1.4 Anonyme Geburt und Babyklappen

Trotz der Einrichtung von Babyklappen stieg im Jahr 2003 in Deutschland die Zahl der gestorbenen ausgesetzten Säuglinge auf 30, 2002 waren es 20, 2001 insgesamt 17 Säuglinge (Quelle: terre des hommes).

In Europa gewähren derzeit Frankreich und Luxemburg Frauen einen gesetzlichen Anspruch, zwischen einer anonymen Geburt und der Anerkennung des Kindes frei zu wählen. Die Möglichkeit der anonymen Geburt gibt es auch in anderen Ländern (Spanien, Italien, Österreich, Kolumbien), in Deutschland gab es 2004 einen Gesetzentwurf (Geburtsberatungsgesetz) zur anonymen Geburt, allerdings wurde schon dessen Notwendigkeit stark bezweifelt, der Entwurf selbst heftig kritisiert. Argumentiert wurde, es gäbe jährlich nach der Geburt ausgesetzte Neugeborene (ca. 20–25), die aufgrund der Aussetzung sterben würden. Schon diese Aussage muss bezweifelt werden. 2003 wurden 13 Kinder lebend ausgesetzt, ein Frühgeborenes starb an Unterkühlung. 32 Kinder wurden nach der Geburt getötet, teils aktiv durch Ersticken, Ertränken oder passiv durch unversorgtes Liegenlassen.

Der deutsche Gesetzentwurf sah als Lösung die »Möglichkeit einer geheimen, im extremen Notfall anonymen Geburt, die Eingang findet in das Familienrecht des BGB« vor. Als Grundvoraussetzung wurde eine psychosoziale Beratung der Frau verlangt.

In Frankreich soll es zu jährlich ca. 700 anonymen Geburten kommen. Die Regelung zur anonymen Geburt umfasst dort folgende Punkte:

- Frauen, die sich nach der Geburt von ihrem Kind trennen, muss eine psychologische Betreuung angeboten werden.
- Nach einer anonymen Geburt soll eine kurze Beschreibung der Situation wie der Eltern erstellt werden. Diese Informationen soll das Kind später erhalten.
- Die Frauen haben später jederzeit die Möglichkeit, die Anonymität aufzuheben.

In Österreich wurde die anonyme Geburt legalisiert, im Herbst 2000 in Wien die erste Babyklappe eröffnet, seit 2001 ist die Kindesaussetzung dort nur noch strafbar, wenn damit eine Gefährdung des Kindes verbunden ist.

Dennoch ist nicht erkennbar, dass die Einführung von Babyklappen und anonymer Geburt geeignet wäre, die Zahl der ausgesetzten Säuglinge und auch die Zahl der Tötungsdelikte zu reduzieren (▣ Tab. 15.3). Soweit überhaupt Zahlen vorliegen, lässt sich damit die Notwendigkeit von Babyklappen und anonymer Geburt nicht begründen. Insbesondere gibt es keine verlässlichen Daten zu der Frage, in welchem Umfang Vernachlässigungen, Misshandlungen und Tötungen von Kindern durch Abgabe des Säuglings unmittelbar nach der Geburt tatsächlich verhindert werden könnten.

Die Einrichtung von Babyklappen begann in Deutschland 1999, und bereits Ende 2000 gab es ca. 40 Babyklappen, Ende 2002/Anfang 2003 waren es bereits ca. 60–70. Ein Rückgang der Zahl der Tötungen und/oder Aussetzungen ist nicht erkennbar, ein Anstieg der Zahlen bei den Babyklappen bzw. bei anonymen Geburten unterstützt das Argument, dass mit dem Angebot auch die Nachfrage gestiegen ist. Zugleich kommt der Schutz der Anonymität auch Tätern zugute, kann doch auf diesem Wege eine Straftat verdeckt werden: Mord oder Totschlag, Kindesentzug, Inzestopfer. Vergewaltiger können die Gelegenheit nutzen und auf eine anonyme »Entsorgung« der Folgen ihrer Tat drängen.

Die Bundesregierung, befragt nach Erfahrungen mit Babyklappen und anonymer Geburt, teilte im November 2007 mit, dass in Baden-Württemberg 8 Mütter, in Berlin 7, in Niedersachsen 4, in Bayern 3, im Saarland 2 Mütter und in Sachsen und Thüringen je 1 Mutter nach der Abgabe ihres Kindes in einer Babyklappe sich dann doch entschieden haben, das Kind zu sich zu nehmen. Der Hamburger Verein Sternipark, der 2000 die erste Babyklappe in Deutschland eröffnete, habe mitgeteilt, dass 148 der bislang 284 betreuten Mütter das Kind später zu sich genommen hätten.

Als Gründe für das Verbringen des Säuglings in eine Babyklappe wurden genannt: Vermeidung von Auseinandersetzungen und Erklärungen, illegaler Aufenthaltsstatus, Furcht vor ausländerrechtlichen Maßnahmen, Schwangerschaft solle nicht bekannt werden, verheiratete Mütter, die nicht vom Ehemann schwanger geworden seien und gewalttätige (Ex-)Partner.

▣ Tab. 15.3. Zahl der Tötungsdelikte und Lebendaussetzungen 1999–2004 (Januar bis Juli) – orientierende Zusammenstellung als Mindestangaben nach Medienberichten. (Nach Swientek 2004)

	1999	2000	2001	2002	2003	2004
Tötung/Aussetzung zum Tode	21	17	17	20	33	11
Lebendaussetzung	13	11	14	14	12	8
Unklar		4				
Gesamt	34	32	31	34	45	19

Aus juristischer Sicht gilt im Hinblick auf die ihr Baby über eine Babyklappe abgebende Mutter:

Tipp

Gegen eine so handelnde (ihr Kind in eine Babyklappe weggebende) Mutter besteht der strafrechtliche Anfangsverdacht der Unterhaltspflichtverletzung (§ 170 Abs. 1 StGB) und der Personenstandsfälschung (§ 169 Abs. 1, § 13 StGB i. V. m. §§ 16, 17 Abs. 1 Nr. 5 PStG). Die Staatsanwaltschaft muss also nach dem Legalitätsprinzip pflichtgemäß ein Ermittlungsverfahren gegen die unbekannte Mutter einleiten (Stellungnahme des hessischen Landesjustizministeriums im Jahr 2002).

Der Europäische Gerichtshof für Menschenrechte (EGMR) hatte sich mit der Problematik des Auskunftsverlangens nach anonymer Geburt zu befassen. Klägerin war eine am 23.03.1965 geborene französische Staatsgehörige, deren Mutter beantragt hatte, dass die Geburt geheim gehalten werden solle. Die Mutter hatte seinerzeit folgende Erklärung unterzeichnet:

> »Ich verzichte auf mein Kind Berthe Pascale. Ich bestätige, dass ich darüber unterrichtet worden bin, dass dieser Verzicht nach Ablauf eines Monats ncht mehr widerrufen werden kann und dass sich die Behörden das Recht vorbehalten, das Kind adoptieren zu lassen. Ich nehme die mir angebotene Hilfe nicht an. Ich beantrage, dass die Geburt geheim gehalten wird. Ich bestätige, dass ich das Merkblatt mit Informationen über den Verzicht erhalten habe.«

Der Klägerin wurde mitgeteilt, auch das Gesetz Nr. 2002-9 vom 22.01.2002 über den »Zugang von Adoptierten und Pflegekindern zu Informationen über ihre Abstammung« stelle den Grundsatz der anonymen Geburt nicht in Frage, erlaube aber, die Geheimhaltung der Identität bei ausdücklicher Zustimmung von Mutter und Kind aufzuheben. Offenbar waren diese Voraussetzungen nicht gegeben, die Klägerin wandte sich daher an den Europäischen Gerichtshof für Menschenrechte. In den Leitsätzen zu dessen Urteil (EGMR; Große Kammer) vom 13.02.2003 – 42326/98 (NJW 2003: 2145-2151; mit abweichender Meinung von 7 Richtern) heißt es u. a.:

1. Zu der Entwicklung einer Person gehört das Recht, notwendige Informationen über wesentliche Aspekte ihrer eigenen Identität oder die ihrer Eltern zu erhalten. Die Geburt und die Umstände, unter denen sie stattgefunden hat, sind Teil des Privatlebens des Kindes und später des Erwachsenen, das von Art. 8 EMRK geschützt wird.

2. Bei der Anwendung von Art. 8 EMRK auf Regelungen über die anonyme Geburt müssen die Interessen aller Beteiligten abgewogen werden, einschließlich die der Adoptiveltern, außerdem das öffentliche Interesse daran, die Gesundheit von Mutter und Kind zu schützen sowie Abtreibungen und das »wilde« Aussetzen von Kindern zu vermeiden.

3. Mit der neueren französischen Gesetzgebung, die den Grundsatz der anonymen Geburt bekräftigt und die Möglichkeit verstärkt, die Geheimhaltung der Identität aufzuheben, wenn die Mutter zustimmt, wird ein angemessener Interessenausgleich gefunden, der die Grenzen des den Konventionsstaaten zustehenden Beurteilungsspielraums nicht übersteigt.

15.2 Tötung von Säuglingen

Bei der Tötung von Säuglingen spielt die strafrechtliche Unterscheidung zwischen Totschlag und Mord eine besondere Rolle. Ein Mord liegt nur vor, wenn eines der im Strafgesetzbuch in § 211 StGB beschriebenen Mordmerkmale gegeben ist. Zu diesen Mordmerkmalen gehört u. a. die heimtückische Begehensweise.

15.2.1 Heimtücke als Mordmerkmal bei der Tötung von Säuglingen

Bekannt geworden ist der sog. **Babybrei-Fall**: Eine zur Tatzeit 19-jährige Mutter tötete ihren 3 Wochen alt gewordenen Säugling, indem sie ein Schlafmittel wegen dessen bitteren Eigengeschmacks in den Babybrei mischte. In diesem Fall diskutierte der BGH das Heimtückemerkmal und entschied, einem ganz kleinen Kind gegenüber könne sich der Täter in der Regel nicht heimtückisch verhalten, weil es nicht fähig sei, anderen Vertrauen entgegen zu bringen. Aber: Wer ein Schlafmittel in die Nahrung eines solchen Kindes mische, handele heimtückisch, wenn er es tue, weil das Kind anderenfalls das Mittel seines Geschmacks wegen nicht zu sich nehmen würde (BGH, Urt. v. 07.06.1955 – 5 StR 104/55 – BGHSt 8,216 = NJW 1955, 1524; sog. Babybrei-Fall).

Für das Heimtückemerkmal wird in der Literatur häufig ein besonderer Vertrauensbruch gefordert, der in der Ausnutzung eines bestehenden Vertrauensverhältnisses oder im Missbrauch entgegengebrachten Vertrauens liegen kann. Der BGH hat es in ständiger Rechtsprechung abgelehnt, die Tötung eines sehr kleinen Kindes, das infolge seiner natürlichen Arg- und Wehrlosigkeit gegen einen Angriff auf sein Leben nichts unternehmen kann, als heimtückisch anzusehen, weil seine Wahrnehmungsfähigkeit noch nicht ausgebildet und es deshalb noch nicht fähig sei, anderen Vertrauen entgegen zu bringen (BGHSt 3, 332; 4, 11). Die Rechtsprechung geht davon aus, dass der Begriff der Heimtücke auf etwas Heimliches hindeutet, man eine böse Absicht aber nur vor jemandem verheimlichen kann, der an sich in der Lage ist, diese Absicht wahrzunehmen (BGHSt 8, 216, 218).

Diese Wahrnehmung, die Merkmal der Arg- und Wehrlosigkeit sein soll, fehlt aber nicht nur sehr kleinen Kindern, sondern auch allen Schlafenden, von denen der BGH später sagte, dass »die Tötung eines Schlafenden das geradezu klassische Beispiel der Heimtücke« und deshalb Mord sei (BGHSt 23, 119, 121). Später formulierte der BGH dann:

Heimtücke ist auch bei der Tötung eines Kleinstkindes möglich, das infolge seiner natürlichen Arg- und Wehrlosigkeit gegen einen Angriff auf sein Leben nichts unternehmen kann. Wer ein zur Tötung geeignetes Mittel oder das, was er dafür hält, der Nahrung eines solchen Kindes beimischt und diesem davon zu essen gibt, handelt dann heimtückisch, wenn er es tut, weil das Kind andernfalls das Mittel wegen dessen Geschmacks nicht nehmen, sondern ausspeien würde. Er schaltet so durch heimliches Verhalten den natürlichen Abwehrinstinkt des Kindes aus (BGH MDR 1973, 901).

Weitere Lösungsansätze des BGH zur Klärung der Heimtückeproblematik sind bis heute umstritten, man wird aber neben Schlafenden und Bewusstlosen insbesondere Säuglinge und Kleinkinder jedenfalls zu den »konstitutionell« Wehrlosen zählen dürfen und in jedem Fall eine Prüfung des Mordmerkmals »Heimtücke« verlangen.

Literatur

▶ Kap. 16

Tötung von Kindern

Die Tötungsdelikte an Kindern können unterteilt werden in

- akute Taten mit Tötung durch verschiedene Formen der Gewalt (grobe stumpfe Gewalt, scharfe Gewalt, Ersticken, Ertränken, Verbrühen/Verbrennen) und
- Tötung als Folge einer körperlichen Vernachlässigung, insbesondere bei Säuglingen und Kleinkindern (▶ Kap. 14.1).

Kindstötung als akutes Geschehen. Bei plötzlichen und unerwarteten Todesfällen von Säuglingen und Kindern findet sich nicht selten eine den Todeseintritt in keinster Weise erklärende Vorgeschichte mit allenfalls banalen Symptomen bzw. Erkrankungen. Bei dann zusätzlich völlig unauffälligem Befund anlässlich der vorgeschriebenen äußeren Leichenschau ist die medizinische Todesursache vollkommen ungeklärt, und entsprechend ist auch die Todesart in der Todesbescheinigung bzw. im Leichenschauschein als »ungeklärt« anzugeben. Nur dann können weitere Ermittlungen zur Klärung des Todesfalles erfolgen. Wird der Tod fälschlicherweise als »natürlich« klassifiziert oder vorschnell dem plötzlichen Kindstod zugeordnet (als natürlicher Todesfall), dann kann ohne weitere Klärung die Erdbestattung erfolgen.

Bei Tötungsdelikten an Kindern stehen, wenn vorhanden, die Befunde korrespondierend zum jeweiligen akuten Geschehen im Vordergrund, also die Folgen der stumpfen oder (seltener) scharfen Gewalt, thermische Verletzungen, Ertrinkungs- und Erstickungsbefunde oder auch die Zeichen der Gewalt gegen den Hals. Gerade bei der tödlichen Kindesmisshandlung (einschließlich des Schütteltraumas) ist der Kopf häufig betroffen.

Rekonstruktiv von besonderer Bedeutung sind Verletzungsbefunde, wie sie bei aktiver oder passiver Gegenwehr des Kindes entstehen. Auch wenn eine Beeinträchtigung der Fähigkeit zur Gegenwehr durch Alkohol, Drogen und/oder Medikamente ausgeschlossen sein kann, so korrelieren Befunde einer Gegenwehr doch mit dem Alter des kindlichen Opfers. Bei Säuglingen und Kleinkindern sind – je nach Art der einwirkenden Gewalt – seltener Spuren einer Gegenwehr zu finden. Problematisch ist hier einerseits die Abgrenzung des Ertrinkens vom Ertränken und andererseits auch wieder das Ersticken durch weiche Bedeckung.

Beim Ertränken können die Gesamtumstände und die autoptisch nachgewiesenen Ertrinkungsbefunde (sog. Emphysema aquosum, wässrige Flüssigkeit im Magen, in den Keilbeinhöhlen etc.) fälschlicherweise zu der Annahme eines Unfallgeschehens führen. Beim Ersticken durch weiche Bedeckung kann es sich um ein sehr spurenarmes bis spurenfreies Tötungsdelikt handeln, allerdings werden relativ diskrete Verletzungen beschrieben: feine Einrisse der Haut bzw. Schleimhaut in den Mundwinkeln, rotbräunliche Vertrockungen in Umgebung der Atemöffnungen, also z. B. der Nasenlöcher oder auch der Haut der Nasenflügel. Selbst wenige diskrete petechiale Einblutungen in der Haut der Augenlider, in den Lidbindehäuten, in der Schleimhaut des Mundvorhofes sowie in der Gesichtshaut sollten misstrauisch machen, denn Petechien in diesen Lokalisationen finden sich z. B. beim sog. plötzlichen Kindstod nur sehr selten.

Die spezifischen Verletzungs- bzw. Obduktionsbefunde je nach Tötungsart sind in den einschlägigen Lehrbüchern für Rechtsmedizin dargelegt, ergeben sich aber teilweise auch aus den in ► Kap. 2–6 behandelten Formen der Kindesmisshandlung.

! Bei der ärztlichen Leichenschau sind trotz vorangegangener tödlicher Kindesmisshandlung nicht zwingend äußerlich sichtbare Verletzungsbefunde zu erwarten. Bei nicht absolut eindeutiger natürlicher Todesursache muss der Leichenschauarzt daher in jedem Fall einen unklaren Tod attestieren und die Polizei informieren.

Literatur zu Kap. 14–16

Adelson L (1963) Homicide by Starvation: the nutritional variant of battered child. JAMA 186: 458–460

Banaschak S, Schmidt P, Madea B (2003) Smothering of children older than 1 year of age – diagnostic significance of morphological findings. Forens Sci Int 134: 163–168

Beautrais AL, Joyce PR, Mulder RT (1996) Risk factors for serious suicide attempts among youths aged 13 through 24 years. J Am Acad Child Adolesc Psychiat 35: 1174–1182

Cavanagh K, Emerson Dobash R, Dobash RP (2007) The murder of children by fathers in the context of child abuse. Child Abuse & Neglect 31: 731–746

Dettmeyer R (2004) Plötzlicher Kindstod. Shaker-Verlag, Aachen

Gill JR, Morotti RA, Tranchida V, Morhaime J, Mena H (2008) Delayed homicides due to infant injury initially reported as natural (cerebral palsy) deaths. Pediatr Dev Pathol 11: 39–45

Häßler F, Zamorski H, Weirich S (2007) Unterschiede und Gemeinsamkeiten zwischen plötzlichem Säuglingstod (SIDS), Münchhausen-Syndrom by proxy (MSBP) mit tödlichem Ausgang und Infantizid. Z Kinder-Jugendpsychiatr Psychother 35: 237–246

Häßler F, Schepker R, Schläfke D (Hrsg.) (2008) Kindstod und Kindstötung. Medizinisch Wissenschaftliche Verlagsgesellschaft (MMV), Berlin

Holtkamp K, Herpertz-Dahlmann B (2001) Suizide und Suizidversuche im Kindes- und Jugendalter. Monatsschr Kinderheilkd 149: 717–729

Janssen W (1977) Histologische Befunde bei Hunger-Schäden. In: Janssen W (Hrsg) Forensische Histologie, Schmidt-Römhild-Verlag, Lübeck 1977, S. 327–333

Jenny C, Isaac R (2006) The relation between child death and child maltreatment. Arch Dis Child 91: 265–269

Kellog ND, Lukefahr JL (2005) Criminally prosecuted cases of child starvation. Pediatrics 116: 1309–1316

Madea B, Dettmeyer R (2007) Kindestötungen. In: Madea B (Hrsg) Praxis Rechtsmedizin, Springer-Verlag, Berlin Heidelberg New York, 2. Aufl., S. 200–204

Marneros A (2003) Schlaf gut, mein Schatz. Eltern, die ihre Kinder töten. Scherz-Verlag, Bern

Nagao M, Maeno Y, Koyama H, Seko-Nakamura Y, Monma-Othtaki J, Iwasa M, Zhe LX, Kawashima N, Yano T, Estimation of caloric deficit in a fatal case of starvation resulting from child neglect. J Forens Sci 49: 1073–1076

Navarro B, Urban R (2004) »Overkill« im Rahmen einer Neugeborenentötung. Arch Kriminol 213: 129–137

Neuheuser S (2005) Strafrechtliche Bewertung sogenannter Babyklappen in der Praxis. Kriminalistik, S. 738–741

Noeker M, Keller KM (2002) Münchhausen-by-proxy-Syndrom als Kindesmisshandlung. Monatsschr Kinderheilkd 150: 1357–1369

Oehmichen M, Gerling I, Meissner C (2000) Petechiae of the baby's skin as differentiation symptom of infanticide versus SIDS. J Forensic Sciences 45: 602–607

Pollanen MS, Smith CR, Chiasson DA, Cairns JT, Young J (2002), Fatal child abuse-maltreatment syndrome. A retrospective study in Ontario, Canada, 1990–1995. Forens Sci Int 126: 101–104

Piercecchi-Marti MD, Louis-Borrione C, Bartoli C, Sanvoisin A, Panuel M, Pelissier-Alicot AL, Leonetti G (2006) Malnutrition, a rare form of child abuse: diagnostic criteria. J Forens Sci 51: 670–673

Schmidt P, Dettmeyer R, Madea B (1998) Suizide von Kindern und Jugendlichen. Arch Krim 202: 1–7

Southall DP, Stebbens VA, Rees SV, Lang MH, Warner JO, Shinebourne EA (1987) Apnoeic episodes induced by smothering: two cases identified by covert video surveillance. British Medical Journal (BMJ) 294: 1637–1641

Swientek C (2004) Anonymisierung von Müttern und Kindern durch Babyklappe und anonyme Geburt. Hebammenforum, S. 662–664

Thomsen H, Bauermeister M, Wille R (1992) Zur Kindestötung unter der Geburt. Eine Verbundstudie über die Jahre 1980–1989. Rechtsmedizin 2: 135–142

Vennemann B, Große Perdekamp M, Weinmann W, Faller-Marquardt M, Pollak S, Brandis M (2006) A case of Munchhausen syndrome by proxy with subsequent suicide of the mother. Forens Sci Int 158: 195–199

Vennemann B, Bajanowski T, Karger B, Pfeiffer H, Köhler H, Brinkmann B (2005) Suffocation and poisoning – the hard hitting side of Munchhausen syndrome by proxy. Int J Leg Med 119: 98–102

Verhoff MA, Schütz H, Heidorn F, Risse M, Dettmeyer R, Bajanowski T (2007) Rechtsmedizinische Obduktion von Neugeborenen, Säuglingen und Kleinkindern – Asservierung für Histologie, forensische Toxikologie, DNA-Analyse und Entomologie. Rechtsmedizin 17: 95–102

Waterlow JC (1973) Note on the assessment and classification of protein-energy-malnutrition in children. The Lancet: 87–89

E Beweissicherung und gerichtliche Verfahren

Beweissicherung ohne polizeiliche Hilfe

Straftatbestände zum Nachteil von Säuglingen, Kleinkindern und Kindern sowie ein Missbrauch des elterlichen Sorgerechts bzw. die Vernachlässigung elterlicher Pflichten können und sollen zu behördlichen Maßnahmen führen, zur objektiven Klärung der Sachlage und zur Abschätzung der Gefährdung des Kindeswohls (§ 8a Kinder- und Jugendhilfegesetz bzw. SGB VIII) .

Soweit Straftatbestände sog. Offizialdelikte sind und den Ermittlungsbehörden bekannt werden, muss die Polizei bzw. Staatsanwaltschaft von sich aus, d. h. auch ohne Strafantrag, tätig werden. Nicht selten werden jedoch (Verdachts-)Fälle von Kindesvernachlässigung, Kindesmisshandlung und/oder Kindesmissbrauch anderen Personen bekannt, u. a. Nachbarn, Freunden, Verwandten, auch Ärzten und deren Mitarbeitern. Soll, aus welchen Gründen auch immer, trotz eines verwirklichten Straftatbestandes die Polizei bzw. Staatsanwaltschaft nicht eingeschaltet werden, so sind doch nach Möglichkeit alle Beweismittel zu sichern, kommt es doch nicht selten später zu einer Strafanzeige, oder die Ermittlungsbehörden erlangen auf anderem Wege Kenntnis von einer Kindesmisshandlung und/oder einem Kindesmissbrauch.

! Die Sicherung der Beweise hängt häufig zunächst allein vom behandelnden Arzt ab, der auf eine Spurensicherung und Dokumentation achten muss, die später auch den strengen Beweisansprüchen in einem Strafverfahren genügt.

Die Übernahme der ärztlichen Behandlung eines Kindes ist verbunden mit dem konkludenten Abschluss eines Arzt-Patienten-Vertrages, der in der Regel als Dienstvertrag angesehen wird (§ 611 BGB). Der Arzt verpflichtet sich zu einer Behandlung entsprechend den Regeln der ärztlichen Kunst, nicht jedoch zur Heilung des Patienten. Die Regeln der ärztlichen Kunst verlangen eine sorgfältige Untersuchung und Behandlung des Patienten (§ 276 BGB). Damit verbunden übernimmt der Arzt die sog. Garantenpflicht zur Behandlung des Kindes. Diese Garantenpflicht bedeutet in der Praxis die Übernahme der Verantwortung für die physische wie psychische Gesundheit des Kindes.

Ärztliche Tätigkeit umfasst neben der Therapie auch die Erhebung von Befunden zum Beweis für einen bestimmten, zum Untersuchungszeitpunkt gegebenen Zustand. Zugleich werden jedoch auch Angaben zur Vorgeschichte erhoben, die in einem späteren Verfahren ebenfalls von Bedeutung sein können.

Derzeit gibt es beim Umgang mit kindlichen Gewaltopfern einschließlich des sexuellen Missbrauchs kein einheitliches Vorgehen. Werden die Ermittlungsbehörden informiert, dann kann eine polizeilich veranlasste Beweissicherung und Dokumentation erfolgen, die den Beweisanforderungen eines späteren Strafprozesses genügt. Wird dieser Weg nicht beschritten, soll er aber als Option erhalten bleiben, z. B. weil das Opfer möglicherweise zu einem späteren Zeitpunkt doch die Polizei informieren könnte bzw. diese auf anderem Wege Kenntnis von dem Vorfall erlangt, so muss ebenfalls eine den Beweisanforderungen des Strafprozessrechts genügende Befunderhebung und Dokumentation durchgeführt werden. Die diesbezüglichen Empfehlungen zur Befunderhebung und Dokumentation gelten daher sowohl für die Beweissicherung ohne als auch für die Beweissicherung mit polizeilicher Hilfe.

Allerdings ergeben sich beim Verzicht auf Information der Polizei zusätzliche praktische Fragen: Wo sollen z. B. Abstriche und sonstige Spurenträger (Unterwäsche, Kleidung mit Blutantragungen, evtl. das Tatwerkzeug) aufbewahrt werden und wie lange? Wo wird die erfolgte ärztliche Dokumentation archiviert, und wem wird sie ggf. zur Verfügung gestellt? Allein dem Opfer? Den Sorgeberechtigten? Dem Jugendamt? Soll eine konsiliarische Untersuchung veranlasst werden (Pädiater, Gynäkologe, Rechtsmediziner)?

17.1 Befunderhebung (Beschreibung, Entnahme von Abstrichen etc.)

Im Grundsatz gelten für die Befunderhebung bei Kindesmisshandlung und Kindesmissbrauch die gleichen Empfehlungen wie bei der Untersuchung erwachsener Gewaltopfer. Während in anderen Ländern, z. B. den USA, mittlerweile komplette Untersuchungs-Sets (»Rape-Set«) zur Verfügung stehen, steckt diese Entwicklung in Deutschland noch in den Anfängen. Dies gilt auch für standardisierte Vordrucke zur Dokumentation der Untersuchungsbefunde wie der getroffenen ärztlichen Maßnahmen, die teilweise als medizinisch indiziert anzusehen sind (z. B. Versorgung einer Wunde, Blutentnahme zur Erhebung des Hepatitis- und HIV-Status etc., Abklärung einer Schwangerschaft usw.).

Unabhängig davon, ob die Untersuchung im Auftrag einer Behörde erfolgt oder im Rahmen einer alleinigen medizinischen Versorgung, müssen zur Sicherung der strafprozessualen Verwertbarkeit bei physischen wie psychischen Traumata die wesentlichen Befunde erhoben werden:

- Antragungen biologischer oder sonstiger Spuren an der Kleidung oder am Körper des Opfers.
- Textilgewebsdurchtrennungen (z. B. Knopflochausrisse, Nahteinrisse).
- Objektiv bestehende Verletzungen nach Art, Lokalisation, Ausdehnung, ungefährem Alter?
- Ergänzung der Beschreibung der Befunde durch eine Skizze (▶ Vordrucke; Anhang).
- Wünschenswert: fotografische Dokumentation (zunächst eine Übersichtsaufnahme zur räumlichen Orientierung, danach Nahaufnahmen mit angelegtem Zentimetermaß; Farbaufnahmen gerade bei Hämatomen).
- Unterscheidung der Verletzungen nach stumpfer Gewalt (Schlag, Sturz, Stoß, Druck) mit Riss-/Quetschwunden, Blutunterlaufungen (Hämatomen) und Schürfungen (Verlaufsrichtung von Hautfähnchen?).
- Bei stumpfer Gewalt: Finden sich geformte Konturen, z. B. eines Schlagwerkzeugs, Doppelstriemen, Bisspuren, Schuhprofilabdrücke?
- Bei Platzwunden nach stumpfer Gewalt zur Abgrenzung gegenüber scharfer Gewalt: Sind Gewebsbrücken im Wundgrund und/oder in den Wundwinkeln vorhanden?
- Verletzungen nach scharfer bzw. spitzer Gewalt: Unterscheidung von Stich- und Schnittverletzungen (Faustregel: Stich = tiefer als lang; Schnitt = länger als tief); Zahl und Lo-

kalisation sowie Verlaufsrichtung von Schnitten und Stichen mit Breite der Stichverletzung und Länge des Stichkanals im Körper. Vorsicht ist geboten bei Rückschlüssen auf Klingenlänge und Klingenbreite, z. B. eines Messers.

- Konturen bzw. Wundbegrenzungen nach thermischen Verletzungen (Wasserspiegelmarkierungen? Fließspuren von Flüssigkeiten? Konturen von Zigarettenspitzen?).
- Schussverletzungen (extrem selten bei Kindern im Rahmen von Misshandlungen bzw. bei Kindesmissbrauch).
- Narben: Art und Verlaufsrichtung.
- Höhe der Verletzungen oberhalb der Fußsohlenebene.
- Entwicklungsstand des Kindes (Körpergewicht, Körperlänge etc.).
- Entnahme von Abstrichen, insbesondere bei (versuchtem oder vollendetem) Sexualdelikt.
- Angaben des Opfers oder auch Dritter zu einem Tatgeschehen sollen möglichst ohne intensiveres (suggestives) Fragen protokolliert werden, damit später im Zusammenhang mit den dokumentierten Verletzungen auch rekonstruktive Fagen geklärt werden können.
- Bei komplexen Verletzungsmustern: Heranziehung eines erfahrenen Pädiaters oder Rechtsmediziners zur konsiliarischen Untersuchung bzw. Begutachtung.

17.2 Dokumentation und Asservierung

Grundsätzlich ergibt sich die Pflicht zu einer sorgfältigen Dokumentation bereits als vertragliche Nebenpflicht aus dem Behandlungsvertrag zwischen Arzt und Patient, aber auch als standesrechtliche Dokumentationspflicht, verankert in der Berufsordnung für die deutschen Ärztinnen und Ärzte [zuletzt in der (Muster-)Berufsordnung für die Deutschen Ärztinnen und Ärzte – MBO-Ä, in der Fassung von 2004].

Die oben genannte Befunderhebung einschließlich Anamnese, Verletzungen, asservierter Spuren und ergriffener Maßnahmen soll sorgfältig dokumentiert werden. Neben der kurzen handschriftlichen Dokumentation in der Krankenakte kann dazu ein spezieller Dokumentationsbogen verwendet werden unter Hinzufügung von Skizzen, Abbildungen und Asservaten.

Alle Dokumente müssen beschriftet werden:

- Datum und Uhrzeit der Befunderhebung.
- Name des Opfers und evtl. Begleitpersonen.
- Name der untersuchenden Person(en).
- Befunddokumentation:
  - (hand-)schriftliche Zusammenfassung der mitgeteilten Vorgeschichte sowie des (behaupteten) Tatgeschehens,
  - Anzahl von Fotografien mit näheren Angaben (z. B. »Bissspur an der linken Schulter«, »Hämatom im mittleren Drittel der Streckseite des rechten Unterarmes« o. Ä.)
  - Anzahl und Lokalisation entnommener Abstriche,
  - Anzahl und Art sonstiger Asservate (z. B. ausgekämmtes Schamhaar, Slip mit Antragungen im Schrittbereich etc.).
- Ergriffene weitere Maßnahmen: radiologische Diagnostik, Labordiagnostik, Verschreiben der sog. »Pille danach«, Überweisung an einen Pädiater, einen Kinder- und Jugendpsychiater etc.
- Umfang der erfolgten Aufklärung des Gewaltopfers bzw. der Sorgeberechtigten bezüglich zukünftig erforderlicher Kontrolluntersuchungen (z. B. Kontrolle des Antikörperstatus Wochen nach der Tat).
- Beratung zur Frage der Einschaltung der Ermittlungsbehörden, wenn dies primär nicht gewünscht wird; dies gilt auch für eine mögliche Information des Jugendamts.
- Wenn vorhanden: Übergabe eines Merkblatts mit Adressen u. a., die Hilfsangebote vermitteln können.

Bei der Asservierung ist zu beachten: Kleidung etc. sollte in Papiertüten trocken asserviert werden, bei feuchter Kleidung offene Plastiktüten verwenden. Asservierte Flüssigkeiten verschlossen und kühl aufbewahren, ggf. auch einfrieren, jedenfalls im Regelfall keine Zusätze hinzugeben. Für Abstriche einen feuchter Wattetupfer verwenden, diesen anschließend trocknen lassen (erst Vulva-, dann Vaginalabstrich). Haare in einer Plastiktüte trocken asservieren, Vergleichshaare entnehmen; durch

Auskämmen gewonnene Schamhaare auf dem Kamm belassen. Soweit Fingernägel geschnitten werden, gibt es die Empfehlung, für jeden Fingernagel eine eigene Tüte zu verwenden.

Unbestreitbar kann einerseits der für eine strafprozessuale Verwertbarkeit erforderliche Umfang der Befunderhebung und Dokumentation auch hinsichtlich des Zeitaufwands ganz erheblich sein. Aber:

! Die dokumentierten Befunde dienen auch als Grundlage für spätere Auskünfte an das Jugendamt, ein Familiengericht, ein sonstiges Zivilgericht, ein Strafgericht sowie an eine sonstige Behörde oder Organisation im Rahmen der Regelung einer Opferentschädigung.

Schließlich muss daran gedacht werden, dass die Krankenunterlagen der weiteren medizinischen Behandlung des Patienten dienen und dass deren Kenntnis u. U. noch viele Jahre bis Jahrzehnte nach der Tat eine adäquate Therapie erleichtern kann. Letzteres gilt insbesondere für psychische Traumata von Gewaltopfern, die nicht selten erst Jahre später sowohl zu somatischen Beschwerden als auch psychiatrischen Krankheitsbildern führen können.

17.3 Grenzen der ärztlichen Schweigepflicht

Grundsätzlich unterliegen alle ärztlichen Feststellungen bzw. die zugehörige Dokumentation der ärztlichen Schweigepflicht (§ 203 StGB). Diese Schweigepflicht darf unter bestimmten Voraussetzungen gebrochen werden, grundsätzlich kommt aber auch eine Beschlagnahme der ärztlichen Unterlagen in Betracht. Dazu bedarf es im Regelfall eines richterlichen Beschlusses auf Antrag der Ermittlungsbehörden (§ 90 StPO).

Die Einhaltung der ärztlichen Schweigepflicht ist als unverzichtbarer Bestandteil des Arzt-Patienten-Verhältnisses einerseits vertragliche Pflicht, andererseits sowohl im Strafgesetzbuch (StGB) als auch standesrechtlich in den Berufsordnungen für Ärztinnen und Ärzte verankert. So heißt es in § 203 StGB:

§ 203 StGB
[Verletzung von Privatgeheimnissen]

(1) Wer unbefugt ein fremdes Geheimnis, namentlich ein zum persönlichen Lebensbereich gehörendes Geheimnis oder ein Betriebs- oder Geschäftsgeheimnis, offenbart, das ihm als
1. Arzt, Zahnarzt, Apotheker oder Angehörigen eines anderen Heilberufs, der für die Berufsausübung oder die Führung der Berufsbezeichnung eine staatlich geregelte Ausbildung erfordert,
2. …

anvertraut worden oder sonst bekanntgeworden ist, wird mit Freiheitsstrafe bis zu einem Jahr oder mit Geldstrafe bestraft.

(2) …

(3) Den in Absatz 1 Genannten stehen ihre berufsmäßig tätigen Gehilfen und die Personen gleich, die bei ihnen zur Vorbereitung auf den Beruf tätig sind …

(4) Die Absätze 1 bis 3 sind auch anzuwenden, wenn der Täter das fremde Geheimnis nach dem Tod des Betroffenen unbefugt offenbart.

Damit sind neben dem Arzt zur Wahrung des Privatgeheimnisses auch verpflichtet
- die berufsmäßigen Gehilfen des Arztes (§ 203 Abs. 3 Satz 1 StGB),
- die zur Berufsvorbereitung beim Arzt tätigen Personen (§ 203 Abs. 3 Satz 1 StGB),
- die Personen der genannten Berufsgruppen, die das Geheimnis nach dem Tode des Patienten erlangt haben (§ 203 Abs. 3 Satz 2 StGB).

Die Verletzung der ärztlichen Schweigepflicht wird nur auf Antrag verfolgt (§ 205 Abs. 1 StGB). Das bedeutet, dass der als Folge einer Durchbrechung der ärztlichen Schweigepflicht »Geschädigte« seinerseits Anzeige erstatten muss gegen den Arzt bzw. die anderen in § 203 StGB genannten Personen. Im Falle einer solchen Anzeige muss dann nachgewiesen werden, dass der Arzt, obwohl er es hätte besser wissen müssen, sich für befugt hielt, die Schweigepflicht zu durchbrechen, obwohl er sie hätte einhalten müssen.

Auch die (Muster-)Berufsordnung für die deutschen Ärztinnen und Ärzte, der in diesem Punkt die Berufsordnungen aller Landesärztekammern gefolgt sind, schreibt in § 9 MBO-Ä von 2004:

§ 9 (Muster-)Berufsordnung [Schweigepflicht]

(1) Ärztinnen und Ärzte haben über das, was ihnen in ihrer Eigenschaft als Ärztin oder Arzt anvertraut oder bekannt geworden ist – auch über den Tod des Patienten hinaus – zu schweigen. Dazu gehören auch schriftliche Mitteilungen der Patientin oder des Patienten, Aufzeichnungen über Patientinnen und Patienten, Röntgenaufnahmen und sonstige Untersuchungsbefunde.

(2) Ärztinnen und Ärzte sind zur Offenbarung befugt, soweit sie von der Schweigepflicht entbunden worden sind oder soweit die Offenbarung zum Schutze eines höherwertigen Rechtsgutes erforderlich ist. Gesetzliche Aussage- und Anzeigepflichten bleiben unberührt. Soweit gesetzliche Vorschriften die Schweigepflicht der Ärztin oder des Arztes einschränken, soll die Ärztin oder der Arzt den Patienten darüber unterrichten.

(3) Ärztinnen und Ärzte haben ihre Mitarbeiterinnen und Mitarbeiter und die Personen, die zur Vorbereitung auf den Beruf an der ärztlichen Tätigkeit teilnehmen, über die gesetzliche Pflicht zur Verschwiegenheit zu belehren und dies schriftlich festzuhalten.

(4) Wenn mehrere Ärztinnen und Ärzte gleichzeitig oder nacheinander dieselbe Patientin oder denselben Patienten untersuchen oder behandeln, so sind sie untereinander von der Schweigepflicht insoweit befreit, als das Einverständnis der Patientin oder des Patienten vorliegt oder anzunehmen ist.

Vor jeder Offenbarung von personenbezogenen Patientendaten haben Ärzte sich daher zu fragen:

- Sind die zur Offenbarung vorgesehenen Tatsachen »Geheimnisse« im Sinne des § 203 StGB?
- Wurden diese Geheimnisse im Rahmen eines Arzt-Patienten-Verhältnisses anvertraut?
- Ist im konkreten Fall eine Befugnis zur Offenbarung gegeben?

Da somit rechtfertigungsbedürftig nicht das Schweigen des Arztes ist, sondern die Durchbrechung der ärztlichen Schweigepflicht, ist im Einzelfall – auch bei Fällen von Kindesmisshandlung und Kindesmissbrauch – zu fragen, welcher Rechtfertigungsgrund gegeben ist, um Informationen an Dritte (Eltern, Verwandte, Mitarbeiter des Jugendamtes, Lehrer, Polizei, Staatsanwaltschaft, Gericht, weitere behandelnde Ärzte, anfragende Rechtsanwälte usw.) geben zu können. In Grenzfällen können Ärzte sich beraten lassen von einem Rechtsanwalt, von der zuständigen Ärztekammer oder auch anwaltlichen Rat einholen über einen Berufsverband. Wird nach einer solchen juristischen Beratung später doch festgestellt, die Durchbrechung der ärztlichen Schweigepflicht sei nicht zulässig gewesen, so kommt eine Bestrafung der Ärzte nicht in Betracht, es handelt sich um einen sog. unvermeidbaren Verbotsirrtum (§ 17 StGB).

Gerade der Regelfall einer zulässigen Durchbrechung der ärztlichen Schweigepflicht, die Einwilligung des Patienten, kommt bei Fällen von Kindesmisshandlung und Kindesmissbrauch angesichts des Alters der minderjährigen Patienten häufig nicht in Betracht. Gehören die Sorgeberechtigten (Eltern) zum Kreis der Tatverdächtigen, so kommt ein Rückgriff auf die an sich einwilligungsberechtigten Personen ebenfalls nicht in Betracht. Sollte es bei Einhaltung der ärztlichen Schweigepflicht jedoch später zu weiteren Straftaten – Misshandlungen, sexuellem Missbrauch – kommen und erst dann bekannt werden, dass der behandelnde Arzt bereits zuvor die Gefährdungssituation kannte, so sind auch Vorwürfe gegen den Arzt denkbar.

! In jedem Fall sollen sowohl die Gründe für die Einhaltung der ärztlichen Schweigepflicht als auch die Argumente für deren Durchbrechung sorgfältig dokumentiert werden.

Geht man von der Rechtsprechung des Bundesgerichtshofes (BGH) aus, dann kann die ärztliche Schweigepflicht grundsätzlich dann durchbrochen werden, wenn »in der Zukunft Gefahr besteht für ein Rechtsgut von hohem Rang«.

Tipp

Da nach stattgehabter Kindesmisshandlung bzw. nach sexuellem Missbrauch eines Kindes – bei nicht polizeilich festgestelltem Täter – in der Praxis immer von einer Wiederholungsgefahr ausgegangen werden muss, ist die Schwelle für eine Durchbrechung der ärztlichen Schweigepflicht bei allen Gewalttaten gegen Kinder als sehr niedrig anzusehen.

Problematisch kann die Situation sein, wenn ältere und als einsichtsfähig anzusehende Kinder explizit auf die Einhaltung der ärztlichen Schweigepflicht bestehen. Dann sollten folgende Überlegungen angestellt werden:

- Ist der minderjährige Patient intellektuell in der Lage, die anstehende Problematik umfassend zu überblicken (Prüfung der sog. »natürlichen Einsichtsfähigkeit«)?
- Ist seine Entscheidung nachvollziehbar inhaltlich begründet?
- Hat der Minderjährige nicht nur die kurzfristigen, sondern auch die mittel- und langfristigen Folgen seiner Entscheidung bedacht?
- Ergibt sich die Notwendigkeit weiterer Gespräche zur Klärung der Ernsthaftigkeit der Entscheidung des Minderjährigen?

Argumentativ wird auf den sog. rechtfertigenden Notstand, § 34 StGB, zurückgegriffen:

§ 34 StGB
[Rechtfertigender Notstand]

Wer in einer gegenwärtigen, nicht anders abwendbaren Gefahr für Leben, Leib, Freiheit, Ehre, Eigentum oder ein anderes Rechtsgut eine Tat begeht, um die Gefahr von sich oder einem anderen abzuwenden, handelt nicht rechtswidrig, wenn bei Abwägung der widerstreitenden Interessen, namentlich der betroffenen Rechtsgüter und des Grades der ihnen drohenden Gefahren, das geschützte Interesse das beeinträchtigte wesentlich überwiegt. Dies gilt jedoch nur, soweit die Tat ein angemessenes Mittel ist, die Gefahr abzuwenden.

Da in Fällen von Kindesmisshandlung und Kindesmissbrauch häufig von einer Wiederholungsgefahr, verbunden mit einer sich möglicherweise steigernden Gewaltintensität, und immer auch von einer »Gefahr für Leben, Leib, Freiheit, Ehre ...« auszugehen ist, darf die ärztliche Schweigepflicht auch dann gebrochen werden, wenn keine Einwilligung (des Opfers oder seiner Sorgeberechtigten) vorliegt.

Tipp

Eine gesetzliche Verpflichtung zur Durchbrechung der ärztlichen Schweigepflicht besteht nicht, denn der Katalog der meldepflichtigen Straftraten – in § 138 StGB (Nichtanzeige geplanter Straftaten) – umfasst nicht eine zukünftig drohende Kindesmisshandlung oder einen zukünftig drohenden Kindesmissbrauch, wohl aber z. B. Fälle von schwerem Menschenhandel (§ 181 Abs. 1 Nr. 2 und 3).

Befugt zur Weitergabe von Informationen ist der behandelnde Arzt, ihm obliegt aber auch die Auswahl des Adressaten. Dabei ist abzuwägen, welches Vorgehen im Verhältnis zur gegebenen Situation am ehesten angemessen ist, auch um weitere Belastungen für das minderjährige Opfer in kalkulierbaren Grenzen zu halten. So können informiert werden:

- die Justizbehörden (Polizei und/oder Staatsanwaltschaft),
- das Jugendamt,
- sonstige Personen, die im Einzelfall Hilfe versprechen, also z. B. auch die Großeltern des Opfers oder andere Verwandte,
- private oder z. B. kirchliche Hilfsorganisationen, wenn dies nach dem Umständen des Einzelfalls als ausreichend angesehen werden kann,
- spezielle Einzelpersonen (Hausarzt, Patentante, ein Pfarrer, ein Sozialarbeiter).

Grundsätzlich dominiert das Recht auf Einhaltung der ärztlichen Schweigepflicht. Es handelt sich – abgesehen von der Nichtanzeige geplanter Straftaten im Sinne des § 138 StGB – nicht um eine Pflicht zur Offenbarung. Allerdings berechtigen die prognostischen Unsicherheiten im Einzelfall behandelnde Ärzte, sich ggf. Gewissheit zu verschaffen. So kommt etwa die Androhung einer Meldung an das Jugendamt oder die Polizei in Betracht, wenn es Gründe gibt, zunächst von einer Meldung an die Ermittlungsbehörden abzusehen und die Sorgeberechtigten z. B. regelmäßige und vom Arzt ausdrücklich verlangte Arztbesuche termingerecht einhalten.

Hat das Jugendamt bereits auf anderem Wege Kenntnis erlangt von einer Kindesmisshandlung oder einem Kindesmissbrauch, so besteht zwar keine Verpflichtung zur Herausgabe von Informationen, auf Verlangen müssen jedoch zumindest mitgeteilt werden: Vor- und Nachname des minderjährigen Patienten, das Geburtsdatum und der Geburtsort sowie die Anschrift, soweit bekannt.

Wie oben dargelegt besteht in der Bundesrepublik Deutschland keine Pflicht zur Meldung eines Falles von Kindesmisshandlung oder Kindesmissbrauch an die Polizei, weder für Ärzte noch für Mitarbeiter der Behörden, z. B. des Jugendamtes. Es gibt eine für jeden Bürger verbindliche Meldepflicht von Straftaten entsprechend dem Katalog des § 138 StGB.

§ 138
[Nichtanzeige geplanter Straftaten]

(1) Wer von dem Vorhaben oder der Ausführung … eines Mordes, Totschlages oder Völkermordes … zu einer Zeit, zu der die Ausführung oder der Erfolg noch abgewendet werden kann, glaubhaft erfährt und es unterlässt … Anzeige zu machen, wird mit Freiheitsstrafe bis zu 5 Jahren oder mit Geldstrafe bestraft.

Nach einer Studie aus den 1990er Jahren hielten seinerzeit ca. 70% der Mitarbeiter medizinischer Einrichtungen, 86% der Mitarbeiter sozialpädagogischer Dienste und 98% der Mitarbeiter von Beratungs- und Therapieeinrichtungen eine strafrechtliche Verfolgung des Täters für ein inadäquates Vorgehen. Das Strafbedürfnis gegenüber dem Täter spiele eine geringere Rolle, im Mittelpunkt stehe die Überlegung, man müsse dem Opfer die Belastung eines Strafverfahrens und auch das Risiko einer Verfahrenseinstellung zugunsten des Täters ersparen (Glöser 1996).

Diese Überlegungen bedürfen mittlerweile dringend der Überprüfung, da der Opferschutz im Strafverfahren seither modifiziert bzw. verbessert wurde und keineswegs jede Strafanzeige dazu führt, dass ein misshandeltes und/oder missbrauchtes Kind persönlich vor Gericht in der Hauptverhandlung und in Anwesenheit des Täters auftreten und aussagen muss.

Haben Polizei bzw. Staatsanwaltschaft Kenntnis erlangt von einem Fall von Kindesmissbrauch, so besteht eine Ermittlungspflicht zur Klärung des Sachverhalts, das sog. Legalitätsprinzip. Da es sich beim Kindesmissbrauch um ein sog. Offizialdelikt handelt, bedarf es in diesen Fällen keines Strafantrages des Opfers, wie etwa bei Körperverletzungsdelikten, nicht nur im Familienkreis (§ 230 StGB). Bejaht die Strafverfolgungsbehörde (Staatsanwaltschaft) bei einer Körperverletzung das »besondere öffentliche Interesse an der Strafverfolgung« und hält ein »Einschreiten von Amts wegen für geboten«, so kommt auch eine Strafverfolgung bei Körperverletzungsdelikten in Betracht.

Bei Offizialdelikten hat die Strafverfolgungsbehörde keinen Ermessensspielraum. In diesen Fällen muss sie tätig werden, d. h. Beweise sichern, Zeugen ermitteln und z. B. eine körperliche Untersuchung des Opfers oder auch eines Tatverdächtigen veranlassen.

Da im Falle einer Beweissicherung durch die Polizei einerseits eine körperliche Untersuchung des Tatverdächtigen (gemäß § 81a StPO) und des Opfers (gemäß § 81c StPO) erfolgen kann und andererseits u. U. wiederholte Befragungen des minderjährigen Opfers erforderlich sind, muss sorgfältig bedacht werden, ob im Verhältnis zur Schwere der Tat das Opfer diesen genannten Belastungen ausgesetzt werden kann. Dies gilt, obwohl gerade in den letzten Jahren auch strafprozessual verstärkt versucht wird, eine »sekundäre Viktimisierung« des Opfers durch das Strafverfahren zu verringern bzw. zu vermeiden (▶ Kap. 24).

Hierzu kann und soll im Einzelfall auch die Meinung des Opfers – je nach Alter und natürlicher Einsichtsfähigkeit bzw. Verstandesreife – berücksichtigt werden, schließlich muss das Opfer möglicherweise mit dem Wissen leben, den Täter (einen nahen Angehörigen, u. U. den eigenen Vater) durch seine Mitarbeit für längere Zeit ins Gefängnis gebracht zu haben.

Ärzte und andere beruflich mit Kindern befasste Personen können den Verdacht auf einen sexuellen Missbrauch melden, ohne spätere Regressforderungen befürchten zu müssen, wenn die Verdachtslage gut begründet ist und nicht schuldhaft gehandelt wurde. So hatte eine Psychologin »den starken Verdacht auf sexuellen Missbrauch durch den Vater« geäußert und auf ein auffälliges Verhalten des Mädchens verwiesen. Das Kind wurde daraufhin in ein Heim gebracht, dagegen klagten die Eltern. Zwar stellte ein Gerichtssachverständiger fest, dass der Vater die Tochter nicht sexuell missbraucht habe, dennoch musste die Psychologin kein Schmerzensgeld zahlen. Der Vater hatte geklagt, weil er in seinem Ruf geschädigt sei und deswegen auch gesundheitliche Probleme bekommen habe. Nach Ansicht des Gerichts habe sich die Psychologin aber nicht schuldhaft verhalten und außerdem ihren Verdacht nur gegenüber zuständigen Personen geäußert (LG Hamburg, Entscheidung v. 26.08.1997 - 309 S 292/96).

Fallbeispiele

Nicht verschwiegen werden soll, dass es gelegentlich nicht nachvollziehbare Urteile gibt.

So sprach das OLG Brandenburg einem Mann einen Versorgungsausgleich nach der Scheidung zu, obwohl er rechtskräftig verurteilt worden war wegen sexuellen Missbrauchs des Kindes der Ehefrau. Allein die Verurteilung wegen sexuellen Missbrauchs begründe noch keine schwere Verfehlung. Die Ehefrau hätte detailliert darlegen müssen, dass der Missbrauch besonders schwerwiegend gewesen sei. Dies sei jedoch nicht dargelegt worden (OLG Brandenburg, Urt. v. 06.01.2000 - 9 UF 9/99).

Ähnlich unverständlich ist teilweise die Begründung einer Entscheidung des Bundesgerichtshofes zum sexuellen Missbrauch eines Säuglings (BGH, Beschl. v. 03.04.2003 - 4 StR 84/03). Dort heißt es: »In Anbetracht dessen, dass der Angeklagte ohne sein Geständnis der abgeurteilten Tat vermutlich nicht zu überführen gewesen wäre, das Tatgeschehen auf einem spontanen Entschluss beruhte, nachteilige Folgen für das geschädigte Kind nicht zu erwarten sind, der Angeklagte nicht vorbestraft ist, er Reue gezeigt und seine Therapiebereitschaft bekundet hat, ist die verhängte Freiheitsstrafe von vier Jahren unvertretbar hoch.«

Dass nachteilige Folgen für den sexuell missbrauchten Säugling nicht zu erwarten seien, ist angesichts bekannter psychischer Traumafolgen auch bei Kleinstkindern schlicht falsch. Und: Würde die Ansicht des BGH zutreffen, müssten pädophile Täter zukünftig besonders junge Opfer wählen, um Hoffnung auf eine geringere Strafe haben zu können.

17.3.1 Innovative Ansätze

Unterhalb der Schwelle einer Information der Ermittlungsbehörden gibt es Ansätze zur Bildung von lokalen Netzwerken, verbunden mit der Einrichtung eines Dateiinformationssystems für Kinder- und Jugendärzte. Eine derartige Risikokinderdatei soll den Austausch von Informationen bei der Behandlung jener Kinder verbessern, bei denen ein Risiko für Gefährdungen gesehen wird (körperliche Misshandlung, sexueller Missbrauch, Gefährdung durch Vernachlässigung und/ oder Überforderung der Bezugsperson, psychische Misshandlung). Erfasst werden festgestellte Verletzungen ohne plausiblen Entstehungsmechanismus, aber auch Eltern, die nach derartigen Feststellungen nicht erneut vorstellig werden bzw. häufiger den Arzt wechseln. Auch nicht eingehaltene Termine für festgelegte Untersuchungen im Kindesalter (U1 bis U9 - von der Geburt bis zur Einschulung) sollen gespeichert werden.

Ein solches Informationssystem hat gesetzliche Vorgaben strikt zu beachten, insbesondere § 28 Bundesdatenschutzgesetz, die (Muster-)Berufsordnung und § 203 StGB. Zugleich soll das Informationssytem Absprachen bzw. Beratung im Einzelfall erleichtern und kompetente Ansprechpartner, z. B. erfahrene Pädiater oder Kollegen aus der Rechtsmedizin, benennen.

Literatur

▶ Kap. 20.

Beweissicherung mit polizeilicher Hilfe

Haben die Ermittlungsbehörden (Polizei, Staatsanwaltschaft) Kenntnis von einer Straftat oder besteht ein diesbezüglicher hinreichender Tatverdacht (§§ 159, 160 StPO), so kann die körperliche Untersuchung und/oder ein körperlicher Eingriff veranlasst werden. Dies gilt grundsätzlich sowohl für das Opfer einer Straftat als auch für einen Beschuldigten.

18.1 Rechtsgrundlagen

Allerdings sind die Voraussetzungen für die Anordnung einer körperlichen Untersuchung durch einen Arzt unterschiedlich geregelt. Neben einer ärztlichen Untersuchung kommt die Bestimmung des sog. »genetischen Fingerabdrucks« (DNA-Analyse) in Betracht, im Falle einer (rechtskräftigen) Verurteilung auch die Speicherung der genetischen Daten des Täters.

18.1.1 Ärztliche Untersuchung des Opfers bzw. Kindes

Die ärztliche Untersuchung des Opfers einer Straftat ist in § 81c StPO geregelt. Die spezielle Regelung in § 81d StPO (Untersuchung einer Frau) wird auch dann gelten, wenn das weibliche Opfer noch minderjährig ist, d. h. auch dann ist die körperliche Untersuchung einer Frau einem Arzt zu übertragen (§ 81d Abs. 1 Satz 1 StPO). Auf Verlangen des zu untersuchenden weiblichen Opfers soll eine andere Frau bzw. weibliche Person oder ein Angehöriger zugelassen werden (§ 81d Abs. 2 StPO). Als Frau im Sinne des § 81d StPO muss jede weibliche Person angesehen werden, die dem Kleinkindesalter entwachsen, also älter als etwa 6 Jahre ist.

§ 81c StPO
[Untersuchung anderer Personen]

Andere Personen als Beschuldigte dürfen, wenn sie als Zeugen in Betracht kommen, ohne ihre Einwilligung nur untersucht werden, soweit zur Erforschung der Wahrheit festgestellt werden muss, ob sich an ihrem Körper eine bestimmte Spur oder Folge einer Straftat befindet.

Bei anderen Personen als Beschuldigten sind Untersuchungen zur Feststellung der Abstammung und die Entnahme von Blutproben ohne Einwilligung des zu Untersuchenden zulässig, wenn kein Nachteil für seine Gesundheit zu befürchten und die Maßnahme zur Erforschung der Wahrheit unerlässlich ist. Die Untersuchungen und die Entnahme von Blutproben dürfen stets nur von einem Arzt vorgenommen werden.

Untersuchungen oder Entnahmen von Blutproben können aus den gleichen Gründen wie das Zeugnis verweigert werden. Haben Minderjährige oder Betreute wegen einer psychischen Krankheit oder einer geistigen oder seelischen Behinderung von der Bedeutung ihres Weigerungsrechts keine genügende Vorstellung, so entscheidet der gesetzliche Vertreter; § 52 Abs. 2 Satz 2 und Abs. 3 gilt entsprechend. Ist der gesetzliche Vertreter von der Entscheidung ausgeschlossen (§ 52 Abs. 2 Satz 2) oder aus sonstigen Gründen an einer rechtzeitigen Entscheidung gehindert und erscheint die sofortige Untersuchung oder Entnahme von Blutproben zur Beweissicherung erforderlich, so sind diese Maßnahmen nur auf besondere Anordnung des Richters zulässig. Der die Maßnahmen anordnende Beschluss ist unanfechtbar. Die nach Satz 3 erhobenen Beweise dürfen im weiteren Verfahren nur mit Einwiligung des hierzu befugten gesetzlichen Vertreters verwertet werden.

Maßnahmen nach den Absätzen 1 und 2 sind unzulässig, wenn sie dem Betroffenen bei Würdigung aller Umstände nicht zugemutet werden können.

Die Anordnung steht dem Richter, bei Gefährdung des Untersuchungserfolges durch Verzögerung, von den Fällen des Absatzes 3 Satz 3 abgesehen, auch der Staatsanwaltschaft und ihren Ermittlungspersonen (§ 152 des Gerichtsverfassungsgesetzes) zu.

Bei Weigerung des Betroffenen gilt die Vorschrift des § 70 entsprechend. Unmittelbarer Zwang darf nur auf besondere Anordnung des Richters angewandt werden. Die Anordnung setzt voraus, dass der Betroffene trotz Festsetzung eines Ordnungsgeldes bei der Weigerung beharrt oder dass Gefahr im Verzuge ist.

§ 81c Abs. 1 StPO umfasst auch die Untersuchung von Säuglingen und Kleinkindern zur Sicherung von Spuren und Tatfolgen (Spurengrundsatz). Dies schließt die Inspektion der Körperoberfläche und die Untersuchung der natürlichen Körperöffnungen ein, soweit deren Inneres ohne ärztliche Hilfe sichtbar gemacht werden kann. Ein körperlicher Eingriff darf jedoch nicht erfolgen.

Die Pflicht zur Duldung der Untersuchung als Zeuge (bzw. Opfer) umfasst die Pflicht, sich zur Untersuchung einzufinden, sich zu entkleiden und die zur Untersuchung jeweils erforderliche Körperhaltung einzunehmen. Für nicht einwilligungsfähige Minderjährige entscheiden die Sorgeberechtigten. Der Übergang zur Einwilligungsfähigkeit ist jedoch fließend, sodass je nach einzuschätzender Verstandesreife auch eine eigene Entscheidung des minderjährigen Zeugen in Betracht kommt. Eine feste Altersgrenze kann hier nicht genannt werden, als Orientierung wird gelegentlich auf die Vollendung des 14. Lebensjahres verwiesen.

18.1.2 Ärztliche Untersuchung eines Beschuldigten

Rechtsgrundlage für die ärztliche Untersuchung eines Beschuldigten ist § 81a Strafprozessordnung.

§ 81a StPO
[Körperliche Untersuchung]

(1) Eine körperliche Untersuchung des Beschuldigten darf zur Feststellung von Tatsachen angeordnet werden, die für das Verfahren von Bedeutung sind. Zu diesem Zweck sind Entnahmen von Blutproben und andere körperliche Eingriffe, die von einem Arzt nach den Regeln der ärztlichen Kunst zu Untersuchungszwecken vorgenommen werden, ohne Einwilligung des Beschuldigten zulässig, wenn kein Nachteil für seine Gesundheit zu befürchten ist.

(2) Die Anordnung steht dem Richter, bei Gefährdung des Untersuchungserfolges durch Verzögerung auch der Staatsanwaltschaft und ihren Ermittlungspersonen (§ 152 des Gerichtsverfassungsgesetzes) zu.
(3) Dem Beschuldigten entnommene Blutproben oder sonstige Körperzellen dürfen nur für Zwecke des der Entnahme zugrundeliegenden oder eines anderen anhängigen Strafverfahrens verwendet werden; sie sind unverzüglich zu vernichten, sobald sie hierfür nicht mehr erforderlich sind.

Für weitergehende Maßnahmen, insbesondere für genetische Analysen – Nachweis von z. B. Täter-DNA in Spermien und Vergleich mit der DNA eines Tatverdächtigen – bedarf es einer speziellen Rechtsgrundlage (§ 81e StPO).

18.2 Mitteilung von Befunden mittels Attesten/Gutachten

Ärztliche Atteste bzw. Gutachten können im Einzelfall von verfahrensentscheidender Bedeutung sein. Ärztliche Untersuchungen – in der Regel durch Rechtsmediziner – auf der Grundlage der §§ 81a, 81c StPO unterliegen von vornherein nicht der ärztlichen Schweigepflicht, da die Untersuchung für alle Beteiligten erkennbar gerade mit dem Ziel erfolgte, die dadurch gewonnenen Erkenntnisse in einem zivil- oder strafrechtlichen Verfahren zu verwerten. Wurden Befunde, Spuren etc. im Rahmen einer privaten ärztlichen Behandlung erhoben, so gilt zunächst die ärztliche Schweigepflicht.

Tipp
Die Weitergabe ärztlich erhobener Befunde durch Erstellung eines Attestes, im Rahmen eines Gutachtens oder anlässlich einer mündlichen Aussage vor Gericht ist nur erlaubt, wenn zuvor eine Entbindung von der ärztlichen Schweigepflicht erfolgte. Dabei soll es ausreichen, wenn das Gericht dem Arzt als sachverständigem Zeugen zusichert, eine solche Entbindung von der ärztlichen Schweigepflicht liege vor bzw. sei erfolgt.

18.3 Übergabe der ärztlichen Dokumentation

Einen Anspruch auf Bekanntgabe der ärztlichen Dokumentation bzw. auf Überlassen von Kopien der Krankenunterlagen hat grundsätzlich nur der Patient persönlich, bei nicht entscheidungsfähigen Minderjährigen die Sorgeberechtigten oder z. B. ein gerichtlich bestellter Verfahrenspfleger. Die ärztliche Dokumentation muss, wenn vom (minderjährigen) Patienten gewünscht, übergeben werden. Allerdings kann ein Patient bzw. ärztlich versorgtes Gewaltopfer die Freigabe der Krankenunterlagen zur Einsicht durch Dritte begrenzen auf entscheidungsrelevante Abschnitte der ärztlichen Dokumentation.

Beschlagnahme von Beweismitteln bzw. Krankenunterlagen

Liegt eine entsprechende Aufforderung bzw. Einwilligung des Patienten (als Gewaltopfer) nicht vor, so kommt im Einzelfall eine Beschlagnahme der Krankenunterlagen in Betracht.

Nicht immer ist ein minderjähriges Gewaltopfer mit der Einsichtnahme in seine Krankenunterlagen einverstanden. So ist durchaus denkbar, dass nach einem sexuellen Kindesmissbrauch das minderjährige Opfer die Einwiligung zur Einsicht in Krankenunterlagen verweigert, sei es aus Konfliktscheu, sei es aus Angst vor z. B. seinem Stiefvater. Haben in solchen Fällen die Ermittlungsbehörden Kenntnis von dem begründeten Verdacht einer Sexualstraftat, so kommt eine Beschlagnahme der Krankenunterlagen auch gegen den Willen des grundsätzlich bereits einsichtsfähigen (minderjährigen) Gewaltopfers in Betracht.

Aber: Beschlagnahmen dürfen gemäß § 98 Abs. 1 StPO nur durch den Richter, bei Gefahr im Verzug auch durch die Staatsanwaltschaft und ihre Ermittlungspersonen (§ 152 Gerichtsverfassungsgesetz) angeordnet werden.

Literatur

▶ Kap. 20.

Kindesmisshandlung und Kindesmissbrauch im Strafgesetzbuch

Das Strafgesetzbuch (StGB) unterscheidet die Körperverletzungsdelikte (17. Abschnitt des StGB – Straftaten gegen die körperliche Unversehrtheit) von den Straftaten gegen die sexuelle Selbstbestimmung (13. Abschnitt des StGB). Der strafrechtliche Schutz des Menschen beginnt erst mit der Geburt, d. h. mit dem Einsetzen der Presswehen (beim Kaiserschnitt mit dem Ansetzen des Skalpells), während die zivilrechtliche Rechtsfähigkeit des Menschen erst mit der Vollendung der Geburt beginnt (§ 1 BGB). Grundsätzlich ist damit nach Einsetzen der Presswehen ein Tötungsdelikt, also auch Mord (§ 211 StGB) und Totschlag (§§ 212, 213 StGB) möglich, davor gilt strafrechtlich der Schutz des ungeborenen Lebens gem. §§ 218 ff. StGB. Die Misshandlung einer Schwangeren mit der Folge einer Fehlgeburt ist somit strafrechtlich ein Körperverletzungsdelikt und ein strafbarer Schwangerschaftsabbruch, aber kein Tötungdelikt zum Nachteil des Embryos bzw. Feten.

19.1 Körperverletzungsdelikte

Wie alle Menschen werden auch Säuglinge, Kleinkinder und Kinder vom Schutzbereich der Körperverletzungsdelikte des Strafgesetzbuches (▫ Tab. 19.1) erfasst. Wenn der Gesetzestext nicht ausdrücklich fahrlässiges Handeln unter Strafe stellt, dann ist der jeweilige Tatbestand nur bei vorsätzlichem Handeln erfüllt (§ 15 StGB).

Im Rahmen der Beweisaufnahme in der Hauptverhandlung sind später die Tatbestände der Körperverletzungsdelikte des Strafgesetzbuches vom Gericht festzustellen. Dabei ist in zahlreichen Fällen medizinischer Sachverstand erforderlich. Dies gilt z. B. für die Frage, ob eine »das Leben gefährdende Behandlung« vorlag (insbesondere etwa, wenn das Opfer gewürgt wurde) oder für die Frage der Schwere einer Verletzung und für medizinisch-prognostische Aspekte.

Tab. 19.1. Körperverletzungsdelikte des Strafgesetzbuches

Vorschrift	Regelungsinhalt
§ 223 StGB	Körperverletzung – körperliche Misshandlung oder Gesundheitsbeschädigung
§ 224 StGB	Gefährliche Körperverletzung – durch Beibringung von Gift – mittels einer Waffe oder eines anderen gefährlichen Werkzeugs – mittels eines hinterlistigen Überfalls – mittels einer das Leben gefährdenden Behandlung
§ 225 StGB	Misshandlung von Schutzbefohlenen – Personen <18 Jahren, gebrechliche Personen, durch Krankheit wehrlose Personen – die der Fürsorge oder Obhut des Täters unterstehen – die seinem Hausstand angehören – von dem Fürsorgepflichtigen seiner Gewalt überlassen worden oder – ihm im Rahmen eines Dienst- oder Arbeitsverhältnisses untergeordnet sind
§ 226 StGB	Schwere Körperverletzung – hat zur Folge, dass die verletzte Person – das Sehvermögen auf einen oder beiden Augen, das Gehör, das Sprechvermögen oder die Fortpflanzungsfähigkeit verliert – ein wichtiges Glied seines Körpers verliert oder dauernd nicht mehr gebrauchen kann – in erheblicher Weise dauernd entstellt wird oder in Siechtum, Lähmung oder geistige Krankheit oder Behinderung verfällt
§ 227 StGB	Körperverletzung mit Todesfolge – Täter verursacht den Tod durch die Körperverletzung (§§ 223 bis 226 StGB)
§ 229 StGB	Fahrlässige Körperverletzung
§ 230 StGB	Strafantrag – Vorsätzliche Körperverletzung nach § 223 und fahrlässige Körperverletzung nach § 229 werden nur auf Antrag verfolgt, es sei denn, die Staatsanwaltschaft bejaht das besondere öffentliche Interesse an der Strafverfolgung

19.2 Sexualstrafrecht zum Schutz von Minderjährigen

Der 13. Abschnitt des Strafgesetzbuches trägt die Überschrift: »Straftaten gegen die sexuelle Selbstbestimmung« und umfasst die §§ 174 bis 184c StGB. Diese Regelungen dienen auch dem Schutz von Kindern bzw. Minderjährigen (Tab. 19.2).

Zum Missbrauch im Rahmen eines Abhängigkeitsverhältnisses bei Schutzbefohlenen hat der Bundesgerichtshof klargestellt:

Von einem Missbrauch der Abhängigkeit kann erst gesprochen werden, wenn der Täter seine Macht gegenüber dem Schutzbefohlenen erkennt und die auf ihr beruhende Abhängigkeit zu sexuellen Handlungen ausnutzt, wobei beiden Teilen der Zusammenhang zwischen Abhängigkeitsverhältnis und den sexuellen Handlungen bewusst ist (BGH Urt. v. 28.01.1992 – 1 StR 336/91; NStZ 1993, 223).

Diese Klarstellung des BGH führt im Ergebnis dazu, dass der Straftatbestand nur verwirklicht sein kann, wenn das kindliche Opfer bereits in der Lage ist, das Abhängigkeitsverhältnis zum Täter zu realisieren und es gerade deshalb zu sexuellen Handlungen kommt, weil auch dem Opfer bewusst ist, dass es sonst aufgrund des Abhängigkeitsverhältnisses zum Täter Nachteile zu befürchten hat. Die Ausnutzung des Abhängigkeitsverhältnisses beinhaltet insoweit wohl eine Nötigungskomponente, und das Opfer wird zusätzlich psychisch unter Druck gesetzt, es möge sexuelle Handlungen zumindest erdulden zur

Tab. 19.2. Sexualstrafrecht zum Schutz von Minderjährigen im Strafgesetzbuch

Vorschrift	Regelungsinhalt
§ 174 StGB	Sexueller Missbrauch von Schutzbefohlenen (<18 Jahren)
§ 174a StGB	Sexueller Missbrauch von Gefangenen, behördlich Verwahrten oder Kranken und Hilfsbedürftigen in Einrichtungen
§ 174b StGB	Sexueller Missbrauch unter Ausnutzung einer Amtsstellung
§ 174c StGB	Sexueller Missbrauch unter Ausnutzung eines Beratungs-, Behandlungs- oder Betreuungsverhältnisses

Vermeidung von Sanktionen. Erdulden als Folge eines bestehenden Abhängigkeitsverhältnisses bedeutet dann in keinster Weise eine irgendwie geartete Zustimmung zum Handeln des Täters oder die bewusste und gewollte Mitwirkung an dessen Tat im Sinne einer positiv erteilten Einwilligung. Bei sehr kleinen Kindern und Säuglingen kommt, mangels der Fähigkeit, das Abhängigkeitsverhältnis zu realisieren, folgt man dem BGH, der Straftatbestand des Missbrauchs der Abhängigkeit nicht in Betracht.

Daneben finden sich weitere strafrechtliche Schutznormen speziell zum sexuellen Missbrauch von Kindern und Jugendlichen, ebenfalls im 13. Abschnitt des StGB. Die Bestrafung des sexuellen Missbrauchs von Kindern erfolgt seit dem 6. Strafrechtsgesetz vom 26.01.1998 nach den drei Tatbeständen der §§ 176, 176a und 176b StGB. § 176 StGB bildet den Grundtatbestand:

§ 176 StGB [Sexueller Missbrauch von Kindern]

(1) Wer sexuelle Handlungen an einer Person unter vierzehn Jahren (Kind) vornimmt oder an sich von dem Kind vornehmen lässt, wird mit Freiheitsstrafe von sechs Monaten bis zu zehn Jahren bestraft.

(2) Ebenso wird bestraft, wer ein Kind dazu bestimmt, dass es sexuelle Handlungen an einem Dritten vornimmt oder von einem Dritten an sich vornehmen lässt.

(3) In besonders schweren Fällen ist auf Freiheitsstrafe nicht unter einem Jahr zu erkennen.

(4) Mit Freiheitsstrafe von drei Monaten bis zu fünf Jahren wird bestraft, wer

1. sexuelle Handlungen vor einem Kind vornimmt
2. ein Kind dazu bestimmt, dass es sexuelle Handlungen an sich vornimmt
3. auf ein Kind durch Schriften (§ 11 Abs. 3) einwirkt, um es zu sexuellen Handlungen zu bringen, die es an oder vor dem Täter oder einem Dritten vornehmen oder von dem Täter oder einem Dritten an sich vornehmen lassen soll, oder
4. auf ein Kind durch Vorzeigen pornografischer Abbildungen oder Darstellungen, durch Abspielen von Tonträgern pornografischen Inhalts oder durch entsprechende Reden einwirkt.

(5) Mit Freiheitsstrafe von drei Monaten bis zu fünf Jahren wird bestraft, wer ein Kind für eine Tat nach den Absätzen 1 bis 4 anbietet oder nachzuweisen verspricht oder wer sich mit einem anderen zu einer solchen Tat verabredet.

(6) Der Versuch ist strafbar; dies gilt nicht für Taten nach Absatz 4 Nr. 3 und 4 und Absatz 5.

Als sexuelle Handlungen im Sinne des § 176 Abs. 1 StGB werden Verhaltensweisen angesehen, die schon nach ihrem äußeren Erscheinungsbild für das allgemeine Verständnis eine Sexualbezogenheit erkennen lassen; die Motive des Täters sind im Einzelfall rechtlich ohne Bedeutung. Somit können sehr unterschiedlich intensive Handlungen als sexuelle Handlungen interpretiert werden. Folgerichtig hat der Bundesgerichtshof die Vornahme sexueller Handlungen sowohl in einem Fall mit schwersten Verletzungen als auch in einem Fall ohne jeden Körperkontakt bejaht und dazu einerseits formuliert:

E

Die Wertung der Strafkammer liegt im Rahmen des aus dem äußeren Erscheinungsbild erwachsenden Verständnisses. Ihre Ansicht, dass zu schwersten Verletzungen führende Versuche, einen »stumpfen zylindrischen Gegenstand« in die Scheide und den After eines 4½ Monate alten Kindes einzuführen, objektiv eine Beziehung zum Geschlechtlichen haben, kann nicht als rechtsfehlerhaft beanstandet werden. Dass sich der Angeklagte der Sexualbezogenheit seines Handelns bewusst war, ist festgestellt. Welche Motive ihn bewegten, ist ohne rechtliche Bedeutung. Wut oder agressiv-sadistische Tendenzen schlossen die Sexualbezogenheit nicht aus (BGH, Urt. v. 09.11.1982 – 1 StR 672/82; NStZ 1983, 167).

Andererseits bedarf es für die Erfüllung des Kriteriums der sexuellen Handlung nicht zwingend eines Körperkontakts:

Die Auffassung der Strafkammer, der Angeklagte habe ... die 13-jährige Zeugin S dazu bestimmt, sexuelle Handlungen vor ihm vorzunehmen, ist nicht zu beanstanden. Dass die Zeugin ihren Oberkörper vor ihm entblößt und ihm Gelegenheit gegeben hat, diesen in »einer geraumen Weile« zu betrachten, wobei der Angeklagte sexualbezogene Fragen stellte, ist ... eine sexualbezogene Handlung, was das Kind im Übrigen erkannt hat (BGH, Beschl. v. 22.08.1984 – 3 StR 321/84; NStZ 1985, 24).

Soweit es zu einem mehrfachen bzw. vielzeitigen sexuellen Missbrauch eines Kindes gekommen ist, spielt das Alter des Opfers bei der Zuordnung zu einem Straftatbestand eine große Rolle, entscheidend ist die Vollendung des 14. Lebensjahres. Zu strafbaren Einzelakten vor und nach der Vollendung des 14. Lebensjahres heißt es in einem Urteil des Bundesgerichtshofes:

Bei einer fortgesetzten Sexualstraftat, deren Einzelakte vor und nach der Vollendung des 14. Lebensjahres des Opfers liegen, bedarf es klarer Feststellungen darüber, bei (mindestens) wieviel Einzelakten § 176 erfüllt ist und bei wieviel Einzelakten (nur) andere Straftatbestände erfüllt sind ... Dies folgt daraus, dass sexuelle Handlungen zum Nachteil eines Kindes gemäß § 176 stets strafbar sind, während sexuelle Handlungen nach Vollendung des 14. Lebensjahres nur bei Hinzutreten weiterer Voraussetzungen – hier des Umstands, dass der Angeklagte Vater der Geschädigten ist – strafbar sind (BGH, Urt. v. 05.03.1992 – 1 StR 716/91 – NStZ 1993, 224).

Aus der Fülle der Einzelentscheidungen des Bundesgerichtshof zum Sexualstrafrecht mit minderjährigen Opfern ist auch auf solche hinzuweisen, die jene Schwelle beschreiben, bei der von einer solchen Erheblichkeit des Handelns des Täters auszugehen ist, dass zumindest die Versuchsstrafbarkeit oder der entsprechende Straftatbestand zu bejahen ist. Zu derartigen Fällen gehört etwa der Griff an die (bekleidete) Brust eines Kindes oder Berührungen über der Hose; Taten, die von den Tätern nicht selten als bloß kurze, leichte, versehentliche oder im Grunde belanglose Berührungen abgetan bzw. verharmlost werden.

Fallbeispiele

Griff an die Brust. Ob die Schwelle der Erheblichkeit überschritten ist, bestimmt sich nach dem Grad der Gefährlichkeit der Handlung für das jeweils betroffene Rechtsgut; unter diesem Gesichtspunkt belanglose Handlungen scheiden aus. Von Bedeutung sind dabei v. a. Art, Intensität und Dauer des sexualbezogenen Vorgehens, zusätzlich der Handlungsrahmen, in dem der unmittelbar sexualbezogene Akt begangen wird, sowie die Beziehung der Beteiligten untereinander (BGH NSTZ 1983, 553; 1985, 14).

Das Vorgehen des Angeklagten, das nicht nur aus »flüchtigen« oder »zufälligen« Berührungen bestand, bedeutet einen erheblichen Eingriff in die ... geschützte ungestörte geschlechtliche Entwicklung des Kindes, ... das dieses Verhalten, und damit auch den Griff an die – nur von einem Bustier bedeckte – Brust, als unangenehm, komisch, sogar als belastend empfand und heute noch darunter leidet. Dazu kommt das erheblich unter der Schutzgrenze liegende Alter des Kindes, das der Angeklagte selbst auf 11 Jahre schätzte, sowie die von Letzterem für seine Übergriffe geschaffene Atmosphäre (BGH, Urt. v. 06.05.1992 – 2 StR 490/91; NSTZ 1992, 432).

Berührungen über der Hose. Was die abgeurteilte Tat angeht, so hat der Tatrichter ohne Rechtsverstoß die »heftigen« Berührungen, die der Beschuldigte über der Hose an Scheide und After des 7¾ Jahre alten, im Fahrstuhl eingeschlossenen Mädchens in »aufkommender sexueller Erregung« vorgenommen hat, als sexuellen Missbrauch aufgefasst (BGH, Beschl. v. 22.12.1992 – 5 StR 637/92 – NStZ 1993, 228).

Zugleich zeigen die beiden Beispiele zu den Berührungen der bekleideten Brust bzw. über der Hose, dass eine genaue zeitnahe Dokumentation der Schilderungen von Zeugen und auch des Opfers entscheidend sein können, nicht nur für die strafrechtliche Beurteilung.

Als neue Sonderform einer stärker zu bestrafenden Tat bzw. als neue Verbrechensqualifikation wurde § 176a StGB eingeführt: »Schwerer sexueller Missbrauch von Kindern«. Dabei wurden neue qualifizierende Merkmale geschaffen, wie z. B. die Vornahme des Beischlafs und andere Penetrationshandlungen, Missbrauch in der Absicht, die Tat zum Gegenstand pornografischer Darstellungen zu machen (► aber auch § 184 Abs. 4 StGB, für das gewerbsmäßige und bandenmäßige Verbreiten pornografischer Darstellungen von sexuellem Kindesmissbrauch mit erhöhter Strafobergrenze auf 10 Jahre Freiheitsentzug).

§ 176a StGB [Schwerer sexueller Missbrauch von Kindern]

(1) Der sexuelle Missbrauch von Kindern wird in den Fällen des § 176 Abs. 1 und 2 mit Freiheitsstrafe nicht unter einem Jahr bestraft, wenn der Täter innerhalb der letzten fünf Jahre wegen einer solchen Strafe rechtskräftig verurteilt worden ist.

(2) Der sexuelle Missbrauch von Kindern wird in den Fällen des § 176 Abs. 1 und 2 mit Freiheitsstafe nicht unter zwei Jahren bestraft, wenn

1. eine Person über achtzehn Jahren mit dem Kind den Beischlaf vollzieht oder ähnliche sexuelle Handlungen an ihm vornimmt oder an sich von ihm vornehmen lässt, die mit einem Eindringen in den Körper verbunden sind,
2. die Tat von mehreren gemeinschaftlich begangen wird oder
3. der Täter das Kind durch die Tat in die Gefahr einer schweren Gesundheitsbeschädigung oder einer erheblichen Schädigung der körperlichen oder seelischen Entwicklung bringt.

(3) Mit Freiheitsstrafe nicht unter zwei Jahren wird bestraft, wer in den Fällen des § 176 Abs. 1 bis 3, 4 Nr. 1 oder Nr. 2 oder des § 176 Abs. 6 als Täter oder anderer Beteiligter in der Absicht handelt, die Tat zum Gegenstand einer pornographischen Schrift (§ 11 Abs. 3) zu machen, die nach § 184b Abs. 1 oder 3 verbreitet werden soll.

(4) In minder schweren Fällen des Absatzes 1 ist auf Freiheitsstrafe von drei Monaten bis zu fünf Jahren, in minder schweren Fällen des Absatzes 2 auf Freiheitsstrafe von einem Jahr bis zu zehn Jahren zu erkennen.

(5) Mit Freiheitsstrafe nicht unter fünf Jahren wird bestraft, wer das Kind in den Fällen des § 176 Abs. 1 bis 3 bei der Tat körperlich schwer misshandelt oder durch die Tat in die Gefahr des Todes bringt.

(6) …

Das Eindringen in den Körper im Sinne des § 176a Abs. 2 Nr. 1 StGB verlangt nach dem Wortlaut des Gesetzes ausdrücklich nicht das Eindringen des männliches Gliedes zumindest bis in den Scheidenvorhof. Es wird ausdrücklich festgelegt, dass »ähnliche« sexuelle Handlungen zur Verwirklichung des Straftatbestandes des schweren sexuellen Missbrauchs eines Kindes ausreichen, wenn diese »ähnlichen« Handlungen ebenfalls mit einem »Eindringen in den Körper« verbunden sind. Darunter fallen penetrierende Handlungen insbesondere der Analregion und das Eindringen in den Körper mit Gegenständen, z. B. wenn der Täter mit einem oder mehreren Fingern in die Scheide eindringt.

Neben der Frage des Eindringens in den Körper ist auch die Frage nach einem erfolgten Samenerguss bedeutsam und ob der erzwungene Geschlechtsverkehr »geschützt« oder »ungeschützt« stattfand im Hinblick auf den denkbaren Eintritt einer Schwangerschaft oder die Übertragung z. B. einer HIV-Infektion. Diese Punkte sollen bei der Frage der Strafzumessung berücksichtigt werden. In zwei Entscheidungen nahm der Bundesgerichtshof dazu Stellung und verlangt insoweit vom Gericht dazu entsprechende Ausführungen in den Urteilsgründen.

Dass der Beischlaf ungeschützt stattfand, kann beim Verbrechen der Vergewaltigung bei der Strafzumessung zu Lasten des Täters berücksichtigt werden … Eine strafschärfende Wertung hängt aber im Einzelfall davon ab, ob dem Täter aus dieser Art der Tatausführung ein erhöhter Schuldvorwurf unter dem Gesichtspunkt der Gefahr unerwünschter Zeugung (und/oder einer HIV-Infektion) gemacht werden kann … (BGH, Urt. v. 06.03.1992 – 2 StR 581/91 – NStZ 1993, 225).
Sollte der Tatrichter sich aus Rechtsgründen gehindert sehen, strafschärfend zu berücksichtigen, dass der Angeklagte den Geschlechtsverkehr bis zum Samenerguss durchgeführt hat, so wäre das rechtsfehlerhaft (BGHSt 37, 153). Sollte der Tatrichter hingegen gemeint haben, im Einzelfall den Samenerguss nicht strafschärfend berücksichtigen zu sollen, so hätte dies der Begründung bedurft (BGH, Urt. v. 11.08. 1992 – 5 StR 297/92 – NStZ 1993, 225).

Wie bei den Körperverletzungsdelikten und weiteren Bestimmungen des Sexualstrafrechts bedarf es häufig medizinischen Sachverstands, um festzustellen, ob das Kind im Sinne des § 176a Abs. 2 Nr. 3 StGB durch die Tat

- in die Gefahr einer schweren Gesundheitsbeschädigung,
- einer erheblichen Schädigung der körperlichen Entwicklung,
- einer erheblichen Schädigung der seelischen Entwicklung

gebracht wurde. Es reicht die Herbeiführung der »Gefahr« einer solchen Schädigung, die Schädigung muss sich nicht realisiert haben. Dies gilt auch für die »Gefahr des Todes« im Sinne von § 176a Abs. 5 Nr. 2 StGB.

Ob das Kind in die Gefahr des Todes gebracht wurde, sei es durch komprimierende Gewalt gegen den Hals (Würgen, Drosseln) oder durch ein Liegenlassen an einem einsamen Ort mit drohendem Verbluten, ist auch aus medizinischer Sicht zu beurteilen.

Fälle, in denen der Täter dem Opfer schwere Kopfverletzungen mit intrakraniellen Blutungen beigebracht hat, jedoch z. B. durch Einsperren des Opfers das Aufsuchen ärztlicher Hilfe verhindert, sind § 176b StGB zuzuordnen, wenn die übrigen Tatbestandsvoraussetzungen gegeben sind. Dass der Gesetzgeber Fälle von sexuellem Missbrauch mit tödlichem Verlauf härter bestraft sehen will, verdeutlicht § 176b StGB mit Erhöhung des Strafrahmens auf mindestens 10 Jahre. Die wenigstens leichtfertige Herbeiführung des Todes des missbrauchten Kindes kann auch die lebenslange Freiheitsstrafe zur Folge haben.

§ 176b StGB
[Sexueller Missbrauch von Kindern mit Todesfolge]

Verursacht der Täter durch den sexuellen Missbrauch (§§ 176 und 176a) wenigstens leichtfertig den Tod des Kindes, so ist die Strafe lebenslange Freiheitsstrafe oder Freiheitsstrafe nicht unter zehn Jahren.

Voraussetzung des § 176b StGB ist nach dem Wortlaut, dass der Tod des Kindes gerade »durch« den sexuellen Missbrauch verursacht wurde. Damit werden jene Fälle erfasst, bei denen durch die sexuelle Missbrauchshandlung selbst derart schwere Verletzungen gesetzt werden, dass der Tod als Folge dieser Verletzungen eintritt. Insbesondere ist hier zu denken an genitale Verletzungen mit anschließendem Verbluten des Opfers. Wird das kindliche Opfer erst nach dem sexuellen Missbrauch getötet, etwa zur Verdeckung des sexuellen Missbrauchs bzw. weil es den Täter identifizieren könnte, dann ist ein Mordmerkmal im Sinne des § 211 StGB gegeben (Tötung zur Verdeckung einer Straftat).

Tipp
Das Bundesverfassungsgericht hat die im Jahr 1994 eingeführte Regelung, wonach die Verjährungsfrist bei Fällen des sexuellen Missbrauchs von Kindern erst mit dem 18. Lebensjahr des Opfers beginnt, als verfassungsgemäß angesehen, insbesondere auch die rückwirkende Anwendung dieser Regelung auf sog. »Altfälle«, also auf vor 1994 begangene Straftaten (BVerfG, 2 BvR 104/2000). Das bedeutet, dass das Opfer bis zu seinem 28. Lebensjahr gegen den Täter strafrechtlich vorgehen kann (§ 78b Abs. 1 Nr. 1 StGB – Ruhen der Verjährung bis zum 18. Lebensjahr).

Damit beginnt die Verjährung bei sexuellem Missbrauch von Kindern erst mit dem 18. Lebensjahr des Opfers. Zur Begründung heißt es (BT-Drs. 15/350):

> »Die Vorschrift des § 78b StGB soll dem Umstand Rechnung tragen, dass Kinder und Jugendliche, die Opfer eines sexuellen Missbrauchs geworden sind, entwicklungsbedingt oder unter dem Druck der Familie oder sonstiger nahe stehender Personen nicht in der Lage sind, innerhalb der sonst vorgesehenen Verjährungszeit Strafanzeige zu erstatten.«

Weiterhin gibt es Strafrechtsnormen, die nicht speziell Kinder bzw. Minderjährige als Opfer benennen, die aber nach ihrem Wortlaut auch den strafrechtlichen Schutz Nichterwachsener bezwecken (Tab. 19.3).

§ 177 StGB [Sexuelle Nötigung; Vergewaltigung]

(1) Wer eine andere Person
1. mit Gewalt
2. durch Drohung mit gegenwärtiger Gefahr für Leib oder Leben oder
3. unter Ausnutzung einer Lage, in der das Opfer der Einwirkung des Täters schutzlos ausgeliefert ist, nötigt, sexuelle Handlungen des Täters oder eines Dritten an sich zu dulden oder an dem Täter oder einem Dritten vorzunehmen, wird mit Freiheitsstrafe nicht unter einem Jahr bestraft.

(2) In besonders schweren Fällen ist die Freiheitsstrafe nicht unter zwei Jahren. Ein besonders schwerer Fall liegt in der Regel vor, wenn
1. der Täter mit dem Opfer den Beischlaf vollzieht oder ähnliche sexuelle Handlungen an dem Opfer vornimmt oder an sich von ihm vornehmen lässt, die dieses besonders erniedrigen, insbesondere, wenn sie mit einem Eindringen in den Körper verbunden sind (Vergewaltigung), oder
2. die Tat von mehreren gemeinschaftlich begangen wird.

(3) Auf Freiheitsstrafe nicht unter drei Jahren ist zu erkennen, wenn der Täter
1. eine Waffe oder ein anderes gefährliches Werkzeug bei sich führt,
2. sonst ein Werkzeug oder Mittel bei sich führt, um den Widerstand einer anderen Person durch Gewalt oder durch Drohung mit Gewalt zu verhindern oder zu überwinden, oder
3. das Opfer duch die Tat in die Gefahr einer schweren Gesundheitsschädigung bringt.

(4) Auf Freiheitsstrafe nicht unter fünf Jahren ist zu erkennen, wenn der Täter
1. bei der Tat eine Waffe oder ein anderes gefährliches Werkzeug verwendet oder
2. das Opfer
a) bei der Tat körperlich schwer misshandelt oder
b) durch die Tat in die Gefahr des Todes bringt.

(5) In minder schweren Fällen des Absatzes 1 ist auf Freiheitsstrafe von sechs Monaten bis zu fünf Jahren, in minder schweren Fällen der Absätze 3 und 4 auf Freiheitsstrafe von einem Jahr bis zu zehn Jahren zu erkennen.

Tab. 19.3. Sexuelle Nötigung und Vergewaltigung im Strafgesetzbuch (Alter des Opfers nicht von Belang)

Vorschrift	Regelungsinhalt
§ 177 StGB	Sexuelle Nötigung; Vergewaltigung
§ 178 StGB	Sexuelle Nötigung und Vergewaltigung mit Todesfolge
§ 179 StGB	Sexueller Missbrauch widerstandsunfähiger Personen

Während bei § 224 StGB auch darauf abgestellt wird, ob aus medizinischer Sicht aufgrund der Gewalteinwirkung eine »das Leben gefährdende Behandlung« vorgelegen hat, reicht bei § 177 Abs. 1 StGB bereits die »Drohung mit gegenwärtiger Gefahr für Leib oder Leben«. Entscheidend ist die Intensität der Drohung bzw. der angedrohten Gewalt.

Der Bundesgerichtshof hat hier allein schon die Drohung mit der Vergewaltigung als »Drohung mit gegenwärtiger Gefahr für Leib oder Leben« angesehen und ausgeführt:

E

> **Nach der Rechtsprechung des BGH erfordert das Merkmal der Drohung mit Gefahr für Leib oder Leben eine gewisse Schwere des in Aussicht gestellten Angriffs auf die körperliche Unversehrtheit. Der Senat hat … bereits früher hervorgehoben, dass die Androhung gegenüber einer 11-jährigen Tochter, mit ihr gegen ihren Willen den Geschlechtsverkehr auszuführen, mehr als nur die Androhung einer letztlich nicht sehr bedeutsamen Beeinträchtigung der körperlichen Integrität ist; sie ist in ihrem Gewicht mit der Androhung etwa einer Ohrfeige nicht vergleichbar … Eine solche – hier konkret in Aussicht gestellte – Verletzung der körperlichen Integrität … ist unter den gegebenen Umständen ersichtlich von solcher Intensität und Erheblichkeit, dass sie die Voraussetzungen gegenwärtiger Leibesgefahr für das Opfer (im Sinne des § 177 Abs. 1 Nr. 2 StGB) erfüllt (BGH, Urt. v. 17.10.2000 – 1 StR 270/00; NStZ 2001, 246).**

Auch ohne dass ein Täter selbst körperlichen Kontakt zum Opfer hat, können Sexualstraftaten verwirklicht werden (sog. »Hands-off-Taten«). Dazu gehören gem. § 176 Abs. 3 Nr. 2 StGB solche Taten, bei denen der Täter des sexuellen Kindesmissbrauchs das Opfer dazu bestimmt, sich an sich selbst sexuell zu betätigen. Die Anwesenheit des Täters oder eine auch nur mittelbare Wahrnehmung der sexuellen Betätigung des Kindes – z. B. durch Filmaufnahmen – ist nicht erforderlich.

§ 180 StGB [Förderung sexueller Handlungen Minderjähriger]

(1) Wer sexuellen Handlungen einer Person unter sechzehn Jahren an oder vor einem Dritten oder sexuellen Handlungen eines Dritten an einer Person unter sechzehn Jahren
1. durch seine Vermittlung oder
2. durch Gewähren oder Verschaffen von Gelegenheit

Vorschub leistet, wird mit Freiheitsstrafe bis zu drei Jahren oder mit Geldstrafe bestraft. Satz 1 Nr. 2 ist nicht anzuwenden, wenn der zur Sorge für die Person Berechtigte handelt; dies gilt nicht, wenn der Sorgeberechtigte durch das Vorschubleisten seine Erziehungspflicht gröblich verletzt.

(2) Wer eine Person unter achtzehn Jahren bestimmt, sexuelle Handlungen gegen Entgelt an oder vor einem Dritten vorzunehmen oder von einem Dritten an sich vornehmen zu lassen, oder wer solchen Handlungen durch seine Vermittlung Vorschub leistet, wird mit Freiheitsstrafe bis zu fünf Jahren oder mit Geldstrafe bestraft.

(3) Wer eine Person unter achtzehn Jahren, die ihm zur Erziehung, zur Ausbildung oder zur Betreuung in der Lebensführung anvertraut oder im Rahmen eines Dienst- oder Arbeitsverhältnisses untergeordnet ist, unter Missbrauch einer mit dem Erziehungs-, Ausbildungs-, Betreuungs-, Dienst- oder Arbeitsverhältnis verbundenen Abhängigkeit bestimmt, sexuelle Handlungen an oder vor einem Dritten vorzunehmen oder von einem Dritten an sich vornehmen zu lassen, wird mit Freiheitsstrafe bis zu fünf Jahren oder mit Geldstrafe bestraft.

(4) In den Fällen der Absätze 2 und 3 ist der Versuch strafbar.

Es folgen Paragraphen mit Regelungen zur Strafbarkeit der Ausbeutung von Prostituierten (§ 180a StGB), zum Menschenhandel (§ 180b StGB), zum schweren Menschenhandel (§ 181 StGB) und zur Zuhälterei (§ 181a StGB). Speziell strafrechtlich geregelt ist auch der sexuelle Missbrauch von Jugendlichen.

§ 182 StGB
[Sexueller Missbrauch von Jugendlichen]

(1) Eine Person über achtzehn Jahre, die eine Person unter sechzehn Jahren dadurch missbraucht, dass sie
1. unter Ausnutzung einer Zwangslage oder gegen Entgelt sexuelle Handlungen an ihr vornimmt oder an sich von ihr vornehmen lässt oder
2. diese unter Ausnutzung einer Zwangslage dazu bestimmt, sexuelle Handlungen an einem Dritten vorzunehmen oder von einem Dritten an sich vornehmen zu lassen,
wird mit Freiheitsstrafe bis zu fünf Jahren oder mit Geldstrafe bestraft.
(2) Eine Person über einundzwanzig Jahre, die eine Person unter sechzehn Jahren dadurch missbraucht, dass sie
1. sexuelle Handlungen an ihr vornimmt oder an sich von ihr vornehmen lässt oder
2. diese dazu bestimmt, sexuelle Handlungen an einem Dritten vorzunehmen oder von einem Dritten an sich vornehmen zu lassen,
und dabei die fehlende Fähigkeit des Opfers zur sexuellen Selbstbestimmung ausnutzt, wird mit Freiheitsstrafe bis zu drei Jahren oder mit Geldstrafe bestraft.
(3) In den Fällen des Absatzes 2 wird die Tat nur auf Antrag verfolgt, es sei denn, dass die Strafverfolgungsbehörde wegen des besonderen öffentlichen Interesses an der Strafverfolgung ein Einschreiten von Amts wegen für geboten hält.
(4) In den Fällen der Absätze 1 und 2 kann das Gericht von Strafe nach diesen Vorschriften absehen, wenn bei Berücksichtigung des Verhaltens der Person, gegen die sich die Tat richtet, das Unrecht der Tat gering ist.

Tipp
Sextourismus
Neu gefasst wurde auch § 5 Nr. 8b StGB. In diese Vorschrift sind nunmehr die §§ 176 bis 176b und 182 StGB einbezogen, sodass der Sextourismus deutscher Täter zum Nachteil ausländischer Minderjähriger unabhängig vom jeweiligen Tatort bestraft werden kann! Das heißt, aus dem Ausland zurückgekehrte Täter können in Deutschland für im Ausland begangene Straftaten gemäß §§ 176 bis 176b StGB bestraft werden.

Mit den §§ 183 bis 184a StGB folgen Vorschriften zur Strafbarkeit exhibitionistischer Handlungen, zur Erregung öffentlichen Ärgernisses, zur Verbreitung pornografischer Schriften (an Personen unter 18 Jahren) und zur Verbreitung gewalt- oder tierpornografischer Schriften. Gesondert geregelt sind die Verbreitung, der Erwerb und der Besitz kinderpornografischer Schriften. Dazu wurde mit § 184b StGB ein eigener Tatbestand für Kinderpronografie geschaffen.

§ 184b StGB
[Verbreitung, Erwerb und Besitz kinderpornographischer Schriften]

(1) Wer pornographische Schriften (§ 11 Abs. 3), die den sexuellen Missbrauch von Kindern (§§ 176 bis 176b) zum Gegenstand haben (kinderpornographische Schriften),
1. verbreitet
2. öffentlich ausstellt, anschlägt, vorführt oder sonst zugänglich macht oder
3. herstellt, bezieht, liefert, vorrätig hält, anbietet, ankündigt, anpreist, einzuführen oder auszuführen unternimmt, um sie oder aus ihnen gewonnene Stücke im Sinne der Nummer 1 oder Nummer 2 zu verwenden oder einem anderen eine solche Verwendung zu ermöglichen,
wird mit Freiheitsstrafe von drei Monaten bis zu fünf Jahren bestraft.
(2) Ebenso wird bestraft, wer es unternimmt, einem anderen den Besitz von kinderpornographischen Schriften zu verschaffen, die ein tatsächliches oder wirklichkeitsnahes Geschehen wiedergeben.
(3) In den Fällen des Absatzes 1 oder des Absatzes 2 ist auf Freiheitsstrafe von sechs Monaten bis zu zehn Jahren zu erkennen, wenn der Täter gewerbsmäßig oder als Mitglied einer Bande handelt, die sich zur fortgesetzten Begehung solcher Taten verbunden hat, und die kinderpornographischen Schriften ein tat-

sächliches oder wirklichkeitsnahes Geschehen wiedergeben.
(4) Wer es unternimmt, sich den Besitz von kinderpornographischen Schriften zu verschaffen, die ein tatsächliches oder wirklichkeitsnahes Geschehen wiedergeben, wird mit Freiheitsstrafe bis zu zwei Jahren oder mit Geldstrafe bestraft. Ebenso wird bestraft, wer die in Satz 1 bezeichneten Schriften besitzt.
(5) Die Absätze 2 und 4 gelten nicht für Handlungen, die ausschließlich der Erfüllung rechtmäßiger dienstlicher oder beruflicher Pflichten dienen.
(6) In den Fällen des Absatzes 3 ist § 73d anzuwenden. Gegenstände, auf die sich eine Straftat nach Absatz 2 oder Absatz 4 bezieht, werden eingezogen. § 74 ist anzuwenden.

Auch die Belohnung und Billigung von sexuellem Missbrauch und anderen Sexualstraftaten ist strafbar. Dazu wurde der Tatbestand der Belohnung und Billigung von Straftaten (§ 140 StGB) erweitert um

- § 176 Abs. 3 StGB – Sexueller Missbrauch eines Kindes in einem besonders schweren Fall,
- § 176a StGB – Schwerer sexueller Missbrauch von Kindern,
- § 176b StGB – Sexueller Missbrauch von Kindern mit Todesfolge,
- § 177 Abs. 1, 2 StGB – Sexuelle Nötigung und Vergewaltigung,
- § 178 StGB – Sexuelle Nötigung mit Todesfolge,
- § 179 Abs. 3 StGB – Sexueller Missbrauch von Widerstandsunfähigen im besonders schweren Fall.

In § 184b Abs. 6 StGB ist durch Verweis auf § 73d und § 74 StGB geregelt, dass die kinderpornografischen Schriften einbehalten und vernichtet werden können, auch erlangte Vorteile, insbesondere Geldgewinne aus dem Verkauf kinderpornografischer Schriften, können einzogen werden, ebenso wie Utensilien, die zur Herstellung kinderpornografischer Schriften eingesetzt wurden.

Wann von einem Sich-Verschaffen kinderpornografischer Dateien (nicht: Schriften) auszugehen ist, kann einem Beschluss des LG Stuttgart entnommen werden. Dort heißt es:

Das Betrachten der in den Arbeitsspeicher des eigenen Personalcomputers geladenen kinderpornographischen Dateien stellt technisch die unmittelbare Vorstufe des Sich-Verschaffens kinderpornografischer Dateien dar. In dem Moment, in dem – während des Betrachtens – der Vorsatz gefasst wird, die Bilddateien auf eigenen Speichermedien abzuspeichern, ist die Schwelle der Tatbestandsmäßigkeit … erreicht (LG Stuttgart, Beschl. v. 27.02.2002 – 2 Qs 10/02).

Kritik muss diese Entscheidung auslösen, weil schon das Herunterladen auf den eigenen Arbeitsspeicher ausreicht, um gegenüber den Anbietern kinderpornografischer Dateien eine entsprechende (kostenpflichtige) Nachfrage zu signalisieren, also an der Herstellung und Größe eines Nachfragemarktes mitzuwirken, der dazu führt, das kinderpornografische Aufnahmen bzw. Dateien überhaupt erstellt werden.

Der Besitz kinderpornografischer Schriften kann, ebenso wie natürlich noch schwerere Sexualstraftaten, sowohl straf- als auch – für Ärzte bzw. verkammerte Berufe – standesrechtliche Konsequenzen haben bis hin zum Entzug der Approbation wegen Berufsunwürdigkeit. So entschied das Oberverwaltungsgericht Bremen gegen einen Zahnarzt:

Die Entziehung der zahnärztlichen Approbation wegen Berufsunwürdigkeit setzt voraus, dass der Zahnarzt sich eines schwerwiegenden Fehlverhaltens schuldig gemacht hat. Eine Straftat gegen die sexuelle Selbstbestimmung eines Kindes kann diese Voraussetzungen erfüllen, und zwar auch dann, wenn das Strafgericht der Tat singulär-situativen Charakter beigemessen und die zweijährige Freiheitsstrafe deshalb zur Bewährung ausgesetzt hat (OVG Bremen, Urt. v. 18.06.2002 – 1 A 216/01 – MedR 2003, 118–119).

Im oben genannten Fall des OVG Bremen hatte sich der Täter an einem 12-jährigen Jungen, den er zuvor mit einer intravenösen Injektion betäubt hatte, sexuell vergangen. Die Straftat erfolgte unter Ausnutzung der stationären Heilbehandlung des Jungen sowie unter Missbrauch medizinischer Fachkenntnisse.

19.3 Beihilfe zum sexuellen Missbrauch durch Verschreibung der »Pille«?

Die Verordnung von Verhütungsmitteln an Minderjährige ist v. a. unter zwei Aspekten brisant. Zum einen ist wegen des unterschiedlichen strafrechtlichen Schutzes zu unterscheiden zwischen minderjährigen Patientinnen unter 14 Jahren und jugendlichen Patientinnen ab dem 14. Lebensjahr. Zum anderen stellt sich auch bei der Verordnung von Kontrazeptiva an Minderjährige die Frage nach der Notwendigkeit einer Einwilligung der Sorgeberechtigten.

19.3.1 Minderjährige Patientinnen unter 14 Jahre

Nach § 176 StGB ist der Beischlaf mit einem Mädchen unter 14 Jahren, also im juristischen Sprachgebrauch mit einem Kind, eine Straftat. Vor diesem Hintergrund verwundert es, wenn Mediziner schon 13-Jährigen den Wunsch nach der »Pille« erfüllen wollen, »ohne die Eltern zu fragen« und einzelne Juristen darin »keine Beihilfe zum sexuellen Missbrauch« sehen.

Zu Recht stellt Tröndle (1992) aus der Sicht des Strafrechtlers dazu fest, dass der Arzt, der mit der Verordnung der »Pille« an Minderjährige »Schlimmeres verhüten« will, auch sehen muss, dass »Schlimmes« schon geschehen ist. Es werde Wirkung zeigen, wenn man das »Schlimme«, nämlich den Geschlechtsverkehr mit Kindern, »von vornherein als quasi unabänderbar hinnimmt.« Tröndle fährt fort mit der Frage, ob »... der bloße Wunsch eines Kindes, ihm zur Schwangerschaftsverhinderung ein hormonales Kontrazeptivum zu verordnen, den Arzt von vornherein jeglicher (strafrechtlicher) Mitverantwortung für das kriminelle Geschehen« enthebt.

In der Praxis sind ganz unterschiedliche Fallkonstellationen denkbar. Soll es bei der Verordnung der »Pille« keinen Unterschied machen, ob der Wunsch von einem tatsächlich verliebten Mädchen kommt oder von einer Mutter aus Angst, ihre Tochter werde sonst von dem gewalttätigen Haustyrannen geschwängert? Zumindest ist der Arzt gehalten, Informationen zum Hintergrund des Wunsches nach oralen Kontrazeptiva einzuholen. Bei Kindern, d. h. bei den unter 14-Jährigen, kann nach derzeitiger Rechtslage in dem Wunsch nach Verschreibung der »Pille« juristisch kaum etwas anderes gesehen werden, als den Arzt in eine Situation zu bringen, in der er riskiert, juristisch wegen Beihilfe zu einer Straftat belangt zu werden (u. a. § 176 StGB – Sexueller Missbrauch von Kindern; § 177 StGB – Sexuelle Nötigung; Vergewaltigung).

Im Vordergrund sollte die Frage stehen, ob der offensichtlich gegebene sexuelle Missbrauch der Minderjährigen nicht verhindert werden kann. Hier allerdings sieht sich der Arzt in einem Konflikt: Verschreibt er die »Pille«, so leistet er wissentlich Beihilfe zu einem Sexualdelikt, meldet er das Ganze den Sorgeberechtigten oder gar der Polizei, so verletzt er seine ärztliche Schweigepflicht. Schließlich ist zu kritisieren, dass die Rechtslage den Ermessensspielraum des Arztes im Einzelfall erheblich einengt und eine praxisnahe Regelung sehr erschwert, etwa wenn es sich um eine »echte« Teenagerliebe handelt, bei der ein Partner (noch) nicht 14 Jahre alt ist.

Aus strafrechtlicher Sicht ist die beschriebene Situation zunächst nach den Grundsätzen über die Pflichtenkollision zu lösen, d. h. der Arzt darf jene Gesetzesverletzung wählen, die am wenigsten schwer wiegt. Das wäre der Bruch der ärztlichen Schweigepflicht, kann aber wohl im Einzelfall auch die Verschreibung der »Pille« bei einer Teenagerbeziehung sein.

Weitere Überlegungen betreffen allenfalls das Procedere. Soweit medizinisch vertretbar, soll ein Bruch der Schweigepflicht vorher angekündigt werden, um der minderjährigen (kindlichen) Patientin eine Frist zu geben, die Angelegenheit selbst zu regeln, wenn das überhaupt möglich erscheint. Ein solches Vorgehen dürfte in Fällen von sexuellem Missbrauch aber nur selten in Betracht kommen, wenn es sich denn nicht angesichts der sonstigen Verstandesreife der Patientin ohnehin verbietet.

Es bliebe der Weg, die Sorgeberechtigten baldmöglichst zu informieren, u. U. auch das Jugendamt und die Polizei einzuschalten.

Tipp
Hier wird der Arzt im Einzelfall über das Ausmaß der Durchbrechung der ärztlichen Schweigepflicht zu entscheiden haben, es mag auch einmal vorbeugend doch die Verschreibung der »Pille« unvermeidbar sein, um eine Schwangerschaft zu verhindern.

E

19.3.2 Minderjährige Patientinnen ab dem 14. Lebensjahr

Begehrt eine minderjährige Patientin ab dem 14. Lebensjahr die Verschreibung der »Pille«, so ist, jenseits medizinischer Aspekte, dennoch in einem gewissen Rahmen eine Erkundigungspflicht des Arztes zu bejahen. Immerhin erscheint hier im Einzelfall nicht ausgeschlossen, dass die Verschreibung begehrt wird zur Verhütung einer Schwangerschaft infolge sexuellen Missbrauchs von Schutzbefohlenen (§ 174 StGB). Der Schutz des Strafrechts reicht hier bis zum 18. Lebensjahr, wie der Wortlaut zeigt:

§ 174 Abs. 1 StGB
[Sexueller Missbrauch von Schutzbefohlenen]

(1) Wer sexuelle Handlungen

1. an einer Person unter sechzehn Jahren, die ihm zur Erziehung, zur Ausbildung oder zur Betreuung in der Lebensführung anvertraut ist,
2. an einer Person unter achtzehn Jahren, die ihm zur Erziehung, zur Ausbildung oder zur Betreuung in der Lebensführung anvertraut oder im Rahmen eines Dienst- oder Arbeitsverhältnisses untergeordnet ist, unter Missbrauch einer mit dem Erziehungs-, Ausbildungs-, Betreuungs-, Dienst- oder Arbeitsverhältnis verbundenen Abhängigkeit oder
3. an seinem noch nicht achtzehn Jahre alten leiblichen oder angenommenen Kind

vornimmt oder an sich von dem Schutzbefohlenen vornehmen lässt, wird mit Freiheitsstrafe bis zu fünf Jahren oder mit Geldstrafe bestraft.

Hier besteht für den rezeptierenden Arzt im Einzelfall das Risiko, dass er wegen Beihilfe zum sexuellen Missbrauch von Schutzbefohlenen strafrechtlich belangt werden könnte. Das Gleiche kann im Einzelfall gelten hinsichtlich der Vorschriften der §§ 180 StGB – Förderung sexueller Handlungen Minderjähriger, 180a StGB – Ausbeutung von Prostituierten, 182 StGB – Sexueller Missbrauch von Jugendlichen. Dies jedenfalls dann, wenn dem Arzt konkrete Anhaltspunkte bekannt werden, dass die genannten Straftatbestände mit seiner minderjährigen Patientin als Opfer begangen werden könnten.

Jenseits dieser strafrechtlichen Vorschriften stehen der Verschreibung der »Pille« an minderjährige Patientinnen keine juristischen Bedenken entgegen. Zu beachten ist, dass die ärztliche Schweigepflicht auch gegenüber den sorgeberechtigten Eltern gilt, insofern kommt etwa bei Privatpatientinnen eine Angabe über die Verschreibung der »Pille« in der an die Eltern gerichteten Liquidation nicht in Betracht.

Den nachfolgend auszugsweise im Wortlaut wiedergegebenen Ausführungen der Arbeitsgemeinschaft Medizinrecht der Deutschen Gesellschaft für Gynäkologie und Geburtshilfe (DGGG) kann inhaltlich durchaus zugestimmt werden, wenngleich die Problematik der Verschreibung von Kontrazeptiva an Patientinnen, die das 14. Lebensjahr noch nicht vollendet haben, im Hinblick auf die oben genannten denkbaren Fallkonstellationen wohl unzureichend behandelt wird. Selbstverständlich soll – auch nicht mit Hilfe des Strafrechts – eine Teenagerbeziehung nicht kriminalisiert werden, aber das Strafrecht zwingt den Arzt schon zu einer im Einzelfall weitergehenden Klärung der Hintergründe des Wunsches nach Verschreibung der »Pille«.

Stellungnahme zu Rechtsfragen bei der Behandlung Minderjähriger – Verschreibung von Kontrazeptiva der Deutschen Gesellschaft für Gynäkologie und Geburtshilfe e.V. – Arbeitsgemeinschaft Medizinrecht (AGMedR) in der DGGG (2006)

Bei der Verschreibung von Kontrazeptiva wird es der Arzt besonders häufig mit minderjährigen Patientinnen zu tun haben, zumal neuere Untersuchungen ergeben,

dass ein großer Teil junger Mädchen schon im Alter von 14 Jahren, zuweilen auch darunter, erste Sexualkontakte hat.
Hier stellen sich dem Arzt in der Adoleszenz-Sprechstunde oft besondere Fragen. Leitsätze der Bundesärztekammer von 1975, wonach Mädchen unter 16 Jahren überhaupt keine oralen Kontrazeptiva und in der Altersgruppe von 16–18 Jahren solche nur mit Zustimmung der Eltern verordnet bekommen sollen, sind überholt und ... aufgegeben worden (BÄK DÄBl 1984, 3170).
Während bei Minderjährigen über 16 Jahren, unter denen sich auch schon verheiratete Frauen befinden können, die Einwilligungsfähigkeit in aller Regel angesichts des heutigen Kenntnisstandes auch durch schulische Sexualaufklärung zu bejahen ist, wird sie in der Altersgruppe von 14–16 Jahren nur nach besonders sorgfältiger Prüfung und unterhalb dieser Altersschwelle wohl nur selten anzunehmen sein. Deshalb kann hier dem Arzt auch unter dem Gesichtspunkt seiner grundsätzlich gegebenen Schweigepflicht kein Vorwurf gemacht werden, wenn er bis zum 16. Lebensjahr – auch gegen den Willen der Minderjährigen – Kontakt mit den Eltern sucht, schon um sich den Vorwurf zu ersparen, er durchkreuze durch seine Mitwirkung an Verhütungsmaßnahmen die elterliche Sexualerziehung.
Aber das Dilemma ist offensichtlich: Durch Verweigerung und Einschaltung der Eltern wird der Arzt das Sexualverhalten der Minderjährigen kaum je beeinflussen können. In aller Regel lautet die Alternative ja nicht: Geschlechtsverkehr ja oder nein – sondern: Geschlechtsverkehr mit oder ohne Verhütungsmittel. Muss der Arzt befürchten, dass die Minderjährige bei ablehnender Haltung nur auf Verhütungsmittel, nicht aber auf Geschlechtsverkehr verzichtet, und bedenkt er die möglichen Folgen (Schwangerschaft und deren Abbruch oder eine das junge Mädchen überfordernde Mutterschaft, womöglich Kindesaussetzung oder -tötung), dann wird man ihm kaum einen Vorwurf machen können, wenn er das kleinere Übel wählt und selbst einer noch nicht einwilligungsfähigen Minderjährigen ohne Zustimmung der Eltern Kontrazeptiva verordnet. Dabei sollten freilich Mittel ausgewählt werden, bei denen Risiko und Nebenwirkungen gering sind und deren Gebrauch auch durch Erstanwenderinnen nur ein möglichst einfaches Aufklärungsgespräch voraussetzt.
Dass dem Arzt bei derartiger Verschreibung an unter 14-jährige Mädchen der Vorwurf gemacht werden kann, er leiste vorsätzlich Beihilfe zum strafbaren Sexualverkehr mit Kindern (§§ 176a, 27 StGB), ist bei solcher (tunlichst zu dokumentierender) Interessenabwägung nicht zu befürchten. Auch eine Strafbarkeit wegen Förderung sexueller Handlungen Minderjähriger (§ 180 Abs. 1 StGB) ist hier nicht anzunehmen.
Bei der Verschreibung und Abgabe von Kontrazeptiva kommt wohl am ehesten in Betracht, dass die Minderjährige schon selbst aufgrund des sog. Taschengeldparagrafen (§ 110 BGB) wirksam Verträge schließen kann.

19.4 Tötungsdelikte

Die Strafrechtsnormen des StGB zu Tötungsdelikten auch an Kindern und Jugendlichen umfassen den Totschlag, den Mord und als die oben genannte Spezialnorm den sexuellen Missbrauch mit Todesfolge. Von besonderem Interesse ist die Tötung des (minderjährigen) Opfers nach vorausgegangener Körperverletzung oder Vergewaltigung. In diesem Fall ist eines der in § 211 StGB genannten Mordmerkmale verwirklicht (Tötung zur Verdeckung einer Straftat). Weitere Mordmerkmale sind dem Wortlaut dieser Regelung zu entnehmen.

§ 211 StGB
[Mord]

(1) Der Mörder wird mit lebenslanger Freiheitsstrafe bestraft.

(2) Mörder ist, wer
aus Mordlust, zur Befriedigung des Geschlechtstriebs, aus Habgier oder sonst aus niedrigen Beweggründen,
heimtückisch oder grausam oder mit gemeingefährlichen Mitteln oder
um eine andere Straftat zu ermöglichen oder zu verdecken,
einen Menschen tötet.

Bezogen auf Tötungsdelikte an Minderjährigen ist hier anzumerken, dass die Tötung eines Säuglings und u. U. auch eines Kleinkindes z. B. dann »heimtückisch«, also Mord ist, wenn die Arg- und Wehrlosigkeit des Opfers ausgenutzt wird, z. B. weil dieses gerade schläft oder weil es dem Täter anvertraut wurde oder sich ihm anvertraut hat (▶ dazu aber auch den sog. Babybrei-Fall; ◘ Tab. 19.4).

Wurde ein Mensch getötet, ohne dass eines der in § 211 StGB genannten Mordmerkmale vorliegt, dann kann die Tat u. U. als **Totschlag** im Sinne des § 212 StGB qualifiziert werden. In diesem Fall droht eine Freiheitsstrafe nicht unter 5 Jahren, in besonders schweren Fällen kann auf lebenlange

E

◘ Tab. 19.4. Mordkritierien gemäß § 211 StGB

Kriterium	Erläuterung
Töten aus Mordlust	Töten »aus unnatürlicher Freude an der Vernichtung eines Menschenlebens« (im Anschluss an BGH NJW 1953, 144) bzw. wenn in der Tat eine »prinzipielle vom individuellen Täter gelöste Missachtung des fremden Lebens zum Ausdruck« kommt (BGH 34, 59; NJW 1994, 2629), der Tod ist »als solcher der einzige Zweck der Tat«.
Töten zur Befriedigung des Geschlechtstriebes	Wenn sich der Täter durch den Tötungsakt als solchen sexuelle Befriedigung verschaffen will (sog. Lustmord), aber auch, wenn das Opfer getötet wird, damit der Täter sich an der Leiche vergehen kann (Nekrophilie).
Töten aus Habgier	Wenn das Vermögen des Täters durch die Tat objektiv oder nach seiner Vorstellung vermehrt werden soll (typisch der sog. Raubmord).
Töten aus sonstigen niedrigen Beweggründen	Generalklausel, um ggf. Konstellationen zu erfassen, die sonst nicht erfasst wären. Die Motivation der Tat muss sich als auf tiefster Stufe stehend und als besonders verachtenswert darstellen.
Heimtückisches Töten	Töten mit feindlicher Willensrichtung unter bewusster Ausnutzung der Arg- und Wehrlosigkeit des Opfers. Arglos ist, wer sich keinem Angriff ausgesetzt sieht, insbesondere gemeint sind schlafende Personen. Dazu muss das Opfer aufgrund der Arglosigkeit wehrlos sein, nämlich keine oder nur eine reduzierte Möglichkeit zur Verteidigung besitzen. Die arglosigkeitsbedingte Wehrlosigkeit muss der Täter bewusst ausgenutzt haben. Das Heimtückemerkmal hat in der Praxis eine größere Bedeutung gerade bei der Tötung von Säuglingen und Kindern, wenngleich der BGH in einem »klassischen Fall« vor mehr als 50 Jahren entschieden hatte, einem ganz kleinen Kind gegenüber könne sich der Täter in der Regel nicht heimtückisch verhalten, weil es nicht fähig sei, anderen Vertrauen entgegen zu bringen (BGH, Urt. v. 07.06.1955 – 5 StR 104/55 – BGHSt 8,216 = NJW 1955, 1524; sog. »Babybrei-Fall«).
Grausames Töten	Dieses Mordmerkmal stellt auf die Art und Weise der Tötung ab und meint insbesondere das Töten unter Hinzufügung von Schmerzen und Qualen körperlicher oder seelischer Art, die über das für die Tötung erforderliche Maß hinausgehen (BGH StV 1997, 566).
Töten mit gemeingefährlichen Mitteln	Wenn das zur Tötung eingesetzte Mittel in der konkreten Anwendung durch den Täter nicht mehr kontrollierbar ist, sodass eine Gefährdung einer Mehrzahl von Personen an Leib oder Leben nicht ausgeschlossen erscheint.
Töten, um eine andere Straftat zu ermöglichen oder zu verdecken	Töten, um einerseits eine weitere Straftat gerade durch das Töten erst zu ermöglichen, und andererseits, um eine vorangegangene Straftat, z. B. den sexuellen Missbrauch eines Kindes, zu verdecken.

Freiheitsstrafe erkannt werden. Lediglich wenn als Besonderheit von einem minder schweren Fall des Totschlags ausgegangen werden kann (§ 213 StGB), kommt eine Freiheitsstrafe von 1–10 Jahren in Betracht. Dies gilt etwa für Fälle von Neugeborenentötung, die früher unter die alte Regelung des § 217 StGB fielen (▶ Kap. 15).

Literatur

▶ Kap. 20.

Gesetzlicher Opferschutz

Gesetzliche Regelungen außerhalb des Strafgesetzbuches zum Schutz von Kindern und Jugendlichen sind zugleich die Umsetzung von Verpflichtungen, die durch Unterzeichnung internationaler Verträge eingegangen wurden. Zu nennen ist hier insbesondere die Kinderrechtskonvention der Vereinten Nationen.

Die internationalen Regelungen binden die Unterzeichnerstaaten zumindest rechtlich, auch wenn die Diskrepanz zwischen Rechtsanspruch und Rechtswirklichkeit häufig gravierend ist. Die nationalen Normen finden sich für die Bundesrepublik Deutschland einerseits in den Grundrechten des Grundgesetzes (GG), andererseits in den entsprechenden Schutznormen des Strafgesetzbuches (StGB), des Bürgerlichen Gesetzbuchs (BGB), im Jugendschutzgesetz und weiteren Vorschriften. Darauf ist zu verweisen, wenn ohne Kenntnis der existierenden Regelungen (vorschnell) Forderungen zum Ausbau der Kinderschutzgesetzgebung diskutiert werden. Zu nennen sind hier insbesondere:

- das Übereinkommen über die Rechte des Kindes (UN-Kinderrechtskonvention) vom 20. November 1989,
- die Konvention zum Schutz der Menschenrechte und Grundfreiheiten – Europäische Menschenrechtskonvention (EMRK) in der Fassung ab 1. November 1998,
- die Artt. 1 GG (Würde des Menschen), 2 GG (Schutz der Persönlichkeit) und 6 GG (Schutz von Ehe und Familie; Schutz unehelicher Kinder),
- zahlreiche Paragraphen des Strafgesetzbuches in der Fassung des 6. Strafrechtsänderungsgesetzes (StrRG) vom 26. Januar 1998 (BGBl. I S. 164 ff.),
- familienrechtliche Vorschriften im Bürgerlichen Gesetzbuch entsprechend dem Kindschaftsrechtsreformgesetz vom 16. Dezember 1997 (BGBl. I S. 2942),
- besondere Einzelbestimmungen zum Schutze von Kindern und Jugendlichen, vom Jugendarbeitsschutzgesetz (JArbSchG) und das Jugendgerichtsgesetz (JGG) über spezielle Vorschriften zur Rechtsposition kindlicher Zeugen in der Strafprozessordnung (StPO) bis zu Regelungen für Jugendstrafanstalten im Strafvollzugsgesetz (StVollzG),

- Bestimmungen im Opferentschädigungsgesetz (OEG) von 1976 (BGBl. I S. 1181).

Die UN-Kinderrechtskonvention vom 20. November 1989, in Deutschland in Kraft getreten am 5. April 1992 (Bekanntmachung vom 10. Juli 1992 – BGBl. II S. 990) enthält eine Reihe von grundsätzlichen Vorgaben und vertraglich eingegangenen Verpflichtungen.

E

Artikel 1 [Geltung für das Kind; Begriffsbestimmung]

Im Sinne dieses Übereinkommens ist ein Kind jeder Mensch, der das achtzehnte Lebensjahr noch nicht vollendet hat, soweit die Volljährigkeit nach dem auf das Kind anzuwendenden Recht nicht früher eintritt.

Artikel 2 [Achtung der Kindesrechte; Diskriminierungsverbot]

a. Die Vertragsstaaten achten die in diesem Übereinkommen festgelegten Rechte und gewährleisten sie jedem ihrer Hoheitsgewalt unterstehenden Kind ohne jede Diskriminierung unabhängig von Rasse, Hautfarbe, dem Geschlecht, der Sprache, der Religion, der politischen oder sonstigen Anschauung, der nationalen, ethnischen oder sozialen Herkunft, des Vermögens, der Behinderung, der Geburt oder des sonstigen Status des Kindes, seiner Eltern oder seines Vormunds.

b. Die Vertragsstaaten treffen alle geeigneten Maßnahmen, um sicherzustellen, dass das Kind vor allen Formen der Diskriminierung oder Bestrafung wegen des Status, der Tätigkeiten, der Meinungsäußerungen oder der Weltanschauung seiner Eltern, seines Vormunds oder seiner Familienangehörigen geschützt wird.

Artikel 19 [Schutz vor Gewaltanwendung, Misshandlung, Verwahrlosung]

a. Die Vertragsstaaten treffen alle geeigneten Gesetzgebungs-, Verwaltungs-, Sozial- und Bildungsmaßnahmen, um das Kind vor jeder Form körperlicher oder geistiger Gewaltanwendung, Schadenszufügung oder Misshandlung, vor Verwahrlosung oder sexuellem Missbrauch zu schützen, solange es sich hier in der Obhut der Eltern oder eines Elternteils, eines Vormunds oder anderen gesetzlichen Vertretern oder einer Person befindet, die das Kind betreut.

b. Diverse Schutzmaßnahmen sollen je nach den Gegebenheiten wirksame Verfahren zur Aufstellung von Sozialprogrammen enthalten, die dem Kind und denen, die es betreuen, die erforderliche Unterstützung gewähren und andere Formen der Vorbeugung vorsehen sowie Maßnahmen zur Aufdeckung, Meldung, Weiterverweisung, Untersuchung, Behandlung und Nachbetreuung in den in Absatz 1 beschriebenen Fällen schlechter Behandlung von Kindern und gegebenenfalls für das Einschreiten der Gerichte.

Artikel 32 [Schutz vor wirtschaftlicher Ausbeutung]

a. Die Vertragsstaaten erkennen das Recht des Kindes an, vor wirtschaftlicher Ausbeutung geschützt und nicht zu einer Arbeit herangezogen zu werden, die Gefahr mit sich bringen, die Erziehung des Kindes behindern oder die Gesundheit des Kindes oder seine körperliche, geistige, seelische, sittliche oder soziale Entwicklung schädigen könnte.

b. Die Vertragsstaaten treffen Gesetzgebungs-, Verwaltungs-, Sozial- und Bildungsmaßnahmen, um die Durchführung dieses Artikels sicherzustellen. Zu diesem Zweck und unter Berücksichtigung der einschlägigen Bestimmungen anderer internationaler Übereinkünfte werden die Vertragsstaaten insbesondere

- ein oder mehrere Mindestalter für die Zulassung zur Arbeit festlegen;
- eine angemessene Regelung der Arbeitszeit und der Arbeitsbedingungen vorsehen;
- angemessene Strafen oder andere Sanktionen zur wirksamen Durchsetzung dieses Artikels vorsehen.

Artikel 33 [Schutz vor Suchtstoffen]

Die Vertragsstaaten treffen alle geeigneten Maßnahmen einschließlich Gesetzgebungs-,

Verwaltungs-, Sozial- und Bildungsmaßnahmen, um Kinder vor dem unerlaubten Gebrauch von Suchtstoffen und psychotropen Stoffen im Sinne der diesbezüglichen internationalen Übereinkünfte zu schützen und den Einsatz von Kindern bei der unerlaubten Herstellung dieser Stoffe und beim unerlaubten Verkehr mit diesen Stoffen zu verhindern.

Artikel 34
[Schutz vor sexuellem Missbrauch]

Die Vertragsstaaten verpflichten sich, das Kind vor allen Formen sexueller Ausbeutung und sexuellen Missbrauchs zu schützen. Zu diesem Zweck treffen die Vertragsstaaten insbesondere alle geeigneten innerstaatlichen, zweiseitigen und mehrseitigen Maßnahmen, um zu verhindern, dass Kinder

a. zur Beteiligung an rechtswidrigen Handlungen verleitet oder gezwungen werden;

b. für die Prostitution oder andere rechtswidrige sexuelle Praktiken ausgebeutet werden;

c. für pornografische Darbietungen und Darstellungen ausgebeutet werden.

Artikel 35
[Maßnahmen gegen Entführung und Kinderhandel]

Die Vertragsstaaten treffen alle geeigneten innerstaatlichen, zweiseitigen und mehrseitigen Maßnahmen, um die Entführung und den Verkauf von Kindern sowie den Handel mit Kindern zu irgendeinem Zweck und in irgendeiner Form zu verhindern.

Ebenso wie die Vorgaben in der UN-Kinderrechtskonvention schreiben auch die Grundrechte der deutschen Verfassung ein Schutzniveau fest, denen das einfachgesetzliche Recht entsprechen muss. Die wichtigsten verfassungsrechtlichen Vorgaben des Grundgesetzes sind im Folgenden genannt.

Artikel 1 GG
[Schutz der Menschenwürde]

(1) Die Würde des Menschen ist unantastbar. Sie zu achten und zu schützen ist Verpflichtung aller staatlichen Gewalt.

(2) Das Deutsche Volk bekennt sich darum zu unverletzlichen und unveräußerlichen Menschenrechten als Grundlage jeder menschlichen Gemeinschaft, des Friedens und der Gerechtigkeit in der Welt.

(3) Die nachfolgenden Grundrechte binden Gesetzgebung, vollziehende Gewalt und Rechtsprechung als unmittelbar geltendes Recht.

Artikel 2 GG
[Persönliche Freiheitsrechte]

(1) Jeder hat das Recht auf die freie Entfaltung seiner Persönlichkeit, soweit er nicht die Rechte anderer verletzt und nicht gegen die verfassungsmäßige Ordnung oder das Sittengesetz verstößt.

(2) Jeder hat das Recht auf Leben und körperliche Unversehrtheit. Die Freiheit der Person ist unverletzlich. In diese Rechte darf nur auf Grund eines Gesetzes eingegriffen werden.

Artikel 6 GG
[Ehe, Familie, nichteheliche Kinder]

(1) Ehe und Familie stehen unter dem besonderen Schutze der staatlichen Ordnung.

(2) Pflege und Erziehung der Kinder sind das natürliche Recht der Eltern und die zuvörderst ihnen obliegende Pflicht. Über ihre Betätigung wacht die staatliche Gemeinschaft.

(3) Gegen den Willen der Erziehungsberechtigten dürfen Kinder nur auf Grund eines Gesetzes von der Familie getrennt werden, wenn die Erziehungsberechtigten versagen oder wenn die Kinder aus anderen Gründen zu verwahrlosen drohen.

(4) Jede Mutter hat Anspruch auf den Schutz und die Fürsorge der Gemeinschaft.

(5) Den unehelichen Kindern sind durch die Gesetzgebung die gleichen Bedingungen für ihre leibliche und seelische Entwicklung und ihre Stellung in der Gesellschaft zu schaffen wie den ehelichen Kindern.

Gestützt auf die Formulierung in Art. 6 Abs. 2 Satz 2 GG hat »die staatliche Gemeinschaft« über die Pflege und Erziehung der Kinder durch die Eltern bzw. Sorgeberechtigen zu wachen (sog. staatliches Wächteramt). Diese Vorschrift stellt eine der verfassungsrechtlichen Grundlagen dar für die Regelung des § 8a SGB VIII (Schutzauftrag bei Kindeswohlgefährdung) und die Eingriffsbefugnisse der Jugendämter.

Minderjährigen Gewaltopfern kann Hilfe angeboten werden durch zivil-, sozial- und strafprozessuale Regelungen sowie über das Gewaltschutzgesetz und weitere gesetzliche Regelungen, wie z. B. das Jugendgerichtsgesetz. Von besonderer Bedeutung sind auch das verwaltungsrechtliche Verfahren des Jugendamtes mit Aspekten des Rechtsschutzes und das familienrechtliche Verfahren (Tab. 20.1).

Das Land Rheinland-Pfalz hat als erstes Bundesland ein Gesetz zum Schutz von Kindeswohl und Kindesgesundheit verabschiedet, welches Vorbildfunktion für andere Bundesländer haben könnte. Das Gesetz ist am 20.03.2008 veröffentlicht worden und am 21.03.2008 in Kraft getreten. Es enthält allgemeine Grundsätze und Maßnahmen zum Schutz von Kindeswohl und Kindesgesundheit und befasst sich in § 12 auch mit der Schweige- und Geheimhaltungspflicht bzw. der Befugnis zur Unterrichtung des Jugendamtes. Werden Personen, die der Schweigepflicht im Sinne des § 203 StGB unterliegen, »gewichtige Anhaltspunkte für eine Gefährdung des Wohls eines Kindes« bekannt und reichen die eigenen fachlichen Mittel nicht aus, die Gefährdung abzuwenden, so sollen sie bei den Personensorge- oder Erziehungsberechtigten auf die Inanspruchnahme der erforderlichen weitergehenden Hilfen hinwirken. Reicht dies nicht aus, so kommt auch eine Information des Jugendamtes in Betracht, allerdings sind die Betroffenen vorab darauf hinzuweisen, dass das Jugendamt informiert werden kann, es sei denn, damit wird der wirksame Schutz des Kindes in Frage gestellt.

Parallel wurde das rheinland-pfälzische Landeshebammengesetz ergänzt. Nach § 1a dieser Gesetzesergänzung sollen Hebammen bei erkennbaren Risiken für Vernachlässigungen oder Misshandlungen von Kindern darauf hinwirken, dass die notwendigen Schutz- und Unterstützungsmaßnahmen erfolgen.

Schließlich ist darauf hinzuweisen, dass Vertragsärzte, ärztlich geleitete Einrichtungen und die Krankenhäuser nach § 108 SGB V gemäß § 294a SGB V verpflichtet sind, u. a. bei Hinweisen auf drittverursachte Gesundheitsschäden den Krankenkassen die für die Geltendmachung von Schadensersatzansprüchen erforderlichen Daten, einschließlich der Angaben über Ursachen und den möglichen Verursacher, mitzuteilen. Zu den von Dritten verursachten Gesundheitsschäden gehören auch die Kindesmisshandlung und der Kindesmissbrauch. Diese Regelung soll den Krankenkassen die Geltendmachung von Schadensersatzansprüchen gemäß § 116 SGB X ermöglichen.

Zu den Auswirkungen dieser neuen Regelungen liegen noch keine umfangreicheren Erfahrungen vor. Bedenklich wären jedoch – nach

Tab. 20.1. Regelungen über Hilfe und Schutz für minderjährige Gewaltopfer

Zivilrecht	– Regelungen u. a. im Familienrecht des BGB
Sozialrecht	– Regelungen im Kinder- und Jugendhilfegesetz (KJHG) – SGB VIII – Verwaltungsverfahren des Jugendamtes
Strafrecht und Strafprozessrecht	– Strafgesetzbuch – Regelungen in der Strafprozessordnung (StPO) zum Opferschutz in Strafverfahren – »Richtlinien für das Strafverfahren und das Bußgeldverfahren (RiStBV)« in der ab 01.02.1997 (bundeseinheitlich) geltenden Fassung
Öffentliches Recht	– Jugendgerichtsgesetz (JGG) – Als Spezialgesetz schützen Regelungen im Gewaltschutzgesetz (GewSchG) und in den Landespolizeigesetzen
Internationales Recht	– UN-Kinderrechtskonvention – Hilfe für Minderjährige ohne Sorgeberechtigte im Inland (u. a. Haager Kindesentführungsabkommen)

entsprechender Mitteilung durch z. B. einen Arzt – Anfragen der Krankenkassen unmittelbar bei den Justizbehörden (Polizei, Staatsanwaltschaft), jedenfalls wenn noch nicht einmal ein Ermittlungsverfahren eingeleitet worden ist. Erhält die Polizei erst durch die Anfrage der Krankenkasse Kenntnis von einer Kindesmisshandlung, so muss nach dem Legalitätsprinzip ermittelt werden, was auch negative Folgen für das betroffene Kind bzw. dessen medizinische Behandlung haben kann. Die Krankenkassen sollten hier nur in Abstimmung mit dem behandelnden Arzt tätig werden.

Opfer von Straftaten haben lange Jahre im Strafprozess lediglich eine Rolle als Mittel zur Wahrheitsfindung (als Zeuge, als »Lieferant« von Beweisen) gespielt. Im Mittelpunkt stand – und steht immer noch – der angeklagte Täter. Wegen des Mündlichkeits- bzw. Unmittelbarkeitsprinzips muss auch ein minderjähriges Gewaltopfer grundsätzlich im Rahmen der Hauptverhandlung persönlich als Zeuge gehört werden, den Parteien muss Gelegenheit gegeben werden, Fragen zu stellen. Zutreffend wird in diesem Zusammenhang nicht selten von einer »sekundären Viktimisierung« gesprochen, wenn das Kind im Gerichtssaal z. B. alle Details der Tat berichten muss.

Dabei muss bedacht werden, dass Gewaltopfer **3 Viktimisierungsstadien** durchlaufen:
- die primäre Viktimisierung durch die Straftat (enger Opferbegriff),
- die sekundäre Viktimisierung durch belastende Situationen bei polizeilichen und justiziellen Maßnahmen und schließlich
- die tertiäre Viktimisierung durch Akzeptanz und Integration der Opferrolle in das eigene Selbstbildnis mit der Folge dauerhafter Opferanfälligkeit.

Gerade bei minderjährigen Gewaltopfern mit wiederholter Gewalterfahrung wird die sich als Spätfolge entwickelnde tertiäre Viktimisierung bislang erheblich unterschätzt.

Deswegen wurde die Position nicht nur des minderjährigen Gewaltopfers in den letzten Jahren kontinuierlich gestärkt: über das Opferentschädigungsgesetz (OEG) und das Gewaltschutzgesetz (GewSchG) bis zum Opferschutz vor Gericht im Strafverfahren (geregelt u. a. in der Strafprozessordnung) und Maßnahmen der Zivilgerichte (Familiengerichte). Zugleich wurde das Kinder- und Jugendhilfegesetz (KJHG) novelliert, auch um präventiv eine Abschätzung der Gefährdungssituation durch Mitarbeiter des Jugendamtes zu ermöglichen.

Das Opferrechtsreformgesetz, welches am 1. September 2004 in Kraft trat, hatte zum Ziel, die Belastungen für das Opfer durch das Strafverfahren zu minimieren, die Rechte des Opfers zu stärken, den wirtschaftlichen Ausgleich für durch die Straftat entstandene Schäden zu verbessern und das Opfer generell besser über den Stand des Strafverfahrens und seine Rechte zu informieren.

20.1 Zivilrechtliche Schutzmaßnahmen durch die Familiengerichte (Entzug des Sorgerechts, Unterbringung, Auflagen etc.)

Im BGB finden sich in den familienrechtlichen Regelungen Vorgaben zur Ausübung der elterlichen Sorge, aber auch zu gerichtlichen Maßnahmen bei Gefährdung des Kindeswohls.

§ 1627 BGB
[Ausübung der elterlichen Sorge]
Die Eltern haben die elterliche Sorge in eigener Verantwortung und in gegenseitigem Einvernehmen zum Wohle des Kindes auszuüben. Bei Meinungsverschiedenheiten müssen sie versuchen, sich zu einigen.

Bei unterschiedlichen Ansichten der Eltern bzw. Sorgeberechtigten kann das Familiengericht eingeschaltet werden. So heißt es in § 1628 BGB:

§ 1628 BGB
[Meinungsverschiedenheiten]
Können sich die Eltern in einer einzelnen Angelegenheit oder in einer bestimmten Art von Angelegenheiten der elterlichen Sorge, deren Regelung für das Kind von erheblicher Bedeutung ist, nicht einigen, so kann das Familiengericht auf Antrag eines Elternteils die Entscheidung einem Elternteil übertragen. Die Übertragung kann mit Beschränkungen oder mit Auflagen verbunden werden.

Weiter sind im BGB geregelt: der Inhalt der Personensorge, das Verbot entwürdigender Maßnahmen und die Unterstützung der Eltern durch vom Familiengericht beschlossene Maßnahmen. Dazu heißt es in § 1631 BGB:

§ 1631 BGB [Inhalt der Personensorge; Verbot entwürdigender Maßnahmen; Unterstützung der Eltern]

(1) Die Personensorge umfasst insbesondere die Pflicht und das Recht, das Kind zu pflegen, zu erziehen, zu beaufsichtigen und seinen Aufenthalt zu bestimmen.

(2) Kinder haben ein Recht auf gewaltfreie Erziehung. Körperliche Bestrafungen, seelische Verletzungen und andere entwürdigende Erziehungsmaßnahmen sind unzulässig.

(3) Das Familiengericht hat die Eltern auf Antrag bei der Ausübung der Personensorge in geeigneten Fällen zu unterstützen.

Grundsätzlich kann das Kind, wenn eine Kindeswohlgefährdung bejaht und die Situation nicht kurzfristig verbessert werden kann, anderweitig untergebracht werden. Diese Art der Freiheitsentziehung des Kindes ist in § 1631b BGB geregelt.

§ 1631b BGB [Freiheitsentziehung]

Eine Unterbringung des Kindes, die mit Freiheitsentziehung verbunden ist, ist nur mit Genehmigung des Familiengerichts zulässig. Ohne die Genehmigung ist die Unterbringung nur zulässig, wenn mit dem Aufschub Gefahr verbunden ist; die Genehmigung ist unverzüglich nachzuholen. Das Gericht hat die Genehmigung zurückzunehmen, wenn das Wohl des Kindes die Unterbringung nicht mehr erfordert.

Schließlich sind auch im BGB Maßnahmen geregelt, die bei einer Gefährdung des Kindeswohls durch das Familiengericht getroffen werden können. Dazu gehört etwa die vorläufige Einschränkung des elterlichen Aufenthaltsbestimmungsrechts (§§ 1666 und 1666a BGB). Bei Interessenskollisionen kommt die Einsetzung eines Verfahrenspflegers – § 50 FGG – in Betracht.

Ein Verfahrenspfleger nimmt – als »Anwalt des Kindes« – unabhängig von den Ansichten der sorgeberechtigten Eltern die rechtlichen Interessen des Kindes in einem behördlichen Verfahren wahr. Er achtet u. a. auf die Geltendmachung von Ansprüchen im Interesse des Kindes und auf die Einhaltung von Fristen. Verfahrenspfleger können Vertreter unterschiedlicher Berufe sein, es muss sich nicht zwingend um Juristen handeln. So haben Sozialpädagogen teilweise Ausbildungscurricula zum Verfahrenspfleger absolviert, doch kommen auch Ärzte und Psychologen als Verfahrenspfleger in Betracht. Um Interessenskollisionen zu vermeiden, sollte jedoch der behandelnde Arzt eines Kindes nicht zugleich Verfahrenspfleger werden. Verfahrenspflegern ist z. B. der Zutritt zum Krankenhaus und zum Kind zu gewähren, sie sind ggf. über medizinische Entscheidungen zu informieren.

§ 1666 BGB [Gerichtliche Maßnahmen bei Gefährdung des Kindeswohls]

(1) Wird das körperliche, geistige oder seelische Wohl des Kindes oder sein Vermögen durch missbräuchliche Ausübung der elterlichen Sorge, durch Vernachlässigung des Kindes, durch unverschuldetes Versagen der Eltern oder durch das Verhalten eines Dritten gefährdet, so hat das Familiengericht, wenn die Eltern nicht gewillt oder in der Lage sind, die Gefahr abzuwenden, die zur Abwendung der Gefahr erforderlichen Maßnahmen zu treffen.

(2) In der Regel ist anzunehmen, dass das Vermögen des Kindes gefährdet ist, wenn der Inhaber der Vermögenssorge seine Unterhaltspflicht gegenüber dem Kind oder seine mit der Vermögenssorge verbundenen Pflichten verletzt oder Anordnungen des Gerichts, die sich auf die Vermögenssorge beziehen, nicht befolgt.

(3) Das Gericht kann Erklärungen des Inhabers der elterlichen Sorge ersetzen.

(4) In Angelegenheiten der Personensorge kann das Gericht auch Maßnahmen mit Wirkung gegen einen Dritten treffen.

Da mit Inkrafttreten der aus mehreren Einzelgesetzen bestehenden Kindschaftsrechtsreform zum 01.07.1998 (»Kindschaftsrechtsreformgesetz« vom

16.12.1997, BGBl. I S. 2942) nach einer Scheidung das gemeinsame elterliche Sorgerecht der Regelfall sein soll, muss bei medizinischen Eingriffen von schwerwiegenderer Bedeutung die Einwilligung beider Elternteile eingeholt werden, bei belanglosen ärztlichen Routinemaßnahmen reicht die Einwilligung eines Elternteils. Dies ergibt sich aus dem Wortlaut des § 1687 BGB.

§ 1687 Abs. 1 S. 1–3 BGB [Gemeinsames Sorgerecht; Befugnisse des Elternteils, bei dem sich das Kind aufhält]

(1) Leben Eltern, denen die elterliche Sorge gemeinsam zusteht, nicht nur vorübergehend getrennt, so ist bei Entscheidungen in Angelegenheiten, deren Regelung für das Kind von erheblicher Bedeutung ist, ihr gegenseitiges Einvernehmen erforderlich. Der Elternteil, bei dem sich das Kind mit Einwilligung des anderen Elternteils oder auf Grund einer gerichtlichen Entscheidung gewöhnlich aufhält, hat die Befugnis zur alleinigen Entscheidung in Angelegenheiten des täglichen Lebens. Entscheidungen in Angelegenheiten des täglichen Lebens sind in der Regel solche, die häufig vorkommen und die keine schwer abzuändernden Auswirkungen auf die Entwicklung des Kindes haben.

In ◘ Tab. 20.2 sind nochmals familienrechtliche Vorschriften im Bürgerlichen Gesetzbuch (BGB) nach dem Kindschaftsreformgesetz von 1997 (BGBl. I S. 2942) genannt.

◘ Tab. 20.2. Familienrechtliche Vorschriften im BGB

Vorschrift	Regelungsinhalt
§ 1627	Ausübung der elterlichen Sorge
§ 1628	Meinungsverschiedenheiten der Sorgeberechtigten
§ 1631	Verbot entwürdigender Maßnahmen
§ 1631b	Freiheitsentziehung des Kindes
§ 1631c	Verbot der Sterilisation
§ 1666	Gerichtliche Maßnahmen bei Gefährdung des Kindeswohls
§ 1666a	Trennung des Kindes von den Eltern; Entziehung der Personensorge

Hinzuweisen ist auf eine weitere Regelung in § 1684 Abs. 4 Satz 3 und 4 BGB:

> »Das Familiengericht kann insbesondere anordnen, dass der Umgang nur stattfinden darf, wenn ein ‚mitwirkungsbereiter Dritter' anwesend ist. Dritter kann auch ein Träger der Jugendhilfe sein, dieser bestimmt dann jeweils, welche Einzelperson die Aufgabe wahrnimmt.«

Entscheidend ist hier die Aussage, dass der »Dritte« mitwirkungsbereit sein muss beim betreuten Umgang. Träger der Jugendhilfe können derartige »Dritte« stellen und haben teilweise differenzierte Angebote des betreuten Umgangs entwickelt, auch für Fälle von drohender Kindesentführung oder sexuellem Missbrauch.

In akuten Situationen, z. B. wenn die Eltern drohen, ein gefährdetes Kind aus dem Krankenhaus zu holen, kann der behandelnde Arzt grundsätzlich davon ausgehen, dass die alleinige Zuständigkeit für Entscheidungen beim Familiengericht liegt.

Selbstverständlich gibt es darüber hinaus zivilrechtliche Regelungen im BGB als Anspruchsgrundlagen für das Verlangen von Schadensersatz und Schmerzensgeld.

§ 823 BGB [Schadensersatzpflicht]

(1) Wer vorsätzlich oder fahrlässig das Leben, den Körper, die Gesundheit, die Freiheit, das Eigentum oder ein sonstiges Recht eines Anderen widerrechtlich verletzt, ist dem Anderen zum Ersatze des daraus entstehenden Schadens verpflichtet.

Die Anspruchsgrundlage auf Schmerzensgeld findet sich in § 253 BGB.

§ 253 BGB [Immaterieller Schaden]

(1) Wegen eines Schadens, der nicht Vermögensschaden ist, kann Entschädigung in Geld nur in den durch das Gesetz bestimmten Fällen gefordert werden.

(2) Ist wegen einer Verletzung des Körpers, der Gesundheit, der Freiheit oder der sexuellen

Selbstbestimmung Schadensersatz zu leisten, kann auch wegen des Schadens, der nicht Vermögensschaden ist, eine billige Entschädigung in Geld gefordert werden.

Von besonderer Bedeutung für die Beurteilung des immateriellen Schadens sind psychische Folgeschäden einer Gewalttat, die sich z. B. nach Sexualdelikten in der Kindheit als lebenslange Folgeschäden manifestieren können bis hin zur Entwicklung schwerwiegender psychiatrischer Krankheitsbilder. Das Ausmaß des Schadensersatzes muss sich hier an der Schwere der psychischen und/oder physischen Beschwerden orientieren, aber auch der Grad des Verschuldens und die wirtschaftliche Leistungsfähigkeit des Täters/Schädigers sowie ein etwaiges Mitverschulden des Gewaltopfers sind von Bedeutung.

E

20.2 Regelungen im Kinder- und Jugendhilfegesetz (KJHG) – SGB VIII

In teilweise wortgleicher Formulierung wie Art. 6 GG regelt § 1 SGB VIII das grundsätzliche Verhältnis zwischen Minderjährigen, den Sorgeberechtigten (Eltern) und dem Staat.

§ 1 SGB VIII
[Recht auf Erziehung, Elternverantwortung, Jugendhilfe]

(1) Jeder junge Mensch hat ein Recht auf Förderung seiner Entwicklung und auf Erziehung zu einer eigenverantwortlichen und gemeinschaftsfähigen Persönlichkeit.

(2) Pflege und Erziehung der Kinder sind das natürliche Recht der Eltern und die zuvörderst ihnen obliegende Pflicht. Über ihre Betätigung wacht die staatliche Gemeinschaft.

(3) Jugendhilfe soll zur Verwirklichung des Rechts nach Absatz 1 insbesondere

1. junge Menschen in ihrer individuellen und sozialen Entwicklung fördern und dazu beitragen, Benachteiligungen zu vermeiden oder abzubauen,
2. Eltern und andere Erziehungsberechtigte bei der Erziehung beraten und unterstützen,
3. Kinder und Jugendliche vor Gefahren für ihr Wohl schützen,
4. dazu beitragen, positive Lebensbedingungen für junge Menschen und ihre Familien sowie eine kinder- und familienfreundliche Umwelt zu erhalten oder zu schaffen.

Von besonderer Bedeutung ist das in § 1 Abs. 2 Satz 2 SGB VIII festgeschriebene staatliche Wächteramt, welches greifen soll, wenn das auch verfassungsrechtlich vorrangige Erziehungsrecht der Sorgeberechtigten (Eltern) versagt. Die Erziehungsaufgabe der Jugendhilfe bezieht sich auf alle Minderjährigen. Kind im Sinne des § 1 Abs. 2 SGB VIII ist, wer noch nicht 18 Jahre alt ist.

Das sog. staatliche Wächteramt – hergeleitet auch aus dem wortgleichen Art. 6 Abs. 2 S. 2 GG – umfasst nicht nur das Recht, sondern auch die Pflicht des Staates, Pflege und Erziehung von Kindern dann zu garantieren, wenn die Eltern dazu nicht (mehr) in der Lage sind. Art und Ausmaß des Eingriffs des Staates unterliegen dem Grundsatz der Verhältnismäßigkeit, richten sich also nach dem Ausmaß des Versagens der Eltern. Jeder staatliche Eingriff muss geeignet, erforderlich und angemessen sein. Nach der Rechtsprechung des Bundesverfassungsgerichts muss der Staat, bevor er selbst das Kind in Obhut nimmt, versuchen, durch Hilfe, Unterstützung und Wiederherstellung eines verantwortungsbewussten Verhaltens der Eltern sein Ziel zu erreichen (BVerfGE 24, 145). Dazu gehören z. B. präventive Maßnahmen wie Hilfe zur Erziehung.

Eingreifende Maßnahmen des Jugendamtes kommen erst in Betracht, wenn die sog. Gefahrenschwelle des § 1666 BGB überschritten wird, weshalb auch von Eingriffsschwelle gesprochen wird. Unterhalb dieser Grenze ist eine eigenständige Interessenwahrnehmung des Kindes durch das Jugendamt nicht möglich!

Nach § 1666 BGB muss das körperliche, geistige oder seelische Wohl des Kindes durch missbräuchliche Ausübung der elterlichen Sorge, durch Vernachlässigung des Kindes, durch unverschuldetes Versagen der Eltern oder durch das Verhalten eines Dritten gefährdet sein, und die Eltern sind zugleich nicht gewillt oder in der Lage, die Gefahr abzuwehren. Auf ein irgendwie geartetes Verschulden der Eltern kommt es nicht an.

Die Rechtsprechung und Kommentarliteratur sieht eine Gefährdung des Kindeswohls im Sinne des § 1666 BGB jedoch nur bei einer gravierenden, gegenwärtigen oder zumindest nahe bevorstehenden Gefahr für die Kindesentwicklung. Diese muss so bedeutsam sein, dass sich bei einer Fortdauer eine erhebliche Schädigung des körperlichen, geistigen und seelischen Wohls des Kindes mit ziemlicher Sicherheit voraussehen lässt.

Wollen staatliche Stellen – gestützt auf das in Art. 6 GG verankerte staatliche Wächteramt – zugunsten des Kindes eingreifen, so bedarf es dafür gesetzlicher Grundlagen. Zu diesen gesetzlichen Grundlagen gehören z. B. die Regelungen im SGB VIII (Kinder- und Jugendhilfegesetz), im Familienrecht des BGB oder auch im Gewaltschutzgesetz.

Von besonderer Bedeutung ist die Frage, wann das Jugendamt seinen Schutzauftrag im Interesse des Kindes wahrnehmen muss. Nach zum Teil spektakulären Fällen von Kindeswohlgefährdung mit tödlichem Verlauf für das Kind wurde durch das »Gesetz zur Weiterentwicklung der Kinder- und Jugendhilfe (Kinder- und Jugendhilfeweiterentwicklungsgesetz)« vom 08. September 2005 in das SGB VIII ein § 8a eingeführt. Damit sollte der staatliche Schutzauftrag der Kinder- und Jugendhilfe bei Kindeswohlgefährdung konkretisiert werden (gemeinsam mit Neuregelungen zur Inobhutnahme gemäß § 42 SGB VIII sowie gesetzlichen Anforderungen zur persönlichen Eignung von Fachkräften in der Kinder- und Jugendhilfe gem. § 72a SGB VIII n. F.).

Von besonderem Interesse sind

- die Konkretisierung des Schutzauftrags des Jugendamtes (§ 8a SGB VIII).
- Vorläufige Schutzmaßnahmen wie die Inobhutnahme des Kindes im Rahmen der Krisenintervention sind neu geordnet worden (§ 42 SGB VIII).
- Einrichtungen fundamentalistischer Träger sollen besser kontrolliert werden (§ 45 SGB VIII).
- Das Kindeswohl soll beim Datenschutz besser berücksichtigt werden (§ 65 SGB VIII).
- Personen mit bestimmten Vorstrafen (Pädophilie) sollen verschärft überprüft werden können (§ 72a SGB VIII).

§ 8a SGB VIII soll den Schutzauftrag des Staates bei Kindeswohlgefährdung konkretisieren als gemeinsame Aufgabe für öffentliche und freie Träger der Jugendhilfe.

§ 8a SGB VIII [Schutzauftrag bei Kindeswohlgefährdung]

(1) Werden dem Jugendamt gewichtige Anhaltspunkte für die Gefährdung des Wohls eines Kindes oder Jugendlichen bekannt, so hat es das Gefährdungsrisiko im Zusammenwirken mehrerer Fachkräfte abzuschätzen. Dabei sind die Personensorgeberechtigten sowie das Kind oder der Jugendliche einzubeziehen, soweit hierdurch der wirksame Schutz des Kindes oder des Jugendlichen nicht in Frage gestellt wird. Hält das Jugendamt zur Abwendung der Gefährdung die Gewährung von Hilfen für geeignet und notwendig, so hat es diese den Personensorgeberechtigten oder den Erziehungsberechtigten anzubieten.

(2) In Vereinbarungen mit den Trägern von Einrichtungen und Diensten, die Leistungen nach diesem Buch erbringen, ist sicherzustellen, dass deren Fachkräfte den Schutzauftrag nach Absatz 1 in entsprechender Weise wahrnehmen und bei der Abschätzung des Gefährdungsrisikos eine insoweit erfahrene Fachkraft hinzuziehen. Insbesondere ist die Verpflichtung aufzunehmen, dass die Fachkräfte bei den Personensorgeberechtigten oder den Erziehungsberechtigten auf die Inanspruchnahme von Hilfen hinwirken, wenn sie diese für erforderlich halten, und das Jugendamt informieren, falls die angenommenen Hilfen nicht ausreichend erscheinen, um die Gefährdung abzuwenden.

(3) Hält das Jugendamt das Tätigwerden des Familiengerichts für erforderlich, so hat es das Gericht anzurufen; dies gilt auch, wenn die Personensorgeberechtigten oder die Erziehungsberechtigten nicht bereit oder in der Lage sind, bei der Abschätzung des Gefährdungsrisikos mitzuwirken. Besteht eine dringende Gefahr und kann die Entscheidung des Gerichts nicht abgewartet werden, so ist das Jugendamt verpflichtet, das Kind oder den Jugendlichen in Obhut zu nehmen.

(4) Soweit zur Abwendung der Gefährdung das Tätigwerden anderer Leistungsträger, der Einrichtungen der Gesundheitshilfe oder der Polizei notwendig ist, hat das Jugendamt auf die Inanspruchnahme durch die Personensorgeberechtigten oder die Erziehungsberechtigten hinzuwirken. Ist ein sofortiges Tätigwerden erforderlich und wirken die Personensorgeberechtigten oder die Erziehungsberechtigten nicht mit, so schaltet das Jugendamt die anderen zur Abwendung der Gefährdung zuständigen Stellen selbst ein.

E

Einerseits werden für ein Tätigwerden »gewichtige Anhaltspunkte« für die Gefährdung des Wohls eines Kindes oder Jugendlichen verlangt, andererseits soll zur Abschätzung dieser Gefährdung eine »insoweit erfahrene Fachkraft« herangezogen werden. Gerade diese beiden Punkte bedürfen bei der Umsetzung des § 8a SGB VIII der besonderen Beachtung.

Mit der Vorschrift des § 8a SGB VIII wird erstmals gesetzlich festgelegt, dass das Jugendamt – hat es Kenntnis von einer Kindeswohlgefährdung bzw. auch nur von entsprechenden Hinweisen – von sich aus den Sachverhalt aktiv aufzuklären hat, um danach das Gefährdungsrisiko abschätzen zu können. Insbesondere muss nach Sachverhaltsaufklärung entschieden werden, ob und welche konkreten weiteren Maßnahmen erforderlich sind: Hilfen, Beratung, Einschaltung des Familiengerichts, Information der Polizei oder andere Maßnahmen.

Tipp

Mittlerweile hat der Bundesgerichtshof in ersten Verfahren Jugendämter wegen Amtspflichtverletzung zu Schadensersatz verurteilt im Zusammenhang mit dem Zuständigkeitswechsel für Pflegefamilien (BGH-Entscheidung vom 21.10.2004, ZfJ 2005, 167).

Kernpunkt der gesetzlichen Regelung des § 8a SGB VIII ist die Abschätzung des Gefährdungsrisikos, sei es, um präventiv tätig werden zu können, oder um konkrete Eingriffe zum Schutze des Kindes einzuleiten. Eine weitere Konkretisierung des Vorgehens zur Beschaffung von Informationen und zur Beurteilung des Gefährdungsgrades soll durch jugendamtsinterne Dienstanweisungen erfolgen. Hinzu kommen Empfehlungen zur Umsetzung des § 8a SGB VIII in Form von (Symptom-)Listen. Dabei ist der Begriff der »Kindeswohlgefährdung« bislang kaum hinreichend präzisiert, auch hier sollen abzuschließende Vereinbarungen zwischen dem Jugendamt und den freien Trägern der Jugendhilfe wichtige Konkretisierungen bringen.

Die in § 8a Abs. 2 SGB VIII genannte »insoweit erfahrene Fachkraft« wird in § 72 SGB VIII näher beschrieben:

§ 72 SGB VIII [Mitarbeiter, Fortbildung]

(1) Die Träger der öffentlichen Jugendhilfe sollen bei den Jugendämtern und Landesjugendämtern hauptberuflich nur Personen beschäftigen, die sich für die jeweilige Aufgabe nach ihrer Persönlichkeit eignen und eine dieser Aufgabe entsprechende Ausbildung erhalten haben (Fachkräfte) oder aufgrund besonderer Erfahrung in der sozialen Arbeit in der Lage sind, die Aufgabe zu erfüllen. Soweit die jeweilige Aufgabe dies erfordert, sind mit ihrer Wahrnehmung nur Fachkräfte oder Fachkräfte mit entsprechender Zusatzausbildung zu betrauen. Fachkräfte verschiedener Fachrichtungen sollen zusammenwirken, soweit die jeweilige Aufgabe dies erfordert.

(2) Leitende Funktionen des Jugendamts oder des Landesjugendamts sollen in der Regel nur Fachkräften übertragen werden.

(3) Die Träger der öffentlichen Jugendhilfe haben Fortbildung und Praxisberatung der Mitarbeiter des Jugendamts und des Landesjugendamts sicherzustellen.

Mit der Regelung in § 72 SGB VIII werden allgemeine qualifikatorische Standards für die im Jugendamt bzw. Landesjugendamt tätigen Personen festgeschrieben, verbunden mit der Verpflichtung zur Fortbildung und Praxisberatung dieser Mitarbeiter, bei denen es sich im weitesten Sinne um »soziale Fachkräfte« handeln soll. Die in § 72 SGB VIII verlangte persönliche Eignung wird in § 72a SGB VIII dahingehend konkretisiert, dass Personen, die wegen einer der dort genannten Straftaten verurteilt wurden, generell als ungeeignet anzusehen sind. So heißt es in § 72a SGB VIII:

§ 72a SGB VIII
[Persönliche Eignung]

Die Träger der öffentlichen Jugendhilfe sollen hinsichtlich der persönlichen Eignung im Sinne des § 72 Abs. 1 insbesondere sicherstellen, dass sie keine Personen beschäftigen oder vermitteln, die rechtskräftig wegen einer Straftat nach den §§ 171, 174 bis 174c, 176 bis 181a, 182 bis 184c oder § 225 des Strafgesetzbuches verurteilt worden sind. Zu diesem Zweck sollen sie sich bei der Einstellung und in regelmäßigen Abständen von den zu beschäftigenden Personen ein Führungszeugnis nach § 30 Abs. 5 des Bundeszentralregistergesetzes vorlegen lassen. Durch Vereinbarungen mit den Trägern von Einrichtungen und Diensten sollen die Träger der öffentlichen Jugendhilfe auch sicherstellen, dass diese keine Personen nach Satz 1 beschäftigen.

Damit muss jeder Träger der öffentlichen Jugendhilfe und – entsprechend eingegangener vertraglicher Verpflichtung – auch jeder andere Träger von Mitarbeitern bei der Ersteinstellung sowie in regelmäßigen Abständen die Vorlage eines polizeilichen Führungszeugnisses verlangen. Die strafrechtliche Unbescholtenheit ist eine notwendige, aber keine hinreichende Voraussetzung für die persönliche Eignung als »erfahrene Fachkraft« für die Arbeit in einem Jugendamt.

Interventionsmöglichkeiten des Jugendamts. Zu den gesetzlich vorgesehenen Interventionsmöglichkeiten des Jugendamts gehören nach ihrer Eingriffsintensität abgestufte Möglichkeiten. Diese orientieren sich an dem Ausmaß der gegebenen Gefährdungssituation, was sich an den §§ 27–35 SGB VIII ablesen lässt.

- Hilfe zur Erziehung (§ 27 SGB VIII),
- Erziehungsberatung (§ 28 SGB VIII),
- Organisation der Teilnahme an sozialer Gruppenarbeit (§ 29 SGB VIII),
- Etablierung eines Erziehungsbeistands bzw. Betreuungshelfers (§ 30 SGB VIII),
- sozialpädagogische Familienhilfe (§ 31 SGB VIII),
- Erziehung in einer Tagesgruppe (§ 32 SGB VIII),
- Vollzeitpflege (§ 33 SGB VIII),
- Heimerziehung, sonstige betreute Wohnform (§ 34 SGB VIII),
- intensive sozialpädagogische Einzelbetreuung von Jugendlichen (§ 35 SGB VIII).

In akuten Notfällen ist das Jugendamt berechtigt und verpflichtet zu einer sofortigen Inobhutnahme von Kindern und Jugendlichen und deren anderweitiger Unterbringung (§ 42 SGB VIII).

Pflichtvorsorgeuntersuchungen. Insbesondere spektakuläre Todesfälle von Säuglingen und Kleinkindern als Folge längerdauernder Vernachlässigung haben zu der Forderung nach gesetzlicher Einführung von Pflichtvorsorgeuntersuchungen geführt. Dem wird entgegen gehalten, dass eine effektive Betreuung gefährdeter Familien und Kinder weniger an gesetzlichen Vorgaben scheitert als an der mangelnden personellen Ausstattung der Jugendämter. Diese unterliegen nicht der Rechtskontrolle durch den Bund oder die Bundesländer, weil es sich bei den Jugendämtern um kommunale Behörden handelt.

Darüber hinaus ist nicht erkennbar, dass Vorsorgeuntersuchungen tatsächlich geeignet sind, Misshandlungsfälle in nennenswertem Umfang zu erkennen bzw. aufzudecken. Einerseits sind Zweifel an der Qualifikation der untersuchenden Ärzte angebracht, andererseits haben auch die bereits bestehenden Vorsorgeuntersuchungen Kindesmisshandlungen offenbar nicht verhindern können. Mit der Einführung von (zusätzlichen) Pflichtvorsorgeuntersuchungen wird insbesondere den Pädiatern seitens der politischen Entscheidungsträger Verantwortung zugeschoben, ohne dass die gleichen Entscheidungsträger sich zum Aufbau und zur Finanzierung sinnvoller, zielgerichteter Interventionstrukturen bekennen.

20.3 Bestimmungen in der Strafprozessordnung und zum Opferschutz in Strafverfahren

Gelangt eine Straftat zur Kenntnis der Ermittlungsbehörden (Polizei, Staatsanwaltschaft) bzw. wurde Strafantrag gestellt, so wird ein offizielles Ermittlungsverfahren (Vorverfahren) eröffnet, dessen Ziel es ist, festzustellen, ob der Tatbestand einer Straftat des Strafgesetzbuches vorliegt. Dabei haben die Ermittlungsbehörden zunächst die objektive Wahrheit zu ermitteln, bevor in einem Zwischenverfahren das zuständige Gericht angerufen wird mit dem Antrag, es solle gegen beschuldigte Personen eine bestimmte Anklage zulassen und die Hauptverhandlung durchführen.

Beweiserhebung. Am Anfang der Ermittlungstätigkeit steht im Regelfall die Aufnahme von Aussagen des Opfers oder auch weiterer Personen als Zeugen. Problematisch ist insbesondere die Situation, dass kindliche Gewaltopfer ein Zeugnisverweigerungsrecht aus persönlichen Gründen haben, wenn der Beschuldigte ein Familienangehöriger ist (§ 52 StPO). Dieser Fall ist in der Praxis keineswegs selten. Weiterhin gilt die Vorgabe in § 52 Abs. 2 StPO:

> Haben Minderjährige … wegen mangelnder Verstandesreife … von der Bedeutung des Zeugnisverweigerungsrechts keine genügende Vorstellung, so dürfen sie nur vernommen werden, wenn sie zur Aussage bereit sind und auch ihr gesetzlicher Vertreter der Vernehmung zustimmt.

Es leuchtet unmittelbar ein, dass der gesetzliche Vertreter als Beschuldigter bzw. Tatverdächtiger nicht die Möglichkeit bekommen soll, eine ihn belastende Aussage unter Berufung auf § 52 Abs. 2 StPO zu verhindern. In diesen Fällen ist ein Entzug des Sorgerechts zu veranlassen.

Neben dem Zeugnisverweigerungsrecht können Minderjährige unter bestimmten Voraussetzungen aber auch die zur Beweissicherung notwendige Untersuchung verweigern. Dazu heißt es in § 81c Abs. 3 StPO:

> (3) Untersuchungen … können aus den gleichen Gründen wie das Zeugnis verweigert werden. Haben Minderjährige … wegen mangelnder Verstandesreife … von der Bedeutung ihres Weigerungsrechts keine genügende Vorstellung, so entscheidet der gesetzliche Vertreter.

Als strafprozessuale Schutznorm, die den Schutz des Opfers bzw. Zeugen vor bloßstellenden Fragen bezweckt, ist § 68a StPO zu nennen. Die Regelung soll die Persönlichkeit und die Intimsphäre des Zeugen/Verletzten während der Vernehmung schützen. Fragen nach entehrenden Tatsachen oder solchen Tatsachen, die den persönlichen Lebensbereich betreffen, sind nur zulässig, wenn dies unerlässlich ist. Dies gilt insbesondere auch für die Vernehmung von Opfern einer Sexualstraftat, da sich gerade diese Opfer nicht selten einer eingehenden Suche nach Zweifeln an ihrer Glaubwürdigkeit durch Fragen – zum Beispiel, aber nicht nur – der Verteidigung ausgesetzt sehen.

Die Interessen besonders schutzbedürftiger Zeugen, zu denen Kinder immer zählen, sollen weiterhin geschützt werden durch § 58a StPO, der die Bild-Ton-Aufzeichnung der Vernehmung eines Zeugen bzw. Opfers erlaubt. Bei Gewaltopfern unter 16 Jahren soll dies geschehen, aber auch, wenn die Besorgnis besteht, dass eine Vernehmung in der Hauptverhandlung nicht möglich sein könnte und die Aufzeichnung zur Erforschung der Wahrheit unverzichtbar ist. Sofern das Opfer nicht widerspricht, können aber die zur Akteneinsicht Berechtigten, also grundsätzlich auch der Verteidiger des Beschuldigten, Kopien der Aufzeichnung bekommen (§ 85 Abs. 2 Satz 3, Abs. 3 StPO). Widerspricht das Opfer, so ist den zur Akteneinsicht Berechtigten aber ein schriftliches Protokoll der Aufzeichnung zu überlassen (§ 58 Abs. 3 StPO).

Richtlinien für Polizei und Staatsanwaltschaft. Für die ermittelnde Polizeibehörde bzw. die Staatsanwaltschaft gibt es zum Vorgehen »Richtlinien für das Strafverfahren und das Bußgeldverfahren (RiStBV)« in der ab 01.02.1997 (bundeseinheitlich) geltenden Fassung. Zur Vernehmung von Kindern und Jugendlichen finden sich Vorgaben unter mehreren Punkten.

> **19. Vernehmung von Kindern und Jugendlichen**
>
> (1) Eine mehrmalige Vernehmung von Kindern und Jugendlichen vor der Hauptverhandlung ist wegen der damit verbundenen seelischen Belastung dieser Zeugen nach Möglichkeit zu vermeiden.

(2) Bei Zeugen unter sechzehn Jahren soll zur Vermeidung wiederholter Vernehmungen von der Möglichkeit der Aufzeichnung auf Bild-Ton-Träger Gebrauch gemacht werden (§ 58a Abs. 1 Satz 2 Nr. 1, § 255a Abs. 1 StPO). Hierbei ist darauf zu achten, dass die vernehmende Person und der Zeuge gemeinsam und zeitgleich in Bild und Ton aufgenommen und dabei im Falle des § 52 StPO auch die Belehrung und die Bereitschaft des Zeugen zur Aussage (§ 52 Abs. 2 Satz 1 StPO) dokumentiert werden. Für die Anwesenheit einer Vertrauensperson soll nach Maßgabe des § 406 Abs. 3 StPO Sorge getragen werden. Mit Blick auf die spätere Verwendung der Aufzeichnung als Beweismittel in der Hauptverhandlung (§ 255a StPO) empfiehlt sich eine richterliche Vernehmung (§§ 168c, 168e StPO). Bei Straftaten im Sinne des § 255a Abs. 2 Satz 1 StPO soll rechtzeitig darauf hingewirkt werden, dass der Beschuldigte und sein Verteidiger Gelegenheit haben, an der Vernehmung mitzuwirken.

(3) …

(4) Alle Umstände, die für die Glaubwürdigkeit des Kindes oder Jugendlichen bedeutsam sind, sollen möglichst frühzeitig festgestellt werden. Es ist zweckmäßig, hierüber Eltern, Lehrer, Erzieher oder andere Bezugspersonen zu befragen; gegebenenfalls ist mit dem Jugendamt Kontakt aufzunehmen.

(5) Bleibt die Glaubwürdigkeit zweifelhaft, so ist ein Sachverständiger, der über besondere Kenntnisse und Erfahrungen auf dem Gebiet der Kinderpsychologie verfügt, zuzuziehen.

In einem gesonderten Abschnitt zu Sexualstraftaten finden sich in den Richtlinien Vorgaben zum Umgang mit Verletzten, zur Beschleunigung in Verfahren mit kindlichen Opfern, zur Vernehmung von Kindern sowie zum Ausschluss bzw. der Beschränkung der Öffentlichkeit:

220. Rücksichtnahme auf Verletzte

(1) Die Anordnung und Durchführung der körperlichen Untersuchung erfordern Behutsamkeit, Einfühlungsvermögen sowie hinreichende Betreuung und Information. Die Durchführung der körperlichen Untersuchung sollte mit Rücksicht auf das Schamgefühl des Opfers möglichst einer Person gleichen Geschlechts oder einer ärztlichen Kraft (§ 81d StPO) übertragen werden. Bei berechtigtem Interesse soll dem Wunsch, die Untersuchung einer Person oder einem Arzt bestimmten Geschlechts zu übertragen, entsprochen werden. Auf Verlangen der betroffenen Person soll eine Person des Vertrauens zugelassen werden. Auf die beiden vorgenannten Regelungen ist die betroffene Person hinzuweisen.

(2) Lichtbilder von Verletzten, die sie ganz oder teilweise unbekleidet zeigen, sind in einem verschlossenen Umschlag oder gesondert geheftet zu den Akten zu nehmen und bei der Gewährung von Akteneinsicht – soweit sie nicht für die verletzte Person selbst erfolgt – vorübergehend aus den Akten zu entfernen. Der Verteidigung ist insoweit Akteneinsicht auf der Geschäftsstelle zu gewähren (§ 147 Abs. 4 Satz 1 StPO).

Tipp

Gelegentlich kommt es vor, dass bereits von Anfang an oder in einem sehr frühen Stadium der polizeilichen Ermittlungen ein Beschuldigter identifiziert ist und anwaltlich vertreten wird. Der Rechtsanwalt bzw. Verteidiger des Beschuldigten hat jedoch kein Recht auf Anwesenheit bei der Befragung von Zeugen bzw. (minderjährigen) Gewaltopfern, er hat ebenfalls kein Anwesenheitsrecht bei der Untersuchung von Zeugen bzw. Gewaltopfern.

221. Beschleunigung von Verfahren mit kindlichen Opfern

(1) Das Verfahren ist zu beschleunigen, vor allem deswegen, weil das Erinnerungsvermögen der Kinder rasch verblasst und weil sie besonders leicht zu beeinflussen sind.

(2) Wird ein Beschuldigter, der in häuslicher Gemeinschaft mit dem Geschädigten lebt oder der auf diesen in anderer Weise unmittelbar einwirken kann, freigelassen, so ist das Jugendamt unverzüglich zu benachrichtigen, damit die erforderlichen Maßnahmen zum Schutze des Geschädigten ergriffen werden

können. Die Benachrichtigung obliegt derjenigen Stelle, welche die Freilassung veranlasst hat.

222. Vernehmung von Kindern, Ausschluss und Beschränkung der Öffentlichkeit

(1) Werden Kinder als Zeugen vernommen, so sind die Nr. 19, 19a, 130a Abs. 2 und 135 Abs. 2 zu beachten. Vielfach wird es sich empfehlen, schon zur ersten Vernehmung einen Sachverständigen beizuziehen, der über besondere Kenntnisse und Erfahrungen auf dem Gebiet der Kinderpsychologie verfügt.

(2) Hat der Beschuldigte ein glaubhaftes Geständnis vor dem Richter abgelegt, so ist im interesse des Kindes zu prüfen, ob dessen Vernehmung noch nötig ist (vgl. Nr. 111 Abs. 4).

(3) Wegen des Ausschlusses oder der Beschränkung der Öffentlichkeit sind Nr. 131a, 132 zu beachten.

Für die Durchführung der Hauptverhandlung sehen die Richtlinien (RiStBV) eine vorrangige Vernehmung von Kindern und Jugendlichen vor:

135. Zeugen und Sachverständige

(1) Über das Erforderliche hinausgehende Begegnungen von Zeugen, insbesondere von Opfern, mit dem Angeklagten, sollen vermieden, spezielle Warteräume für Zeugen genutzt werden.

(2) Zeugen und Sachverständige, die für die weitere Verhandlung nicht mehr benötigt werden, sollen nach ihrer Vernehmung entlassen werden.

(3) Kinder und Jugendliche sind möglichst vor anderen Zeugen zu vernehmen. In den Warteräumen sollen sie beaufsichtigt und, soweit möglich, betreut werden.

(4) Der Staatsanwalt soll durch geeignete Anträge auf eine entsprechende Verfahrensweise hinwirken.

Im Vorverfahren müssen die Beweise erhoben werden, die für ein Strafverfahren von Bedeutung sind. Zu diesem Zweck hat der Gesetzgeber in der Strafprozessordnung Regelungen getroffen, die festlegen, wie die Ermittlungsbehörden u. a. gegenüber Beschuldigten und Zeugen vorgehen können.

Beschuldigte, Zeugen, Opfer. Dabei gibt es einerseits Bestimmungen zur Untersuchung von Beschuldigten und Zeugen (Opfern) einer Gewalttat, aber auch Regelungen zur Durchführung von DNA-Analysen und DNA-Identitätsfeststellungen sind in der Strafprozessordnung enthalten (§§ 81 a ff. StPO). § 81a StPO regelt die körperliche Untersuchung von Personen, die als Beschuldigte auch zwangsweise körperlich untersucht werden können. Die medizinische Untersuchung anderer Personen regelt § 81c StPO, also insbesondere auch die körperliche Untersuchung von Gewaltopfern. Dabei differenziert der Gesetzgeber nicht nach dem Alter des Gewaltopfers, die Regelung gilt also sowohl für Erwachsene als auch für Säuglinge, Kinder und Jugendliche.

Während § 81c StPO die Untersuchung anderer Personen regelt, legt § 81d StPO Regeln zur Untersuchung einer Frau fest, die für alle weiblichen Personen gelten.

§ 81d StPO [Untersuchung einer Frau]

Kann die körperliche Untersuchung einer Frau das Schamgefühl verletzen, so wird sie einer Frau oder einem Arzt übertragen. Auf Verlangen der zu untersuchenden Frau sollte eine andere Person oder ein Angehöriger zugelassen werden.

Diese Vorschrift gilt auch dann, wenn die zu untersuchende Frau in die Untersuchung einwilligt.

Nach dem Vorverfahren folgt das Zwischenverfahren. Auch in diesem Stadium können die Staatsanwaltschaft, der Angeklagte (über seinen Verteidiger) und das als Nebenkläger (anwaltlich vertretene) Gewaltopfer Anträge stellen und z. B. bestimmte Untersuchungsmaßnahmen verlangen, z. B. eine erneute körperliche Untersuchung, die Heranziehung von Krankenunterlagen, die Bestellung eines (anderen oder bestimmten) medizinischen Sachverständigen u. a.

Nicht selten wird in einem Strafverfahren seitens des Angeklagten und seiner Verteidigung versucht, die Glaubwürdigkeit des (minderjährigen) Opfers in Zweifel zu ziehen und dabei auch das Privat- und Intimleben des Opfers zum Gegenstand der Beweisaufnahme zu machen. Erst sehr spät hat der Bundesgerichtshof einem solchen Verhalten Grenzen gesetzt und den Schutz der Persönlichkeit eines Zeugen im Strafverfahren umschrieben. In den (nichtamtlichen) Leitsätzen zu dem BGH-Beschluss vom 11.01.2005 – 1 StR 498/04 – heißt es:

> **1. Auch im Rahmen seiner Verpflichtung zur Wahrheitsermittlung hat das Gericht – ebenso wie auch die Ermittlungsbehörden – auf die Achtung der menschlichen Würde eines Zeugen Bedacht zu nehmen.**
> **2. Erörterungen und Beweiserhebungen zu Privat- und insbesondere auch Intimleben eines Zeugen, die zu dem Verfahrensgegenstand in keinem unmittelbaren Zusammenhang stehen, sind nur nach sorgfältiger Prüfung ihrer Unerlässlichkeit statthaft.**
> **3. Die in Leitsatz 2 enthaltene Regel gilt bei der Leitung der Tätigkeit eines Sachverständigen (§ 77 StPO) ebenso wie bei der Zulassung von Fragen (§§ 68a, 241 Abs. 2 StPO) und vor allem bei der Entscheidung über den Umfang der Beweisaufnahme (§ 244 Abs. 2 bis 4 StPO).**

In diesem Zusammenhang ist besonders darauf hinzuweisen, dass bei minderjährigen Gewaltopfern und nicht geständigem Tatverdächtigem auch Fragen der Glaubwürdigkeit des Opfers, der Zeugenfähigkeit und der Suggestibilität von Bedeutung sein können und entsprechende, z. B. kinderpsychologische bzw. kinderpsychiatrische Explorationen veranlasst werden können, dies auch im Auftrag des Gerichts.

Glaubwürdigkeitsgutachten. Zu den Qualitätsanforderungen an Glaubwürdigkeitsgutachten bei minderjährigen Zeugen nach behauptetem sexuellem Missbrauch hat sich der Bundesgerichtshof geäußert (BGH, Urt. v. 30.07.1999 – 1 StR 618/98; Recht & Psychiatrie 2000; 18: 30–35). Es wurden Kriterien formuliert, denen ein Glaubwürdigkeitsgutachten genügen muss im Hinblick auf Qualität und Umfang der Exploration, der Untersuchung und der Analyse der Befunde. Dabei erfordert das Erstellen von Glaubwürdigkeitsgutachten auch spezielle Kenntnisse auf dem Gebiet der Aussagepsychologie.

Bereits im Jahr 1971 hatte der BGH entschieden, dass jedenfalls in den Fällen, in denen ein zu untersuchendes Kind psychopathologische Auffälligkeiten zeigt, neben einem Psychologen oder auch allein eine Begutachtung durch einen Arzt bzw. einen Kinder- und Jugendpsychiater erfolgen muss (BGH NJW 1971, 1993).

Ein Glaubwürdigkeitsgutachten wird im Regelfall gerade dann erforderlich, wenn andere Beweismittel nicht zur Verfügung stehen. Die Frage das Gerichts lautet in solchen Fällen z. B., »ob die Erzählungen und nonverbalen Äußerungen des Kindes X über sexuelle Handlungen auf tatsächlichen Erlebnisinhalten beruhen und als Täter der Y in Frage kommt«. Zur Beantwortung dieser Fragen ist eine Reihe von Aspekten zu berücksichtigen:
- Alter des Kindes.
- Zeichen der Verwahrlosung.
- Zeichen der Retardierung.
- Objektive Testverfahren zur Untersuchung, z. B. der kognitiven Entwicklung des Kindes; die eingesetzten Testverfahren müssen durch die gebildeten Hypothesen indiziert, d. h. geeignet sein, zu deren Überprüfung beizutragen.
- Überprüfung der Suggestibilität.
- Einschätzung der sexualbezogenen Kenntnisse und Erfahrungen des Kindes.
- Überprüfen der Motivlage (Angst? Selbstwertprobleme? Gesteigertes Geltungsbedürfnis?).
- Vermeiden einer suggestiven Befragungstechnik (Gibt es fremdsuggestive Einflüsse?).
- Zahl der vorausgegangenen »Befragungen« des Kindes.
- Zurückliegender Zeitraum zwischen dem vermuteten Tatgeschehen, den Befragungen und dem Untersuchungstermin.
- Inhaltliche Konstanz der Aussagen des Kindes (Gibt es Selbstkorrekturen, Selbstbelastungen? Werden Erinnerungslücken eingeräumt? Finden sich Übereinstimmungen, Widersprüche, Ergänzungen und Auslassungen zu un-

terschiedlichen Befragungszeitpunkten? Sind diese durch normale Gedächtnisunsicherheiten zu erklären?).
- Quantitativer Detailreichtum in den Aussagen des Kindes (Werden ausgefallene Einzelheiten und psychische Vorgänge geschildert?).
- Stimmen raum-zeitliche Verknüpfungen?
- Gibt es deliktspezifische Aussageelemente?
- Wurden Erinnerungslücken infolge eines Bemühens um Konsistenz »konstruktiv geschlossen«?
- Hinweise auf andere Täter als den Beschuldigten bzw. Angeklagten?
- Differenzierung in allgemeine Glaubwürdigkeit (als dauerhafte personale Eigenschaft) und spezielle Glaubwürdigkeit (bezogen auf ein bestimmtes Ereignis als Glaubhaftigkeit der speziellen Aussage); allerdings ist die Existenz einer personalen Eigenschaft »Glaubwürdigkeit« erfahrungswissenschaftlich umstritten. Der 1. Strafsenat des BGH hat die Bezeichnung »Glaubhaftigkeitsbegutachtung« gewählt.
- Die Durchführung fremdanamnestischer Befragungen (Eltern, Angehörige, Erzieher, Lehrer etc.) durch oder in Anwesenheit des Sachverständigen wird kritisch gesehen, auch im Hinblick auf deren Verwertbarkeit für ein Glaubhaftigkeitsgutachten

Am Ende kann eine gutachterliche Aussage eine hohe Aussagekraft und damit einen wichtigen Indizwert für die Glaubhaftigkeit haben, wenn diese Aussage aus der Gesamtheit aller Indikatoren hergeleitet wird, auch wenn dem einzelnen Indikator kein hoher Stellenwert zukommt.

Im Grundsatz hat sich in den letzten beiden Jahrzehnten gezeigt, dass Aussagen von Kindern relativ zuverlässig sind, sog. falsch positive Aussagen zum Tatgeschehen sind eher die Ausnahme, allerdings wird gelegentlich die falsche Person beschuldigt.

Ein grob fahrlässig fehlerhaft erstelltes Glaubwürdigkeitsgutachten kann im Einzelfall zu Schadensersatzforderungen gegenüber dem Gutachter führen (Haftung des gerichtlichen Sachverständigen gemäß § 835a BGB).

Der Bundesgerichtshof hat sich in einer Entscheidung aus dem Jahr 1999 in einem Urteil zu Glaubhaftigkeitsgutachten geäußert, zu dem folgende Leitsätze formuliert wurden:

> **1. Psychologische Glaubhaftigkeitsgutachten müssen dem methodologischen Standard ihrer Wissenschaft entsprechen. Sie müssen von der hypothetischen Annahme ausgehen, die Aussage sei unwahr, und überprüfen, ob diese Annahme für jeden der dafür in Betracht kommenden Gründe aufgrund der Anknüpfungstatsachen zu verwerfen ist.**
> **2. Beim Einsatz von Untersuchungsverfahren und Tests sind deren Reichweite und Validität, also die Grenzen ihres Anwendungsbereichs, zu berücksichtigen.**
> **3. Der Sachverständige hat seine Untersuchung in dem Gutachten darzustellen. Diese Darstellung steht unter den Geboten der Transparenz und der Nachvollziehbarkeit, damit überprüfbar ist, wie der Sachverständige zu seinen Untersuchungsergebnissen und Schlüssen gelangt.**
> **(BGH, Urt. v. 30.07.1999 – 1 StR 618/98 – Recht & Psychiatrie 2000; 18: 30–36 mit Anm. Volckart)**

Es ist jedoch auch darauf hinzuweisen, dass beim Verdacht einer an einem Kind begangenen Sexualstraftat schon zu dessen erster Vernehmung ein Sachverständiger beigezogen werden soll, der über besondere Kenntnisse und Erfahrungen auf dem Gebiet der Kinderpsychologie verfügt (Nr. 222 Abs. 1 RiStBV). Im Gegensatz zu einem ordnungsgemäß erstellten Glaubhaftigkeitsgutachten kommt der Ausdeutung von Kinderzeichnungen oder auch der Deutung von Interaktionen, die Kinder unter Einsatz sog. anatomisch korrekter Puppen darstellen, in forensisch-aussagepsychologischen Gutachten keine Bedeutung zu (BGH StV 1995, 563).

Rechte eines Gewaltopfers. Kommt es als Folge eines Strafantrages des Gewaltopfers oder weil die Staatsanwaltschaft das öffentliche Interesse an einer Strafverfolgung bejaht hat, zu einem formellen Verfahren gegen den oder die Täter, so gibt das Gesetz dem Gewaltopfer eine Reihe von Rechten.

Tipp

Das minderjährige Gewaltopfer ist regelmäßig bei schwereren Delikten mit schwieriger Sach- und Rechtslage nicht in der Lage, seine Interessen selbst wahrzunehmen. In diesen Fällen ist dem Opfer Prozesskostenhilfe zu gewähren und ein Opferanwalt zu bestellen (§ 397a StPO). Ein entsprechender Antrag ist an das Gericht zu richten; die Entscheidung des Gerichts ist nicht anfechtbar.

Mit dem Opferrechtsreformgesetz von 2004 wurde zur Vermeidung unnötig häufiger Vernehmungen des kindlichen Zeugen die sachliche Zuständigkeit des Landgerichts erweitert (§ 24 Abs. 1 Nr. 3, 74 Abs. 1 Satz 2 GVG). Die Staatsanwaltschaft kann, unabhängig von der Höhe der zu erwartenden Strafe (den erwarteten Rechtsfolgen) direkt Klage beim Landgericht erheben wegen der besonderen Schutzbedürftigkeit von Opferzeugen. Dies hat zur Folge, dass es lediglich eine Tatsacheninstanz gibt, d. h. auch das Opfer muss nur einmal vor Gericht erscheinen und aussagen. Dies soll gerade Opfer von Sexualstraftaten entlasten, die unter wiederholten Vernehmungen, und seien diese auch nichtöffentlich, zu leiden haben.

Videovernehmung. Um hier eine weitere Entlastung des kindlichen Opferzeugen zu ermöglichen, wurde 1998 über das Zeugenschutzgesetz die Möglichkeit der Vidovernehmung eingeführt. Diese soll einerseits dazu dienen, Mehrfachvernehmungen zu vermeiden, und andererseits dem Opfer die unmittelbare räumliche Konfrontation mit dem Beschuldigten bzw. Angeklagten ersparen (§§ 58a, 168a, 247a StPO). Dennoch sind bislang häufig die technischen Voraussetzungen für eine Videovernehmung bei der Polizei und den Gerichten noch unzureichend.

Darüber hinaus galt die Videovernehmung lange Zeit als »letztes Mittel«, wenn andere Maßnahmen wie die Entfernung des Angeklagten aus dem Gerichtssaal oder der Ausschluss der Öffentlichkeit ausgeschöpft waren. Eine Nachbesserung erfolgte erst mit der Einführung des § 247a StPO, wonach die Videovernehmung (Aussage »in camera«) als gleichberechtigtes Mittel neben der Entfernung des Angeklagten aus dem Sitzungssaal und dem Ausschluss der Öffentlichkeit steht.

Ausdrücklich geregelt ist auch, dass eine Weitergabe der Videoaufzeichnung an nicht unmittelbar zur Akteneinsicht berechtigte Personen, also z. B. an den Beschuldigten bzw. Angeklagten, der Einwilligung des Opfers bzw. Zeugen bedarf (§ 58a Abs. 2 StPO). Für die Praxis wurde auch vorgeschlagen, einen »Video-Link« zwischen dem Gerichtssaal und einem Vernehmungszimmer zu installieren. Dann kann die Vernehmung des minderjährigen Opfers als Zeuge allein durch einen Richter erfolgen, der Verteidigung wird eine audiovisuelle Interventionsmöglichkeit zugestanden.

Hinzu kommt, dass Mehrfachvernehmungen auch vermieden werden können, indem ganze Vernehmungen vor dem Richter am Amtsgericht, sollte dort die erstinstanzliche Verhandlung stattfinden, mittels Tonband protokolliert werden. Diese Tonbandprotokolle können ggf. in der Berufungsverhandlung noch einmal gehört werden, als Zugriff auf die in der ersten Instanz vollständig dokumentierten Vernehmungen (§ 273 Abs. 2, § 323 Abs. 2 StPO). Allerdings wird bei Verfahren vor dem Landgericht und dem Oberlandesgericht zur Vermeidung von Verfahrensrügen von einer Tonbandaufzeichnung abgesehen.

Schließlich musste das Opfer in der Vergangenheit nur über den Ausgang des Strafverfahrens unterrichtet werden. Jetzt gibt es ein Informationsrecht über den Stand des Verfahrens in jeder Verfahrenslage. Zu den abfragbaren Informationen gehört die Entscheidung über die Eröffnung des Hauptverfahrens vor Gericht, über den Sachstand allgemein und auch die Frage, ob der Angeklagte/Beschuldigte inhaftiert ist, ob seine Haftentlassung beabsichtigt ist oder ob er sich auf freiem Fuß befindet (§ 406d StPO). Letzteres ist insbesondere von Bedeutung, wenn das Opfer eine Begegnung mit dem Tatverdächtigen fürchtet.

Das Gewaltopfer soll möglichst frühzeitig auf die Möglichkeit des Adhäsionsverfahrens und auf Angebote von Opferhilfeeinrichtungen hingewiesen werden (§§ 406 d und h StPO).

Adhäsionsverfahren. Das in den §§ 403 ff. StPO verankerte Adhäsionsverfahren soll eine Entschädigung des Verletzten bereits im Strafverfahren herbeiführen und so dem Opfer ein weiteres zivilrechtliches Verfahren zur Erlangung von Schmerzensgeld und Schadensersatz ersparen. Diese bereits 1943 eingeführte und 1950 nahezu unverändert in die StPO übernommene Verfahrensvereinfachung blieb jedoch in der Praxis ohne größere Bedeutung. Im Jahr 2002 wurde im Bundesdurchschnitt nur in 0,59% aller strafrechtlichen Hauptverfahren im Adhäsionsverfahren entschieden (Betmann 2004). Einzelne Befürworter des Adhäsionsverfahrens meinen, dieses könne in bis zu 70% der Verfahren mit Verletzten zur Anwendung kommen, tatsächlich dürften wesentlich weniger Verfahren überhaupt geeignet sein.

Mit dem Opferrechtsreformgesetz aus dem Jahr 2004 sollte das Adhäsionsverfahren gestützt werden. Nunmehr gilt:

- Einen Antrag auf Entscheidung im Adhäsionsverfahren kann nur stellen, wer selbst Opfer eines Verbrechens ist.
- Die Berechtigung zur Antragsstellung ist nicht abhängig von einem Strafantrag des Opfers.
- Ein Antrag auf Entscheidung im Adhäsionsverfahren kann auch gestellt werden, wenn auf sonstige prozessuale Möglichkeiten, etwa auf die Verfahrensbeteiligung als Nebenkläger, verzichtet wird.
- Nicht antragsberechtigt sind Versicherungen.
- Antragsgegner ist allein der (verhandlungsfähige) Beschuldigte, nicht dessen Haftpflichtversicherung.
- Gegen Jugendliche – 14–18 Jahre – (als Beschuldigte bzw. Täter) findet das Adhäsionsverfahren nicht statt.
- Gegen Heranwachsende – 18–21 Jahre – findet das Adhäsionsverfahren nur statt, wenn Erwachsenenstrafrecht zur Anwendung kommt.
- Geltend gemacht werden können v. a. Schmerzensgeldansprüche (§ 253 Abs. 2 BGB), aber auch Herausgabe- und Bereicherungsansprüche, spezielle urheberrechtliche Ansprüche und auch der Anspruch auf Widerruf einer Behauptung.
- Anders als im Zivilverfahren muss der Verletzte nicht selbst Beweise beibringen, es gelten der Amtsermittlungsgrundsatz und die strengen Beweisanforderungen eines Strafverfahrens.
- Die Höhe des Schadens kann das Gericht selbst schätzen; es sind die §§ 249 ff. BGB zu beachten, die Art, Inhalt und Umfang der Schmerzensgeld- oder Schadensersatzleistung konkretisieren.
- Die zivilrechtliche Streitwertgrenze (§§ 23, 71 GVG) ist beim Adhäsionsverfahren unbeachtlich.
- Der Verletzte ist so früh wie möglich darauf hinzuweisen, dass und in welchem Umfang er einen aus der Straftat womöglich erwachsenen vermögensrechtlichen Anspruch geltend machen kann (§ 406h Abs. 2 StPO).
- Die Entscheidung im Adhäsionsverfahren erfolgt nach der Hauptverhandlung in dem Strafurteil, in dem der Angeklagte schuldig gesprochen wird. Das Gericht kann sich auf die Feststellung der Schadensersatzpflicht beschränken, die Schadensberechnung jedoch dem Zivilgericht überlassen.
- Grundsätzlich ist auch ein Vergleich möglich (§ 405 Abs. 1 StPO).
- Wird das Strafurteil rechtskräftig, kann nach den allgemeinen zivilprozessualen Vorschriften vollstreckt werden.

Als eine der Hauptursachen für die geringe Anwendung des Adhäsionsvefahrens in der Vergangenheit ist die häufige Nichtbeachtung der Informationspflicht gegenüber dem Opfer der Straftat zu nennen. Zuständig für die Information des Opfers ist die Staatsanwaltschaft, später auch das Gericht. Erfahrungen aus der ehemaligen DDR zeigen, dass bei verbreiteterer Kenntnis von der Möglichkeit eines Adhäsionsverfahrens dieses auch häufiger von Verletzten in Anspruch genommen wird. Es kommt hinzu, dass vor dem Inkrafttreten des Opferrechtsreformgesetzes Rechtsanwälte beim Adhäsionsverfahren weniger Gebühren in Rechnung stellen konnten, sodass auch von dieser Seite keine Motivation bestand, Schmerzensgeld- und Schadensersatzansprüche bereits im Strafverfahren geltend zu machen.

Die Vorteile des Adhäsionsverfahrens – raschere Regulierung von Ansprüchen, besserer Opferschutz – werden kaum bestritten, teilweise gibt es grundsätzliche Bedenken wegen der grundlegenden Verschiedenheit von Straf- und Zivilprozess. So muss das Opfer einer Straftat in einem Strafverfahren primär Zeuge zur Feststellung der

Tat bleiben. Geraten nun zivilrechtliche (finanzielle) Interessen des Opfers in den Vordergrund, so kann dies auch dessen Bedeutung bei der Aufklärung des Sachverhalts mindern.

! Kritisiert wird, dass es bisher in Jugendstrafverfahren, d. h. wenn der Angeklagte noch Jugendlicher ist, keinen Opferanwalt gibt. Ebenso fehlt eine Regelung für die Opfer von Geiselnahme und Menschenraub.

20.3.1 Anhörung des Arztes als sachverständiger Zeuge

Behandelnde Ärzte können als sachverständige Zeugen vom Gericht geladen werden. Der Ladung ist unbedingt Folge zu leisten, Hinderungsgründe sind rechtzeitig mitzuteilen. Bis zur Entbindung von der ärztlichen Schweigepflicht (§ 203 StGB) gilt jedoch ein Zeugnisverweigerungsrecht (§ 53 Abs. 1 Nr. 3 StPO). Das Zeugnisverweigerungsrecht steht über § 53 Abs. 1 Nr. 3a und § 53a StPO auch den medizinischen Assistenzberufen bzw. den im medizinischen Bereich Auszubildenden zu.

Die Position des sachverständigen Zeugen vor Gericht ist abzugrenzen von der Rolle des vom Gericht oder einer beteiligten Partei benannten Sachverständigen. Die behandelnden Ärzte sind sachverständige Zeugen im Sinne des § 85 StPO, weil sie ihre Wahrnehmungen aufgrund besonderer Sachkunde gemacht haben. Sie können als solche exakter und detaillierter das Wahrgenommene berichten als andere Zeugen.

Sachverständige hingegen sagen aus über Wahrnehmungen, die sie im Auftrag des Gerichts, der Staatsanwaltschaft oder der Polizei aufgrund ihrer besonderen Sachkunde gemacht haben. Der Sachverständige vermittelt Kenntnisse, die seinem Auftraggeber fehlen, die dieser aber zu seiner Entscheidungsfindung benötigt. Insoweit teilt er seinem Auftraggeber – dem Gericht – Erfahrungssätze mit oder stellt mittels seiner Sachkunde Tatsachen fest oder bewertet bestimmte Tatsachen mit Hilfe der Erfahrungssätze seines Wissensgebietes (Lippert 2008).

In der Realität gibt es Überschneidungen in der Tätigkeit des sachverständigen Zeugen und des Sachverständigen. Letzterer erstattet sein Gutachten aber im Auftrag des Gerichts in der Regel am Ende der Beweisaufnahme und in Kenntnis aller relevanten Anknüpfungstatsachen, also auf einer z. T. wesentlich breiteren Grundlage als der sachverständige Zeuge.

20.3.2 Benennung und Anhörung eines medizinischen Sachverständigen

Grundsätzlich können die Ermittlungsbehörden akut zur Beweissicherung und auch ggf. zur Interpretation von Verletzungsbefunden im Hinblick auf ein behauptetes Tatgeschehen einen medizinischen Sachverständigen heranziehen. Dieser ist dann zunächst im Auftrag der Polizei bzw. Staatsanwaltschaft tätig, seine u. U. durch eigene Untersuchung des Gewaltopfers bzw. Kindes getroffenen Feststellungen unterliegen nicht der ärztlichen Schweigepflicht, auch nicht die gutachterlichen Schlussfolgerungen.

Kommt es zu einer Hauptverhandlung vor Gericht, dann bestellt dieses im Regelfall den gleichen Sachverständigen auch zum Gutachter. Dennoch ist weder die Staatsanwaltschaft noch die Verteidigung gehindert, Anregungen für die Heranziehung eines bestimmten Sachverständigen an das Gericht zu richten. Folgt das Gericht diesen Anregungen oder auch Anträgen nicht, so können Staatsanwaltschaft und/oder Verteidigung eigene Sachverständige auf eigene Kosten benennen. Alle Sachverständigen werden in der öffentlichen Hauptverhandlung während der Beweisaufnahme gehört und können befragt werden. Gegen gerichtlich bestellte Sachverständige können die gleichen Befangenheitsgründe vorgebracht werden wie gegen Richter.

20.3.3 Prozessrechtliche Optionen: Vertretung des Opfers als Nebenkläger, Verlesen von Aussagen, Videoübertragung etc.

Das Gewaltopfer kann nach Abschluss des Ermitttlungsverfahrens und vor Eröffnung der Hauptverhandlung über seinen Anwalt Einsicht nehmen

Tab. 20.3. Prozessuale Rechte und Möglichkeiten des Gewaltopfers im formellen Verfahren

Option	Inhaltliche Ausgestaltung
Beratung durch Träger der öffentlichen Jugendhilfe	Den Trägern der öffentlichen Jugendhilfe obliegt gemäß § 8 Abs. 1 S. 2 KJHG die Beratung von Kindern und Jugendlichen über ihre Rechte im Verwaltungsverfahren, vor dem Vormundschaftsgericht und dem Verwaltungsgericht. Gemäß § 8 Abs. 2 KHJG können Kinder und Jugendliche sich in allen Angelegenheiten der Erziehung und Entwicklung beraten lassen, und gemäß § 8 Abs. 3 KJGH kann die Beratung auch ohne Kenntnis der Sorgeberechtigten erfolgen, wenn eine Not- oder Konfliktlage vorliegt. Diese Aufgaben können auf anerkannte Träger der freien Jugendhilfe, z. B. den Deutschen Kinderschutzbund (DKSB), übertragen werden.
Strafantragstellung	Bei Körperverletzungsdelikten (soweit nicht Offizialdelikte); diese werden auf Antrag von Polizei und Staatsanwaltschaft verfolgt, es sei denn, die Staatsanwaltschaft bejaht im Einzelfall das besondere öffentliche Interesse an der Strafverfolgung, was bei schwereren Körperverletzungen und Wiederholungsfällen immer der Fall sein sollte.
Bestellen eines Opferanwalts	Dem Opfer kann ggf. kostenfrei ein Opferanwalt zur Wahrnehmung seiner Interessen gestellt werden, dies bei schwereren Delikten (§ 397a StPO). Der Opferanwalt wurde bereits 1986 durch das Opferschutzgesetz eingeführt, seit 2004 können auch Angehörige den Opferanwalt in Anspruch nehmen (§ 379a StPO), z. B. wenn das minderjährige Gewaltopfer getötet wurde. Sind nebenklageberechtigte Angehörige nicht der deutschen Sprache mächtig, wird auch ein Dolmetscher kostenfrei gestellt.
Privatklageverfahren	Das Opfer kann im Wege der Privatklage seine Interessen durchsetzen (nicht jedoch gegen jugendliche Straftäter).
Nebenklage	Das Opfer kann dem Strafverfahren gegen den Täter beitreten als Nebenkläger mit einer Reihe von prozessualen Rechten (z. B. Fragerecht, Antragsrecht zur Beweissicherung etc.). Auf das Recht, sich der öffentlichen Klage als Nebenkläger anzuschließen, muss so früh wie möglich hingewiesen werden, dieser Hinweis darf nur in Ausnahmefällen unterbleiben.
Ärztliche Atteste	Das Opfer kann ärztliche Atteste und sonstige Berichte über erlittene physische und psychische Traumata zur Verfügung stellen.
Akteneinsichtsrecht	Über einen eigenen Anwalt oder den Opferanwalt kann vor Eröffnung der Hauptverhandlung Einsicht in die Akten des Strafverfahrens genommen werden.
Anwesenheitsrecht	Das Opfer hat als Nebenkläger ein Recht auf Anwesenheit in der Hauptverhandlung.
Abgabe von Erklärungen	Über den Opferanwalt können vor und während der Hauptverhandlung Erklärungen abgegeben werden.
Ablehnungsanträge	Das Opfer darf Ablehnungsanträge gegen Richter und Sachverständige stellen. Es darf gegen Anordnungen des Gerichts protestieren und diesen Protest protokollieren lassen.
Entbindung von der Schweigepflicht	Nach Befreiung von der ärztlichen Schweigepflicht können Gewaltopfer die Ladung von Ärzten als sog. sachverständige Zeugen anregen.
Rechtsmedizinischer Sachverständiger	Gegebenenfalls kann ein Gewaltopfer die Ladung eines rechtsmedizinischen Sachverständigen beantragen zur Beurteilung von Verletzungen bzw. Verletzungsmustern und deren Korrelation mit einem behaupteten Tatgeschehen.
Schadensersatzanspruch und Schmerzensgeld	Im Wege des sog. Adhäsionsverfahrens (§§ 403–406c StPO) können bereits im Strafverfahren auf Antrag des Opfers zivilrechtliche Schadensersatzansprüche und Schmerzensgeldansprüche geltend gemacht werden. Die Höhe des Schadensersatzes wird dann ggf. vom Zivilgericht entschieden (§ 406 Abs. 3 StPO). Das Gericht muss im Regelfall über einen entsprechenden Antrag entscheiden. Die Ablehnung des Adhäsionsverfahrens durch das Gericht kann vom Opfer mit der sofortigen Beschwerde angegriffen werden.
Rechtsmittel gegen Gerichtsentscheidungen	Das Gewaltopfer bzw. sein Anwalt/Opferanwalt kann Rechtsmittel gegen eine Entscheidung bzw. ein Gerichtsurteil einlegen (§ 401 Abs. 1 StPO).

in die Ermittlungs- bzw. Gerichtsakte. Zu diesem Zweck kann dem Gewaltopfer ein sog. Opferanwalt gestellt werden, ein eigenes Einsichtsrecht in die Ermittlungsakte ohne Einschaltung eines Rechtsanwaltes hat das Opfer nicht. Die prozessualen Rechte und Möglichkeiten des Gewaltopfers im formellen Verfahren sind in ◘ Tab. 20.3 genannt.

Schließlich stehen dem Opfer einer Gewalttat für eine erlittene gesundheitliche Beeinträchtigung Leistungen nach dem Opferentschädigungsgesetz (OEG) zu (▶ Kap. 20.5).

Tipp

Dem Gewaltopfer wird nicht nur ein Opferanwalt und ggf. ein Dolmetscher gestellt, vielmehr kann auch eine nichtanwaltliche Vertrauensperson (Angehöriger, Freund etc.) des Opfers in jeder Phase des Strafverfahrens an Vernehmungen teilnehmen. Dies gilt sowohl für Vernehmungen durch die Polizei als auch vor Gericht (§ 406d StPO).

20.4 Schutzmaßnahmen nach dem Gewaltschutzgesetz (GewSchG)

Am 01.01.2002 trat das Gewaltschutzgesetz in Kraft, welches insbesondere auf Fälle von »häuslicher Gewalt« zielt und insoweit direkt oder indirekt auch betroffene Kinder schützen soll. Dieses Gesetz soll die rechtliche Position von Menschen stärken, die Opfer von Gewalt in ihrem sozialen Umfeld sind bzw. waren. In gravierenden Fällen von häuslicher Gewalt ist zu prüfen, ob eine vorläufige Festnahme nach § 127 Abs. 2 StPO in Betracht kommt. Das ist immer dann der Fall, wenn die Voraussetzungen für den Erlass eines Haftbefehls erfüllt sind, damit der Richter Untersuchungshaft anordnet. Es muss ein Haftgrund vorliegen, z. B. Wiederholungsgefahr, Fluchtgefahr, aber auch Verdunkelungsgefahr, wenn zu befürchten ist, dass der Täter auf das Opfer einwirkt bzw. es unter Druck setzt, dass es nicht oder nicht wahrheitsgemäß aussagt (§ 112 Abs. 2 Nr. 3 StPO).

Ist Gefahr im Verzug und liegen die Voraussetzungen für den Erlass eines Haftbefehls vor, dann kann die Festnahme auch bei Antrags- und Privatklagedelikten erfolgen. Selbst ohne Vorliegen eines Strafantrages kann in diesen Fällen die Staatsanwaltschaft ein besonderes öffentliches Interesse an der Strafverfolgung bejahen. Gefahr im Verzug besteht, wenn die Festnahme oder auch der Untersuchungszweck durch das Abwarten eines richterlichen Haftbefehls gefährdet würde.

Unterhalb der vorläufigen Festnahme bzw. Inhaftierung kommt bereits auf der Grundlage der Polizeigesetze der Bundesländer im Akutfall zuächst ein Platzverweis gegen den Täter oder ein Wohnungsverweis in Betracht für einen Zeitraum bis zu 14 Tagen. Dem Täter kann der Wohnungsschlüssel abgenommen werden, ein Antrag des Opfers ist dazu nicht erforderlich. Zusätzlich kann die Polizei dem Gewalttäter das Betreten anderer Orte (Kindergarten, Schule, Schwimmbad, Sportplatz etc.), an denen sich das Opfer regelmäßig aufhält, untersagen.

Tipp

Das Gewaltschutzgesetz ermöglicht auf Antrag des Opfers weitergehende gerichtliche Schutzanordnungen.

Das Gericht kann gemäß § 1 Gewaltschutzgesetz (Gerichtliche Schutzanordnungen) anordnen, dass der Täter

- die Wohnung nicht mehr betreten darf,
- sich in einem bestimmten Umkreis der Wohnung nicht aufhalten darf,
- Orte meiden muss, an denen sich das Opfer regelmäßig aufhält,
- jede persönliche Verbindung zum Opfer vermeiden muss.

Die Anordnungen des Familiengerichts können auch im Eilverfahren getroffen werden.

Nach § 2 Gewaltschutzgesetz (Zivilrechtlicher Gewaltschutz) kann der Täter – unabhängig davon, ob er Mieter oder Eigentümer der Wohnung ist – für einen längeren Zeitraum von bis zu ca. 6 Monaten der Wohnung verwiesen werden, allerdings dürfen nach der Tat nicht mehr als 3 Monate vergangen sein.

Zusammen mit dem Antrag auf Wohnungsverweisung oder dem Antrag auf eine andere Schutzanordnung bei Gericht kann dort für Gewaltopfer mit geringem oder fehlendem Einkommen Prozesskostenhilfe beantragt und gewährt werden.

20.5 Hilfe nach dem Opferentschädigungsgesetz (OEG)

Da tendenziell die gesetzlichen Krankenkassen ihre Leistungen wohl zunehmend eingeschränkt haben, gewinnen Leistungen nach dem OEG größere Bedeutung. Voraussetzung ist jedoch, dass die ärztliche Dokumentation hinreichend ausführlich ist, um entsprechende gesetzliche Ansprüche begründen und durchsetzen zu können.

Gewaltopfer, die durch die Tat einen gesundheitlichen Schaden erlitten haben, können nach dem Gesetz über die Entschädigung für Opfer von Gewalttaten (OEG) Versorgung erhalten. Das Gesetz gilt für Ansprüche aus Gewalttaten, die nach dem 15. Mai 1976 begangen worden sind.

Voraussetzungen für einen Anspruch nach dem OEG sind:

- Es wurde eine Gewalttat begangen, verstanden als ein »vorsätzlicher, rechtswidriger tätlicher Angriff gegen eine Person« (einschließlich der vorsätzlichen Beibringung von Gift und die fahrlässige Herbeiführung einer Gefahr für Leib und Leben eines Anderen durch ein Verbrechen mit gemeingefährlichen Mitteln, z. B. Brandstiftung oder Sprengstoffanschlag).
- Die Gewalttat wurde im Bundesgebiet, auf einem deutschen Schiff oder in einem deutschen Luftfahrzeug begangen.

Anspruchsberechtigt nach dem OEG sind Geschädigte oder Hinterbliebene (Witwer, Waisen, Eltern). Die Versorgung wird nur auf Antrag gewährt.

! Voraussetzung für die Inanspruchnahme von Leistungen nach dem Opferentschädigungsgesetz wird aber im Regelfall eine Strafanzeige sein, da die Opferposition in einem gerichtlichen Verfahren festgestellt wird. Die Leistungen umfassen auf Antrag die Heilbehandlung, die Rehabilitation, aber auch Renten- und Fürsorgeleistungen.

Nach den Vorschriften des Bundesversorgungsgesetzes wird insbesondere gewährt: Heil- und Krankenbehandlung, Beschädigtenrente, Hinterbliebenenversorgung (für Witwer, Waisen, Eltern), Bestattungs- und Sterbegeld, Kapitalabfindungen/Grundrentenabfindung, Fürsorgeleistungen. Ein Schmerzensgeld wird nicht gezahlt, auch Sach- und Vermögensschäden werden grundsätzlich nicht ersetzt, ausgenommen sind am Körper getragene Hilfsmittel, Brillen, Kontaktlinsen und Zahnersatz.

20.6 Regelungen zum Täter-Opfer-Ausgleich (TOA)

In Deutschland gab es erste Projekte zum Täter-Opfer-Ausgleich bereits Mitte der 1980er Jahre. Nach guten Erfahrungen mit solchen Projekten wurde der Täter-Opfer-Ausgleich im Jahr 1990 im Jugendgerichtsgesetz (JGG) festgeschrieben, und 1994 erfolgte eine gesetzliche Verankerung im Strafgesetzbuch für den Erwachsenenbereich. Anfang 2000 erfolgte eine Regelung in der Strafprozessordnung.

Der Täter-Opfer-Ausgleich soll dem Rechtsfrieden dienen, der durch die Straftat gestört wurde. Das Opfer soll – sei es auf eigene Initiative oder auf Initiative des Täters, sei es durch Vermittlung eines Dritten – auf außergerichtlichem Weg eine Lösung angeboten bekommen, die zur Beseitigung oder Milderung der Folgen der Straftat führt, soweit dies überhaupt möglich ist. Dem Opfer kann dadurch ein Zivilrechtsstreit erspart bleiben, u. U. auch eine Vernehmung als Zeuge vor Gericht. Vornehmlich findet der Täter-Opfer-Ausgleich jedoch Anwendung bei Fällen von Hausfriedensbruch, Beleidigung oder bei Körperverletzungsdelikten und tendenziell nur bei Straftaten mit relativ geringem Unrechtsgehalt sowie geringerer krimineller Energie des Tatverdächtigen. Auch wenn die für einen Täter-Opfer-Ausgleich in Betracht kommenden Delikte gesetzlich nicht abschließend geregelt sind, so findet der Täter-Opfer-Ausgleich in Fällen von Kindesmisshandlung und Kindesmissbrauch nur selten Anwendung.

Die grundlegende Bestimmung zur Durchführung des zuerst im Jugendstrafrecht eingeführten Täter-Opfer-Ausgleichs findet sich für Erwachsene in § 155a StPO verankert, verbunden mit weiteren Regelungen in der Strafprozessordnung (§§ 153a Abs. 1 S. 1 Nr. 1, Abs. 2 S. 1, 153b, 376 StPO) und im Strafgesetzbuch (§§ 46 Abs. 2. S. 2, 46a, 56 Abs. 2 S. 2 StGB).

Tipp
Die Staatsanwaltschaft und das Gericht sollen in jedem Stadium des Verfahrens die Möglichkeiten prüfen, einen Ausgleich zwischen Beschuldigtem und Verletztem zu erreichen. In geeigneten Fällen sollen sie darauf hinwirken. Gegen den ausdrücklichen Willen des Verletzten darf die Eignung nicht angenommen werden (§ 155a StPO).

20.7 Hilfe für Opfer durch den Weißen Ring

Der »Weiße Ring« ist als eingetragener gemeinnütziger Verein die größte nichtstaatliche Opferhilfeeinrichtung in Deutschland und will den Operschutz verbessern. Angeprangert wird insbesondere, dass Opfer von Kriminalität und Gewalt weniger Aufmerksamkeit erfahren als der Täter, dass Opfer mit ihren physischen und psychischen Traumata häufig allein gelassen werden und dass es im Rahmen gerichtlicher Auseinandersetzungen mit erneutem »Aufwühlen« des Tatgeschehens zu einer erneuten (sog. sekundären) Viktimisierung kommt. Das Gewaltopfer verliert so nicht selten einen Teil seiner Selbstachtung, seiner sozialen Anerkennung und ist zudem nicht oder unzureichend über seine Ansprüche und bestehende Hilfsangebote informiert. Der Weiße Ring unterhält bundesweit 400 Anlaufstellen für Kriminalitätsopfer mit rund 2700 ehrenamtlichen Helfern.

Literatur zu Kap. 17–20

Arbeitsgemeinschaft Medizinrecht in der Deutschen Gesellschaft für Gynäkologie und Geburtshilfe (AGMedR der DGGG), Stellungnahme zu Rechtsfragen bei der Behandlung Minderjähriger, Stand: September 2006

Auchter-Mainz E (1995) »Kindesmisshandlung« – Überlegungen und Hinweise aus juristischer Sicht. Relevanz für das Rettungsteam? Rettungsdienst 18: 28–32

Bender D (2002) Grenzen der Schweigepflicht des Arztes bei Kenntnis von Misshandlungen oder entwürdigende Behandlungen durch Eltern. Medizinrecht, S. 626–630

BGH, Urt. V. 03.07.2003 – 4 StR 190/03: Verdacht der Misshandlung einer Schutzbefohlenen (Säugling). In: Dettmeyer R (Hrsg) (2005) Rechtsreport. Rechtsmedizin 15: 191–193

Billaud C, Boess M (2006) Kinderpornografie. Gesetzeslage, Kennzahlen, Repression und Prävention in der Schweiz. Kriminalistik: 269–277

Bohne S (2005) Die Rechtsstellung des Verletzten im Ermittlungsverfahren. Kriminalistik, S. 166–174

Betmann C (2004) Das Adhäsionsverfahren im Lichte des Opferrechtsreformgesetzes. Kriminalistik, S. 567–572

Billaud C, Boess M (2006) Kinderpornografie – Gesetzeslage, Kennzahlen, Repression und Prävention in der Schweiz. Kriminalistik, S. 269–277

Dettmeyer R (2003) Die Haftung des gerichtlichen Sachverständigen – der § 839a BGB. In: Dettmeyer R (Hrsg) Rechtsreport. Rechtsmedizin 13: 329–334

Dettmeyer R (2006) Medizinische Maßnahmen zum Zwecke der Beweissicherung. In: Dettmeyer R (Hrsg) Medizin & Recht. Springer-Verlag, Berlin Heidelberg New York, 2. Aufl., S. 311–336

Fegert JM (1995) Kinderpsychiatrische Begutachtung und die Debatte um den Missbrauch mit dem Missbrauch. Z Kinder- u. Jugendpsychiatrie 23: 9–19

Glöser S (1996) Sexueller Missbrauch von Kindern. In der Mehrzahl der Fälle Verzicht auf Strafanzeige. Dtsch Ärztebl 93 (1996) C-172

Karle M, Clauß M (1999) Kinder- und jugendpsychiatrische Begutachtung in vormundschaftsgerichtlichen Verfahren. Familie und Recht (FuR), S. 150–153

Kley E (2007) Straftaten gegen die sexuelle Selbstbestimmung. Sexuelle Gewalt gegen Kinder – ein ubiquitäres gesellschaftliches Phänomen? Kriminalistik, S. 455–463

Klosinskis G (2000) Kinderpsychiatrische Begutachtung im Rahmen des Haager Kindesentführungsübereinkommens. Familie und Recht (FuR), S. 408–416

LG Bonn, Urt. v. 15.11.2006 – Az 22 S 5/06 – , Schwangerschaft einer 13-Jährigen nach Vergewaltigung mit Anm. Dettmeyer. In: Dettmeyer R (Hrsg) (2008) Rechtsreport. Rechtsmedizin 18: im Druck

LG Köln, Beschl. v. 09.11.2002 – 102 – 57/01. Zum Zeugnisverweigerungsrecht von Betreuern einer »Babyklappe«. In: Dettmeyer R (Hrsg) (2003) Rechtsreport. Rechtsmedizin 13: 52–53

Lippert HD (2008) Rechtliche Grundlagen. In: Dörlfer H, Eisenmenger W, Lippert HD, Wandl U (Hrsg) Medizinische Gutachten. Springer, Berlin Heidelberg New York (im Druck)

Martinius J (1999) Zum Standard der Glaubwürdigkeitsbegutachtung. Zeitschrift für Kinder- und Jugendpsychiatrie und Psychotherapie 27: 121–124

Myers WC, Brasington ST (2002) A father marries his daughters: a case of incestuous polygamy. J Forensic Sciences 47: 1112–1116

Nevermann-Jaskolla U (2004) Das Kind als Opferzeuge im Strafverfahren – Würzburger Schriften zur Kriminalwissenschaft Bd. 15. Frankfurt a. M.

Oehmichen M (1993) Rechtliche Fragen im Zusammenhang mit Kindsmisshandlung und sexuellem Missbrauch. In: Kruse K, Oehmichen M (Hrsg.) Kindesmisshandlung und sexueller Missbrauch. Rechtsmedizinische Forschungsergebnisse, Band 5. Schmidt-Römhild, Lübeck, S. 105–124

Robino C, Barilaro MR, Gino S, Chiarle R, Palestro G, Torre C (2006) Incestuous paternity detected by STR-typing of chorionic villi isolated from archival formalin-fixed paraffin-embedded abortion material using laser microdissection. J Forensic Sciences 51: 90–92

Rohloff S, Ruhländer A (2004) Entwicklungsmöglichkeiten in der polizeilichen Vernehmungspraxis. Kriminalistik, S. 518–522

Schnitker A (1993) Die Zeugenfähigkeit und Glaubhaftigkeit bei Kindern. In: Kruse K, Oehmichen M (Hrsg) Kindesmisshandlung und sexueller Missbrauch. Rechtsmedizinische Forschungsergebnisse, Band 5. Schmidt-Römhild, Lübeck, S. 97–103

Steller M (1997) Grundlagen und Methoden der Glaubwürdigkeitsbegutachtung bei Kinderaussagen über sexuellen Missbrauch. In: Warnke A, Trott GE, Remschmidt H (Hrsg) Forensische Kinder- und Jugendpsychiatrie. Huber, Bern Göttingen Toronto

Stevens A, Foerster K (2002) Psychiatrische Begutachtung der Folgen kindlichen Missbrauchs nach dem Opferentschädigungsgesetz. Med Sach 98: 172–177

Szibor R (2004) Inzest und Konsanguinität. Eine Übersicht unter biologischen, soziologischen, klinisch genetischen und rechtsmedizinischen Aspekten. Rechtsmedizin 14: 387–395

Tries R (1996) Schweigepflicht bei Kindesmisshandlungen. Hinweise für die Praxis. Rettungsdienst 19: 46–48

Tröndle H (1992) Verordnung von Kontrazeptiva an Minderjährige – eine Straftat? Medizinrecht: 320–325

Übereinkommen über die Rechte des Kindes (UN-Kinderrechtskonvention) vom 20. November 1989, am 26. Januar 1990 von der Bundesrepublik Deutschland unterzeichnet am 6. März 1992, am 5. April 1992 für Deutschland in Kraft getreten. Bekanntmachung vom 10. Juli 1992 – BGBl. II S. 990

von Klitzing K (1990) Glaubwürdigkeitsbegutachtung von Kindern und Jugendlichen in der Frage des sexuellen Missbrauchs. Acta Paedopsych 53: 181–191

Winkler R (1998) Begutachtung von Folgen sexuellen Missbrauchs im Kindes- und Jugendalter nach dem Opferentschädigungsgesetz. Med Sach 94: 91–95

E

F Intervention und Prophylaxe

Intervention und Prävention bei Kindesmisshandlung und Kindesvernachlässigung

Grundsätzlich spielen bei der Intervention in Fällen von Kindesmisshandlung und Kindesvernachlässigung kulturelle und soziale Erfahrungen sowie das Wertesystem des Betrachters eine große Rolle und sollten reflektiert und wahrgenommen werden. Immer wenn die Bezugspersonen bzw. die Familie des Kindes von ganz anderen kulturellen Normen und sozialen Erfahrungen geprägt sind, stellen sich fast regelhaft unbewusste Abwehrmechanismen ein. Diese können in Unter- oder Überschätzung des Problems, in Handlungsschwäche oder Aktivismus münden. Eine umsichtige Reflexion auch dieser Prozesse ist insbesondere für die professionellen Helfer erforderlich, die intervenieren, koordinieren und getroffene Entscheidungen rational vertreten müssen.

21.1 Einleitung

Bei der Rechtsgüterabwägung spielen verschiedene Rechtssysteme eine Rolle, welche die universelle Menschenrechtskonvention, im Fall von Kindern insbesondere die UN-Konvention über die Rechte der Kinder, das Grundgesetz, die zivilrechtlichen Regelungen zur elterlichen Sorge und Fürsorge im Bürgerlichen Gesetzbuch, das Kinder- und Jugendhilfegesetz (KJHG; Sozialgesetzbuch VIII) und schließlich das Strafrecht umfassen. In der Komplexität dieser Interessensabwägung und zahlreichen Handlungsperspektiven, die von den verschiedenen Berufsgruppen mit ihren unterschiedlichen Aufträgen ganz unterschiedlich wahrgenommen werden, spielen weiterhin die emotionale und kognitive Verarbeitung der Geschehnisse auch bei den Helfern eine große Rolle.

Verschiedene Rechtsgüter, Ansprüche und Interessen sind abzuwägen (▶ Kap. 20):

- das Recht des Kindes auf körperliche und seelische Unversehrtheit und die Verpflichtung des Staates, dieses Recht zu schützen (staatliches Wächteramt),
- das Recht des Kindes, nach Möglichkeit in seiner Herkunftsfamilie aufzuwachsen und die

Verpflichtung des Staates, die Eltern dabei mit allen Möglichkeiten zu unterstützen,
- das Recht des Kindes auf Sicherung seiner Ansprüche auch gegenüber den Eltern, z. B. Rentenansprüche, Recht auf Förderung und Bildung,
- die Befriedigung von Rechtsbedürfnissen der Gesellschaft, die Gewalt gegen Kinder nicht toleriert und in der Kinder in gleicher Weise Rechte haben wie Erwachsene,
- das Recht der oft selbst jungen Eltern auf soziale und psychologische Hilfe sowie ggf. Therapie,
- das öffentliche Interesse an Prävention im Hinblick auf das betroffenene Kind und bezogen auf weitere Kinder in der Familie.

F

21.2 Kindeswohl und Elterninteresse

Nicht selten sehen sich Ärzte einem **ethischen Konflikt** in der Sorge um das Kindeswohl ausgesetzt. Wie sollen sie dem Kindeswohl nachkommen: indem sie dem Kind eine geschützte Umgebung vermitteln oder indem sie die Familien insgesamt schützen und möglicherweise das Kind gefährden? Während in der üblichen Praxis Kindeswohl und Elterninteressen im Einklang stehen, weil Eltern sich angemessen für die Bedürfnisse und Interessen ihres Kindes einsetzen, findet sich bei gewaltsamen Eltern-Kind-Interaktionen eine fehlende Übereinstimmung zwischen Elternverantwortung und Kindeswohl.

Charakteristikum klinischer Entscheidungsfindung in der Kinderheilkunde ist die Ausweitung des üblichen Arzt-Patient-Verhältnisses in ein Arzt-Kind–Eltern-Verhältnis, das durch die fortschreitende kindliche Entwicklung und die Einbettung in das soziale und gesellschaftliche Umfeld geprägt ist. Dies bedingt Besonderheiten in der klinischen Entscheidungsfindung:
- Kinder können häufig aufgrund ihres Alters gar nicht oder nur begrenzt an Entscheidungsprozessen teilnehmen.
- Solange das Kind nicht entscheidungsfähig ist, müssen verantwortliche Personen, d. h. in der Regel die sorgeberechtigten Eltern, alle Entscheidungen treffen.
- Sind Eltern oder andere Sorgeberechtigte dazu nicht willens oder in der Lage, muss die staatlich legitimierte Jugendhilfe in Verbindung mit dem Familien- (Vormundschafts-)gericht für die Rechte des Kindes eintreten.

21.3 Berufsethik

Neben Kindeswohl und Kindeswille sind berufsethische Haltungen ein bedeutsames Element im klinischen Entscheidungsprozess. Die frühe Kodifizierung ärztlichen Verhaltens im Hippokratischen Eid zeigt die hohe Bedeutung, die freiwilliger moralischer Selbstverpflichtung im Arztberuf zukommt. Die traditionelle ärztliche Berufsethik, heute niedergelegt in den ärztlichen Berufsordnungen der jeweiligen Ärztekammern, ist tugendethisch geprägt. Verschwiegenheit, Wahrhaftigkeit, Vertrauensbildung und Integrität stellen zentrale Elemente ärztlicher Tätigkeit dar. Sie werden ergänzt durch Prinzipien wie Fürsorge, Nicht-schaden, Respekt vor der Patientenautonomie und Gerechtigkeit. So stellen sich im Falle der Kindesmisshandlung bzw. -vernachlässigung u. a. folgende Fragen für den Arzt:
- Wie kann mit Verschwiegenheit bei der Misshandlung oder Vernachlässigung von Kindern umgegangen werden?
- Wie kann vertrauensbildend und gleichzeitig angemessen reagiert werden?
- Wie kann ärztliche Integrität gewahrt werden, wenn unangemessenes, ja strafbares Verhalten der Eltern (z. B. durch die Misshandlung ihrer Kinder) vorliegt, und sozialrechtliche Vorgaben oder Krankenversicherungen (z. B. Zahlungsverweigerung für bestimmte Maßnahmen) enge Grenzen setzen?
- Wie kann der Schutz des Kindes bzw. die elterliche Eigenverantwortung geachtet und gewichtet werden?
- Wie kann durch therapeutische und diagnostische Maßnahmen das Risiko für die Schädigung eines Kindes verhindert oder minimiert werden?
- Wie kann für den kindlichen Patienten gesorgt werden?
- Wie soll zwischen kollektiver und Einzelfallgerechtigkeit entschieden werden?

21.4 Elternrecht und Kinderrechte

In Deutschland hat die Familie als soziale Gemeinschaft einen hohen Stellenwert, und staatliche Eingriffe in eine Familie dürfen nur bei Missbrauch des elterlichen Sorgerechts angewendet werden. In der Kinder- und Jugendmedizin ist es üblich, familiären Belangen eine wichtige, wenn auch nicht absolute Rolle einzuräumen. Die Eltern werden durch das ihnen im Bürgerlichen Gesetzbuch und im Kinder- und Jugendgesetz verbürgte Sorgerecht privilegiert, in bestem Interesse ihres Kindes zu handeln und zu entscheiden sowie Gefahren für das Wohl des Kindes aus eigener Kraft abzuwenden.

Ein **Konflikt** ergibt sich dann, wenn Rechtsgüter, wie das Recht des Kindes auf körperliche Unversehrtheit und Gesundheit durch die Sorgeberechtigten verletzt werden. In einem solchen Fall sind die Grundrechte des Kindes als das höhere Rechtsgut einzuschätzen und erlauben die Preisgabe weniger schützenswerter Güter, wie z. B. das Sorgerecht der Eltern oder auch die Verpflichtung zur Verschwiegenheit in der Arzt-Patienten-Beziehung. Diese Güterabwägung sollte freilich umsichtig erfolgen und für alle Betroffenen transparent sein. Von großer Bedeutung ist dabei, dass bei der Bewertung kein Verschulden der Eltern vorliegen muss, das Recht des Kindes auf Leben, Gesundheit und freie Entfaltung der Persönlichkeit bleibt auch bei schuldloser Gefährdung des Kindeswohls nicht schutzlos.

Familienrecht/Zivilrecht. Es ist der Frankfurter rechtswissenschaftlichen Gruppe um Spiros Simitis, Ludwig Salgo und Gisela Zenz zu verdanken, dass das Kind im Familienrecht zunehmend als Subjekt mit eigenen Ansprüchen sowie Interessen gesehen wird und ihm gemäße Artikulationsmöglichkeiten sowohl in vormundschaftlichen als auch strafrechtlichen Prozessen geschaffen wurden. Sie wiesen bereits zu Beginn der 1980er Jahre auf die unterschiedlichen Möglichkeiten hin, den gesellschaftlichen und staatlichen Auftrag zum Schutz von Kindern durch Nutzung zivilrechtlicher und vormundschaftsrechtlicher Verfahren einzulösen. Angesichts der problematischen Verläufe von Strafrechtsverfahren stellten sie damals fest, dass diese Verfahren für Kinder und Jugendliche in der Regel weniger belastend sind als Strafverfahren, die der Überführung eines Täters dienen. Dennoch könne das Strafverfahren auch Teil eines Klärungs- und Überwindungsprozesses für manche Jugendliche sein (Zenz 1981).

Strafrecht. Die Strafgesetzgebung sanktioniert Handlungen oder Unterlassungen, die andere Menschen schädigen, und hat zum Ziel, potenzielle Opfer zu schützen und den Rechtsfrieden der Gesellschaft aufrecht zu erhalten. Im Strafverfahren liegt der Fokus auf der Bestrafung des Täters und nicht auf dem Schutz des Opfers. Die Wahrheitsermittlung im Strafverfahren ist im Fall von Kindesmisshandlung jedoch durch einige Umstände belastet:

- Hauptbelastungszeuge ist in der Regel das Kind selbst oder ein entsprechender Nebenkläger.
- Fragen der Glaubwürdigkeit, der Belastbarkeit der kindlichen Aussage bei wiederholter Befragung können eine Rolle spielen (▶ Kap. 20.3)
- Die Bewertung ärztlicher oder psychologischer Befunde bei nicht aussagefähigen sehr jungen Kindern spielt eine große Rolle.
- Ohne ein Geständnis des Täters steigt die Gefahr, wegen nicht zu führenden Tatnachweises das Verfahren einstellen zu müssen.
- Die Einstellung eines Verfahrens mangels Beweises oder aufgrund eines Widerrufs einer Zeugenaussage, die für den Täter einem »Freispruch« gleichkommt, kann die Situation für das betroffene Kind noch verschlechtern.

Diese Schwierigkeiten in der Vergangenheit haben dazu geführt, dass in dem Bemühen um die Wiederherstellung der Sicherung des Kindeswohls in den helfenden Berufen (Ärzte, Therapeuten, Sozialpädagogen, Familienrichter) weitgehend auf Strafanträge verzichtet wurde. Im Wesentlichen haben Hinweise auf eine sekundäre Viktimisierung des Opfers durch das Strafverfahren, die häufige Einstellung der Verfahren bei nicht zweifelsfreier Klärung der Schuld des Täters und die oft jahrelange Dauer der Verfahren zur Abstinenz von der Strafverfolgung beigetragen. Zunehmend erweitern sich jedoch die Möglichkeiten für einen besseren Schutz des kindlichen Zeugen in Strafverfahren (▶ Kap. 20.3.3).

Ein Strafverfahren mit einem minderjährigen Opferzeugen sollte durch ein entsprechendes therapeutisches Programm (Zeugen-/Opferschutzprogramm) und beratende Helfer begleitet werden, um eine sekundäre Traumatisierung durch das Verfahren zu vermeiden. Wenngleich aus forensischen Gründen vielleicht wünschenswert, um Zeugenaussagen nicht zu beeinflussen, solange das Strafverfahren anhängig ist, kann dem Kind und der Familie eine baldmögliche psychotherapeutische Behandlung nicht verweigert werden. Bekanntermaßen ist die Prognose bei Gewalterfahrung umso besser, je früher eine Bearbeitung der seelischen Traumatisierung einsetzen kann.

! Es gibt wenig Hinweise darauf, dass Bestrafung von intrafamiliärer Gewalt im Sinne einer Generalprävention abschreckenden Charakter hätte. Andererseits würde eine generelle Straflosigkeit eine schwer erträgliche Inkonsistenz im Rechtsbewusstsein bedeuten.

Bringewat (1997) weist darauf hin, dass das Strafrecht originärer Garant des Schutzes vor Gefahren für Leib und Leben ist und damit nicht alternativ zum Kinder- und Jugendrecht steht, sondern als Ultima ratio im menschlichen Lebensschutz anzusehen ist. Helfen im Vorfeld dieser Ultima ratio gleicht häufig einer Gratwanderung, die einerseits die Verantwortlichkeit der Eltern respektieren muss, andererseits die Schutzbedürftigen nicht im Stich lassen darf.

Literatur

▶ Kap. 24.

Ärztlicher Umgang mit dem Verdacht auf Misshandlung und Vernachlässigung

Kinderärzte gehören zu den wenigen außerfamiliäre Kontaktpersonen, die das Kind im Säuglings- und Vorschulalter regelmäßig sehen. Sie werden damit in die Verantwortung genommen, Anzeichen für eine Kindesmisshandlung frühzeitig zu erkennen und Hilfsmaßnahmen einzuleiten. Erst im Kindergarten und später in der Schule erweitert sich der Kreis der außerfamiliären Kontaktpersonen.

Die Inanspruchnahmerate der Früherkennungsuntersuchungen durch die Eltern der bis zu 3-Jährigen liegt über 95%. Dies bedeutet, dass das Angebot von den Eltern gerne angenommen wird. Kinder und Jugendärzte sind damit Schlüsselfiguren für die Begleitung und Förderung des Kindeswohls in den ersten Lebensjahren und tragen neben den rein medizinischen Aufgaben eine (Mit-) verantwortung, Kinder vor schädlichen Entwicklungen zu schützen und die Elternverantwortung zu stärken. Kinder- und Jugendärzte nehmen diese Rolle bis in das Kleinkindesalter nahezu exklusiv ein, etwa ab dem 3.–4. Lebensjahr kommen jedoch andere außerfamiliäre Institutionen wie Kindertagesstätte und Schule hinzu, die ebenfalls in universeller Weise Vorschul- und Schulkinder betreuen.

22.1 Erster Kontakt

Für die Früherkennung von Risiken für Misshandlung oder Vernachlässigung stehen Checklisten oder andere Screening-Maßnahmen zur Verfügung. Insbesondere seit der § 8a des Kinder- und Jugendhilfegesetzes (KJHG) in Kraft getreten ist, haben zahlreiche Jugendämter Screening- und Dokumentationsbögen entwickelt. Das bekannteste Beispiel ist der Stuttgarter Kinderschutzbogen. (Reich 2005). Darin werden Fragen zur Grundversorgung und zum Schutz des Kindes, zur körperlichen und psychischen Erscheinung des Kindes und zur Kooperationsbereitschaft der Eltern formuliert. Diese Screening- oder Dokumentationsbögen sind in der Hand von Fachleuten aus der Jugendhilfe eine geeignete Arbeitshilfe, können aber nicht durch weniger kompetente Berufsgruppen oder gar Laien eingesetzt werden. Die Fragebögen können in der Regel die Komplexität des Zusammenwirkens von persönlichen und umweltbezogenen Risikofaktoren und protektiven Faktoren nicht abbilden.

Eine wissenschaftliche Evaluation des prädiktiven Wertes von standardisierten Fragebögen in der Früherkennung von Kindesmisshandlung und Vernachlässigung steht noch aus.

Kindesmisshandlung ist selten ein isoliertes Ereignis, sondern meist eine chronische Situation, die zu Entwicklungsstörungen im Kindesalter führt. In vielen retrospektiven Fallanalysen zeigt sich, dass es zahlreiche Frühwarnzeichen in der Anamnese gibt, die als Hilferufe der Eltern verstanden werden können.

! Der Verdacht auf Misshandlung, Vernachlässigung oder Missbrauch kann auf verschiedene Weise entstehen:
- **aufgrund von körperlichen Symptomen, z. B. eine ungeklärte Fraktur beim Säugling oder Zeichen mangelnder Hygiene oder eine Gedeihstörung,**
- **aufgrund von auffälligem Verhalten des Kindes, z. B. plötzlich eintretender Entwicklungsknick mit sozialem Rückzug,**
- **aufgrund von anamnestischen Angaben, z. B. unvollständige Vorsorgeuntersuchungen und Impfungen oder gehäufte Unfälle,**
- **aufgrund einer gestörten familiären Interaktion, z. B. mangelnde Zuwendung der Eltern oder feindseliges Verhalten gegen das Kind.**

Liegen solche Anhaltspunkte vor, sollte die Familie zu einem ruhigen Gespräch außerhalb der Sprechzeiten eingeladen werden, um weitere Informationen einzuholen und mit den Eltern und dem betroffenen Kind in einen näheren Kontakt zu kommen.

In der kinderärztlichen Versorgung steht das Kind im Vordergrund, nicht die Klärung des Gewaltproblems. Daher ist das ärztliche Handeln primär durch den Wunsch motiviert, die Gesundheit und Entwicklung des Kindes zu schützen und geeignete medizinische, aber auch psychosoziale Hilfen anzubieten oder zu vermitteln. Das Eingreifen orientiert sich am Kindeswohl. Dieses Wohl ist nicht unbedingt durch eine sofortige Maßnahme oder eine Herausnahme des Kindes aus seiner Familie herzustellen. Manchmal ist es für das Kind von Vorteil, dieser Situation mit Ruhe und Geduld zu begegnen und zu versuchen, ein Vertrauensverhältnis zu dem Kind selbst oder einer Bezugsperson aufzubauen.

Wenn in einer Familie Gewalt ausgeübt wurde oder wird, können an die Arztpraxis hohe Erwartungen gerichtet werden, insbesondere dann, wenn das Problem direkt angesprochen wurde. Die Bitte um Hilfe kann sowohl vom Kind als auch von der begleitenden Person ausgehen. Hier müssen Ärzte die eigenen Möglichkeiten und Grenzen genau kennen. Das Vertrauen, das ihnen entgegengebracht wird, darf nicht durch Versprechen, die später nicht eingehalten werden können, zerstört werden.

Das Verhalten gegenüber der Begleitperson sollte freundlich sein. Vorwürfe, Vermutungen und Vorurteile gegenüber Erziehungsberechtigten oder ein Dramatisieren des Falles helfen nicht weiter. Die Grundprinzipien der Intervention sind in Tab. 22.1 zusammengefasst.

22.2 Anamneseerhebung

Im Rahmen der Anamneseerhebung sollten Belastungsfaktoren im sozialen Umfeld des Kindes bzw. Jugendlichen erfragt werden. Hierbei können Fragen zur Familiensituation helfen:
- Wer gehört zur Familie?
- Ist jemand weggegangen (Todesfall, Partnerverlust, Trennung) oder dazugekommen (Geschwisterkind, neuer Partner)?
- Wen gibt es sonst noch an Angehörigen?
- Wie geht es den Eltern, der Mutter?
- Befindet sich ein Familienmitglied in psychotherapeutischer oder psychiatrischer Behandlung?
- Gibt es Hinweise für Delinquenz bei Familienmitgliedern?
- Gibt es Hinweise für Gewalt in der Partnerschaft?
- Wie kommt die Mutter/der Vater mit dem Kind (den Kindern) zurecht?
- Gibt es Konfliktstoffe (mit dem Kind, Alkohol, Drogen, Schulden)?
- Hat das Kind schulische Probleme?

Tab. 22.1. Grundprinzipien der Intervention bei Kindesmisshandlung und -vernachlässigung

Entstehen eines Verdachtes	Im Rahmen von Vorsorge- oder anderen ärztlichen Untersuchungen, durch körperliche Symptome, auffälliges Verhalten, anamnestische Angaben, Wahrnehmung gestörter familiärer Interaktion
Anamneseerhebung	Belastungsfaktoren im sozialen Umfeld, Fragen zur Familiensituation, ausführliche Eigen- und Entwicklungsanamnese, Befragung des Kindes (nicht suggestiv); Umfang der Anamnese von der Erfahrung des Untersuchers abhängig
Untersuchung	Sekundäre Traumatisierung vermeiden: dem Patientenalter gerechte Untersuchungssituation, alle Untersuchungsschritte erklären, Bestätigung gegenüber dem Kind, grundsätzlich gesund zu sein; dem Kind Sicherheit vermitteln, spontane Aussagen möglichst wörtlich dokumentieren, nicht interpretieren, Verhalten in der Untersuchungssituation wahrnehmen und dokumentieren
Ambulante Klärung	Ruhiges Gespräch außerhalb der Sprechzeiten, Kontakt herstellen, Angebot ambulanter Hilfen
Stationäre Aufnahme	Diagnostische Klärung ambulant nicht möglich, Verfügbarkeit forensischer Spezialkompetenz und Interventionsansätze (Kinderschutzgruppe) in der Klinik, Schwere der Verletzungen, akute Sicherung des Kinderschutzes erforderlich
Grundprinzipien	Ruhe bewahren, Eskalation vermeiden, Orientierung am Schutz des Kindes, nicht an Tataufklärung, kinderpsychologische oder kinder- und jugendpsychiatrische Untersuchung zeitnah, stationäre Aufnahme bei entsprechender Indikation; immer multiprofessionell handeln, Jugendamt involvieren

- Wie ist die Wohnsituation?
- Gibt es Spielsachen für das Kind, hat es ein eigenes Bett?
- Wie ist der Kontakt zu Angehörigen?
- Gibt es Nachbarn, Freunde, Bekannte, Großeltern, an die man sich auch im Notfall wenden kann?
- Wer hat die bisherigen Vorsorgeuntersuchungen gemacht?
- Haben die Eltern oder das Kind Kontakt zum Jugendamt oder Beratungsstellen?

Darüber hinaus sollte eine ausführliche Eigen- und Entwicklungsanamnese des Kindes erhoben werden:

- Ist das Kind altersentsprechend entwickelt (»Meilensteine der Entwicklung«)?
- War es in der Vergangenheit häufig krank (Krankenhausaufenthalte erfragen)?
- Leidet es an einer chronischen Erkrankung?
- Erhält es spezielle Förder- oder Therapiemaßnahmen?
- Ist es physisch, kognitiv und vom Entwicklungsstand fähig zu den Handlungen, die die Eltern beschreiben?
- Handelt es sich um ein »schwieriges Kind« (Temperament, Kommunikationsverhalten)?
- Gibt es Verhaltensauffälligkeiten oder Verhaltensänderungen, die auf die Folgen von Misshandlung oder Vernachlässigung hindeuten (► Kap. 13.6)?

Umfang der Anamnese. Der Umfang der Anamnese wird von den Umständen der Vorstellung des Kindes und den Vorerfahrungen des Untersuchers bestimmt. Wie die Untersuchung sollte auch die Anamneseerhebung jegliche zusätzliche Traumatisierung des Kindes vermeiden. Je nach den Umständen einer möglichen vorherigen Befragung ist es daher gerade bei Verdacht auf sexuellen Missbrauch nicht immer erforderlich oder ratsam, diese in allen Details zu wiederholen, da dies oft schwierig und peinlich für das Kind ist. Unter Umständen können diese Informationen aus anderen Quellen (Eltern, Jugendamt, Polizei) eruiert werden.

Ein forensisches Interview sollte auf jeden Fall psychologisch geschulten Fachkräften überlassen werden, um nicht mit dem späteren Vorwurf suggestiver Befragung oder Beeinflussung die Glaubwürdigkeit der Aussage des Kindes zu erschüttern. In einigen Fällen jedoch tragen ergänzende Informationen zum Ablauf des Missbrauchs/der Misshandlung dazu bei, unspezifische physische Symptome im Zusammenhang mit der Anamnese interpretieren und bewerten zu können.

Befragung des Kindes. Wenn möglich und dem Alter des Kindes angemessen, ist eine separate Befragung des Kindes anzustreben. Eine freundliche, interessierte, offene und nicht bewertende Einstellung des Untersuchers und eine ruhige und akzeptierende Atmosphäre sind wesentliche Voraussetzungen für das Gelingen des Gesprächs. Es kann gefragt werden, was passiert ist und wie es zu den Verletzungen gekommen ist bzw. wer sie verursacht hat. Auch andere Formen von Kindesmisshandlung sind anzusprechen.

Die Äußerungen müssen unbedingt in den Worten des Kindes dokumentiert werden, ebenso sind die Gefühlsäußerungen und der Affekt dabei zu notieren.

An das Kind gerichtete Fragen sollten einfach, nicht führend und nicht suggestiv sein. Die gewissenhafte und wörtliche Dokumentation der Fragen und Antworten, keinesfalls Abstraktionen oder Interpretationen, ist für möglicherweise nachfolgende Gerichtsverfahren und die Glaubwürdigkeit des Kindes entscheidend.

In einzelnen Fällen kann es sein, dass Kinder sexuellen Missbrauch, emotionale oder körperliche Misshandlungen erst während der ärztlichen Untersuchung offenbaren. Von erheblicher Bedeutung ist es, dabei keine starken Emotionen wie Schock, Entsetzen, Unglauben o. Ä. zu zeigen und eine offene, bestärkende Haltung zu bewahren (*»Erzähl' mir mehr darüber«, »Und was passierte dann?«*). Die meisten Untersucher verzichten auf Befragungen von Kindern unter 3 Jahren.

In die Anamneseerhebung bzw. während oder nach der Untersuchung können auch gewisse therapeutische Botschaften eingeflochten werden, wie

- *»Es war gut von Dir, zu erzählen,was passiert ist.«*
- *»Das ist schon vielen Kindern, die ich kenne, passiert, nicht nur Dir.«*
- *»Kinder sind nicht dafür verantwortlich, sondern der Erwachsene.«*

22.3 Untersuchung des Kindes

Immer sollte das Kind gehört, beobachtet und sorgfältig körperlich untersucht werden. Dem Kind gegenüber sollte Unbefangenheit signalisiert werden (*»ich weiß, dass es solche Probleme gibt, und sie machen mir keine Angst«*) sowie ein Gefühl der Sicherheit vermittelt werden *(ich werde nichts tun, was dir schadet und dir immer die Wahrheit sagen«)*. Dabei sollte vermieden werden, dem Kind falsche Versprechungen zu machen, die in Kenntnis einer Misshandlung nicht eingehalten werden können *(»ich werde es nicht weitersagen«)*.

Wichtig ist eine dem Patientenalter gerechte Untersuchungssituation. Alle Untersuchungsschritte werden erklärt. Bestätigen Sie dem Kind, dass es grundsätzlich gesund ist. Das Verhalten des Kindes in der Untersuchungssituation sollte wahrgenommen und dokumentiert werden.

Überängstliches Verhalten oder stark agitiertes oder übermäßig abwehrendes Verhalten in der Untersuchungssituation lassen an die Möglichkeit von Stress und Anspannung beim Kind und eine belastende Lebenssituation denken. Aus übermäßiger Ängstlichkeit oder ungewöhnlich anmutender Kooperation, beispielsweise bei der genitalen Untersuchung, können jedoch keine spezifischen diagnostischen Schlussfolgerungen gezogen werden.

Alle erhobenen Befunde müssen zusammenfassend bewertet werden und umfassen den körperlichen und psychischen Befund des Kindes, Auffälligkeiten in seiner Entwicklung, die Eltern-Kind-Interaktion und die Familiensituation. Es wird festgestellt, ob ein Kind normal entwickelt ist, ob Auffälligkeiten bestehen und ob diese Auffälligkeiten behandlungsbedürftig sind. Jedes Kind mit der Verdachtsdiagnose »Misshandlung«, »Vernachlässigung« oder »Missbrauch« sollte in kurzen Abständen wieder einbestellt werden. In schweren Fällen ist die Einweisung in eine Klinik angezeigt.

!

- **In einer Krisensituation bei Verdacht auf Kindesmisshandlung oder schwere Vernachlässigung: Ruhe bewahren und Eskalation vermeiden.**
- **Ärztliches Handeln orientiert sich am Schutz des Kindes, nicht an der Suche nach**

dem Täter, voreilige Schuldzuweisungen unterlassen.
- **Dem betroffenen Kind Sicherheit vermitteln.**
- **Sekundäre Traumatisierung des Kindes durch Untersuchungen oder Trennung von nicht misshandelnden Bezugspersonen vermeiden.**
- **Unprofessionelle, suggestive Befragung des Kindes in der Akutsituation vermeiden, aber die Spontanaussagen des Kindes dokumentieren,**
- **Kinderpsychologische oder kinder- und jugendpsychiatrische Untersuchung bei entsprechendem Bedarf zeitnah, aber in der Regel nicht in der Akutsituation veranlassen.**
- **Stationäre Aufnahme in einer Klinik oder Abteilung für Kinder- und Jugendmedizin, wenn die Verletzungen einer stationären Behandlung bedürfen oder das Kind am Lebensort nicht ausreichend geschützt ist oder die Begleitperson dem Kind keine ausreichende Stabilität anbieten kann (dann in der Regel Mitaufnahme eines Elternteils).**

22.4 Eröffnung der Diagnose und erste Vorschläge zur Intervention

Wird der Verdacht auf Kindesmisshandlung oder Missbrauch durch die Anamnese oder körperliche Untersuchung erhärtet oder bestätigt, sollte die Diagnose im Gespräch mit den Eltern oder ggf. Begleitpersonen eröffnet werden. Für eine erfolgreiche Prävention weiterer Gewalt ist es wichtig, dass alle Mitarbeiter in der Arztpraxis eine vertrauensvolle und vorurteilsfreie Situation gegenüber Eltern oder Begleitpersonen schaffen. Nur so können die behandelnden Ärzte ihre Vertrauensstellung im Sinne des Fallmanagements einsetzen.

Wenn immer möglich, sollte dieses Gespräch in Ruhe außerhalb der üblichen Sprechzeit und nicht konfrontativ geführt werden. Der behandelnde Arzt muss im Vorfeld eines solchen Gespräches bedacht haben, welche Reaktionen möglich sind und welche Konsequenzen das Gespräch für die Sicherheit des Kindes und für die weitere Betreuung hat. Möglicherweise muss das Vorgehen entsprechend modifiziert, müssen andere Helfer oder Zeugen dazu gebeten bzw. muss eine Klinikeinweisung veranlasst werden.

! Folgende Regeln sollten bei der Planung eines Gesprächs zur Diagnosemitteilung berücksichtigt werden:
- **Machen Sie deutlich, dass Sie sich um die Gesundheit des Kindes sorgen.**
- **Vermeiden Sie wertende Haltungen gegenüber Eltern oder potenziellen Tätern.**
- **Informieren Sie sich vor dem Gespräch über erreichbare Hilfsangebote, Beratungsstellen, Kontakte in den Allgemeinen Sozialen Diensten oder der Jugendhilfe und Familiengericht und notieren Sie Namen und ggf. Telefonnummern von Ansprechpartnern.**
- **Halten Sie möglichst schriftliches Informationsmaterial (Flyer, Kopien aus lokalen und regionalen Beratungsstellenführern oder dem länderspezifischem Leitfaden der Technikerkrankenkasse zu Gewalt gegen Kinder, Ausdrucke von relevanten Internetseiten) für das Gespräch bereit.**
- **Bieten Sie keine Beratungen und Therapien an, die Sie selbst nicht leisten können.**
- **Führen Sie nach Möglichkeit eine gemeinsame Entscheidung zur Inanspruchnahme oder Information von Beratungsstellen und Allgemeinen Sozialen Diensten oder Jugendamt herbei.**

Den Eltern sollten die Untersuchungsergebnisse mitgeteilt werden. Beginnen Sie das Gespräch mit den Befunden, die Sie bei dem Kind erhoben haben. Die Symptomatik des Kindes bietet Ihnen eine Möglichkeit, mit den Eltern ins Gespräch zu kommen (*»Ihr Sohn macht schon seit längerer Zeit einen sehr ängstlichen Eindruck auf mich. Haben Sie eine Vorstellung, woran es liegen kann?«*). Die Eltern sollten die Gelegenheit erhalten, nach Austausch in der Familie oder im Rahmen von unterstützenden Gesprächen mit Mitarbeitern von kooperierenden Einrichtungen des Kinderschutzes ihre Schilderungen der zu den Verletzungen oder psychischen Symptomen führenden Ereignisse zu überdenken.

Frühwarnzeichen

Wenn nur Frühwarnzeichen wahrgenommen wurden, kann der Familie eine niedrigschwellige, engmaschige Begleitung angeboten werden. Bei Einsichtsfähigkeit der Bezugspersonen und ausreichender Motivation kann der Kontakt zu einer Beratungsstelle hergestellt werden, ohne dass die Jugendhilfe oder das Familiengericht eingeschaltet werden. Bei Unsicherheit im weiteren Vorgehen sollte jedoch bereits hier eine (ggf. anonymisierte) Fachberatung durch Kinderschutzzentren, Kinderschutzambulanzen, die Einrichtungen der Jugendhilfe oder Beratungsstellen erfolgen, um die Entscheidungsprozesse zu reflektieren. Falls die Eltern in das Vorgehen einwilligen, können sie selbsttätig oder über die Praxis Kontakt aufnehmen.

F

! Um angemessene Maßnahmen bei weiterbestehender Kindeswohlgefährdung anzubieten, muss die Jugendhilfe immer dann eingeschaltet werden, wenn
- **Misshandlung oder Vernachlässigung nicht ausgeschlossen werden können, oder**
- **der Entstehungsmechanismus einer Verletzung oder des auffälligen Verhaltens des Kindes nicht geklärt werden kann, und**
- **die Eltern die Verantwortung ablehnen.**

Die Mitarbeiterinnen der Jugendhilfe oder des kinder- und jugendärztlichen Dienstes des Gesundheitsamtes erhalten u. a. durch Hausbesuche Informationen über das soziale Umfeld der Kinder. Die nach Bezirken organisierten Stellen besitzen im Rahmen ihrer Tätigkeiten möglicherweise bereits Fallkenntnis.

Konkrete Anzeichen einer Misshandlung oder Vernachlässigung

Bei konkreten Anzeichen für eine Misshandlung oder eine Vernachlässigung muss der Arzt sorgfältig abwägen, welche Maßnahmen erforderlich sind, um die Sicherheit des Kindes zu garantieren. Die ärztliche Entscheidung sollte davon abhängig gemacht werden, wie die Gefahr weiterer Schädigungen dieses Kindes oder anderer Kinder einzuschätzen ist. Bei Anhaltspunkten für eine drohende Misshandlung oder Vernachlässigung oder hohem diesbezüglichem Gefährdungspotenzial wird eine Unterstützung und Begleitung durch andere professionelle Helfer angeregt oder vorgeschlagen. Die Grenzen der eigenen Profession müssen erkannt und reflektiert werden. (*»Ich helfe Ihnen gerne. Aber ich bin nicht sicher, dass ich das alleine kann«).*

Wenn keine Gefahr im Verzug ist oder keine Notwendigkeit zur Spurensicherung besteht, kann eine Strafanzeige zunächst zurückgestellt werden. In diesem Fall ist der Allgemeine Soziale Dienst oder das Jugendamt unverzüglich zu informieren, die ggf. nach Kontaktaufnahme mit der Familie und fehlender Kooperationsbereitschaft das Familiengericht einschalten. Familiengerichte stehen auch für allgemeine juristische Auskünfte bereit. Eine Rückfrage beim zuständigen Familiengericht ist ebenfalls angezeigt, wenn die Vormundschaft geklärt werden soll und die Begleitperson des Kindes eine entsprechende Urkunde nicht vorweisen kann.

Notmaßnahmen

Notmaßnahmen bzw. sofortiges Handeln bei unmittelbar drohender Gefahr für das Kind sind zum Zeitpunkt des Praxisbesuchs meist nicht notwendig, sodass sofortiges Handeln in der Regel nicht erforderlich ist. Ein akuter Notfall besteht jedoch z. B.
- bei Gefahr von lebensgefährlichen Verletzungen, Verhungern oder Verdursten,
- Suizidalität bei einem Elternteil oder betroffenen Kindern oder Jugendlichen,
- Gefahr der unkontrollierbaren Gewaltbereitschaft,
- Eskalation von Familienkonflikten oder offensichtlicher Planung von Gewalttaten,
- Entführungen,
- Einbezug des Kindes in Suchtmittelabusus oder vorsätzliche Vergiftungen.

In diesen Fällen sollte die Polizei eingeschaltet werden. Dies gilt auch, wenn mögliche Spuren im häuslichen Bereich gesichert werden müssen: pornografische Aufzeichnungen, Fotos, Filme, elektronische Daten, Sicherstellen von Suchtmitteln, Wäschestücken, Waffen, Feststellung von Gefahrenquellen und Überprüfung der Angaben der Begleitpersonen, z. B. bei Verbrühungen und Verbrennungen oder wenn andere Minderjährige potenziell Gefahren ausgesetzt sind.

Im Übrigen ist entsprechend der Gefahrenbewertung eine abgestufte Reaktion möglich: Im Vordergrund wird eine Kontaktaufnahme mit dem Kinder- und Jugendnotdienst der Jugendhilfe stehen und/oder eine Krankenhauseinweisung. Die entsprechenden Maßnahmen sind gegenüber den Eltern bzw. den Begleitpersonen des Kindes eindeutig zu begründen (*»Ich muss jetzt das Jugendamt anrufen, weil …«*).

Tipp
Falls Ärzte die ärztliche Schweigepflicht unter Berufung auf § 34 StGB (rechtfertigender Notstand) brechen, ist dies bei einer Kindeswohlgefährdung, auch wenn sie nur vermutet wird, gerechtfertigt, weil das Recht des Kindes auf Schutz und körperliche Unversehrtheit das höhere Rechtsgut ist (► Kap. 17.3 und 21.3).

Die Einschätzung einer unmittelbaren Gefahrensituation für das Kind muss von behandelnden Ärzten grundsätzlich in eigener Verantwortung vorgenommen werden. Maßnahmen:
- **Zeitnah die Jugendhilfe informieren und eine Kindeswohlgefährdung melden (der Verdacht ist ausreichend).**
- **Den Grund für die Meldung in der Akte dokumentieren und Sorgeberechtigte über die Meldung informieren (Sorge um das Kind; definitive Einschätzung erst nach Abschluss der somatischen und psychosozialen Diagnostik).**
- **Die Polizei sofort einschalten, wenn mögliche Spuren im häuslichen Bereich gesichert werden müssen.**
- **Die Polizei auch sofort einschalten, wenn der Verdacht einer Gefährdung weiterer Kinder oder Hinweise für akute Suizidalität der Sorgeberechtigten bestehen.**

22.5 Intervention im somatisch-stationären Bereich

Verschiedene Anlässe können zu einer stationären Aufnahme des Kindes führen:
- die Schwere der Verletzungen, die angemessene medizinische Versorgung und Behandlung erfordert,
- Verdacht auf Kindesmisshandlung und Vernachlässigung mit unklaren Befunden oder Konstellationen, die eine gezielte diagnostische und differenzialdiagnostische Abklärung mittels ambulant nicht verfügbarer Verfahren erfordern,
- je nach regionalen Gegebenheiten Verfügbarkeit forensischer Spezialkompetenz in der Klinik (forensisch orientierte bzw. mit Misshandlung erfahrene Pädiater, Kinderchirurgen, Kindergynäkologen, Rechtsmediziner, Radiologen, Ophthalmologen u. a.),
- die akute Sicherung des Kinderschutzes bei passagerer Nichtverfügbarkeit anderer Möglichkeiten (Wochenende, nachts) oder bei Befürchtung einer weiteren Eskalation von Gewalt im häuslichen Umfeld.

Eine stationäre Aufnahme kann auch zur Entspannung der dramatischen Situation, die zur Misshandlung führte, beitragen und ermöglicht es den Eltern, wieder »zu sich« zu kommen. Unter Umständen sind sie so für die notwendigen folgenden Gespräche überhaupt erst »erreichbar«, eine wesentliche Voraussetzung für die gründliche Erhebung der Anamnese und die Planung des weiteren Vorgehens. Auch im Hinblick auf die Diagnosesicherung kann ein stationärer Aufenthalt hilfreich sein.

Das Ausbleiben von weiteren Verletzungen oder die problemlose Gewichtszunahme bei einer Gedeihstörung unter stationären Bedingungen können zusätzliche Belege für eine vorausgegangene Misshandlung oder Vernachlässigung sein. Zudem ist für eine gründliche Erhebung des körperlichen, emotionalen, psychosexuellen und kognitiven Entwicklungsstandes, die Verhaltensbeobachtung, die ausführliche klinische und apparative Diagnostik und die etwaige akute Behandlung oft deutlich mehr Zeit und Aufwand erforderlich, als im ambulanten kinderärztlichen Bereich geleistet werden kann.

Aufnahmesituation. Auch misshandelnde Eltern sind oft Eltern, die sich (anscheinend paradoxerweise) um das Wohlergehen ihres Kindes Sorgen machen. Da insbesondere körperliche Misshandlung häufig in Überforderungssituationen entsteht, können diese Eltern erhebliche Schuldgefühle bezüglich ihres eigenen Verhaltens haben, und die stationäre Aufnahme wird als Entlastung empfunden. Dies gelingt insbesondere dann, wenn eine Konfrontation und Abwertung vermieden wird.

Es ist sinnvoll, den Misshandlungsverdacht zunächst nicht auszusprechen. Es sollte festgestellt werden, dass der Untersuchungsbefund und die geschilderte Vorgeschichte nicht zusammenpassen und das Kind gründlicher untersucht werden muss. Dabei sollte immer an die gemeinsame Sorge um das Wohl des Kindes appelliert werden.

Bei fehlender Einsicht der Eltern muss die Dringlichkeit der Indikation der stationären Aufnahme insbesondere bezüglich des Kinderschutzes und der Diagnosesicherung abgewogen werden. In minder schweren Fällen oder bei schon bestehender Betreuung durch das Jugendamt kann eine ambulante Weiterbetreuung möglich sein. Anderenfalls ist im Gespräch die medizinische Notwendigkeit der Aufnahme deutlich zu machen. Den Eltern wird vermittelt, dass wegen der unklaren Ursache der Verletzungen oder Symptome eine große Unsicherheit bezüglich des weiteren Verlaufs und der Prognose besteht.

Sollten die Eltern dennoch der stationären Behandlung nicht zustimmen können, muss über das Familiengericht ein akuter Entzug des Aufenthaltsbestimmungsrechts beantragt werden. Dies erfolgt über das lokale Jugendamt oder den zuständigen Familienrichter.

Umgang im stationären Bereich. Die Möglichkeit einer Misshandlung oder Vernachlässigung führt oft im Behandlungsteam zu erheblichen emotionalen Reaktionen, auch weil häufig unter hohem Zeit- und Rechtfertigungsdruck gehandelt wird. Daher ist es für alle beteiligten Berufsgruppen wichtig, sich über ihre jeweiligen professionellen Aufgaben und Fertigkeiten klar zu werden. Optimalerweise erfolgt dies in einer koordinierten und strukturierten Weise in Form einer Kinderschutzgruppe. Dabei wirken je nach lokalen Gegebenheiten verschiedene ärztliche Fachgruppen, die Pflege, der Sozialdienst und der psychologische Dienst mit. Verantwortlich und leitend sollte ein erfahrener pädiatrischer, sozialpädiatrischer, neuropädiatrischer oder kinderchirurgischer Fach- oder Oberarzt sein, oder falls verfügbar ein erfahrener Kinder- und Jugendpsychiater.

Neben der Verteilung von Aufgaben, der Einbeziehung unterschiedlicher beruflicher Perspektiven und Entlastung des einzelnen Mitglieds kann eine gut konzipierte Kinderschutzgruppe zu einer erheblichen qualitativen Verbesserung der Abklärung und Betreuung von Verdachtsfällen führen. Sie hat das Potenzial, sich künftig zu einem Qualitätsstandard der klinisch-stationären Kinderschutzarbeit zu entwickeln.

Aufgabenverteilung in der Kinderschutzgruppe. Neben der somatisch-diagnostischen Abklärung durch verschiedene ärztliche Fachgruppen unter pädiatrischem »Fallmanagement«, ergeben sich weitere berufsspezifische Aufgaben. Dem psychologischen Dienst fällt die fachliche Beurteilung des emotionalen, psychischen oder psychopathologischen Befundes und etwaiger Entwicklungsstörungen des Kindes zu, Letzteres auch durch den Neuropädiater. Der Sozialdienst hat die Aufgabe, die Sozial- und Familienanamnese zu erheben, den Kontakt zum Jugendamt oder anderen weiterbetreuenden Institutionen herzustellen und die Gespräche mit den Eltern zu begleiten.

Insbesondere der **Pflege** kommt eine wichtige Funktion zu. Da Schwestern und Pfleger deutlich mehr Zeit mit den Kindern verbringen als im Rahmen der limitierten ärztlichen Kontakte möglich ist, entsteht häufig mehr emotionale Nähe zum Kind. Dadurch besteht die Möglichkeit, zusätzliche somatische und emotionale Auffälligkeiten wahrzunehmen und etwaige Äußerungen des Kindes bei der Pflege zu registrieren. Dazu kommt die Beobachtung des Verhaltens und der Interaktion des Kindes auf der Station, die Wahrnehmung der Eltern hinsichtlich ihrer Kompetenzen und ihrer Interaktion mit ihrem Kind und dem Pflegeteam. Die Beobachtungen sollten grundsätzlich in einem separaten Ordner dokumentiert werden. Sie werden nicht Bestandteil der Krankenakte, die den Kostenträgern zur Einsicht zur Verfügung gestellt werden muss.

Die Prinzipien des Umgangs mit einem Misshandlungsverdacht in der Klinik sind in ◘ Tab. 22.2 zusammengefasst.

Tab. 22.2. Intervention durch stationäre Aufnahme

Zielsetzung	Akute Sicherung des Kinderschutzes, Deeskalation, Möglichkeit zu gründlicher Anamnese, Untersuchung, Diagnostik, stationärer Beobachtung, professioneller Gesprächsführung und Intervention
Arbeitsweise	Auch innerklinisch multiprofessionell, idealerweise durch Kinderschutzgruppe, Verteilung von Aufgaben, Koordination/Leitung durch erfahrenen Fach- oder Oberarzt
Anamnese/ Informationen	Verletzungsspezifisch, Eigen-, Familien-, Sozialanamnese; Einholen zusätzlicher Information von niedergelassenem Kinderarzt, anderen Kliniken, Jugendamt
Diagnostik	Klinisch, apparativ, Labor – Differenzialdiagnosen beachten (► Kap. 2.4, 3.6 und 4.2.6); Befundsicherung, Dokumentation einschließlich Bilddokumentation nach forensischen Kriterien
Intervention	Zeit und Ruhe schaffen, keine Entscheidungen im Affekt, Helferkonferenz, aggressive Konfrontation vermeiden, im Erstgespräch unmissverständlich Diagnose mitteilen, immer Jugendamt beteiligen (vorher ankündigen); gemeinsame Abschätzung der Risiken, Ressourcen, Compliance und Verantwortungsübernahme durch Eltern
Entlassung	Weiterbetreuung und Schutz des Kindes vor Entlassung festlegen, Klärung (familien-)rechtlicher Bedingungen, Sorgerecht

22.6 Rechtsmedizinische Untersuchungen

Die Dokumentation und Interpretation von körperlichen Befunden werden durch eine Zusammenarbeit mit einem Arzt für Rechtsmedizin erheblich erleichtert. Dies gilt insbesondere bei der Beurteilung von Hämatomen und anderen Verletzungen der Haut und der Schleimhäute einschließlich der Körperöffnungen sowie Verbrühungen und Verbrennungen. Rechtsmedizinische Expertise trägt dazu bei, von Art und Umfang der Verletzung auf einen möglichen Verletzungshergang zu schließen. Auch bei Schädel-Hirn-Traumata, inneren Verletzungen und Knochenbrüchen kann eine rechtsmedizinische Mitbeurteilung zur Interpretation und Klärung beitragen.

Tipp
Daher ist zumindest bei allen stationär behandelten Kindern mit Misshandlungsverdacht ein rechtsmedizinisches Konsil einzuholen. Dies bietet auch den Vorteil, dass relevante Befunde in einer Weise dokumentiert werden, die bei späteren familiengerichtlichen oder strafrechtlichen Verfahren Akzeptanz findet bzw. den dortigen Beweisanforderungen genügt.

In aller Regel handelt es sich um eine konsiliarische Mitbeurteilung.

Das weitere Management und Entscheidungen über weitere Schritte sollten bei dem Behandlungsteam in der Klinik oder der Abteilung für Kinder- und Jugendmedizin oder Kinderchirurgie liegen. Die konsiliarische Dokumentation verbleibt im Institut für Rechtsmedizin und kann hier ggf. von der Staatsanwaltschaft angefordert werden.

Prinzipiell können rechtsmedizinische Untersuchungen und Mitbeurteilungen auch ambulant erfolgen. Eine vorherige Kontaktaufnahme über Art und Umfang der Untersuchung sollte jedoch von dem behandelnden Kinder- und Jugendarzt oder der Notfallambulanz erfolgen. Die Hinweise zur kindgerechten Anamnese und zum Untersuchungsgang sind hier ebenso zu beachten und sicherzustellen.

! Die Teilnahme des Rechtsmediziners an einer Fallkonferenz hat sich als hilfreich erwiesen, da eine besondere Kompetenz besteht, die Befunde in einer Weise darzustellen, die auch nichtärztlichen Mitarbeitern, z. B. aus der Jugendhilfe verständlich ist (Helferkonferenz; ► Kap. 22.7.1).

22.7 Kooperation

Kooperative Strukturen und Vernetzungen sind für eine gelingende Patientenversorgung unabdingbar. Dies stellt hohe persönliche und organisatorische Ansprüche an alle Beteiligten und setzt eine Qualifizierung nicht nur im medizinischen Management, sondern auch in Gesprächsführung und interdisziplinärer Kooperation voraus. Dafür müssen Kinderkrankenhäuser entsprechende organisatorische Voraussetzungen schaffen und Fort- und Weiterbildung unterstützen.

Nach einer Kontaktaufnahme mit Einrichtungen der Jugendhilfe, Kinderschutzzentren, Beratungsstellen oder dem Familiengericht sollte möglichst bald eine erste gemeinsame Helferkonferenz zusammenkommen. Mit Kenntnis der Eltern treffen sich alle professionellen Helfer, die möglicherweise bereits früher, zum jetzigen Zeitpunkt oder mit hoher Wahrscheinlichkeit in der Zukunft mit der Familie zusammen gearbeitet haben oder arbeiten werden. Die Organisation eines solchen Gesprächs ist aufwendig und sollte in der Regel durch die Mitarbeiter der Jugendhilfe oder im Fall stationärer Behandlung durch Sozialdienste in den Krankenhäusern organisiert werden, dies möglichst so, dass behandelnde Ärzte daran teilnehmen können.

Informationen an Behörden oder Beratungseinrichtungen freier Träger sollten grundsätzlich mit dem Einverständnis der Eltern gegeben werden. Behördliche Stellen können auch ohne dieses Einverständnis einbezogen werden, wenn das Wohl des Kindes erheblich gefährdet ist.

Helferkonferenz

Die Helferkonferenz dient dazu, Maßnahmen zum Kinderschutz durch die Jugendhilfe und ggf. das Familiengericht festzulegen. Seitens der kooperierenden Einrichtungen werden zunächst Informationen über die Entwicklung des Gesundheitszustandes des Kindes von den behandelnden Ärzten erwartet. Es hat sich als außerordentlich hilfreich erwiesen, eine gemeinsame, auch medizinischen Laien verständliche Darstellung der Verletzungen zu finden und den Schweregrad der Beeinträchtigungen und die Bedeutung von Risikofaktoren für alle Teilnehmer deutlich zu machen. Dies ist die Grundlage für verbindliche Absprachen.

Inhalt, Umfang und Anlass der zukünftigen Weitergabe von fallbezogenen Informationen zwischen den Teilnehmern sollten vereinbart werden. Die Informationsvereinbarung kann z. B. die Mitteilung über einen Abbruch des Kontaktes zwischen der Arztpraxis oder dem Krankenhaus und dem betreuten Kind umfassen.

Die Eltern sollten zeitnah über die Ergebnisse der Helferkonferenz informiert werden. Alle wichtigen Informationen, eine Liste der Teilnehmer und verabredete Maßnahmen einschließlich der Zuständigkeiten und des Zeitplans müssen in einem Protokoll schriftlich fixiert werden, das allen professionellen Teilnehmer zeitnah übersandt wird. Das Protokoll wird als gesondertes Dokument erstellt und nicht als Bestandteil der Krankenakte. Es ist vertraulich zu behandeln und nicht an die Krankenkasse oder den Medizinischen Dienst der Krankenkassen (MDK) weiterzugeben. Eine Weitergabe an das Familiengericht erfolgt entweder mit Zustimmung der Sorgeberechtigten oder bei Anhalt für eine Kindeswohlgefährdung auch ohne diese Zustimmung. Eine Weiterleitung an Polizei oder Staatsanwaltschaft erfolgt nur auf gerichtliche Anordnung bzw. im Fall der Beschlagnahme.

Strafanzeige

Gründe für eine Strafanzeige und deren Folgen sollten im Rahmen der Helferkonferenz ebenfalls diskutiert werden. Falls bereits eine Strafanzeige erfolgt ist, ergeben sich daraus zwangsläufig polizeiliche Ermittlungen. Diese können nur durch die Staatsanwaltschaft wieder eingestellt werden. Ein Einschalten der Polizei und damit Erstattung einer Strafanzeige bei Erstkontakt ist in der Regel nur erforderlich, falls Spuren im häuslichen Umfeld gesichert werden müssen oder andere Personen, z. B. Geschwister des Kindes, in Gefahr sind. Im Übrigen kann eine Strafanzeige zu jedem anderen späteren Zeitpunkt durch alle Beteiligten oder Familienangehörige selbst erfolgen.

Das polizeiliche Ermittlungsverfahren kann einen angebahnten beraterischen oder therapeutischen Prozess unterbrechen oder unmöglich machen. Diese Konsequenzen sollten bei der Entscheidung mit bedacht werden, insbesondere, wenn die Diagnose unsicher ist oder kein Täter ermittelt werden kann.

Andererseits kann ein Strafverfahren Voraussetzung für Leistungen nach dem Opferentschädigungsgesetz sein. Dies ist insbesondere bei Kindern zu bedenken, die durch die Misshandlung oder Vernachlässigung voraussichtlich bleibende körperliche, geistige oder seelische Schäden davontragen werden und auf dauerhafte Unterstützung angewiesen sein werden (▶ Kap. 20.3).

Gemeinsames Fallmanagement

Ein gemeinsames Fallmanagement beruht in hohem Maße auf einem verantwortungsvollen Austausch von Informationen zwischen der behandelnden Arztpraxis bzw. dem Krankenhaus, den Allgemeinen Sozialen Diensten, der Jugendhilfe, Psychologen, Kinder- und Jugendpsychiatern, Gesundheitsämtern und Beratungseinrichtungen. Die entsprechenden Informationsbeziehungen sind umso belastbarer, je schneller gegenseitige Rückmeldungen über Ergebnisse der weiteren Behandlung des Falls durch die jeweilige Einrichtung erfolgen.

Es ist sicherzustellen, dass ein langfristiges Monitoring hinsichtlich der Annahme von Angeboten, der Entwicklung des Kindes und der Familie insgesamt, insbesondere der Entwicklung von Risiken und Ressourcen, erfolgt. Beziehungsabbrüche, Umzüge, Wechsel von Zuständigkeiten dürfen nicht dazu führen, dass das Hilfesystem versagt. Interdisziplinäre Kooperation muss langfristig etabliert und eingeübt werden. Probleme innerhalb des Hilfesystems ergeben sich durch unterschiedliche Blickwinkel, Aufgaben, Helfer-Patienten-(Klienten)-Perspektiven, Zielgruppen und Erfahrungen mit Hilfeprozessen, der berufsrechtlichen Bedeutung von Entscheidungen für jede Profession und ethische Grundhaltungen. Ohne Verständnis für diese unterschiedlichen Perspektiven und bei mangelndem Respekt für die Zuständigkeiten der jeweils anderen Berufsgruppe kommt es rasch zu Schuldzuweisungen und Spaltungen im Hilfesystem, die eine effiziente Hilfe unmöglich macht.

22.8 Psychosoziale Diagnostik und Intervention

Wenn es bereits zu einer Vernachlässigung oder Misshandlung eines Kindes gekommen ist, muss häufig die Frage geklärt werden, ob die Sicherheit des Kindes und positive Entwicklungschancen in der eigenen Familie gewährleistet sind. Der englische Kinderarzt Arnon Bentovim hat dazu Kriterien entwickelt, die diese **Einschätzung** erleichtern können (Bentovim et al. 1987). Es geht dabei um:

- das Ausmaß der Verantwortung, die die Eltern für den Zustand des Kindes übernehmen, sowie die Einsicht der Eltern, dass eine Veränderung notwendig ist – im Gegensatz zu mangelnder Verantwortung,
- das Ausmaß der Wärme, Empathie und Fähigkeit, die Bedürfnisse des Kindes auch unter Belastung voranzustellen – im Gegensatz zu Abwehr und Schuldzuweisungen an das Kind,
- Einsicht und Annahme von Hilfe in Bezug auf elterliche und erzieherische Probleme – im Gegensatz zu Verleugnung und Bagatellisierung der Probleme,
- Flexibilität in Beziehungen und das Potenzial, Lebensmuster zu ändern – im Gegensatz zu Verleugnung und erstarrter Haltung,
- kooperative Einstellung professionellen Helfern gegenüber – im Gegensatz zu übermäßiger Verbitterung,
- die Verfügbarkeit von Ressourcen im Umfeld der Familie – im Gegensatz zu einer psychosozial und strukturell verarmten Lebensumwelt.

Jedes Kriterium wird auf einem Kontinuum zwischen positiv einzuschätzenden Fähigkeiten und dem völligen Fehlen dieser Fähigkeiten eingeschätzt. Eine sicher positive Prognose kann erwartet werden, wenn alle 6 Kriterien zumindest mit »gut« oder »ausreichend« bewertet werden. Ablehnendes Verhalten, unrealistische Einschätzungen, mangelnde Empathie oder Kommunikationsangebote sowie Aggressivität dem Kind gegenüber sollten aufmerksam machen und dazu führen, Kinder vor drohender Misshandlung zu schützen (▶ Kap. 21.2).

Den Eltern muss mit allem Respekt begegnet werden, aber es sollte entsprechend klar formuliert werden, wo ihre Elternverantwortung liegt und wo Diskrepanzen zum Kindeswohl gesehen werden. So wichtig ein empathischer Umgang mit Eltern ist, so bedeutsam ist das frühzeitige, klare Erkennen und auch Aussprechen von Defiziten in der Elternschaft, um Kinder zu schützen.

Insbesondere im stationären Bereich wird häufig besondere **kinder- und jugendpsychiatrische oder psychotherapeutische Expertise** nötig sein, um die oben genannten Kriterien zu prüfen und daraus rationale Empfehlungen und Entscheidungen abzuleiten. In manchen Fällen ist eine akute Mitbetreuung erforderlich, z. B. bei schwerer Traumatisierung und entsprechenden Belastungsreaktionen entweder bei dem betroffenen Kind oder einer Bezugsperson. Auch für die Erhebung des psychischen Befundes des Kindes sollten konsiliarisch entsprechende Kollegen hinzugezogen werden. Dies gilt insbesondere bei allen Formen von emotionaler Misshandlung und Vernachlässigung.

Da Kinder nach emotionaler Misshandlung oder Vernachlässigung seltener stationär in Kliniken für Kinder- und Jugendmedizin behandelt werden, bietet sich hier bereits im ambulanten Bereich eine Kooperation zwischen dem niedergelassenen Kinder- und Jugendarzt und einem Kinder- und Jugendpsychiater an, ggf. durch Einweisung in eine entsprechende Klinik. Auch hier sind gute Absprachen und eine vertrauensvolle Zusammenarbeit und verbindliche Kooperationsstrukturen hilfreich.

Psychiatrische Unterstützung. Diese ist gelegentlich gefragt, wenn Eltern von misshandelten Kindern, die stationär behandelt werden, in eine akute seelische Krise geraten und Unterstützung brauchen. In manchen Fällen ist eine Mitbetreuung bei bekannter psychischer Erkrankung eines Elternteils erforderlich, oder es wird eine konsiliarische Mitbeurteilung erbeten, ob eine solche Erkrankung vorliegt. Allerdings rechtfertigt die Tatsache, dass eine Bezugsperson ein Kind misshandelt hat, in der Regel nicht allein die Diagnose einer psychischen Störung (▶ Kap. 13.4.3).

Literatur

▶ Kap. 24.

Spezielle Einrichtungen des Kinderschutzes

Die Abschätzung der Entwicklungsprognose und der möglichen Rehabilitation eines Kindes ist eine Aufgabe, die die Möglichkeiten eines einzelnen Helfers übersteigt. Die Diagnostik und Intervention erfolgen in der Regel interdisziplinär, unabhängig davon, ob das Kind primär in einer Einrichtung der sozialen Dienste, des Gesundheitswesens, Kinderbetreuungseinrichtungen, Schulen oder einer speziellen Kinderschutzeinrichtung gesehen wird. Der neu gefasste § 8a KJHG hat die Verpflichtung zur Kooperation betont und den Austausch von Informationen erleichtert, wenn auch dies an der Schnittstelle des Gesundheits- und Jugendhilfesystems noch immer schwierig ist (▶ Kap. 20.2).

23.1 Hilfen für Familien und Kinder

Die bestehende Fragmentarisierung von gesundheitlichen, sozialen, kulturellen und Bildungsbedürfnissen von Kindern, abgebildet durch die derzeitigen Finanzierungssysteme und politischen Zuständigkeiten, verhindert eine umfassende und integrierte Gesundheitsversorgung.

! Art und Umfang der psychosozialen und gesundheitlichen jetzigen Versorgung führen dazu, dass die meisten Angebote nicht von denen angenommen werden, die sie am meisten benötigen. Dies hat mit der Organisation der Gesundheitsfürsorge als Angebotsstrukturen (sog. Komm-Strukturen: Klient/Patient kommt zur Einrichtung/Praxis) zu tun, die diejenigen in Anspruch nehmen, die ausreichende Ressourcen für die Wahrnehmung eigener Bedürfnisse, Organisation des eigenen Lebens, Motivation und Eigenleistung aufbringen können.

Das Fehlen eines universellen Angebotes an sog. Geh-Strukturen (Helfer kommt zum Klienten/Patienten) und fehlende Kooperation zwischen den Systemen führen dazu, dass die schwächsten Gruppen durch das Netz gesundheitlicher, sozialer und Bildungsangebote fallen. Verschärft wird die Ungleichheit weiterhin durch regionale Unterschiede in der Versorgung und damit eine ungleiche Verteilung der Qualifikation: Nur etwa die Hälfte bis zwei Drittel der Kinder wird von Fachärzten für Kinder- und Jugendmedizin betreut, die anderen durch Haus- und Allgemeinärzte, die z- T. keine pädiatrische Ausbildung haben. Der demographische Wandel und die fehlende Planung im Gesundheitswesen führen dazu, dass für Kinder in ländlichen Gebieten und sozial sehr schwachen Stadtteilen keine Kinder- und Jugendärzte in angemessener Entfernung zur Verfügung stehen.

Die gesellschaftliche Verantwortung zur Umsetzung von Art. 24 der UN-Kinderrechtskonvention liegt darin, universelle, nachweislich wirksame Vorsorgemaßnahmen zu entwickeln, die alle Kinder erreichen. Notwendig ist dafür eine integrierte, koordinierte Versorgung, die bereits während der Schwangerschaft der Mutter beginnt, die Geburtsphase begleitet und in den ersten Lebensjahren mit aufsuchenden Angeboten einhergeht.

Die Zahl der aufsuchenden Angebote durch fachlich qualifizierte Kinderkrankenschwestern bzw. speziell ausgebildete Familienhebammen kann sich in der Regel auf wenige Besuche beschränken, wenn das weitere Vorgehen risikoadaptiert erfolgt. Dies bedeutet, dass bei Familien, in denen erhebliche psychosoziale Belastungen und Risiken festgestellt werden, zahlreiche und engmaschige Besuche erfolgen und unterstützende Hilfen angeboten werden.

Da in der Bundesrepublik Deutschland nicht alle Eltern mit kleinen Kindern durch die kinderärztlichen Früherkennungsuntersuchungen erreicht werden, ist ein aufsuchendes System wünschenswert, in dem Familien mit Neugeborenen und Säuglingen universell Hausbesuche erhalten, die mit einer Beratung über Hilfsmöglichkeiten und Hinweisen zur Pflege, Erziehung und Gesundheitsförderung einhergehen. Zum jetzigen Zeitpunkt sind sog. frühe Hilfen, niedrigschwellige Beratungsangebote für junge Familien zur Bewältigung schwieriger Lebenslagen, regional sehr unterschiedlich organisiert und – z. B. bei Umzug der Familie – nicht verbindlich untereinander vernetzt.

Die Angebote folgen zudem unterschiedlichen Konzepten und werden hinsichtlich ihrer Qualität und Effizienz nicht überprüft. Die föderale Struktur Deutschlands, innerhalb derer viele Fragen zur Sicherung des Kindeswohls auf Länderebene und dann auf kommunaler Ebene behandelt werden, führt zu einer großen Vielfalt von Ansätzen, Netzwerken und professionellen Reaktionen auf Kindesmisshandlung etc. sowie zu einem Mangel an allgemeinen Richtlinien, an epidemiologischen Daten und einem Mangel an Informationen über die Effektivität der Programme und Projekte, die implementiert wurden.

Bedeutsam für das Verständnis der gegenwärtigen Situation mit einem hohen Maß an Freiwilligkeit, sehr heterogener Angebotsstruktur und regionaler Variation ist die Erfahrung mit zwei totalitären Regimen in Deutschland im letzten Jahrhundert, die zu einer besonderen Empfindlichkeit im Hinblick auf Eingriffe in die Familie und das Elternrecht geführt hat. Wirksam kann nur ein System sein, das das Maß der Empathie für Eltern und Kinder und der Kontrolle bei der Verwirklichung des Gemeinwohlinteresses und des besonderen Schutzauftrages des Staates für Kinder und Jugendliche offenlegt.

23.2 Kinderschutz-Zentren, Kinderschutzgruppen und Beratungsstellen

In den 1970er Jahren entstand die Konzeption zum ersten Kinderschutz-Zentrum in Berlin. Im Rahmen des Aufbruchs »Mehr Demokratie wagen« und z. T. radikaler Kritik an staatlich kontrollierender Fürsorge wurden die Rollen der Helfer und der Hilfesysteme kritisch reflektiert und verändert. Im Rahmen moderner wissenschaftlicher Erkenntnisse zum Hilfeprozess wurde die Zielorientierung »Hilfe statt Strafe« entwickelt.

Kinderschutz-Zentren. Die Kinderschutz-Zentren haben eine therapeutisch motivierte, familienorientierte Kinderschutzarbeit etabliert, die die Gewalt in der Familie in jeder Form auch als Beziehungsproblem thematisiert. Hilfe wird v. a. betroffenen Kindern und Eltern angeboten, die Arbeit bezieht sich aber auch auf das übergreifende soziale System (Angehörige, Nachbarschaft, Bekanntenkreis, Schule und Arbeitsplatz) und das System der Helfer sowie auf die Öffentlichkeit. Die Prinzipien moderner Kinderschutzarbeit zeigt die Übersicht.

Prinzipien moderner Kinderschutzarbeit

- Wer wirklich helfen will, verzichtet (zunächst) auf die Suche nach dem Täter und thematisiert stattdessen den Konflikt.
- Wer auf die Praxis der Freiwilligkeit und der gemeinsamen Lösungssuche baut, kommt häufig in der Hilfeplanung weiter.
- Auch aus der Perspektive der Kinder ist Hilfe tragfähiger als Zwang und Sanktionierung.

Dieses Vorgehen bringt potenziell die Gefahr mit sich, die insbesondere in den Institutionen des Rechts und der Fürsorge verankerte gesellschaftliche Verantwortung zu neutralisieren. Die Kinderschutz-Zentren haben sich 1980 in der Bundesarbeitsgemeinschaft der Kinderschutz-Zentren zusammengeschlossen und werden durch das Bundesministerium für Familie und Jugend (BMFJ) unterstützt. Die Bundesarbeitsgemeinschaft setzt sich für eine qualifizierte Weiterbildung, Qualitätsentwicklung in den Kinderschutz-Zentren, allgemeine Öffentlichkeitsarbeit und sozialpolitische Lobbyarbeit für die Belange von Kindern, Jugendlichen und Familien ein und veranstaltet regelmäßige Kongresse, Anhörungen und Weiterbildungsveranstaltungen. Derzeit gibt es in 21 Städten Kinderschutz-Zentren, überwiegend im Westen und Norden Deutschlands, ein Adressverzeichnis findet sich unter www.kinderschutz-zentren.org.

In wenigen Dekaden konnte eine Umorientierung der Hilfeprozesse auch in den allgemeinen Sozialen Diensten und der Jugendhilfe von autoritären zu klientenorientierten, von defizit- zu ressourcenorientierten Konzepten vollzogen werden. Niedrigschwellige Angebote der Hilfe zur Selbsthilfe waren auf den Weg gebracht worden. Dies hat sicher vielen Familien mit mäßig ausgeprägten Defiziten und noch vorhandenen Ressourcen sehr geholfen und war in der Masse hilfreich.

Die Hilfeorientierung mit dem Primat der Freiwilligkeit hat jedoch im Zusammenwirken mit fehlenden Kompetenzen insbesondere im Bereich der Kleinkindentwicklung, der mangelnden Verzahnung von Hilfesystemen, mangelnder Kooperation und falsch verstandener Vertraulichkeit mit den Klienten zu gravierenden Fällen der Fehleinschätzung von Kindeswohlgefährdung geführt. Hier wurden in den letzten Jahren erhebliche Anstrengungen unternommen, die Qualität der Angebote und die Qualifikation der Mitarbeiter zu verbessern.

Kinderschutzambulanzen. Insbesondere in Nordrhein-Westfalen, aber auch in anderen Bundesländern haben sich an Kinderkliniken einzelne Kinderschutzambulanzen entwickelt, die ärztlich geleitet sind und multiprofessionelle Teams zur Beratung und Intervention bereithalten. Sie arbeiten häufig auch präventiv und niedrigschwellig und vermitteln frühe Hilfsangebote.

Kinderschutzgruppen. Kinderschutzgruppen sind eine in der Schweiz und Österreich verbreitete Interventionsform, die an Kinderkliniken angesiedelt sind. Dort werden Verdachtsfälle durch Aufgabenverteilung innerhalb eines innerklinischen, multiprofessionellen Teams bearbeitet. Die Aufgabenverteilung, die Entlastung des Einzelnen, das Vermeiden individueller Fehler durch gemeinsame Verantwortung und Aufmerksamkeit sind Kennzeichen dieses Ansatzes (▶ Kap. 22.5).

In Deutschland gibt es derzeit an 10 von 325 pädiatrischen Abteilungen derartige Gruppen.

Krisentelefone. Regionale Krisentelefone bilden eine weitere Komponente der Kinderschutzarbeit in Deutschland. Es handelt sich um z. T. spezifische Angebote für gewaltbelastete Kinder und Jugendliche, überwiegend haben sie jedoch auch den Charakter von allgemeinen »Sorgentelefonen«, die von Kindern und Jugendlichen in schwierigen Lebenslagen genutzt werden können. Die Angebote gehen oft von Kinderschutz-Zentren, dem Deutschen Kinderschutzbund oder örtlichen Beratungsstellen, z. B. des Diakonischen Werkes, der Caritas oder anderen Wohltätigkeitsorganisationen aus.

Feministische Beratungsstellen. Durch die Frauenbewegung in den 1970er und 80er Jahren wurde das Thema der sexuellen Misshandlung erstmals der breiten Öffentlichkeit zur Kenntnis gebracht.

Zahlreiche erwachsene Frauen berichteten über Missbrauchserfahrungen in der Kindheit und prangerten den verleugnenden Umgang in der Gesellschaft an. Bald darauf entstanden spezifische, feministisch ausgerichtete Beratungsangebote, häufig im Kontext von Frauenhäusern, die Hilfe bei Gewalt in der Partnerschaft anboten. Die Beratungsangebote basieren meist auf einem parteilichen Ansatz, sodass z. T. eine kritische Auseinandersetzung mit den eher familientherapeutischen Angeboten der Kinderschutz-Zentren und anderen Familienberatungsstellen folgte. Die bekanntesten Initiativen sind »Wildwasser« und »Zartbitter«.

Familienberatungsstellen. Da spezialisierte Beratungsangebote für gewaltbelastete Familien oft nicht in der Fläche bereitgehalten werden und andererseits die Konzepte des modernen Kinderschutzes sowohl in allgemeine Beratungsstellen und die Jugendhilfe, Bildungseinrichtungen und medizinische Versorgungsangebote hineingetragen wurden, können zahlreiche Familienberatungsstellen ebenfalls ein beratendes oder therapeutisches Angebot für diesen Personenkreis anbieten. Je nach Indikationsstellung, Kompetenzen und Erfahrung der Mitarbeiter der Einrichtung und regionaler Verfügbarkeit können betroffene Familien auch hierhin vermittelt werden. Insbesondere der Deutsche Kinderschutzbund, aber auch die großen Wohlfahrtsverbände wie Diakonisches Werk, Caritas, Arbeiterwohlfahrt und die kommunalen Jugendhilfeträger bieten lokale Beratungsstellen zur Erziehungs- und Familienberatung an, die auch bei Formen von Gewalt gegen Kinder ein Beratungsangebot machen.

Literatur

▶ Kap. 24.

Prävention, Fühwarnsysteme, lokale Netzwerke

Im kinder- und jugendärztlichen Bereich ist eine deutliche Zunahme der Aufmerksamkeit für das Problem der Kindeswohlgefährdung, Misshandlung, Missbrauch und Vernachlässigung zu beobachten. Während in einer Untersuchung von Landzettel (1990) in den 1980er Jahren noch 17% der Praxen in der Großstadt und 55% der Praxen in ländlichen Gebieten berichteten, innerhalb des vergangenen Jahres keinen einzigen Fall von Kindesmisshandlung und Vernachlässigung beobachtet zu haben, war dies nach einer Untersuchung in den Hamburger Beobachtungspraxen (1995) in den 1990er Jahren nur noch in 8% der Praxen der Fall (Behörde für Arbeit, Gesundheit und Soziales, Hamburg 1995).

Eine Untersuchung in Brandenburg 2002–2003 ergab, dass lediglich 3,3% der Praxen keinen einzigen Fall im Jahr zuvor beobachtet hatten (Elsäßer u. Cartheuser 2006). Durchschnittlich gaben die Praxen 9,3 Fälle pro Jahr an, allerdings zeigte sich eine extreme Variationsbreite von 0 bis über 100 Fälle pro Jahr. An dieser Variationsbreite wird deutlich, wie unscharf die Definition von Kindesmisshandlung und Vernachlässigung oder Kindeswohl ist und dass das Vorgehen wenig standardisiert und uneinheitlich ist. Auch dies mag an den fehlenden strukturellen Kooperationsverpflichtungen zwischen gesundheitlicher und sozialer Versorgung von sehr jungen Kindern liegen.

Kinder- und Jugendärzte übernehmen bereits jetzt eine sehr wichtige Rolle in der gesundheitlichen und sozialen Versorgung von Kindern, ihre Arbeit muss jedoch durch bessere Kooperation und deutlich mehr Ressourcen für frühe Hilfen unterstützt werden.

Definition

Prävention

- **Primäre Prävention** bezeichnet politische und gesellschaftliche Aktivitäten, die das Ausmaß von Kindesmisshandlung senken, indem Umgebungen und gesellschaftliche Einstellungen gefördert werden, die die Entwicklung von Risikofaktoren für Kindes-

▼

misshandlung, Vernachlässigung und sexuellen Missbrauch vermeiden.
- **Sekundäre Prävention** zielt auf Maßnahmen, die die Auftretenswahrscheinlichkeit von Kindesmisshandlung oder Vernachlässigung durch die frühe Identifizierung von Risikofaktoren oder durch Interventionen in frühen Stadien von Misshandlung oder Vernachlässigung reduzieren.
- **Tertiäre Prävention** bezeichnet die Behandlung und Rehabilitation nach bereits stattgefundener Kindesmisshandlung oder Vernachlässigung bzw. das Verhindern weiterer Gewalterfahrungen und der Entwicklung von sekundären Folgeschäden, insbesondere psychischer Störungen.

24.1 Primäre Prävention

In den letzten 3 Jahrzehnten haben Bestrebungen der primären Prävention dazu geführt, das öffentliche Bewusstsein zu verändern im Hinblick auf eine gewaltfreie Erziehung. Die Verabschiedung des Gesetzes zum Recht des Kindes auf eine gewaltfreie Erziehung markierte einen Meilenstein in dieser Entwicklung.

Die Umsetzung einer gewaltfreien Erziehung wird zwar inzwischen von der Mehrzahl aller Eltern befürwortet, ist im Alltag jedoch noch nicht überwiegende Praxis. Nur 28% aller Eltern verzichten weitgehend auf schwerwiegende erzieherische Sanktionen oder körperliche Strafen. Etwa die Hälfte aller Eltern (54%) nutzen noch gelegentliche leichte körperliche Bestrafungen. In 17% aller Familien kommt es jedoch auch noch aktuell zum Einsatz von schädlichen Erziehungspraktiken wie psychisch entwürdigende Sanktionen oder schwere körperliche Strafen (Bundesministerium für Familie, Senioren, Frauen und Jugend/Bundesministerium der Justiz 2003). In der niedersächsischen Studie zum Thema Kindesmisshandlung Ende der 1980er Jahre zeigte sich, dass noch 7–10% aller Eltern angaben, ihr Kind mit einem Gegenstand geschlagen zu haben (Wetzels 1997).

Zahlreiche Kampagnen gegen Gewalt gegen Kinder sind sowohl von dem zuständigen Bundesministerium für Familie und Jugend, dem Deutschen Kinderschutzbund und anderen Organisationen durchgeführt worden und haben zu einer nachhaltigen Veränderung in den Einstellungen junger Eltern im Vergleich zu früheren Generationen geführt.

Neben den Bemühungen um eine **Verhaltensprävention** müssen vermehrt Anstrengungen im Bereich der **Verhältnisprävention** unternommen werden: Mit Verhaltensprävention ist gemeint, dass individuelle Personen, d. h. hier die Eltern, ihr Verhalten ändern müssen, um Risiken zu vermeiden. Mit Verhältnisprävention ist gemeint, dass sich die gesellschaftlichen Rahmenbedingungen und Lebensräume von Kindern so ändern müssen, dass Risiken vermindert werden.

Die Armutsberichte, Jugendhilfestatistiken und Gesundheitsberichterstattung der Länder machen die Notwendigkeit gesellschaftlicher Veränderungen zur Reduktion von Gewalt ebenso deutlich wie auch die Notwendigkeit, Misshandlungen begünstigende familiäre Stressfaktoren hinsichtlich Finanzen, Wohnverhältnissen und Kommunikation deutlich zu vermindern.

Kinderärztliche Früherkennungsuntersuchungen

Die kinderärztlichen Früherkennungsuntersuchungen können in begrenztem Umfang im Sinne der primären Prävention genutzt werden. Das anamnestische Gespräch über psychosoziale Belastungen und Risiken, die Entwicklung des Kindes und die familiäre Situation sowie die teilnehmende Beobachtung in der Arztpraxis geben wichtige Informationen über die Lebensumstände der Familie: finanzielle Ressourcen, Wohn- und Arbeitsbedingungen, soziale Unterstützungssysteme, Abwesenheit eines Elternteils, soziale Isolation, wiederholte Ortswechsel und Leben in Armut gehören dazu ebenso wie die erzählte Lebensgeschichte der Eltern und die Gesundheit und Vitalität der Eltern.

Mit einem solchen anamnestischen Gespräch, das sich insbesondere bei neuen Patienten und Neugeborenen mit beiden Eltern anbietet, sammelt der Kinderarzt nicht nur wichtige Informationen, sondern signalisiert gleichzeitig sein Interesse und seine Anteilnahme. Anteilnehmende Beobachtung und Im-Gespräch-bleiben mit der Familie ist eine wesentliche Voraussetzung für den Erfolg vorbeugender Maßnahmen.

In Bezug auf die Kinder erscheint es hilfreich, die Eltern durch frühzeitige, sozusagen antizipatorische Aufklärung über normale Phasen der Entwicklung und häufige Übergangsschwierigkeiten von einer Entwicklungsphase zur nächsten zu unterstützen. Bei dieser Beratung wird gleichfalls deutlich, ob die Erwartungen der Eltern an das Kind realistisch sind und ob die Erziehungshaltung der Eltern unmäßig rigide und starr erscheint. In den Hinweisen zur Durchführung der Früherkennungsuntersuchung wird als Hauptziel in der Betreuung genannt, das Vertrauen der Eltern, v. a. der Mütter, in ihre eigenen Fähigkeiten zu stärken. Gegebenenfalls sollen weitere soziale oder psychologische Hilfen vermittelt werden.

»Verpflichtende« oder »verbindliche« Vorsorgeuntersuchungen

Zunehmend wird in der Öffentlichkeit und in der Politik diskutiert, die Früherkennungsuntersuchungen in der kinderärztlichen Praxis verbindlicher oder verpflichtend zu machen, um damit Kindeswohlgefährdungen entgegenzutreten. In der Diskussion werden häufig zwei unterschiedliche Problembereiche miteinander verknüpft. Auf der einen Seite wird argumentiert, dass damit Fälle schwerer Kindesmisshandlung und -vernachlässigung verhindert werden können, wenn die Eltern verpflichtet werden, an den Früherkennungsuntersuchungen teilzunehmen bzw. wenn eine Meldung bei Nichtteilnahme an die Jugendämter ergeht und von hier aus eine Überprüfung der Situation stattfinden kann.

Die Vorsorgeuntersuchungen sollen der Prävention von Kindesmisshandlung und Kindesvernachlässigung dienen. Im Rahmen der Früherkennungsuntersuchungen für Kinder in der kinderärztlichen Praxis werden Neugeborene und Säuglinge mindestens 4-mal, Kleinkinder zwischen 1 und 3 Jahren mindestens 2-mal pro Jahr in der Praxis gesehen.

Die Forderung, dass Kinder- und Jugendärzte sich zur Anwälten für das Kindeswohl und die Umsetzung der Kinderrechte machen, gilt weltweit, erfährt in unserem Land jedoch eine besondere Akzentuierung, weil in den ersten 3 Lebensjahren kein universeller Zugang zu Familien durch soziale oder pädagogische Dienste vorhanden ist.

Bei den Früherkennungsuntersuchungen im Kindesalter handelt es sich um ein freiwilliges Angebot der gesetzlichen und privaten Krankenversicherungen an ihre Versicherten. Ziel ist die Früherkennung von Erkrankungen, die durch eine frühe Intervention erfolgreicher behandelt und ggf. geheilt werden können. Es handelt sich um Maßnahmen im Bereich der sekundären Prävention.

Der Schwerpunkt lag bislang eindeutig im Bereich der Erkennung somatischer Erkrankungen. Zunehmend wird deutlich, dass die Entwicklungsstörungen im Bereich der Motorik, Sprache und der seelischen Entwicklung ein hohes Gesundheitsrisiko darstellen. Bislang sind in die Früherkennungsuntersuchungen keine Instrumente zur Diagnostik dieser Störungen integriert. Es sind daher Forderungen zur Überarbeitung des Programms formuliert worden, die derzeit im gemeinsamen Bundesausschuss der Ärzte und Krankenkassen besprochen werden. Da es sich um ein Instrument zur Früherkennung von Krankheiten handelt, ist die Integration einer vorbeugenden Beratung im Sinne der primären Prävention und Gesundheitsförderung nicht geplant.

Zum jetzigen Zeitpunkt sind noch Defizite in der Ausbildung von Medizinstudenten, Ärzten in der Weiterbildung zu Kinder- und Jugendärzten und Allgemeinmedizinern und in den Schwerpunktweiterbildungen im Bereich der Früherkennung von seelischen Entwicklungsstörungen bei Kindern zu erkennen. Da diese Störungen jedoch Leitsymptome der überwiegenden Fälle von Kindesmisshandlung und Kindesvernachlässigung sind, ist eine Früherkennung von einer Verbesserung der fachlichen Kompetenz abhängig.

Die Fälle von sehr schwerer körperlicher Misshandlung und Vernachlässigung sind jedoch sehr selten, und Eltern werden eher vermeiden, ihr Kind mit frischen oder schweren Verletzungen zur Früherkennungsuntersuchung vorzustellen. Es handelt sich also ausschließlich um nichtorganische Gedeihstörungen oder seelische Entwicklungsstörungen, die früh entdeckt werden können. Diese Probleme werden jedoch bereits jetzt, sofern die Aufmerksamkeit dafür besteht, in der kinderärztlichen Praxis gesehen, und Eltern stellen in der

Mehrheit ihre Kinder auch gerade wegen der Entwicklungs- oder Verhaltensauffälligkeiten vor.

Es bleiben also die chronischen, schließlich lebensbedrohlichen Zustände wie Beinahe-Verhungern, die durch die Verpflichtung, eine versäumte Früherkennungsuntersuchung nachzuholen, abgewendet werden sollen. Hier kann die Einführung von Meldesystemen für eine Nichtteilnahme auch angesichts des notwendigen zeitlichen Verzugs zwischen der Nichtvorstellung zu Früherkennungsuntersuchungen und den eingeleiteten Maßnahmen keine effektive Maßnahme zur Verhütung von Kindesmisshandlung und -vernachlässigung sein.

Hinzu kommt die Beobachtung, dass die meisten dieser in den Medien oft spektakulär dargestellten Fälle einer großen Anzahl von helfenden Einrichtungen bekannt war. In vielen Fällen waren die Kinder auch regelmäßig zu den Früherkennungsuntersuchungen vorgestellt worden, wie Erfahrungen zeigen. Seltener ist das Problem, dass das Kind von keiner außerfamiliären Kontaktperson gesehen wurde. Häufiger wurde unangemessen und zu spät auf Hinweise für eine Kindeswohlgefährdung oder auf Hilferufe der Eltern reagiert.

Ein besonderes Aufgabenfeld ist in der Erwachsenenpsychiatrie aus einigen ebenfalls spektakulär aufbereiteten Fällen von Kindsmorden im Rahmen von elterlichen Suiziden erwachsen. Neben der individuellen Behandlung insbesondere depressiver Patienten und solchen mit Suchterkrankungen müssen Psychiater, Psychotherapeuten und sozialpsychiatrische Dienste sich ein Bild von der Versorgung minderjähriger Kinder in der Familie machen und deren Wohl im Rahmen von psychischen oder sozialen Krisensituationen der behandelten Patienten bedenken. Auch hier sind weitergehende Kompetenzen und Kenntnisse im Bereich des Kinderschutzes und der Jugendhilfe erforderlich, damit zeitnah und professionell entsprechende Dienste eingeschaltet werden können.

Sicherlich sind manche Entwicklungsstörungen die Folge von Vernachlässigung, Verwahrlosung oder Gewalterfahrungen in der Kindheit. In weitaus größerer Zahl sind die Entwicklungsstörungen jedoch nicht justiziablen oder interventionsfähigen Handlungen oder Unterlassungen der Eltern und Bezugspersonen zuzuschreiben und ereignen sich vielmehr vor dem Hintergrund komplexer psychosozialer Belastungssituationen. Hierzu zählen insbesondere die veränderten Familienstrukturen mit häufigeren lang anhaltenden Konflikten bei Trennung und Scheidung, die schlimmstenfalls damit einhergehen, dass Kinder Zeugen elterlicher Partnergewalt werden.

Bei einer Analyse der Versorgungssysteme in Deutschland zeigt sich eine stark vertikale Gliederung, die insbesondere den sehr unterschiedlichen Finanzierungssystemen geschuldet ist. Es ist diese Fragmentarisierung der Hilfsangebote in gesundheitliche, soziale und Bildungsangebote und fehlende strukturelle Vernetzung, die ein hohes Risiko für Kinder und Jugendliche bedeutet. Ohne eine koordinierte Zusammenarbeit zwischen den verschiedenen Systemen können die wichtigsten Risiken für eine gestörte Entwicklung in den ersten Lebensjahren nicht erkannt und eine effektive Unterstützung der Familien nicht geleistet werden. Die fehlenden Strukturen, aber auch die mangelnden Ressourcen im Hilfesystem können nicht durch neue Gesetze zur verbindlichen Früherkennungsuntersuchung überwunden werden.

Die Forderung nach universellen Angeboten für alle Kinder, die besondere Betreuung von Risikokindern, eine Qualifikationskampagne aller Berufsgruppen und die Einrichtung von auf die Bedürfnisse von sehr jungen Kindern zugeschnittenen Institutionen und Hilfesystemen beinhaltet konsequent auch die Forderung, insgesamt mehr finanzielle Mittel für die Altersgruppe von 0–6 Jahren als gesellschaftliche Transferleistung zur Verfügung zu stellen. Notwendig ist eine koordinierte Versorgung, die bereits in der Schwangerschaft der Mutter beginnt, die Geburtsphase begleitet und in den ersten Lebensjahren mit aufsuchenden Angeboten einhergeht. Nur so wird es gelingen, Kinder besser zu schützen, ihre Entwicklungschancen wahrzunehmen und die Verantwortung der Eltern zu stärken, sich für die Belange ihrer Kinder einzusetzen.

Geburt eines Kindes

Erfahrungsgemäß sind Familien zum Zeitpunkt der Geburt eines Kindes besonders zugänglich für Unterstützung und offen für Veränderungen. Ein Schwerpunkt primär präventiver Bemühungen sollte daher im Bereich der frühen Elternschaft liegen. Dies kann eine Kontaktaufnahme bereits im Rahmen der Schwangerschaft, zum Zeitpunkt der Entbindung oder der ärztlichen Früherkennungsmaßnahmen durch den Kinderarzt oder zu Hause aufsuchende Hilfen durch Hebammen oder Kinderkrankenschwestern bedeuten. In einem primär präventiven Ansatz haben solche Angebote keinen stigmatisierenden Charakter, da sie sich an alle Bevölkerungsgruppen wenden und primär als Unterstützung und weniger als Kontrollmaßnahmen verstanden werden können. Werden besondere Risikokonstellationen erkannt, können adaptiert an die Bedürfnisse der Familie Maßnahmen der sekundären Prävention ergriffen werden. Betreuende Fachleute können gezielt an Einrichtungen der sozialen Dienste und Beratungsstellen vermitteln, die besonders für junge Familien zur Verfügung stehen.

24.2 Sekundäre Prävention und vorbeugende Beratung

! Bestimmte Gruppen (vulnerable Populationen) bedürfen in der Betreuung besonderer Zuwendung (sekundäre Prävention). Die frühe Identifikation dieser Familien ergibt sich aus den genannten Risikofaktoren und dem Verständnis psychodynamischer Entwicklungen in gewaltbelasteten Familien (▶ Kap. 13.4.3).

Kinder mit Beziehungswechseln. Diese Stief-, Adoptions- oder Pflegekinder verdienen besondere Aufmerksamkeit und Unterstützung, insbesondere gilt dies für Kinder, die mit alleinerziehenden Müttern und wechselnden männlichen Bezugspersonen leben. Frühe soziale Hilfe, zu denen Kinderärzte den Anstoß geben können, schließen Frühförderung, Tagesbetreuung und verschiedene entwicklungsfördernde Therapien ein. Für Kinder jeden Alters sind soziale Erfahrungen sehr wichtig, Kindergartenbesuch und v. a. regelmäßiger Schulbesuch sind für die Integration des Kindes bedeutsam.

Jugendliche. Die Jugendlichen von heute sind die Eltern von morgen. Die kinderärztliche Beziehung zu jugendlichen Patienten muss intensiv und aktiv gestaltet werden. Abgesehen von den Jugendlichen mit chronischen Leiden oder Behinderungen leiden Jugendliche eher selten an körperlichen Erkrankungen. Das Angebot gegenüber Jugendlichen muss sich beziehen auf

- ihre Besorgnisse und Fragen zur körperlichen Entwicklung in der Pubertät,
- das Wachstum und die äußere Erscheinung,
- Ess- bzw. Ernährungsgewohnheiten,
- sportliche Aktivität,
- Sexualität,
- Schwangerschaftsverhütung,
- sexuell übertragbare Krankheiten,
- Schulschwierigkeiten und familiäre Konflikte,
- Suchtmittelmissbrauch (Alkohol, Drogen etc.).

Jugendliche brauchen Unterstützung und Verständnis beim Heranwachsen; allein die Tatsache, dass man nach den Jugendlichen fragt und Interesse bekundet, kann von großer Bedeutung sein. Individuelle Gespräche, aber auch Gruppenangebote, z. B. in Schule und Freizeit- sowie Sporteinrichtungen, bieten die Möglichkeit zu gesundheitlicher Aufklärung, Verstärkung von Autonomie und Eigenverantwortung und gezielten Angeboten zur therapeutischen Intervention in Einzelfällen. Diese Maßnahmen mögen dazu beitragen, verfrühte Schwangerschaften, Gewalterfahrung in Beziehungen, sexuell übertragbare Krankheiten und Schulversagen zu vermeiden.

Mütter. Insbesondere junge Mütter sind in gewaltbelasteten Familien häufig auch Opfer von Misshandlungen. Da viele Frauen weiterhin in ökonomischer und sozialer Abhängigkeit von Ehemännern und Partnern leben und andererseits den überwiegenden Anteil an der Kindererziehung leisten, müssen im Interesse der Kinder Hinweise auf Gewalterfahrungen der Mütter verfolgt und diese Mütter befragt werden. Alle Eltern sollten darüber aufgeklärt werden, wie bedeutsam eine liebevolle Hinwendung zum Kind und ein reiches Kommunikationsangebot sind für die positive Entwicklung des Kindes. Dies bedeutet, dass v. a. Mütter mit höherem Risiko einer depressiven Entwicklung ermutigt werden sollten, sich für sich selbst und damit für ihr Kind frühzeitig Hilfe und Unterstützung zu suchen.

In den letzten Jahren sind im Rahmen niedrigschwelliger früher Hilfen im Sinne der sekundären Prävention zahlreiche nachbarschaftsnahe soziale Angebote entstanden, die von Eltern-Kind-Gruppen über Elterncafés, Familienbildungsstätten und Tauschbörsen bis zu Elternschulen reichen. Durch das Nationale Zentrum Frühe Hilfen in der Trägerschaft der Bundeszentrale für Gesundheitliche Aufklärung und dem Deutschen Jugendinstitut werden Projekte zu frühen Hilfen begleitet, evaluiert und können dort abgefragt werden (www.fruehehilfen.de).

24.3 Tertiäre Prävention, Therapie, Rehabilitation

Beratung und Therapie sind Prävention im Hinblick auf die Vermeidung von wiederholter Misshandlung bei dem betroffenen Kind und Stärkung der Eltern im Hinblick auf die Unterstützung des Kindes bei der Verarbeitung des Traumas, aber auch Schutz bereits vorhandener oder zukünftiger weiterer Kinder in der Familie sowie Prävention der Weitergabe von gewaltsamen Beziehungsmustern an die nachfolgende Generation.

Die angebotene familientherapeutisch orientierte Beratung oder Behandlung ermöglicht die Bearbeitung des Geschehenen und hat das Ziel, misshandelnde und vernachlässigende Eltern in der Übernahme der Verantwortung für das Gewaltproblem zu stärken. Da die Gewalt gegen das Kind häufig mit eigenen biografischen Erfahrungen der Eltern zusammenhängt, aber von diesen Prozessen abgespalten wird, bedarf es häufig eines längeren Behandlungszeitraums, um die Zusammenhänge deutlich werden zu lassen. Eine Mindestvoraussetzung ist dabei die Bereitschaft der beteiligten Eltern, sich auf einen solchen Prozess einzulassen.

Das therapeutische Ziel ist, sich zukünftig besser für den Schutz und die Interessen dieses und anderer Kinder einzusetzen. Voraussetzung ist dafür die Motivation, das eigene Verhalten zu verändern. Es ist besonders anfangs manchmal nicht möglich, auf eine völlige Freiwilligkeit der Familien zu setzen. Dennoch ist es nicht unmöglich, mit Eltern zu arbeiten, die Widerstand gegen die Angebote zeigen. Die beteiligten Helfer müssen jedoch die Aufgabenverteilung im Kontext von Empathie und Kontrolle klar im Blick behalten und sich gegenseitig in der Erfüllung der Aufträge unterstützen. Sie dürfen nicht auf Spaltungsversuche der Familien eingehen.

Viele Familien sind bereits seit Jahren, z. T. seit Generationen in verschiedenen, wenig miteinander vernetzten und mit unterschiedlichen Zielen und Methoden operierenden Hilfesystemen bekannt. Es gehört dazu, dass sie mit all diesen Helfern »Geheimnisse« haben (diversifizierte Vertraulichkeiten). Das Unterstützen der Geheimnisse reproduziert die Spaltung und macht das Helfernetz ineffektiv.

Auch wenn die Hilfe nicht in jedem Fall angenommen werden kann, sollte eine Beratung der Familie immer angeboten werden. Sie ermöglicht der Familie die Bearbeitung des Vorwurfs der Misshandlung oder Vernachlässigung. Das Erkennen der eigenen Verantwortung kann Raum für Veränderungen schaffen. Solche Veränderungen können neben der Bearbeitung der zugrunde liegenden Konflikte auch durch die Möglichkeiten des Lernens und verhaltenstherapeutischer Angebote wie z. B. Elterntraining oder soziales Kompetenztraining unterstützt werden. Nicht selten ist eine individuelle psychotherapeutische Behandlung eines Elternteils bei manifester psychiatrischer Erkrankung oder interpersoneller Störung erforderlich.

Jenseits des Schutzes eines individuellen Kindes ergibt sich aus ärztlicher Ethik immer die Anteilnahme an den Belangen von hilfsbedürftigen Menschen, auch wenn sie in ihrem Handeln in einem sozialethischen oder juristischen Sinne versagt haben.

Familientherapie

Prinzipiell geht das Angebot einer psychotherapeutischen Hilfe davon aus, dass Menschen aus Einsicht und durch Besserung ihrer psychischen Verfassung in der Lage sind, ihr Verhalten zu ändern, andere Einstellungen zu gewinnen und Affekte anders zu gestalten. Eine erfolgreiche Beratung oder Therapie der Eltern bedeutet auch eine sekundäre Prävention für weitere, bisher nicht misshandelte oder nicht geborene Kinder in der

Familie und eine tertiäre Prävention für das bereits von Misshandlung oder Vernachlässigung betroffene Kind. Eine familientherapeutische Behandlung kann auch dazu führen, dass durch die gemeinsame Anerkennung der Gewalterfahrung und das Gespräch darüber eine Heilung für das betroffene Kind möglich wird.

Psychotherapie

Eine eigenständige psychotherapeutische Behandlung des Kindes oder Jugendlichen ist abhängig von dem Ausmaß der psychischen Belastungen in der Krisensituation und von der Entwicklung dauerhafter Störungen. Die Maßnahmen beziehen sich auf eine Krisenintervention mit dem Ziel einer Entlastung des Kindes, das Angebot zu verlässlichem Schutz, Stärkung von vertrauensvollen Beziehungen und Selbstwirksamkeit des Kindes.

Eine kurzfristige psychotherapeutische Behandlung ist angezeigt, wenn Symptome eines posttraumatischen Stresssyndroms festgestellt werden. Auch langfristig kann sich der Bedarf für eine psychotherapeutische Behandlung ergeben, wenn psychische Störungen manifest werden. Häufig sind es dann nicht die akuten Gewalterfahrungen allein, die die Störung verursachen, sondern auch vorbestehende Beziehungs- und Interaktionsstörungen, allgemeine Entwicklungsdefizite oder negative außerfamiliäre Erfahrungen. Dabei ist eine genaue Evaluation der Schutzfaktoren, der Bewältigungsmechanismen des Kindes, der kognitiven und sozial-emotionalen Kompetenzen ebenso bedeutsam wie die der Risikofaktoren und der realen potenziell traumatisierenden Erfahrungen.

! Auch wenn in der aktuellen Krisensituation kein Bedarf für eine individuelle psychotherapeutische Behandlung des betroffenen Kindes oder Jugendlichen gesehen wird, sollte der Entwicklungsverlauf eines Kindes nach Misshandlungs- oder Vernachlässigungserfahrungen genau beobachtet werden, um Hilfen im geeigneten Moment anbieten zu können. Wichtig ist daher, in der Nachsorge für Kontinuität in der Betreuung zu sorgen und Abbrüche in helfenden Beziehungen zu vermeiden.

Literatur zu Kap. 21–24

Behörde für Arbeit, Gesundheit u. Soziales, Amt für Gesundheit, Freie und Hansestadt Hamburg (1995) Beobachtungen in Hamburgs Kinderarztpraxen

Bentovim A, Elton A, Tranter M (1987) Prognosis for rehabilitation after abuse. Adoption and Fostering 34: 821–826

Bringewat P (1997) Tod eines Kindes. Soziale Arbeit und strafrechtliche Risiken. Nomos Verlagsgesellschaft, Baden-Baden

Bundesministerium für Familie, Senioren, Frauen und Jugend; Bundesministerium der Justiz (2003) Gewaltfreie Erziehung – Eine Bilanz nach Einführung des Rechts auf gewaltfreie Erziehung. Quelle: www.bmfsfj.de/bmfsfj/generator/Kategorien/Publikationen/Publikationen,did=17396.html

Ellsäßer G, Cartheuser C (2006) Befragung zur Wahrnehmung von Gewalt gegen Kinder und zur Nutzung des Leitfadens »Gewalt gegen Kinder und Jugendliche« durch Brandenburger Kinderärzte. Das Gesundheitswesen 68: 265–270

Heinsohn-Krug M, Thyen U (1993) Konzept und Praxis moderner Kinderschutzarbeit im Kinderschutz-Zentrum Lübeck. Theorie und Praxis der sozialen Arbeit 4: 172–179

Kinderschutz-Zentrum Berlin (2000) Kindesmisshandlung. Erkennen und Helfen. 8. Aufl., Berlin: Kinderschutz-Zentrum (9. Auflage in Vorbereitung)

Kindler H, Lillig S, Blüml H, Meysen T, Werner A (Hrsg) (2006) »Handbuch Kindeswohlgefährdung nach § 1666 BGB und Allgemeiner Sozialer Dienst (ASD)«, München: Deutsches Jugendinstitut

Kinderschutzgruppe des Klinikum Kassel. Vorgehen bei Kindesmisshandlung und Vernachlässigung. Konzept der ärztlichen Kinderschutzambulanz und Kinderschutzgruppe. Kassel 2008. www.kindesmisshandlung.de/mediapool/32/328527/data/KSG-Leitfaden-Gesamt.pdf

Landzettel HJ (1990) Zum Thema Kindesmisshandlung- Erste Ergebnisse einer Fragebogenaktion der hessischen Kinderärzte. Der Kinderarzt 21: 1301–1305

Mörsberger T, Restemeier J (Hrsg) (1997) Helfen mit Risiko. Zur Pflichtenstellung des Jugendamtes bei Kindesvernachlässigung. Neuwied, Kriftel, Berlin

Reich W (2005) Der Stuttgarter Kinderschutzbogen. Ein Diagnoseinstrument bei Kindeswohlgefährdung. Kinderärztliche Praxis76: 370–377

Salgo L (2007) § 8a SGB VIII- Anmerkungen und Überlegungen zur Vorgeschichte und die Konsequenzen der Gesetzesänderung. In: Ziegenhain U, Fegert JM (Hrsg). Kindeswohlgefährdung und Vernachlässigung. Reinhardt, München, S 9–29

Seifert D, Heinemann A, Püschel K (2006) Frauen und Kinder als Opfer häuslicher Gewalt. Dtsch Ärztebl 103: B1872–1878

Thyen U (1987) Kindesmisshandlung und Vernachlässigung – Prävention und therapeutische Intervention. Themen der Kinderheilkunde. Band 4. Hansisches Verlagskontor, Lübeck

Thyen U (1997) Früherkennung von Kindesmisshandlung und Vernachlässigung in der kinderärztlichen Praxis – eine berechtigte Forderung? Sozialpädiatrie 20: 15–159

Thyen U (2006) Löcher im Kooperationssystem aus kinderärztlicher Sicht. Frühe Intervention und Hilfe. Vom Neben- zum Miteinander von Pädiatrie und Jugendhilfe. In: Verein für Kommunalwissenschaften e.V. (Hrsg) Aktuelle Beiträge zur Kinder- und Jugendhilfe 57: 61–68

Thyen U, Dörries A (2005) Ärztliches Handeln bei Kindesmisshandlung. Zeitschrift für medizinische Ethik 51: 139–151

Thyen U, Thiessen R, Heinsohn-Krug M (1995) Secondary Prevention – Serving families at risk. Child abuse and neglect 19: 1337–1347

Thyen U, Kirchhofer F, Wattam C (2000) Gewalterfahrung in der Kindheit – Risiken und gesundheitliche Folgen. Das Gesundheitswesen 62: 311–319

Thyen U, Gerling I, Heinsohn-Krug M (2004) Intervention bei Schütteltrauma im Säuglingsalter – Konzepte und Kontroversen. In: Oehmichen M, Kaatsch HJ, Bosinski HAG (Hrsg) Gewalt gegen Frauen und Kinder. Vol. 32: 201–221, Schmidt-Römhild, Lübeck

Übereinkommen über die Rechte des Kindes. UN-Kinderrechtskonvention im Wortlaut (Texte in Amtlicher Übersetzung) vom 20. November 1989, am 26.01.1990 von der Bundesrepublik Deutschland unterzeichnet. Zustimmung von Bundestag und Bundesrat durch Gesetz vom 17. Februar 1992 – BGB1. II S. 121

Wetzels P (1997) Gewalterfahrungen in der Kindheit. Sexueller Mißbrauch, körperliche Mißhandlung und deren langfristige Konsequenzen. Interdisziplinäre Beiträge zur kriminologischen Forschung, Band 8. Verlagsgesellschaft, Baden-Baden

Zenz G (1981) Kindesmisshandlung und Kindesrechte. Erfahrungswissen, Normstruktur, Entscheidungsrationalität. 1. Auflage, Suhrkamp, Frankfurt a. M.

F

Anhang

Terminologie und Übersetzungen

Battered Child Syndrome	Wörtlich »geschlagenes, verprügeltes Kind«; von C.Henry Kempe 1961 eingeführte Bezeichnung für Kinder mit Frakturen und subduralen Hämatomen; sollte heutzutage nicht mehr synonym für Kindesmisshandlung und -vernachlässigung benutzt werden
Brüchigkeit (»Friability«) der → **posterior Fourchette**	Durch Traktion iatrogen bewirkte oberflächliche Hauteinrisse zwischen hinterer Kommissur und Fossa navicularis
Diastasis ani	Median gelegener, glatt-atroph wirkender Bereich perianal
Fossa navicularis (Fossa vestibuli vaginalis)	Scheidengrube; an der Basis des Hymens beginnender, bis zur → Posterior Fourchette sich erstreckender Bereich des Scheidenbodens
Hymen	Nach Duden (2006): Hymen, das, auch der; (Med. Jungfernhäutchen) Nach Pschyrembel (2002): gr. ὑμήν, m; Häutchen; sog. Jungfernhäutchen, Schleimhautfalte am Scheideneingang mit kleiner Öffnung Nach Brockhaus (2004): von Hymenaios, griech. Gott der Ehe; gleichermaßen aber auch das Hymen oder Jungfernhäutchen Nach Brockhaus 1956: griech. Hochzeitsgott; griech. Hochzeitsgesang; Jungfernhäutchen: Schleimhautfalte, die die Scheide des Mädchens nach außen hin verengt, wird durch den Geschlechtsverkehr zerstört; Embryologie: Überbleibsel der Vaginalplatte am Ort der Fusion des Müller-Ganges mit dem Sinus urogenitalis (► Kap. 9.1.2; unterschiedliche Konfigurationen bzw. → Hymenalvarianten möglich)
Hymenalanhängsel (»Hymenal tags«)	Schmalbasige Überschussbildungen des Hymenalgewebes, die sich polypartig nach außen, seltener auch nach innen vorwölben; terminologisch ist »Polyp« falsch! Abgrenzen von einem Vaginalpolyp, aus dem Scheideninneren
Hymenale Aufwerfungen (»Bumps and mounds«)	Breitbasige, hügelartige lokalisierte Erhöhungen des Hymenalsaums
Hymenalsaum	Kraniale obere Begrenzung oder Rand des Hymens

Hymenalvarianten (kongenitale) – semilunär (»crescentic«) – anulär (»annular«) – wulstig (»redundant, fimbriated«) – septiert (»septate«) – cribriform (»cribriform«) – atretisch (»imperforate«)	 – halbmondförmig – ringförmig – östrogenisiert – septiert – mikroperforiert – nicht eröffnet (Hymenalatresie, -verschluss)
Intravaginale Längsgrate (»Intravaginal ridges«)	Intravaginal längs verlaufende Schleimhautfalten, im Gegensatz zu quer verlaufenden Rugae; Längsgrate können, wenn sie an das Hymen reichen, dort Vorsprünge oder → Projektionen erzeugen
Introitus (»Hymenal opening«)	Lat. »Eintritt, Eingang«; äußerer, distaler Beginn und Öffnung des Vaginalkanals; teils wird nur der nicht vom Hymen bedeckte Anteil der Vaginalöffnung darunter verstanden
Kerbe des Hymens (»Notch«)	V-förmige Unterbrechung der Kontinuität des Hymenalsaums unterschiedlicher Tiefe
Konkavität (»Concavity«)	U-förmige Einbuchtung der Kontinuität des Hymenalsaums; auch Oberbegriff für Einbuchtungen des Hymenalsaums jeglicher Art
Labiale Adhäsionen oder Synechien	Teilweiser oder vollständiger Verschluß der Scheidenöffnung nach außen durch häutige Verbindung der großen Labien; DD: nach lokalen Reizungen, Entzündungen, Reiben
Linea vestibularis	Mediane avaskuläre Zone in der Fossa navicularis, vermutlich Mittellinien-Fusions-Äquivalent
Perianale Hautanhängsel (»Perianal skin tag«)	Hypertrophe Schleimhautfalten der Analschleimhaut
Perianale venöse Stauungen (»Venous congestion«, »Venous pooling«)	Gefäßerweiterungen analer Schleimhautvenen
Periurethrale oder vestibuläre Bänder (»Periurethral or vestibular bands«)	Um die Harnröhrenöffnung gelegene bzw. vom Hymen zur Vestibularwand verlaufende Haltebänder
Posterior Fourchette	Wörtlich »hinteres Band«, gedachtes posteriores Zusammentreffen der Labia minora (Frenulum labiorum pudendi minorum) im Gegensatz zur hinteren Kommissur, die das kaudale Zusammentreffen der großen Labien darstellt (▶ Kap. 9.1, ◘ Abb. 9.1.1)
Projektionen, Vorsprünge oder Protrusionen (»Projections«)	Schmalbasige, lokalisierte Erhöhungen des Hymenalsaums
Septumreste (»Septal remnants«)	Überbleibsel fetal gelöster Hymenalsepten, die als kleine Vorsprünge oder Projektionen auf dem Hymenalsaum imponieren oder von oben von der Columna anterior herabhängen
Spalte (»Cleft«)	Parallel verlaufende Unterbrechungen des Hymenalsaums
Urethrale Dilatation (»Urethral dilation«)	Erweiterung der Urethralöffnung bei Traktion an den großen Labien
Vestibulum vaginae	Außerhalb des Hymens gelegener Scheidenvorhof; die Vestibulumwand endet außen an den kleinen bzw. großen Labien
Verdicktes Hymen	Aspekt des Hymens durch Östrogenwirkung oder Faltung des Hymenalsaums

Tabellen und Übersichten

Tab. 1. Verletzungsplausibilitäts-Modell (»Injury plausibility model«): Scoring Kriterien für Femurfrakturen/Treppenstürze. (Pierce 2005)

Kategorie	0 Punkte	1 Punkt	2 Punkte	3 Punkte	VP Score[2]
I: AQS[1] 3 Sturzkomponenten: initiale Position, Sturzdynamik und Endposition beschrieben	Komplette Beschreibung aller 3 Sturzkomponenten	Beschreibt 2 von 3 Sturzkomponenten	Beschreibt nur 1 Sturzkomponente	Nicht möglich, Details jeglicher 1-Sturz-Komponente oder der Verletzungsanamnese zu beschreiben; oder wechselnde Anamnese	
II Frakturart vgl. Tab. 2 für passende biomechanische Kriterien	Anamnese adäquat für Frakturmechanismus & beobachtete »Bein-Biodynamik«	Anamnese adäquat für Frakturmechanismus, aber »Bein-Biodynamik« nicht beobachet	Anamnese nicht adäquat für Frakturmechanismus	Anamnese nicht adäquat für Frakturmechanismus, u. Frakturtyp ist Trümmer-, offen oder metaphysär	
III Zeitliche Abfolge	Sofortiges Aufsuchen medizinischer Betreuung	Verzögertes Aufsuchen medizinischer Betreuung, aber Fraktur ist klinisch & radiologisch subtil & gut adaptiert	Verzögertes Aufsuchen medizinischer Betreuung, und Fraktur ist klinisch & radiologisch offensichtlich	Verzögertes Aufsuchen medizinischer Betreuung; zusätzlich respiratorische, kardiovaskuläre und/oder neurologische Beeinträchtigung	

[1] Anamnese Qualitäts Score. [2] Verletzungsplausibilitäts-Score

Totaler VP-Score:

Pierce MC, Bertocci GE, Janosky JE et al. (2005) Femur fractures resulting from stair falls among children: An injury plausibility model. Pediatrics 115: 1712–1722.

Tab. 2. Kriterien zur Bestimmung biomechanischer und Frakturtyp-Kompatibilität (biomechanische Konsistenz). (Pierce 2005)

Biomechanischer Mechanismus	Frakturtyp	Biodynamische Anamnesebeispiele
Torsionskräfte	Spiral/lang schräg	Verdrehen oder Rotation des Beines beim Ausrutschen des Kindes; Bein wird unter Körper gefaltet
Verbiegekräfte	Transvers/kurz schräg	Senkrechte Stauchung des Beins, z.B. Bein zwischen Stufe u. Erwachsenem gefangen
Kompressionskräfte	Delle, Beule/Stauchung (»buckle«)	Knie staucht entlang Longitudinalachse des Femurs beim Fallen des Kindes
Dehnungs-, Zug- und/oder Scherkräfte	Klassische metaphysäre Fraktur (»CML«)	Ziehen oder Reißen des Beins
»High-energy event« Hochenergetisches Ereignis (jegliche Krafteinwirkung)	Offener und/oder Trümmer-, Splitterbruch	Bein eines Fußgängers durch schnell fahrendes Fahrzeug verletzt

Pierce MC, Bertocci GE, Janosky JE et al. (2005) Femur fractures resulting from stair falls among children: An injury plausibility model. Pediatrics 115: 1712–1722.

Tab. 3. Hämatom-Scoring-System. (Dunstan 2002)
(n=133 misshandelte Kinder mit 763 Hämatomen; Kontrolle: 189 nicht-misshandelte mit 282 Hämatomen)
Score akzidentell im Schnitt bei **6** (SD 9), nichtakzidentell bei **88** (SD 60)!

New Score	
2xLänge auf Armen + 2xLänge auf Beinen + 3xLänge auf Thorax, Abdomen, Rücken +3xLänge auf Po + 9xLänge auf Kopf und Hals + 18 falls Hämatom mit spezifischer Formung/Muster nachweisbar ist	

Dunstan FD, Guildea ZE, Kontos K, Kemp AM, Sibert JR (2002). A scoring system for bruise patterns: A tool for identifying abuse. Arch Dis Child 86: 330–333.

Tab. 4. Hämatom-Scoring-System. (Dunstan 2002)
Sensitivität und Spezifität des Scoring-Systems für verschiedene Schwellenwerte

Schwelle	Sensitivität	Spezifität	Wahrscheinlichkeit
15	96%	88%	0,45
20	94%	93%	0,93
25	89%	95%	1,74
30	97%	97%	3,03
40	77%	99%	8,00
50	69%	99%	18,9

Dunstan FD, Guildea ZE, Kontos K, Kemp AM, Sibert JR (2002). A scoring system for bruise patterns: A tool for identifying abuse. Arch Dis Child 86: 330–333.

Tab. 5. »Adams-Schema« zur Interpretation medizinischer Befunde bei sexuellem Kindesmissbrauch. (Adams 2005; leicht modifizierte Übersetzung von 2005)
Die Nummerierung der Befunde bedeutet keine Reihenfolge der Signifikanz!

I Befunde bei Neugeborenen und nicht-missbrauchten Kindern	
Normvarianten	
1.	**Periurethrale** oder **vestibuläre Bänder** (»Periurethral or vestibular bands«)
2.	**Intravaginale Längsgrate**/Schleimhautfalten und Kolumnen (»Intravaginal ridges or columns«)
3.	**Hymenale Aufwerfungen, Vorsprünge** (»Bumps and mounds«)
4.	**Hymenalanhängsel** oder verbliebene **Septumreste** (»Hymenal tags or septal remnants; auch »projections«)
5.	**Linea vestibularis** (mediane avaskuläre Zone in der Fossa navicularis)
6.	**Anteriore superiore Kerben/Spalten des Hymens** (»Anterior notches/clefts«)
7.	**Oberflächliche Einkerbungen** oder **Spalten** im unteren Bereich des Hymens (»Shallow/superficial notch/cleft«)
8.	**Externe hymenale Grate** (Schleimhautfalten) (»External hymenal ridges«)
9.	**Kongenitale Hymenalvarianten:** semilunär, anulär, wulstig, septiert, cribriform, mikroperforiert, atretisch (»Crescentic, annular, redundant, septat, cribriform, imperforate«)
10.	**Diastasis ani** – medianer, glatt-atroph wirkender perianaler Bezirk
11.	**Perianale Hautanhängsel** (»Perianal skin tag«)
12.	**Vermehrte Pigmentierung** der kleinen Labien oder perianal
13.	**Urethrale Dilatation** bei labialer Traktion
14.	**Verdicktes Hymen** (DD: Östrogenwirkung, Faltung des Hymenalsaums; Infektion, Trauma > Kontrolle erforderlich!)
Andere medizinische Ursachen	
15.	**Erytheme/Rötung** anogenitaler Gewebe (DD: Irritantien, Infektionen, Trauma > Kontrolle!)
16.	**Vermehrte Vaskularisierung** des Vestibulums/Hymen (DD: Irritanzien, normales Muster hormoneller Ruhephase)
17.	**Labiale Adhäsionen**/Synechien (DD: lokale Reizungen, Entzündungen, Reiben)
18.	**Vaginaler Ausfluss** (Breite DD! Abstriche erforderlich)
19.	**Brüchigkeit der »Posterior Fourchette«** (DD: Irritanzien, Infektionen, iatrogen) (»Friability of posterior fourchette«)
20.	**Exkoriationen, Blutungen, vaskuläre Läsionen** (DD: Ekzeme, Seborrhö, Lichen sclerosus et atrophicus, anogenitale Streptokkoken-A-Infektionen, Urethral-prolaps, Hämangiom)

Tab. 5. *Fortsetzung*

21.	**Perianale Furche** oder **fehlende Fusion in der Mittellinie** (»Groove«, »Failure of midline fusion«)
22.	**Anale Fissuren** (DD: Obstipation, perianale Infektion, Reizung)
23.	**Perianale venöse Stauung** oder Erweiterung (DD: lagerungsbedingt, Obstipation) (»Venous congestion«, »venous pooling«)
24	**Abgeflachte anale Fältelung** (DD: Relaxation des externen Sphinkters, entzündliche Schwellung)
25.	**Anale Dilatation unter 2 cm,** partiell oder vollständig (DD: normaler Reflex, Obstipation, Enkopresis, Sedierung, Narkose, neuromuskuläre Erkrankungen)
II Unklare Befunde: nicht ausreichende oder widersprüchliche Daten aus Studien Untermauern vorliegende klare Aussage eines Kindes; bei Fehlen einer solchen Aussage vorsichtig zu bewerten (»Verdächtige Befunde«)	
26.	**Tiefe Kerben oder Spalten am posterioren Randsaum** des Hymens *präpubertär* (»Deep notches or clefts« versus: »Transections«) [Im Gegensatz zu vollständigen Einschnitten/Durchtrennungen; Differenzierung zwischen oberflächlichen (< 50% des posterioren Hymenalsaums) und tiefen Kerben (> 50%) kann extrem schwierig sein!]
27.	**Tiefe Kerben oder komplette Spalten** des Hymens bei 3 oder 9 h bei adoleszenten Mädchen; vereinzelt auch bei sexuell nicht aktiven Mädchen beobachtet (»Deep notches or complete clefts«)
28.	**Hymenalsaum mit weniger als 1 mm Weite** zwischen 4–8 h (In Knie-Brust-Lage oder bei Spülung mit Wasser/NaCl)
29.	**Warzenartige Läsionen** anogenital (DD: Hautanhängsel, nichtgenitale Warzen, Condylomata acuminata)
30.	**Vesikuläre Läsionen** oder Ulzera anogenital (DD: HSV, Syphilis, Varizellen, andere Viren, M. Behcet, M. Crohn, idiopathisch; gezielte Diagnostik erforderlich!)
31.	Ausgeprägte, sofortige **Dilatation des Anus auf 2 cm oder mehr** (DD: chronische Obstipation, Sedierung/Narkose, neuromuskuläre Erkrankungen; derzeit kein Konsens über Wertigkeit)
Läsionen mit bestätigter Ätiologie: unklare Spezifität für sexuelle Transmission	
32.[1]	Anogenitale **Condylomata acuminata** (Keine weiteren Hinweise auf Missbrauch)
33.[1]	Anogenitaler **Herpes simplex Typ 1 oder 2** (Keine weiteren Hinweise auf Missbrauch)
[1] Meldepflichtig als missbrauchverdächtig in den Guidelines der American Academy of Pediatrics 2005	
III Diagnostische Befunde hinsichtlich eines Traumas und/oder sexuellen Kontakts Auch ohne Aussage des Kindes. Ausnahme: klarer akzidenteller Mechanismus. Empfehlung: qualitativ gute Fotodokumentation anfertigen und 2. Meinung eines Erfahrenen einholen. Verlaufskontrolluntersuchungen sind anzuraten.	
Akutes Trauma des externen Anogenitalbereichs	
34.	**Akute Lazerationen/ausgeprägte Hämatome anogenital** (»Acute lacerations«, »extensive bruising«)
35.	**Akute Lazerationen der »Posterior fourchette«** (ohne Hymenbeteiligung; DD: durchtrennte labiale Adhäsionen, fehlende Fusion der Mittellinie; auch akzidentelles Trauma, einvernehmlicher Geschlechtsverkehr bei Adoleszenten)

Tab. 5. *Fortsetzung*

Residuen geheilten/heilenden Traumas Schwierig zu bewertende Befunde ohne zuvor dokumentiertes akutes Trauma an entsprechender Lokalisation	
36.	**Perianale Narbe** (selten; DD: andere medizinische Ursachen: M.Crohn, akzidentell, medizinische Eingriffe)
37.	**Narben** der »**Posterior fourchette**« oder **Fossa navicularis** (DD: Linea vestibularis, labiale Adhäsionen)
Verletzungen, charakteristisch für stumpfe Gewalt, penetrierendes Trauma oder Kompressionsverletzungen des Abdomens oder Beckens (letzteres, sofern angegeben)	
38.	**Akute Lazerationen des Hymens** (partielle oder vollständige Einrisse)
39.	**Ekchymosen, Hämatome auf dem Hymen** (DD: bekannte infektiöse Prozesse, Gerinnungsstörungen)
40.	**Tiefe perianale Einrisse** bis zum externen Analsphinkter oder darüber hinaus (DD: fehlende Fusion der Mittellinie)
41.	**Geheilte Durchtrennung des Hymens** (»vollständige Spalte«) (»Hymenal transection«, »complete cleft«) Zwischen 3–9 h bis oder nahe der Basis durchgerissener Bezirk, Eindruck dort fehlenden Hymens. Bestätigung durch zusätzliche Untersuchungstechniken erforderlich: Knie-Brust-Lage, Wasserspülung, Umfahren mit angefeuchtetem Stieltupfer, Blasenkather-Ballonmethode (nur Adoleszente!)
42.	**Fehlendes Segment des Hymens** Bezirk des posterioren Hymenalsaums mit fehlendem Gewebe bis zur Basis, breiter als vollständige Spalte, Bestätigung durch zusätzliche Untersuchungstechniken erforderlich
Infektionen beweisend für Schleimhautkontakt mit infizierten und infektiösen Körpersekreten – Kontakt größter Wahrscheinlichkeit nach sexueller Natur	
43.[2]	Infektion durch **Neisseria gonorrhoeae** (Ausschluss: perinatale Übertragung)
44.[2]	**Syphilis (Lues)** (Ausschluss: perinatale Übertragung)
45.	Infektion durch **Trichomonas vaginalis** (jenseits 1. Lebensjahr)
46.[2]	Infektion durch **Chlamydia trachomatis** (jenseits 3. Lebensjahr)
47.[2]	Positive Serologie auf **HIV** (Ausschluss: Übertragung: perinatal, Blutprodukte, kontaminierte Nadeln)
[2] In den Guidelines der American Academy of Pediatrics als diagnostisch angesehen für sexuelle Übertragung	
Diagnostisch für sexuellen Kontakt	
48.	**Schwangerschaft**
49.	**Nachweis von Spermien oder Sperma** vom Körper eines Kindes

Adams JA (2005) Approach to interpreting physical and laboratory findings in suspected child sexual abuse: A 2005 Revision. APSAC Advisor 17: 7–13

Literatur und Leitlinien

Bücher

Dettmeyer R (2006) Medizin und Recht: Rechtliche Sicherheit für den Arzt, 2. Aufl. Springer, Berlin Heidelberg New York

Finkel MA, Giardino AP (2002) Medical evaluation of child sexual abuse, 2nd edn. Sage, Thousand Oaks London New Delhi

Heger A, Emans SJ, Muram D (2000) Evaluation of the sexually abused child. A medical textbook and photographic atlas, 2nd edn. Mit CD-ROM. Oxford University, New York Oxford

Helfer ME, Kempe RS, Krugman RD (Hrsg) (2002) Das misshandelte Kind, 5. Aufl. Suhrkamp, Frankfurt/M. (Übersetzung von: Helfer ME, Kempe RS, Krugman RD (eds) (1999) The Battered Child, 5th edn. Univ of Chicago Press)

Hobbs CJ, Hanks HGI, Wynne JM (1999) Child abuse and neglect. A clinician's handbook, 2nd edn. Churchill Livingstone, Edinburgh

Kleinman PK (ed) (1998) Diagnostic imaging of child abuse, 2nd edn. Mosby, St. Louis Baltimore

Lazoritz S, Palusci VJ (eds) (2001) The shaken baby syndrome. A multidisciplinary approach. The Haworth Maltreatment and Trauma Press, Binghamton; co-published as Journal of Aggression, Maltreatment and Trauma Vol. 5, No. 1(#9) 2001

Madea B (Hrsg) (2007) Praxis Rechtsmedizin, 2. Aufl. Springer, Berlin Heidelberg New York

Minns RA, Brown JK (eds) (2005) Shaking and other non-accidental head injuries in children. Clinics in Developmental Medicine 162. Cambridge University Press

Monteleone JA (1998) Quick-Reference Child Abuse. For healthcare professionals, social services, and law enforcement. C.W. Medical, St. Louis

Monteleone JA, Brodeur AE (1998) Child maltreatment. Vol 1: A clinical guide and reference. Vol 2: A comprehensive photographic reference identifying potential child abuse. 2nd edn. C.W. Medical, St. Louis

Reece RM, Christian CW (eds) (2008) Child abuse: Medical diagnosis and management, 3rd edn. American Academy of Pediatrics

Reece RM, Nicholson CE (2003) Inflicted childhood neurotrauma. Proceedings of a conference, Bethesda, 10-11, 2002. American Academy of Pediatrics

Zeitschriftenbeiträge

American Academy of Pediatrics (1998) Committee on Bioethics Statement, approved by the Council on Child and Adolescent Health. Female genital mutilation. Pediatrics 102:153-156
aappolicy.aappublications.org/cgi/reprint/pediatrics;102/1/153

American Academy of Pediatrics (1998) Committee on Child Abuse and Neglect. Gonorrhea in prepubertal children. Pediatrics 101:134-135
pediatrics.aappublications.org/cgi/reprint/101/1/134

American Academy of Pediatrics (2000) Diagnostic imaging of child abuse (Statement from the Section on Radiology). Pediatrics 105:1345-1348 aappolicy.aappublications.org/cgi/content/abstract/pediatrics;105/6/1345?fulltext

American Academy of Pediatrics (2001) Committee on Adolescence, 2000-2001. Care of the adolescent sexual assault victim. Pediatrics 107:1476-1479
pediatrics.aappublications.org/cgi/reprint/107/6/1476.pdf

American Academy of Pediatrics (2001) Committee on Child Abuse and Neglect. Shaken Baby Syndrome: Rotational cranial injuries. Technical report. Pediatrics 108:206-210
aappolicy.aappublications.org/cgi/reprint/pediatrics;108/1/206

American Academy of Pediatrics (2001) Committee on Child Abuse and Neglect and Committee on Children with Disabilities. Assessment of maltreatment of children with disabilities. Pediatrics 108:508-512
pediatrics.aappublications.org/cgi/reprint/108/2/508.pdf

American Academy of Pediatrics (2002) Committee on Child Abuse and Neglect. When inflicted skin injuries constitute child abuse. Pediatrics 110:644 645
aappolicy.aappublications.org/cgi/reprint/pediatrics;110/3/644.pdf

American Academy of Pediatrics (2002) Kairys SW, Johnson CF and the Committee on Child Abuse and Neglect. The psychological maltreatment of children.Technical report. Pediatrics 109:e68
pediatrics.aappublications.org/cgi/reprint/109/4/e68

American Academy of Pediatrics (2005) Block RW, Krebs NF and AAP Committee on Child Abuse and Neglect and Committee on Nutrition. Failure to thrive as a manifestation of child neglect. Pediatrics 116:1234-1237
aappolicy.aappublications.org/cgi/reprint/pediatrics;116/5/1234

American Academy of Pediatrics (2005) Committee on Adolescence. Emergency contraception. Pediatrics 116:1026-1035
www.pediatrics.org/cgi/content/full/116/4/1026

American Academy of Pediatrics (2005) Kellogg N and the Committee on Child Abuse and Neglect. The evaluation of sexual abuse in children: AAP Clinical Report. Pediatrics 116:506-512
aappolicy.aappublications.org/cgi/reprint/pediatrics;116/2/506

American Academy of Pediatrics (2005) Kellogg N and the Committee on Child Abuse and Neglect of the American Academy of Pediatrics. Oral and dental aspects of child abuse and neglect. Pediatrics 116:1565-1568
aappolicy.aappublications.org/cgi/reprint/pediatrics;116/6/1565
www.pediatrics.aappublications.org/cgi/reprint/120/6/1385

American Academy of Pediatrics (2006) Hymel K and the Committee on Child Abuse and Neglect of the American Academy of Pediatrics. Distinguishing sudden infant death syndrome from child abuse fatalities. Pediatrics 118:421-427
aappolicy.aappublications.org/cgi/reprint/pediatrics;118/1/421

American Academy of Pediatrics (2006) Hymel KP and the Committee on Child Abuse and Neglect. When is lack of supervision neglect? Pediatrics 118:1296-1298
aappolicy.aappublications.org/cgi/reprint/pediatrics;118/3/1296

American Academy of Pediatrics (2006) Jenny C and the AAP Committee on Child Abuse and Neglect. Evaluating infants and young children wilh multiple fractures. Pediatrics 118:1299-1303
pediatrics.aappublications.org/cgi/reprint/118/3/1299

American Academy of Pediatrics (2007) Jenny C and the Committee on Child Abuse and Neglect. Recognizing and Responding to Medical Neglect. Pediatrics 120:13851389

American Academy of Pediatrics (2007) Kellogg ND and the Committee on Child Abuse and Neglect. Evaluation of Suspected Child Physical Abuse. Pediatrics 119:1232-1241
pediatrics.aappublications.org/cgi/reprint/119/6/1232

Centers for Disease Control (CDC) (2006) Sexually Transmitted Diseases Treatment Guidelines
www.cdc.gov/mmwr/preview/mmwrhtml/rr5511a1.htm

NAI (Non Accidental Injury) Standard for Skeletal Surveys of the British Society of Paediatric Radiology
www.bspr.org.uk/

Royal College of Paediatrics and Child Health-(RCPCH) (2006) Child Protection Companion. London
www.rcpch.ac.uk/publications/recent_publications/ChildProtComp.pdf

Leitlinien

Leitlinien der Deutschen Gesellschaft für Kinder- und Jugendpsychiatrie und -psychotherapie zu Vernachlässigung, Misshandlung, sexueller Missbrauch (Stand 1999, überarb. 2003)
www.uni-duesseldorf.de/AWMF/ll/028-034.htm

Leitlinien der Deutschen Gesellschaft für Kinderchirurgie zu Battered-child-Syndrom – Kindesmißhandlung.
AWMF-Leitlinien-Register Nr. 006/090 Entwicklungsstufe: 1; Stand 9/2002
www.leitlinien.net/

Leitlinien der Deutschen Gesellschaft für Kinder- und Jugendpsychiatrie und Psychotherapie u.a. (Hrsg.): Leitlinien zur Diagnostik und Therapie von psychischen Störungen im Säuglings-, Kindes- und Jugendalter. Deutscher Ärzte Verlag, 3. überarb Aufl 2007. S 423 – 435;
AWMF-Leitlinien-Register Nr. 028/034 Entwicklungsstufe: 1; Stand 11/2006
www.leitlinien.net/

Leitlinien der Deutschen Gesellschaft für Sozialpädiatrie und Jugendmedizin zu Vernachlässigung und Kindesmisshandlung (Stand 2002, Überarb. geplant 2007/2008)
www.uni-duesseldorf.de/AWMF/ll/071-003.htm

Leitlinien für Bildgebende Diagnostik der Gesellschaft für Pädiatrische Radiologie zu Kindesmisshandlung (Stand 2001, überarbeitet 2004, Überarb. geplant 12/2007)
www.uni-duesseldorf.de/WWW/AWMF/ll/064-014.htm

Wichtige Links

Fachgesellschaften

ISPCAN – International Society for Prevention of Child Abuse and Neglect
Interdisziplinäre Kinderschutz Weltorganisation
ispcan.org

APSAC – American Professional Society on the Abuse of Children
Amerikanische interdisziplinäre Kinderschutzdachorganisation
apsac.org

BASPCAN – British Association for the Study and Prevention of Child Abuse and Neglect
Britische interdisziplinäre Kinderschutzdachorganisation
baspcan.org.uk

DGgKV – Deutsche Gesellschaft gegen Kindesmisshandlung und -vernachlässigung
Deutsche interdisziplinäre Gesellschaft für alle Fachleute, die sich mit körperlicher und seelischer Misshandlung, sexuellem Missbrauch und Vernachlässigung von Kindern beschäftigen; nationale Partnerorganisation der ISPCAN
dggkv.de

AKFOS – Arbeitskreis Forensische Odonto-Stomatologie
akfos.org

DGRM – Deutsche Gesellschaft für Rechtsmedizin
dgrm.de

Internationale Links

Child Abuse Prevention Network
Wohl eine der besten Informationsquellen im Internet mit vielen Links und Partnern; vielfrequentierte Website zum Thema Kindesmisshandlung
child-abuse.com

Bookmarks/Links des Child Abuse Prevention Networks
child-abuse.com/bookmarks.shtml

Kempe Children's Center

Partner des Cornell's Child Abuse Prevention Network für Internet Ressourcen
kempecenter.org

National Data Archive on Child Abuse and Neglect
Zentrales Datenarchiv für Forscher und Wissenschaftler auf dem Gebiet der Kindesmisshandlung
ndacan.cornell.edu

Child Welfare Information Gateway
Ehemals National Clearinghouse on Child Abuse and Neglect; Service des Children's Bureau, Administration for Children and Families, U.S. Department of Health and Human Services. US Inzidenzstudien
childwelfare.gov

WHO World Report on Violence and Health 2002
who.int/violence_injury_prevention/violence/world_report/en

UN Kinderrechtskonvention
Übereinkommen über die Rechte des Kindes 1989
www.politik-lernen.at/_data/pdf/Kinderrechtskonvention_deutsch2.pdf (deutsche Übersetzung)
unicef.org/crc (Original)

UN Gewaltstudie 2006
unviolencestudy.org

Child Maltreatment 2005
Aktuelle Prävalenzzahlen aus dem US Pflichtmeldesystem (»mandatory reporting«); 2007
www.acf.hhs.gov/programs/cb/pubs/cm05/index.htm

Child Abuse – Statistics, Research and Resources
Seite des klinischen Psychologen Jim Hopper mit zahlreichen Quellen zu Epidemiologie
jimhopper.com/abstats

National Children's Advocacy Center
Prävention und Behandlung für körperlich und sexuell misshandelte Kinder und ihre Familien
nationalcac.org

The National Center on Shaken Baby Syndrome
Ressourcen, Konferenz Information, Präventionsprogramme und Materialien zum Schütteltrauma
dontshake.com

The Shaken Baby Alliance
Quellen und Hilfestellungen zum Schütteltrauma
shakenbaby.org

UNICEF Child Trafficking Research Hub
www.childtrafficking.org

Terre des hommes
Sexuelle Ausbeutung von Kindern
www.tdh.de/content/themen/schwerpunkte/kinderprostitution/index.htm

Terre des hommes
Kampagne gegen Kinderhandel
www.stopchildtrafficking.org

ECPAT International
Gegen sexuelle Ausbeutung und Kinderhandel
www.ecpat.net

Allgemeine Links

Deutscher Kinderschutzbund
kinderschutzbund.de

Bundesverein zur Prävention von sexuellem Missbrauch an Mädchen und Jungen
bundesverein.de

Bundesarbeitsgemeinschaft Kinderschutz-Zentren
Das Kinderschutz-Zentrum ist schwerpunktmäßig eingerichtet als Beratungsstelle für Familien mit Gewaltproblemen, speziell bei körperlicher und seelischer Kindsmisshandlung, Kindesvernachlässigung und sexuellem Missbrauch
kinderschutz-zentren.org

Deutsches Portal für Hilfsorganisationen
Umfangreiche Sammlung von Hilfsorganisationen aller Art
www.hilfsorganisationen.de

Handbuch Kindeswohlgefährdung des DJI (Deutsches Jugendinstitut)
http://213.133.108.158/asd/ASD_Inhalt.htm

Kinderschutzportal zur schulischen Prävention
des Institutes für Forschung und Lehre für die Primarstufe der Universität Münster zur schulischen Prävention gegen sexualisierte Gewalt an Mädchen und Jungen. Zielgruppen des Portals sind in erster Linie LehrerInnen sowie pädagogische Fachkräfte
www.schulische-praevention.de

Gewalt gegen Kinder, Gewalt in der Familie und Gewalt in der Gesellschaft
von Prof. Dr. Günther Deegener. Enthält ca. 16.500 Titel Zum Download oder als CD-ROM zu bestellen (3.Aufl. 2003)
members.aol.com/GDeegener/Index.htm

Sozialarbeit.com
Neues Projekt mit online-Orientierung, Unterstützung und Betreuung bei Krisen, Chat-Angebot
www.sozialarbeit.com

Stiftung »Bündnis für Kinder – gegen Gewalt«
www.buendnis-fuer-kinder.de

Stiftung »Hänsel & Gretel«
www.haensel-gretel.de

WSD Pro Child e.V.
Präventionsarbeit durch Aufklärungsarbeit, Förderung und Unterstützung von Angeboten präventiven Sicherheitstrainings für Kinder und Jugendliche
www.wsd-pro-child.de

Wegweiser aus der Gewalt an Kindern und Jugendlichen
Adressdatenbank zu hessischen Initiativen gegen Gewalt, Seiten zu Jugendämtern, Polizei, Ärzten, Gesetze. Ersetzt Neuauflagen des Gewaltleitfadens. Hessische AG für Gesundheitserziehung (HAGE)
www.sozialnetz.de/kinder-sos

Kindesmisshandlung – Übersicht
de.wikipedia.org/wiki/Kindesmisshandlung

Medizinische Informationen

Medizinisch orientierte Website mit Guidelines, Fachartikeln, Dokumentationsbögen, Fortbildung u.a.; in Kooperation mit der DGgKV
kindesmisshandlung.de

Rechtliche und kriminalistische Informationen

Das American Bar Association Center on Children and the Law
US amerikanische Rechtsanwälte-Organisation, u.a. mit dem Ziel der Verbesserung der Rechte misshandelter Kinder vor Gericht; Internet Ressourcen zu Recht und Misshandlung
www.abanet.org/child

§225 StGB Misshandlung von Schutzbefohlenen
www.gesetze-im-internet.de/stgb/__225.html
Recht auf gewaltfreie Erziehung
bundesrecht.juris.de/bgb/__1631.html
Gewaltschutzgesetz
www.gesetze-im-internet.de/gewschg/index.html
Jugendhilfegesetz, § 8a SGB-VIII
Schutzauftrag bei Kindeswohlgefährdung
bundesrecht.juris.de/sgb_8/__8a.html
Deutsches Forum für Kriminalprävention
Netzwerk für nationale und internationale Institutionen, die auf dem Gebiet der Kriminalprävention tätig sind
www.kriminalpraevention.de
Kriminalstatistik des Bundeskriminalamtes
www.bka.de

Kinderpornografie im Internet

Wer im Internet auf kinderpornografisches Material stößt, sollte dies umgehend an eine entsprechende Behörde weiterleiten. Machen Sie sich keinesfalls gezielt auf die Suche nach Kinderpornografie. Dies ist ebenso strafbar wie das Sammeln von Bildern zu Beweiszwecken. Falls Ihnen jemand Kinderpornografie anbietet, gehen Sie nicht darauf ein. Ist ein Bild auf Ihren Rechner gelangt, so suchen Sie nicht nach weiteren, sondern löschen Sie dieses sofort. Senden Sie kein kinderpornografisches Material an die Behörden, sondern lediglich eine Beschreibung, warum es sich nach ihrer Meinung um Kinderpornos handelt (Alter der Personen, dargestellte Szene, Inhalt einer Werbung).

Polizeiliche Meldemöglichkeiten

ProPK Online
Vorbeugungsprogramm der Polizei, u.a. zu Kinderpornographie im Internet
www.polizei-beratung.de
Polizei der einzelnen Bundesländer
www.polizei.de

Weitere Ressourcen

Jugendschutz im Internet
u.a. Informationen/Broschüren zu Chatmissbrauch und Kinderpornografie im Internet
jugendschutz.net
NetKids
Seite über Missbrauch in Chaträumen für Kinder und Jugendliche
www.kindersindtabu.de

Dokumentationsbögen[1]

[1] Download unter: www.kindesmisshandlung.de mit freundlicher Genehmigung des Springer-Verlags

Dokumentationsschema bei V.a. nichtakzidentelles Trauma

Teil A: Anamnese

________________, geb. am ________ **Alter:** ____ **m/w** ☐ Station: ____
Name, Vorname ☐ Ambulant

1. Vorstellung am ________ um ________ Uhr, Ort: ________________

Anwesend (außer dem Kind): ☐ Vater ☐ Mutter ☐ Andere: ________________
Anlass (Stichworte; ausführlich s. 3): ________________

____

____

Kinder-/Hausarzt: ________________ Tel: ________

Wer ist bislang involviert/zuständig: ☐ Niemand
☐ Jugendamt: ________________ Tel: ________
☐ Beratungsstelle: ________________ Tel: ________
☐ Kripo: ________________ Tel: ________
☐ Sonst. (Familienhilfe o.ä.): ________________

2. Orientierende Sozialanamnese (ausführliche Anamnese später durch Sozialdienst/Psychologe)

☐ **Eltern** leben zusammen ☐ Eltern leben getrennt
☐ Eltern sind geschieden (seit:) ☐ Neuer Lebenspartner
Alter der Eltern: Mutter: ____ Jahre, Vater: ____ Jahre
Beruf Mutter: ________ Aktuell berufstätig: ☐ Nein ☐ Ja: ________
Beruf Vater/Partner: ________ Aktuell berufstätig: ☐ Nein ☐ Ja ________
Geschwister: (leben in der Familie ☐ Ja ☐ Nein); Erkrankungen
1. m/w __J. ________ 4. m/w __J. ________
2. m/w __J. ________ 5. m/w __J. ________
3. m/w __J. ________ 6. m/w __J. ________
Bekannte **familiäre Konflikte, Belastungssituationen**: ☐ Nein ☐ Ja:

____

____

3. Familienanamnese

☐ Bekannte Erkrankungen:
Mutter: ________________ Vater: ________________
Sonstige Familie: ________________

____

____

____

☐ Bekannte Blutgerinnungsstörungen: Hämophilie oder andere?
☐ Blutungsneigung: starke Menstruation bei Mutter/ anderen weiblichen Verwandten?
☐ Unklare (operative) Todesfälle/Verbluten?
☐ Bekannte Knochenerkrankungen oder -deformitäten?
☐ Vermehrten Frakturen, blauen Skleren, Dentinogenesis imperfecta, Schwerhörigkeit?
☐ Ethnische Zugehörigkeit: Hautbefunde (Mongolenfleck), volksheilkundliche Praktiken?

____

____

____

____

Anamnese S. 2 ______________________, geb. am ____________

4. Eigenanamnese des Kindes/Jugendlichen:

Schwangerschaft: ☐ unauffällig ☐ auffällig: ____________
Neugeborenenperiode: ☐ unauffällig ☐ auffällig: ____________
Nahrungsunverträglichkeiten: ☐ Nein ☐ Ja: ____________
Allergien: ☐ Nein ☐ Ja: ____________

☐ **Chronische Erkrankungen**
____
____
____
____

☐ Entwicklungsstörungen/Behinderungen
____
____

☐ Gedeihstörungen ☐ Erbrechen ☐ Harnwegsinfektionen
☐ Apnoen (ALTE) ☐ Krampfanfälle ☐ Verstopfung
☐ Verletzung der anogenitalen Region ☐ Vaginale Blutung
☐ Vaginaler Ausfluss oder anogenitale Entzündungen
☐ Hygiene: Duschbad/Kosmetika/Seifen ☐ Mädchen: Abputztechnik/Wischrichtung

☐ Neigung, ungewöhnlich leicht blaue Flecke zu bekommen?
☐ Ungewöhnlich lange Blutungen bei banalen Verletzungen? Ausgeprägte Hämatome?
☐ Vor-Operationen mit Blutungskomplikationen? ☐ Vitamin-K-Gabe erfolgt?
☐ Hinweise auf Malabsorption oder Gedeihstörungen?
☐ Phytodermatitis: Limone, Zitrone, Sellerie, Feige, Pastinak?
☐ Wäschefarbe: neue Kleidungsstücke (schwarz, blau)?
☐ Chemische Irritanzien, Haushaltsmittel, neue Pflegemittel?

☐ **Medikamenteneinnahme**: Vitamin A, Phenobarbital, DPH, MTX, Prostaglandin E, Antikoagulanzien?
☐ (Dauer-) **Medikamente**/Dosis: ____________
____
____
____

☐ Andere **Therapien** (KG, Ergotherapie, Logopädie etc.)
____
____

Geht in ☐ **Kindergarten:** ____________ ☐ **Schule** ____________ Klassse: ______

Gelbes **Vorsorgeheft** liegt vor: ☐ Unauffällig ☐ Auffällig:
____
____

Nicht wahrgenommene Vorsorgetermine: ____________ ☐ Häufiger Arztwechsel ______ -mal
Neugeborenen-**Stoffwechselscreening** erfolgt: ☐ Ja ☐ Nein ☐ Nicht ersichtlich – klären!
Gedeihen/Perzentilenverlauf ☐ Unauffällig ☐ Auffällig:
____
____
____

Impfausweis liegt vor: ☐ Impfstatus vollständig ☐ unvollständig

Anamnese S. 3 ______________________________, geb. am ______________

5. Anamnese des aktuellen Geschehens:

Geschildert von: ______________________________
(möglichst genauen Wortlaut notieren & in Klammern mögliche Gefühlsregungen; Umstände)

Dabei anwesend: ☐ Kind ☐ Vater ☐ Mutter ☐ Andere: ______________________________

Dabei beachten:
1. Verletzungsumstände? Anwesende? Aufsicht? Beobachter?

2. Vorausgehendes Ereignis? Fütterfrust? Sauberkeitsprobleme? Elterliche Streitigkeiten?

3. Reaktion der Eltern auf Verletzung? Reanimationsversuche? Prompter Arztbesuch?

Evtl. Skizze vom Geschehensort:

Schilderung vom Kind selbst:
(möglichst genauen Wortlaut notieren & in Klammern mögliche Gefühlsregung):
Dabei anwesend: ☐ nur Kind selbst ☐ Vater ☐ Mutter ☐ Arzt/Ärztin* ☐ Pflege* ☐ Andere*

*Namen notieren ______________________________

In der Vergangenheit bereits derartige Vorkommnisse/Verletzungen:
☐ Nein ☐ Ja: ______________________________

Anamnese S. 4 ____________________, geb. am ____________

6. Kinder- und Jugendgynäkologische Anamnese

Allgemeine Anamnese

☐ Allgemeine anogenitale Infektionen

☐ Anogenitale Dermatitiden

☐ Vaginaler Juckreiz

☐ Vaginaler Ausfluss (Farbe? Konsistenz? Menge? Geruch?)

☐ Vaginale Blutungen

☐ Pubertätszeichen, Wachstum

☐ Fremdkörper der Scheide oder des Anus

☐ Enuresis primär/sekundär, Enkopresis

☐ Bauchschmerzen, schmerzhafte Defäkationen

☐ Zurückliegende anogenitale Verletzungen

Bei Jugendlichen zusätzlich

☐ Menarche: ____________

☐ Menstruation: ____________

☐ Tampon-, Bindengebrauch

☐ Vorherige gyn. Untersuchungen

☐ Antikonzeption? Methode?

____

☐ Sexuell übertragene Infektionen

____

☐ Einvernehmliche Sexualkontakte

☐ Unfreiwillige Sexualkontakte

☐ Geburten, Aborte

7. Verhaltensanamnese

Plötzliche emotionale oder Verhaltensänderungen:

☐ Albträume, Schlafstörungen ☐ häufig Kopfschmerzen ☐ häufig Bauchschmerzen
☐ Angst, alleingelassen zu werden
☐ Angst vor bestimmten Personen: ____________ ☐ /Männern
☐ Phobien, Regression und Depressionen
☐ Rückzugsverhalten, ☐ Geringes Selbstwertgefühl

☐ Soziale Adaptations- oder Interaktionsstörungen (Kindergarten/Schule)
☐ Schulschwierigkeiten

☐ Aggressionen gegen andere oder sich selbst (selbstverletzendes Verhalten)
☐ Essstörungen, starke Gewichts-Zu-/abnahme
☐ Einnässen: nächtlich/tagsüber; vor allem erneut aufgetreten ☐ Einkoten

☐ Altersunangemessenes sexualisiertes Verhalten, ☐ ungewöhnliches Interesse an Sexualität
☐ Berühren der Geschlechtsteile Erwachsener ☐ anderer Kinder ☐ von Tieren
☐ Masturbiert oder spielt ungewöhnlich häufig mit den Geschlechtsteilen
☐ Verführerisches, kokettes Verhalten gegenüber Erwachsenen
☐ Vorfälle mit sexueller Nötigung anderer, vor allem jüngerer Kinder ☐ „spielt" Geschlechtsverkehr

☐ Suizidversuche ☐ Delinquentes Verhalten ☐ Drogenmissbrauch
☐ Weglaufen von Zuhause ☐ Prostitution

Sonstiges: ____________

Anamnese S. 5 ______________________________, geb. am ______________

Extra-Verhaltensfragebogen bei V.a. sexuellen Missbrauch

Strukturierter Anamnesefragebogen*

Patient/in: ______________________________ geb. am ____________ Alter: _______ Jahre Station: __________
Untersucher/-in: ___________________________ noch anwesend: ______________________________
Gespräch mit: ____________________ am ____________ Ort ______________________________

Haben Sie jemals eine der folgenden Auffälligkeiten bei Ihrem Kind bemerkt?

☐ 1. Häufige Kopfschmerzen
☐ 2. Häufige Bauchschmerzen
☐ 3. Plötzliche emotionale oder Verhaltensänderungen?
☐ 4. Weint leicht
☐ 5. Konzentrationsstörungen
☐ 6. Einschlafstörungen
☐ 7. Vermehrte (und ungewöhnliche) Müdigkeit
☐ 8. Alpträume
☐ 9. Angst, alleingelassen zu werden
☐ 10. Angst, mit einer bestimmten Person allein gelassen zu werden
☐ 11. Angst vor Männern
☐ 12. Plötzlicher Wandel zu „Super-/Modell-Kind"
☐ 13. Verhält sich ungewöhnlich reif oder erwachsen
☐ 14. Plötzlicher Rückzug
☐ 15. Ungewöhnlich besorgt/fixiert auf den eigenen Körper
☐ 16. Weigert sich, im Sportunterricht sich auszuziehen
☐ 17. Angst vorm Duschen oder Badezimmer
☐ 18. Rückzug von Sportunterricht oder anderen Schulaktivitäten
☐ 19. Plötzlicher Abfall der Schulleistung
☐ 20. Weiß mehr über Sexualität und sexuelle Verhaltensweisen als altersangemessen
☐ 21. Ungewöhnlich neugierig oder interessiert an sexuellen Dingen/Geschlechtsorganen
☐ 22. Ungewöhnlich aggressiv gegenüber Spielkameraden oder Geschlechtsbereich von Puppen
☐ 23. Masturbiert oder spielt ungewöhnlich häufig mit den Geschlechtsteilen
☐ 24. Verführerisches, kokettes Verhalten gegenüber Klassenkameraden, Lehrer oder anderen Erwachsenen
☐ 25. Nächtliches Einnässen (momentan), vor allem erneut aufgetreten?
☐ 26. Einnässen tagsüber (momentan), vor allem erneut aufgetreten?
☐ 27. Häufige Verstopfung
☐ 28. Verletzung der anogenitalen Region in der Vorgeschichte
☐ 29. Vaginaler Ausfluss oder anogenitale Entzündungen in der Vorgeschichte
☐ 30. Vaginale Blutung in der Vorgeschichte
☐ 31. Hygiene? Wäsche? Seifen, Kosmetika?
☐ 32. (Häufige) Harnwegsinfektionen

*CAVE: Nichtevaluierter orientierender Fragebogen! Aus der Anzahl positiver Items kann nicht die Diagnose eines sexuellen Missbrauchs gestellt werden! Bei Häufung ca. > 5 ist weitere kinderpsychologische Klärung erforderlich.

Dokumentationsschema bei V.a. nichtakzidentelles Trauma

Teil B: Untersuchung

______________________, geb. am __________ Alter: _____ m/w ☐ Station: _____
Name, Vorname ☐ Ambulant

1. **Allgemeinzustand:** ☐ gut ☐ eingeschränkt: ______________ **Glasgow Coma Scale:** ______

2. **Ernährungszustand:** ☐ gut ☐ dystroph ☐ adipös

KG: _____ kg (_____. Perzentile = _____ SD) **KL:** _____ cm (_____. Perzentile = _____ SD)
KU: _____ cm (_____. Perzentile = _____ SD) **BMI:** _____ kg/m² (_____. Perzentile = _____ SD)

3. **Pflegezustand:** ☐ gepflegt ☐ ungepflegt: ______________________

____

4. **Allgemein-internistische Untersuchung:**

a) **Kardiopulmonal** ☐ unauffällig ☐ auffällig: ______________
b) **Abdomen** ☐ weich ☐ Resistenz ☐ Darmgeräusche: ☐ regelrecht ☐ ↑ ☐ ↓
☐ keine Druckdolenz ☐ Druckdolenz im ______________
c) **HNO-Bereich** ☐ o.B. ☐ auffällig: ______________
☐ Gaumen / Mundhöhle reizlos
☐ Lippen-/Zungenbändchen (Einriss? Vernarbung?) ______________
☐ Petechien / Verletzungen enoral/Gaumen: ______________
☐ Zahnstatus: unauffällig ☐ Karies? Trauma? ______________

5. **Hämatome/Narben:** ☐ Nein

(Prädilektionsstellen: Hinter den Ohren / Hals / Oberschenkel / Arme / Gesäß; Formung, Ligaturen?)
☐ Ja: ⇒ Ort / Art / Formung / Größe / Farbe beschreiben!
⇒ Abdrücke (von Schuhen / Händen / Gegenständen, etc.)
1. ______________
2. ______________
3. ______________
4. ______________
5. ______________
6. ______________
7. ______________
8. ______________

Skizze in Körperschema *(immer!!)* **Fotodokumentation** mit Messhilfe/Winkellineal

6. **Verbrennungen/Verbrühungen:** ☐ Nein

☐ Ja: Ort/Art/Formung/Abdrücke
⇒ ☐ Akute/frische Verbrennung ☐ Narben
⇒ ☐ Abdrücke (von Zigaretten / Gegenständen) erkennbar:

____

____

☐ Ja: Immersion (Handschuh und/oder Strumpfmuster?)

____

____

7. **Äußerliche Hinweise auf Frakturen:**

☐ Nein ☐ Ja: ______________________________

____

Ort/Schwellung/Bewegungseinschränkung/Schmerz?

Untersuchung S. 2 ______________________________, **geb. am** ____________

8. Anogenitale Untersuchung:

Genitale ☐ **weiblich** ☐ unauffällig ☐ auffällig (*s. Kinder-Gyn-Bogen bzw. unten*)
☐ **männlich** ☐ Hoden deszendiert ☐ Hoden nicht deszendiert: ____________

Pubertätsstadium (nach Tanner): **P** ___ **B** ___ **G** ___

Äußerlich Auffälligkeiten / Verletzungshinweise: ☐ Nein
☐ Ja (dann weiter unten)

Weitere Untersuchung:
☐ Entfällt, da keinerlei Hinweise auf anogenitale Verletzung / Misshandlung
☐ Auf später verschoben, da derzeit wegen eingeschränkter Kooperation nicht durchführbar
☐ **Extra kindergynäkologischer bzw. Forensikbogen akuter sexueller Übergriff ausgefüllt**

Mädchen

Ausfluss ☐ Nein ☐ Ja: ______________________________
Farbe / Geruch/Konsistenz

Hämatom der großen Schamlippen ☐ Nein ☐ Ja: ______________________________
Hämatom der kleinen Schamlippen ☐ Nein ☐ Ja: ______________________________

Hymen ☐ anulär ☐ semilunär ☐ fimbrienförmig/wulstig ☐ kragenförmig ☐ nicht entfaltet
☐ Glattrandiger Hymenalsaum ☐ verletzt: eingekerbt bei ___ Uhr in Rückenlage zu ___ % ____________
____
____
Ort / Art der Verletzung

Vestibulum vaginae ☐ reizlos ☐ gerötet
Fossa navicularis ☐ unauffällig ☐ Verletzung: ______________________________
Perineum ☐ unauffällig ☐ Verletzung/Narbe: ______________________________

Akute Blutung/Verletzung ☐ Nein ☐ Ja: ______________________________
____
Ort / Stärke

Sonstiges / Besonderheiten ______________________________
____

Jungen

Hämatom am Scrotum ☐ Nein ☐ Ja: ______________________________
Hämatom am Penis ☐ Nein ☐ Ja: ______________________________
Akute Verletzung/Ligatur/Narbe ☐ Nein ☐ Ja: ______________________________
Sonstiges / Besonderheiten ______________________________

Anus

Hämatom ☐ Nein ☐ Ja: ______________________________
Narbe ☐ Nein ☐ Ja: ______________________________
Fältelung: ☐ Unauffällig ☐ Vermindert: ______________________________

Akute Blutung ☐ Nein ☐ Ja: ______________________________
Akute Verletzung ☐ Nein ☐ Ja: ______________________________
Sonstiges / Besonderheiten ______________________________

Untersuchung S. 3 ________________, geb. am __________

Anhang: Skizzen

⇒ *Größe – Farbe extra angeben! Möglichst immer zusätzlich (digitales) Foto!*

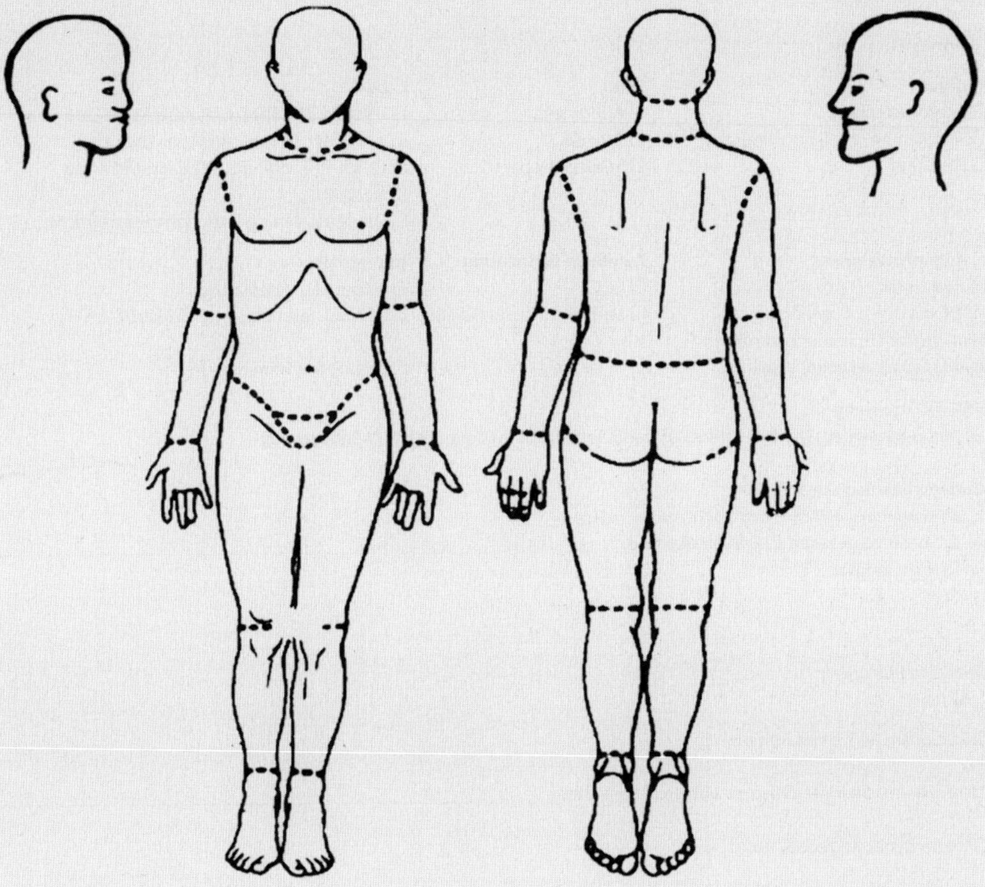

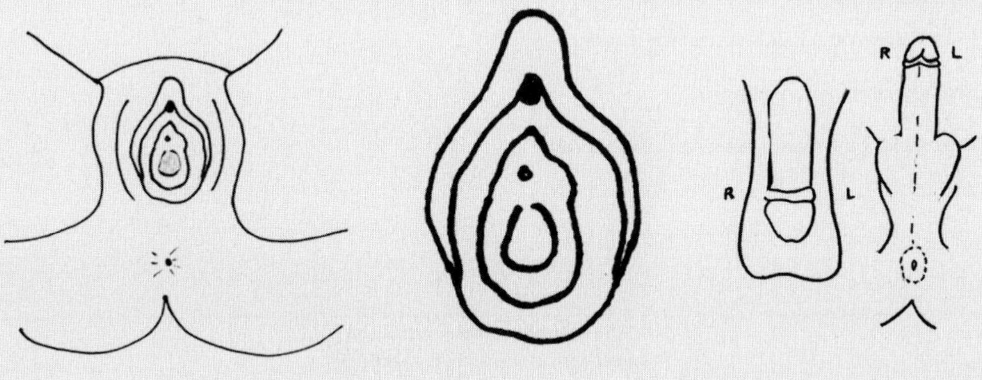

Dokumentationsschema bei V.a. nichtakzidentelles Trauma

Teil C: Diagnostik und weiteres Procedere

______________________________, geb. am ____________ Alter: ______ m/w ☐ Station: ____
Name, Vorname ☐ Ambulant

Diagnostik:

Röntgen
☐ **Skelettscreening***
☐ Skelettszinti (nur komplementär)
☐ Sonstige:

Sono
☐ Abdomen
☐ Schädel
☐ Schädel-Doppler

Labor
☐ BB+Diff, BSG, BGA, CRP, Krea, Na, K, Ca, P
☐ γ-GT, GOT, GPT, AP, Amylase, Lipase
☐ Quick, PTT, vWF-AG + CoFaktor, PFA 100
☐ Urinstatus
☐ Drogenscreening (evtl. polytoxikologisch)

☐ **Augenhintergrund**
Obligat unter 2-3 Jahren!
Möglichst durch Augenarzt!
Akut undilatiert, immer Kontrolle in
Mydriasis, wenn Patient stabil

Zerebrale Bildgebung
☐ CCT
☐ MRT (bei STS mit HWS!)

Nur gezielt:
☐ Kupfer/Coeruloplasmin
☐ HSV ☐ Mykoplasmen ☐ TPHA

☐ organische Säuren i.Urin

* **Skelettscreening**
⇒ Alle Extremitäten, Thorax 1 Ebene, Wirbelsäule, Schädel 2 Ebenen; ***KEIN (!) Babygramm***

Kindergynäkologischer Status
⇒ Kindergynäkologisches Extra-Schema verwenden
⇒ ☐ Später vorgesehen ☐ Erfolgt, Wertung: ______________________________
⇒ ☐ Nicht indiziert

Weiteres Procedere

☐ Stationäre Aufnahme, Station:

☐ Info diensthabender Oberarzt/ärztin (immer!) erfolgt: ______________________________

☐ Kindergynäkologischer Status

☐ Fotodokumentation (+ Skizze!)

☐ Ambulant möglich *(Ausnahme!)*, weil:

☐ Info Kinderschutzgruppe/Sozialdienst im Hause

☐ Info Jugendamt/Ansprechpartner

☐ Info/Nachfrage Kinderarzt, Hausarzt, andere Kliniken

____
Datum, verantwortlicher Arzt/Ärztin
(immer auch in Druckschrift + Tel./Funk)

Dokumentationsschema für Verletzungen, Hämatome, Verbrennungen

bei V.a. nichtakzidentellen Unfallmechanismus (Kurzfassung, z. B. für Nachtdienst)

Name: ______________________, **geb. am** __________ **Aufnahme**/Untersuchung am: ____ um ____ h
anwesend: ______________________ **Untersucher/in:** ______________________

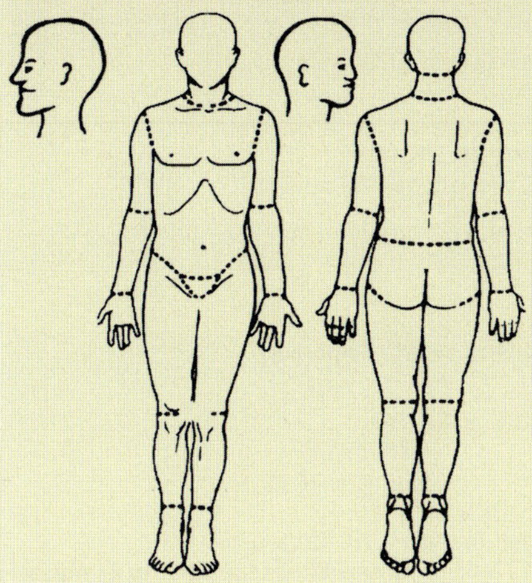

- ☐ Sonstiges:
- ☞ Hämatomfarbe und Maße angeben!
- ☞ Verbrennungsgrad angeben!
- ☞ Verbrannte Oberfläche abschätzen:
  ____ % (___-gradig)

● **Unfall-/Verbrennungshergang** (Stichworte):

____
____
____
____
____
____
____

● **V.a. nichtakzidentellen Mechanismus?**
- ☐ Anamnese inadäquat/fehlend/wechselnd (evtl. hinten gesondert erläutern)
- ☐ Multiple Hämatome
  - ☐ + verschiedene Farben (**CAVE:** Lokalisation)
  - ☐ + ungewöhnliche Lokalisation
- ☐ Abdrücke (Hände, Finger, Gegenstände, Bissmarke)
- ☐ Prädilektionsstelle (retroaurikulär, Lippen-/Zungenbändchen, Gaumen, behaarter Kopf, Zähne)
- ☐ Immersionsverbrennung (»Handschuh-/Strumpfmuster«, fehlende Spritzer, Lokalisation)
- ☐ Kontaktverbrennung: (spezifisches Abdruckmuster, Zigarettenverbrennung)

● **Allgemeiner Zustand/Vigilanz** ggf. Glasgow Coma Scale:
● ☐ V.a. **Gedeih-**/ ☐ **Entwicklungsstörung?** ☐ V.a. **Vernachlässigung? Ungepflegt?**
● ☐ V.a. **Fraktur(en)** ☐ Nein ☐ Ja, welche:
● **Kindergynäkologischer Status** (Extra Schema verwenden) ☐ Später vorgesehen ☐ Erfolgt, Wertung:
● **Vorgesehene Diagnostik:**

Röntgen	**Sono**	**Labor**
☐ **Skelettscreening**	☐ Abdomen	☐ BB+Diff, BSG, BGA, CRP, Krea, Na, K, Ca, P
☐ Skelettszinti (nur komplementär)	☐ Schädel	☐ γ-GT, GOT, GPT, AP, Amylase, Lipase
☐ Sonstige:	☐ Schädel-Doppler	☐ Quick, PTT, vWF-AG + CoFaktor, PFA 100
		☐ Urinstatus ☐ Drogenscreening
☐ **Augenhintergrund**	**Zerebrale Bildgebung**	☐ Nur gezielt: TPHA, Cu/ Coeruloplasmin, HSV, Mykoplasmen
	☐ CCT	
	☐ MRT (mit HWS bei STS!)	☐ organische Säuren i. Urin

● **Procedere**

☐ Stationäre Aufnahme, Station:…………..	☐ Info diensthabender Oberarzt/ärztin (immer!)
☐ Ambulant möglich *(Ausnahme !)* weil:	
☐ Kindergynäkologischer Status	☐ Info Sozialdienst/Kinderschutz im Hause
☐ Fotodokumentation (+ Skizze!)	☐ Info Jugendamt Ansprechpartner:
☐ Info/Nachfrage Kinderarzt, Hausarzt, andere Kliniken	

____

Datum, verantwortlicher Arzt/Ärztin (Name auch in Druckschrift, Tel./Funk-Erreichbarkeit)

Kinder-/Jugendgynäkologischer Untersuchungsbefund (Kurzfassung, z. B. für Nachtdienst)

☐ **V.a. Missbrauch bei Jungen** Untersuchung am: ________ , ____ Uhr, Ort: ______________________

Name: ______________________________, **geb. am** ____________ Assistenz: ______________________

Anforderung am: ______________________________ Anwesend: ______________________

durch: ______________________________ Bild-Dokumentation: ______________________

ANAMNESE (ggf. auf Rückseite ausführen):

Menarche: ☐Nein ☐Ja: **Blutungen:** ☐ Nein ☐ Ja: Fluor: ☐ Nein ☐ Ja:

Sonstiges:

Strukturierter Verhaltensfragebogen: ☐ Unauffällig ☐ __ Auffälligkeiten (von__Items)

Verhalten bei Untersuchung: ☐ kooperativ ☐ schüchtern ☐ ängstlich ☐ widerstrebend ☐ lehnt ab

KÖRPERLICHER BEFUND ☐ Unauffällig ☐ Nebenbefund:

Pubertätsstadium (nach Tanner) P B G

GENITALER BEFUND ☐ Inspektion ☐ Separation ☐ Traktion ☐ Knie-Brust-Lage ☐ **Kolposkop**

Äußeres Genitale	☐ Unauffällig ☐ Auffällig:	
Labia majora/minora/Klitoris	☐ Unauffällig ☐ Auffällig:	
Vestibulum vaginae	☐ Unauffällig ☐ Auffällig:	
Fossa navicularis	☐ Unauffällig ☐ Auffällig:	**Flour:** ☐ Nein ☐ Ja:
Perineum, Commissura post.	☐ Unauffällig ☐ Auffällig:	
Hymenkonfiguration	☐ Semilunär ☐ Anulär ☐ Wulstig, östrogenisiert ☐ Variante:	
Hymen-Entfaltung ☐ **Nein** ☐ **Ja**	Bei ☐ Inspektion ☐ Separation ☐ Traktion ☐ Knie-Brust-Lage ☐ Q-Tip ☐ Wasser	
Posteriorer Randsaum	☐ Glattrandig ☐ Nicht beurteilbar ☐ Sonstiges	
	☐ Pathologisch (spezifizieren):	

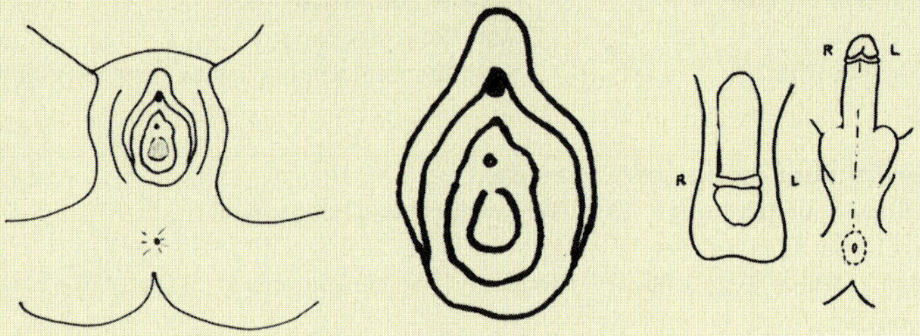

ANALER BEFUND **Dilatation** ☐ Normal ☐ **Fissuren** **Fältelung**

DIAGNOSTIK ☐ Durchgeführt ☐ Nicht indiziert

Abstriche	**(Mikrobiologische)**	**Nativer Ausstrich:**
vaginal	☐ Gonokokken ☐ Chlamydien ☐ Forensik/DNA*	**Serologie:**
	☐ Entnahme Vestibulum ☐ Entnahme intravaginal	☐ TPHA ☐ Hep.B ☐ HIV
anal	☐ Gonokokken ☐ Chlamydien ☐ Forensik/DNA*	**Bakteriologie** ☐ vaginal ☐ anal ☐ pharyngeal
pharyngeal	☐ Gonokokken ☐ Forensik/DNA*	
Sonografie:		☐ **Extra-Forensikbogen** ausgefüllt

BEWERTUNG Befundklasse:

Bemerkung/Fazit *Unspezifische oder Normalbefunde schließen einen sexuellen Missbrauch nicht aus!*

EMPFEHLUNGEN **Prophylaxen** ☐ nicht erforderlich ☐ **Indiziert***: ☐ Sex. übertragene Infektionen ☐ Notfallkontrazeption

☐ Jugendamt ☐ Beratungsstelle: ☐ Psychotherapie ☐ Wiedervorstellung/Kontrolle am: ____________

☐ Sonstiges:

Datum untersuchender Arzt/Ärztin * Extra dokumentieren!

Name auch in Druckschrift, Tel./Funk-Erreichbarkeit

Forensik-Bogen bei V.a. akuten sexuellen Missbrauch

(bei Kindern immer bis 24 Stunden, bei Jugendlichen bis 48-72 Stunden nach Ereignis durchzuführen)

PERSONALIEN
Name: ______________________ geb: __________
Anforderung am: ______________________
durch: ______________________

UNTERSUCHUNG am: ______, ______ Uhr, Ort: ______________
Assistenz: ______________________
Anwesend: ______________________
Bild-Dokumentation: ______________________

Anamnese gesondert aufführen!
Immer kolposkopischer Anogenitalstatus mit Fotodokumentation!
Befunde im Kinder-/Jugendgynäkologischen Befund-Bogen dokumentieren!

Extragenitaler Untersuchungsbefund:

Verletzungen ☐ **Ja** ☐ **Nein**
Verletzungen auf Dokubogen sorgfältig dokumentieren, so dass sie jederzeit für Dritte rekonstruierbar sind: Lokalisation, Art, Farbe, Größe, Form, ggf. Gruppierung beschreiben; Foto mit Zentimetermaß + Skizze
☐ Hämatome ☐ Bissmarken an »erogenen Zonen« (Oberschenkelinnenseiten, Brüsten, Hals, Gesäß)
☐ Hämatome ☐ Ligaturen ☐ Abschürfungen am Hals, Gliedmaßen, Flanke in Nierenregion
☐ Petechien: Skleren, weicher Gaumen ☐ Einrisse labiales Frenulum

Forensische Abstriche
Je nach Befund und Vorgeschichte, im Zweifel immer am und um den äußeren Anogenitalbereich, perioral, sowie im Woodlicht floureszierende Bereiche (nicht sehr zuverlässig zur Spermienidentifizierung). Sterile Wattetupfer mit steriler NaCl-Lösung anfeuchten, danach aber vollständig trocknen! Erst verpacken, wenn vollständig trocken, immer in Papierumschläge, **niemals Plastik!!** Jeden Abstrich mit Patientenaufkleber, Abstrichort eindeutig zuordenbar machen, Umschläge ebenso + Unterschrift des Entnehmenden. Auch Mundhöhlenabstrich zum Vergleich. Zusätzlich Objektträgerausstriche anfertigen: ausrollen, nicht abstreichen!

Abstriche
☐ Vulva ☐ Oberschenkel ☐ Unterbauch ☐ perianal ☐ perioral ☐ Sonstige ______________
☐ intravaginal: ☐ Fossa navicularis ☐ retrohymenal ☐ Mundhöhle

☐ Vaginalsekret mit NaCl auf Objekträger für sofortige Nativmikroskopie auf bewegliche Spermien
☐ Positiv ☐ Negativ Mikroskopiert durch: ______________________

☐ Fremde (Scham-)**Haare** gesichert ☐ Pubes ausgekämmt (Umschlag)
von: ______________________ (Körperstelle/n)

☐ **Fingernagelränder** abschaben in Papierumschlag (bei berichteter Gegenwehr)

☐ **Bekleidung** gesichert (in Papiertüten – nicht Plastik!)

☐ **Abstriche/Blutprobe für infektiologische Diagnostik** – Ausgangsstatus entnommen

☐ **Prophylaxen** für sexuell übertragene Erkrankungen indiziert/durchgeführt ☐ Nicht indiziert
☐ HIV PEP angesprochen (für beides siehe »Prophylaxen«)

☐ **Notfallkontrazeption** angesprochen, indiziert/durchgeführt ☐ Nicht indiziert ☐ β-HCG im Urin

____

Datum | untersuchender Arzt/Ärztin
Name auch in Druckschrift, Tel./Funk-Erreichbarkeit | Zeuge/-in der Untersuchung

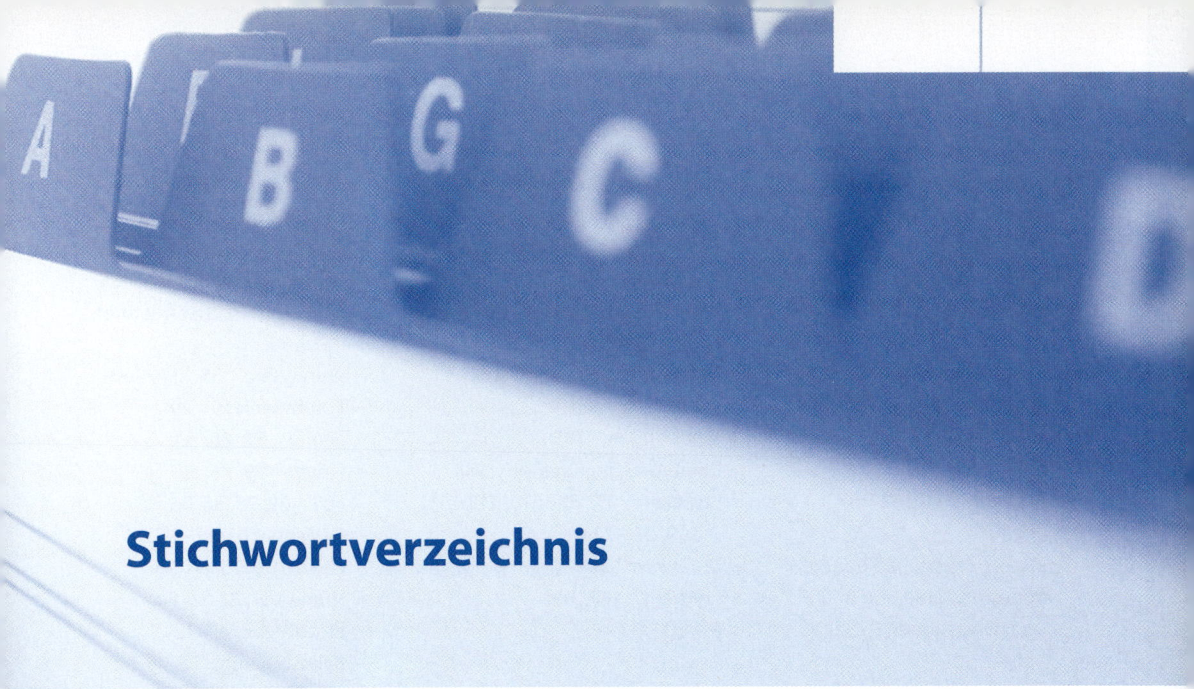

Stichwortverzeichnis

A

B

C

G

H

I

J

N

O

P

Q

R

S

T

U

V

W

Z